国家卫生和计划生育委员会“十二五”规划教材
全国高等医药教材建设研究会规划教材
全国高等学校医药学成人学历教育（专科起点升本科）规划教材

供护理学专业用

健康评估

第2版

主　　编　张立力
副主编　张彩虹　赵　莉
编　　者（以姓氏笔画为序）
王伟学（泰山医学院护理学院）
王苏容（南通大学护理学院）
闭晓君（南方医科大学护理学院）（兼秘书）
刘　蕾（沈阳医学院护理学院）
刘腊梅（郑州大学护理学院）
全香兰（大庆医学高等专科学校）
张立力（南方医科大学护理学院）
张彩虹（海南医学院护理学院）
杨爱华（南华大学附属第一医院）
杨红霞（泰山医学院护理学院）
赵　莉（川北医学院护理学院）
高学琴（哈尔滨医科大学护理学院）
曹永军（天津医科大学护理学院）
彭正禄（成都中医药大学护理学院）

人民卫生出版社

图书在版编目(CIP)数据

健康评估/张立力主编. —2版. —北京:人民卫生出版社,2013

ISBN 978-7-117-17817-4

Ⅰ. ①健… Ⅱ. ①张… Ⅲ. ①健康-评估-成人高等教育-教材 Ⅳ. ①R471

中国版本图书馆CIP数据核字(2013)第184879号

健 康 评 估

第2版

主　　编: 张立力
出版发行: 人民卫生出版社(中继线 010-59780011)
地　　址: 北京市朝阳区潘家园南里19号
邮　　编: 100021
E - mail: pmph @ pmph.com
购书热线: 010-59787592　010-59787584　010-65264830
印　　刷: 北京汇林印务有限公司
经　　销: 新华书店
开　　本: 787×1092　1/16　　印张: 27
字　　数: 674千字
版　　次: 2003年8月第1版　　2013年9月第2版
　　　　　2015年11月第2版第3次印刷(总第7次印刷)
标准书号: ISBN 978-7-117-17817-4/R·17818
定　　价: 45.00元
打击盗版举报电话: 010-59787491　E-mail: WQ @ pmph.com
(凡属印装质量问题请与本社市场营销中心联系退换)

全国高等学校医药学成人学历教育规划教材第三轮

修订说明

随着我国医疗卫生体制改革和医学教育改革的深入推进，我国高等学校医药学成人学历教育迎来了前所未有的发展和机遇，为了顺应新形势、应对新挑战和满足人才培养新要求，医药学成人学历教育的教学管理、教学内容、教学方法和考核方式等方面都展开了全方位的改革，形成了具有中国特色的教学模式。为了适应高等学校医药学成人学历教育的发展，推进高等学校医药学成人学历教育的专业课程体系及教材体系的改革和创新，探索医药学成人学历教育教材建设新模式，全国高等医药教材建设研究会、人民卫生出版社决定启动全国高等学校医药学成人学历教育规划教材第三轮的修订工作，在长达2年多的全国调研、全面总结前两轮教材建设的经验和不足的基础上，于2012年5月25～26日在北京召开了全国高等学校医药学成人学历教育教学研讨会暨第三届全国高等学校医药学成人学历教育规划教材评审委员会成立大会，就我国医药学成人学历教育的现状、特点、发展趋势以及教材修订的原则要求等重要问题进行了探讨并达成共识。2012年8月22～23日全国高等医药教材建设研究会在北京召开了第三轮全国高等学校医药学成人学历教育规划教材主编人会议，正式启动教材的修订工作。

本次修订和编写的特点如下：

1. 坚持国家级规划教材顶层设计、全程规划、全程质控和“三基、五性、三特定”的编写原则。

2. 教材体现了成人学历教育的专业培养目标和专业特点。坚持了医药学成人学历教育的非零起点性、学历需求性、职业需求性、模式多样性的特点，教材的编写贴近了成人学历教育的教学实际，适应了成人学历教育的社会需要，满足了成人学历教育的岗位胜任力需求，达到了教师好教、学生好学、实践好用的“三好”教材目标。

3. 本轮教材的修订从内容和形式上创新了教材的编写，加入“学习目标”、“学习小结”、“复习题”三个模块，提倡各教材根据其内容特点加入“问题与思考”、“理论与实践”、“相关链接”三类文本框，精心编排，突出基础知识、新知识、实用性知识的有效组合，加入案例突出临床技能的培养等。

本次修订医药学成人学历教育规划教材护理学专业专科起点升本科教材14种，将于2013年9月陆续出版。

全国高等学校医药学成人学历教育规划教材护理学专业（专科起点升本科）教材目录

教材名称	主编	教材名称	主编
1. 护理研究	陈代娣	8. 妇产科护理学	蔡文智　王玉琼
2. 护理管理学	张振香　罗艳华	9. 儿科护理学	范　玲
3. 护理心理学	史宝欣	10. 急危重症护理学	成守珍
4. 护理教育学	李小寒	11. 老年护理学	王艳梅
5. 健康评估	张立力	12. 精神科护理学	吕春明
6. 内科护理学	胡　荣　王丽姿	13. 临床营养学	让蔚清
7. 外科护理学	孙田杰　王兴华	14. 护理伦理学	姜小鹰

前　言

随着我国医药卫生体制改革的深入以及护理学成为一级学科建设的需要，健康评估作为护理学专业必修的主干课程已成为国内护理院校的共识。全国高等医药教材建设研究会适时启动了第三轮护理学专业成人教育（专升本）教材的修订工作，对及时反映新时期医药学成人学历教育内容和学科发展成果，培养应用型护理人才意义重大。

本教材的修订紧扣成人学历教育培养目标，体现学历教育非零起点性、学历需求性、职业需求性、模式多样性的特点，遵循"三基"、"五性"、"三特定"的教材编写基本原则，系统介绍了健康评估的方法，阐明了针对评估对象有关生理、心理和社会评估内容，以及面向社区的特殊人群评估和突出护理诊断思维建立的健康资料的整理、分析和记录内容。

与上版教材相比，本教材在编写内容方面进行如下调整：绪论部分增加健康评估目的；健康评估的内容与方法部分：健康史增加心理、社会评估和系统回顾内容，以突出整体护理理念；身体评估部分为避免单纯为操作而学习，强调手脑相结合，每个系统前增加健康史内容，同时增加关于技能操作的图片；将第四章心理社会评估与第八章功能性健康型态两章合并，更改为功能性健康型态一章；删除常见症状评估章节，鉴于成人学历教育学生非零起点和来自临床的特点，且该部分在内科护理学和基础护理学教材中有涉及，故删除此章节；常用实验室检验更名为临床检验，内容上增加临床常用免疫学检验和医院感染检验两部分；原器械检查分为心电图检查和影像学检查两章，心电图检查按照心电发生原理和心电向量的概念、心电图的导联体系、正常心电图、异常心电图和心电图的诊断与应用顺序安排内容，影像学检查删除在内科护理学中肺功能检查和内镜检查部分，增加介入放射学检查内容；特殊人群的健康评估部分删除艾滋病患者的评估，将评估集中在不同年龄段和生命不同阶段上，丰富临终病人评估部分；护理病历书写章节更名为健康资料的整理、分析和记录，内容上增加护理诊断思维方法和诊断步骤以及健康评估记录。

本教材在编写内容上注重结合当今成人学历教学改革的特点与要求，以案例为引导，突出操作技能和思维技能的培养，立足培养满足行业要求和社会用人需求的护理应用型人才。在编写形式上注重生动、多样，设置学习目标、相关链接、理论联系实践、学习小结、复习题等特色模块，明确重点和难点、拓展学生知识，为学生自主学习提供参考。

各位编者在本教材编写过程中的密切配合和精诚合作，南方医科大学研究生杨智慧在图片处理等方面付出了辛苦劳动，在此一并致谢！

由于编者的水平有限，难免出现纰漏，恳请专家、同行和广大师生提出宝贵意见，惠予指正。

张立力

2013年7月

目　录

第一章

绪 论

学习目标

识记：

1. 说出健康、健康评估的概念。

2. 正确概括护理程序的基本内容。

理解：

1. 比较健康概念演变的特点。

2. 说明健康评估与护理程序的关系。

运用：

1. 能查阅资料，概括我国健康评估在临床上的发展趋势。

2. 结合自身学习特点和临床工作实际，制订学好健康评估课程的策略。

案例

刘某，女，30岁，计算机程序员。近日连续加班后出现乏力、心慌、失眠、怕热、多汗、左眼胀痛、情绪急躁而入院。

健康评估（health assessment）是从护理的角度研究诊断个体、家庭或社区对现存或潜在的健康问题反应的基本理论、基本技能和临床思维方法的学科。是在学完医学基础课程，为后期临床各专科护理课程学习而开设的一门护理专业基础和桥梁课程。评估的目的在于了解病人的健康状况、识别病人的健康问题，为评价治疗和护理效果、制定护理措施奠定基础。

一、健康评估的起源和发展

健康评估起源于护理学的创始人佛罗伦斯·南丁格尔（Florence Nightingale）。南丁格尔视评估为“对疾病的观察”，并认为护士需要收集、分析、记录和解释病人的资料。特别是随着护理实践范围的不断扩展，护士角色功能的逐渐增强，护理专业的快速发展和社会对护理人才的需求增加，尤其是独立从事家庭和社区工作的护士的出现，对护士的健康评估知识和技能提出了更高要求。1967年，国际护理程序学术会议首次提出护理评估的原则：评估是护理程序的第一步；评估是一个系统、有目的的护患互动过程；评估重点在于个体的功能和日常生活能力，即病人的需要；评估过程包括收集资料和临床判断。美国从1970年开始，采用已经标准化了的医疗模式培养本科护士健康评估的方法和能力，使护士能够识别和监测疾病过程。该模式在目前的护理教育和护理实践中仍占主导地位。尽管护士和医生一样需要收集病人的有关症状、健康史、家族史和各系统检查结果，但评估的重点和结果不同。如何有效地满足护士对病人从生理、心理和社会方面进行评估，并帮助病人达到理想的健康状态，护理评估框架(nursing assessment frameworks)的研究工作一直是护理教育工作者和临床护理工作者关注的重点。护理评估框架结合护理诊断的研究也在不断发展。

国内健康评估课程的开设始于20世纪90年代末期，在护理界和护理教育同仁们的共同努力下，健康评估已取代以往的《诊断学》课程，定位为护理专业主干课程。随着护理一级学科的发展，未来健康评估学将成为其中一个分支，健康评估学的研究范围有哪些，研究内容如何适应护理实践范畴的拓展，评估的方法和手段如何客观化将是该学科研究的重点。健康评估课程的研究任重而道远。

二、健康评估的内容

护士要理解健康评估的内容，主要基于其对健康概念的认识，且随着健康概念的演变而发生变化。基本内容包括健康资料和评估方法、身体评估、功能性健康型态、特殊人群的评估、辅助检查及评估结果的整理、分析与记录。具体内容如下：

健康新概念

健康分为生理健康、心理健康、道德健康、社会适应健康4个层次，且后面的健康层次是以前面健康为基础而发展的更高级健康。生理健康指的是人体的组织结构完整和生理功能正常。心理健康有3项基本原则：①心理与环境的同一性；②心理与行为的整体性；③人格的稳定性。道德健康是生理健康和心理健康的发展，最高标准是“无私利人”。社会适应健康是指一个人在社会生活中的角色适应，包括职业角色、家庭角色及学习、娱乐中的角色转换与人际关系等方面的适应。

来源：彭子京. 健康新视角. 北京：人民卫生出版社，2009.

1. 健康资料(health data)与评估方法　健康评估是利用各种评估方法收集病人健康资料的过程。根据收集资料的方法和时间的不同，将健康资料进行不同分类。评估方法主要包括交谈法、身体评估法和辅助检查法。其中健康史是健康资料的主要内容。健康史的内容包括基本资料、主诉、现病史、既往健康史、家族史、心理社会史和系统回顾。健康史主要采用交谈法进行收集。

2. 身体评估(physical assessment)　又称体格检查，是护士运用自己的感官或借助简单的辅助工具对护理对象进行系统检查，以了解机体健康状况和功能的一组基本方法，是获取护理诊断客观依据的最重要的手段。身体评估以解剖、生理和病理学等知识为基础，具有很强的技术性，需通过系统训练并反复实践才能掌握。有效的身体评估可以及早发现病人的异常、为医生提供病情和诊疗依据，指导护士制定合理的护理措施。

3. 功能性健康型态（functional health patterns，FHPs） 该型态涉及健康感知与健康管理型态、营养与代谢型态、排泄型态、活动与运动型态、睡眠与休息、认知与感知、自我概念、角色与关系、性与生殖、应对与应激耐受、价值与信念 11 个型态，是戈登（Marjory Gordon）于 1987 年提出的。作为组织问诊内容的框架，该型态从独特的专业角度，规定了整体护理评估所涉及的与人类身体功能、生理健康、心理健康和社会适应有关的 11 个方面的具体内容。该部分是依据“生理 - 心理 - 社会”新的生物医学模式和 WHO 对健康概念的新阐述，贯彻“以人为中心”和整体护理理念而增设的且有别于《诊断学》内容的特色部分。本章着重阐述心理、社会各方面的评估内容和方法，以增强学生对疾病身心反应的理解，在给出常见的护理诊断的基础上，培养学生提出护理诊断 / 问题的能力。由于该部分主观因素较多，故在收集、分析和判断资料过程中需要一定的经验和技巧，切忌主观臆断。

4. 特殊人群的评估（special groups assessment） 本部分是在成人身体评估的基础上，针对人的不同生长阶段如孕产妇、新生儿、儿童和老年人等特殊对象进行评估，在阐述各阶段解剖生理、身心变化特点的基础上，详述评估要点和注意事项。一方面强化“整体人”意识，另一方面为学生进行社区实践，培养社区护士奠定基础。

5. 辅助检查（assistant examination） 该部分包括第六章临床检验、第七章医学影像检查和第八章心电图。该部分与护理工作关系密切，检查结果是健康评估的客观资料，需要结合健康史、身体评估等临床资料综合分析。临床检验是通过物理、化学及生物学等方法，对评估对象的血液、体液、分泌物、排泄物、组织或细胞取样等进行化验，以获取器官功能状态、疾病病原体、病理组织形态等客观资料；影像学检查包括 X 线检查、CT、磁共振成像、核医学检查和超声检查，检查结果可协助护理诊断，检查前的准备与护理工作关系密切；心电图检查是一种常规检查方法，不仅对心血管疾病，而且对其他疾病的病情评估，以及重症监护均有重要作用。

6. 健康资料的整理、分析与记录（validation and documentation of findings） 健康评估的最终结果是形成护理诊断，即提出护理问题，这需要护理诊断思维进行加工、提炼。护理诊断思维是护士需要训练的重要内容，需要通过系统训练和大量的临床护理实践才能熟练掌握。

理论与实践

该案例入院后，护士主要通过交谈、身体评估、临床检验、影像学检查和心电图检查等方法收集其健康资料，如：T 37.8℃，P 100 次 / 分，R 22 次 / 分，BP 120/70mmHg，身高 170cm，体重 45kg，神志清，面色红润，呈焦虑状。左眼突出明显，甲状腺Ⅱ度对称性弥漫性肿大，双肺（-），心率 100 次 / 分，律齐，腹（-）。化验检查显示：游离 T_3↑、游离 T_4↑、促甲状腺激素测不出，血甲状腺刺激抗体（+）。心电图窦性心动过速。自述常因一些小事与家人和同事发生争执，关系紧张。

该案例常见的护理诊断/问题如下：

1. 营养失调：低于机体需要量 与代谢率增高导致需求增高有关。

2. 应对无效 与性格和情绪改变有关。

三、学习方法与要求

健康评估作为护理程序的首要环节，无论对病人或护士都是十分重要的。完整、全面、正确的评估是保证高质量护理的先决条件。健康评估的学习方法与基础课程有很大的不同，除课堂学习、观看录像和自主学习外，最突出的变化是实践动手能力的学习，不仅要在示教室内进行同学间的各种技能训练，还要进入医院进行病人的临床实践。故在课程学习过程中，应注重将课堂所学的知识转化为从事临床护理实践的能力，学会以整体评估的思维模式判断评估对象的健康问题和护理需求；重视自身素质的培养，学会与人良好沟通，体现对病人的尊重和关爱。

（一）具体学习方法

1. 预习教材的基本内容，尤其是身体评估的解剖、生理和病理概要，明确问题。

2. 课堂上积极思维、记录要点、主动参与问题讨论，模拟和体会操作录像内容。

3. 课后要复习重点、善于总结，反复操练各项评估技能。

4. 以准护士角色到临床实践求证，训练提出问题、分析问题和解决问题的能力。

（二）基本要求

1. 树立以人为中心的护理评估理念，处处关心和体贴病人，注意建立良好的护患关系。

2. 基本概念要清楚，基本技能要熟练，基本知识要牢固。

3. 能独立通过会谈收集健康史，并了解主诉和症状的临床意义。

4. 能独立进行身体评估，检查结果应达到熟练、准确的程度。

5. 掌握心电图操作，能对影像检查前后的病人护理，并理解检查结果的临床意义。

6. 掌握临床检验的标本采集方法和要求、理解检验结果及其临床意义。

7. 在功能性型态基础上，根据交谈、身体评估及辅助检查等结果，作出初步护理诊断或提出护理问题，并能书写完整的护理病历。

学习小结

通过本章的学习，首先要理解健康评估概念的内涵，明确其研究目的、对象和研究内容；其次在健康评估起源和发展部分，要深刻认识到实践的需要是学科发展的源泉和动力；最后在教材的基本内容介绍部分，对健康评估的基本理论和基本技能有了初步的认识，动手实践才是理论深厚和技能熟练的关键。

（张立力）

复习思考题

1. 谈谈你如何理解健康评估概念的内涵。
2. 阐述健康概念的演变和健康评估之间的关系。
3. 为什么说健康评估是护理实践的基础？
4. 结合你自己的工作和学习习惯，请思考如何学好健康评估课程。

第二章

健康评估的内容与方法

健康评估是护理程序的第一步，是有目的、有计划、系统地收集被评估者的健康资料，并对资料进行整理、分析及判断的过程。健康资料的收集不仅是形成护理诊断的基础，还为制订和实施护理计划及其评价提供依据。健康评估所要收集的资料不仅包括被评估者的身体健康状况，还包括其心理、社会健康状况；不仅要获得被评估者健康状况的主观资料，还要获得其健康状况的客观资料。为使所收集的资料全面、客观和准确，护士必须明确健康资料的内容、来源、分类及价值，掌握收集健康资料的方法和技巧。

第一节 健康资料

学习目标

识记：

1. 说出健康资料的来源及类型。
2. 简述健康资料的内容。

理解：

1. 区分主观资料与客观资料。
2. 比较身体、心理、社会系统回顾与功能性健康型态系统回顾的异同。

运用：

1. 用实例说明主诉、现病史、既往史、成长发展史的内容及特点。
2. 能运用一种系统回顾模式收集被评估者的健康资料。

案例

毛某，男，65 岁。因用力排便后出现头痛、呕吐伴左侧肢体无力被家人急送医院就诊，诊断为“脑出血”而入院。

健康资料是关于被评估者目前的、过去的健康状况及其影响因素、被评估者对自己健康状况的认识与反应等的所有资料，内容丰富、来源广泛、性质复杂、涉及面广，对健康资料的全面认识有利于资料收集工作的开展。

一、健康资料的类型与来源

（一）健康资料的类型

被评估者的健康资料可以是被评估者或有关人员的主观描述，也可以是身体评估、临床检验或影像检查的结果等。为了更好地分析和利用资料的价值，可根据其不同特点加以分类。

1. 根据资料的来源分类　分为主观资料和客观资料。

（1）主观资料：与被评估者及有关人员交谈所获得的资料，是被评估者对自己健康状态的主观感觉和情绪体验。如“我的头好痛”、“我今天觉得很疲倦”、“我感到压抑”。在某些情况下，如昏迷病人、精神障碍病人、婴幼儿等不能表达以上情况时，由其家人、重要亲友或其他医务人员等代诉的，也属于主观资料。主观资料可指导客观资料的收集。

（2）客观资料：指通过他人观察、体检或借助各种医疗仪器检查所获得的有关被评估者健康状况的资料，如黄疸、血压、心脏杂音、血常规、心电图等。客观资料可进一步证实或补充所获得的主观资料，具有与主观资料同等重要的作用。

2. 根据资料的时间分类　分为既往资料和现时资料。

（1）既往资料：指与被评估者过去的健康状况有关的资料，如既往病史、治疗史、过敏史等。

（2）现时资料：指与被评估者现在发生的健康问题有关的资料，如现病史、现在的生命体征、睡眠状况等。

上述两种分类的健康资料常常相互交错，相互组合。如既往资料中，既有主观资料，也有客观资料；客观资料可以是既往资料，也可以是现时资料。必须将各种类型的健康资料组合起来，通过综合分析与判断，才能获得完整、准确和客观的健康资料，达到为确立护理诊断、制订和实施护理计划及其评价提供依据的目的。

（二）健康资料的来源

1. 主要来源　被评估者本人即是健康资料的主要来源。被评估者本人所提供的资料如患病后的感觉、对健康的认识与需求、对治疗和护理的期望等，只有被评估者本人才最清楚，最能准确地加以表述，因此认为最为可靠。只要被评估者意识清楚，沟通无障碍，健康状况允许，就应首先通过交谈等方式向其获取资料。

2. 次要来源　除了被评估者本人外，还可以从其他人员或记录中获取健康资料。

（1）被评估者的家人或关系密切者：被评估者父母、亲戚、朋友、同事、保姆及邻居等，他们对被评估者生活或工作的环境、生活习惯、既往的身心健康状况等有较全面的了解，因此他们所提供的资料具有重要的参考价值。特别是当被评估者由于疾病严重、意识障碍、无判断力或失语等原因不能提供资料时，他们可作为主要的资料来源。

（2）目击者：指目睹被评估者发病或受伤过程的人员，可提供有关被评估者发病或受伤原因、当时的状况、病情进展等资料。

（3）其他医务人员：被评估者在寻求健康帮助时所接触的医生、护士、心理治疗师、营养师、理疗师等，他们可提供有关被评估者健康状况的相关资料，如诊疗、护理措施，对治疗、护理的反应，就医行为等身心方面的资料。

（4）目前或既往的健康记录或报告：儿童预防接种记录、病历记录、健康体检结果、各种医疗仪器检查报告等，可提供被评估者目前或既往健康状况的资料，帮助护士了解被评估者健康状况的动态变化。

由次要来源获取的资料可进一步证实和补充被评估者本人所提供的资料，使资料收集得更加全面、客观和准确。

二、健康资料的内容

（一）健康史

健康史（health history）是关于被评估者目前、过去健康状况及生活方式的主观资料，是被评估者生理、心理、社会、文化、发展等方面的健康状况的一种主观感觉。其主要内容包括被评估者目前及既往的健康状况，影响健康状况的有关因素及被评估者对自己健康状况的认识与反应等。与医疗史不同的是，医生关注的是病人的症状、体征、治疗及疾病的进展情况，而护士主要关注的是被评估者对其健康状况以及因之而来的生活方式等改变所作出的反应。健康史主要包括以下内容：

1. 一般资料（general data）　包括被评估者姓名、性别、年龄、职业、民族、籍贯、文化程度、婚姻状况、宗教信仰、家庭地址及联系电话、入院类型、入院方式、入院时间及收集资料的时间等。性别、年龄、职业、住址等可为某些疾病提供有用的信息；文化程度、宗教信仰等有助于了解被评估者对健康的态度及价值观。同时应注明资料的来源（如果不是被评估者本人，应注明其与被评估者的关系）及可靠程度。

2. 主诉（chief complain）　主诉为被评估者感觉最主要、最明显的症状或体征，以及这些症状或体征的性质及持续时间，是被评估者本次求医的主要原因。主诉记录应简明扼要，高度概括，注明问题从发生到就诊的时间，如“咽痛、发热 2 天”、“发现乳房无痛性包块 3 小时”；主诉在一个以上应按发生的先后顺序排列，如“咳嗽、咳痰 3 天，喘息 1 天”；一般应尽可能使用被评估者自己的语言，不要使用诊断用语，如“甲状腺功能亢进半年”应记录为“多食、消瘦、乏力半年”。

3. 现病史（history of present illness）　围绕主诉详细描述被评估者自患病以来疾病的发生、发展和诊疗、护理的全过程，是健康史的主体部分。包括以下内容：

（1）发病情况及时间：本次发病的时间、地点、起病缓急、有无前驱症状或诱因。注意现病史的时间与主诉要一致。

（2）主要症状：主要症状出现的部位、性质、持续时间、发作频率、严重程度、有无使其加重或减轻的因素等。

（3）伴随症状：与主要症状同时或随后出现的其他症状，应注意其发生的时间、特点、演变情况及与主要症状之间的关系等。

（4）病情的发展与演变：发病后主要症状的变化及有无新的症状出现。

（5）诊疗和护理经过：发病后在何时、何地接受过何种检查和治疗，诊断名称，治疗、护理措施及其效果等。

（6）健康问题及其影响：被评估者对自己目前健康状况的评价及健康问题对其生理、心理、社会各方面的影响。

4. 既往史（past history）　是关于被评估者过去的健康状况及患病、求医经历，特别是与现病史有密切关系的患病情况。其目的是了解被评估者过去主要的健康问题，求医经验及对自身健康的态度等。主要内容如下：

(1) 被评估者对自己既往健康状况的评价。

(2) 既往病史：包括既往患病史、住院史、手术史、外伤史。既往是否患过疾病，患病的时间、诊断、治疗、护理及转归情况；有无住院、外伤及手术经历，住院的原因及时间、治疗、护理情况；手术时间、手术方式及结果等。

(3) 预防接种史：包括预防接种类型及接种时间。

(4) 过敏史：有无对某种食物、药物、环境中接触的物质过敏。若有，过敏的时间、机体的反应及脱敏方法等。

(5) 传染病接触史：居住或生活地区的传染病流行情况，是否到过疫区。

(6) 冶游史：有无不洁性交、是否曾患过性病等。

5. 用药情况　询问是否用过药物，如有应了解药物名称、剂型、用药时间、用法、用量、疗效及不良反应等。

6. 日常生活状况　包括平时饮食、卫生习惯、排泄型态、日常活动及生活自理能力、休息与睡眠、个人嗜好及其患病后精神、体力状态、睡眠与大小便情况、食欲及食量的改变等。

7. 成长发展史（growth and development history）　不同的年龄阶段有着不同的成长发展任务，个体的成长发展史亦是反映其健康的重要指标之一。

(1) 生长发育史（growth history）：根据被评估者所处的生长发育阶段，判断其生长发育是否正常。评估儿童主要是询问家长，了解出生时的情况及其生长发育情况。

(2) 月经史（menstrual history）：青春期后的女性应询问月经初潮的年龄，月经周期和经期的天数，经血的量、颜色，经期症状等。已绝经的女性还应问绝经年龄。记录格式如下：

$$\text{初潮年龄}\ \frac{\text{行经期(天)}}{\text{月经周期(天)}}\ \text{末次月经时间或绝经年龄}$$

例：

$$13\ \frac{4\sim6\text{天}}{27\sim30\text{天}}\ 2012\text{年}12\text{月}20\text{日(或}50\text{岁)}$$

(3) 婚姻史（marital history）：成年男女应询问婚姻状况、结婚年龄、配偶健康状况、性生活情况、夫妻关系等。

(4) 生育史（childbearing history）：结婚后的女性应询问妊娠与生育次数、人工或自然流产次数、有无死产、难产、剖宫产及计划生育情况等；男性有无生殖系统疾病。

8. 家族史（family history）　主要了解被评估者双亲、兄弟、姐妹及子女的健康状况与患病情况，特别应询问是否患有与被评估者同样的疾病，如糖尿病、高血压、血友病、遗传性球形红细胞增多症、肿瘤、精神病、哮喘等具有遗传倾向的疾病。对已经死亡的直系亲属要问明死亡原因和年龄。

9. 系统回顾（review of systems）　是通过询问被评估者有无各系统或与各功能性健康型态相关的症状及其特点，全面系统地评估被评估者以往已发生的健康问题及其与本次健康问题的关系。通过系统回顾可避免遗漏重要的信息。护士根据需要可以采用身体、心理、社会系统回顾或戈登（Majory Gordon）的功能性健康型态系统回顾。

（1）身体、心理、社会系统回顾：询问项目及具体内容如下。

身体方面：

1）一般健康状态：有无不适、疲乏无力、发热、盗汗、体重改变、睡眠障碍等。

2）皮肤：有无皮肤颜色、温湿度或弹性的改变；有无皮疹、皮肤破溃、感染、出血、水肿、瘙痒等。

3）眼睛：有无结膜充血、水肿；有无巩膜黄染；有无眼睛畏光、流泪、分泌物增多、疼痛、灼热感、发痒，有无视力下降及白内障、青光眼；是否配戴眼镜等。

4）耳：有无耳痛、耳内溢液、流脓、耳鸣、眩晕、听力减退或耳聋；是否使用助听器。

5）鼻：有无鼻塞、流涕、鼻出血或嗅觉改变等。

6）口腔：有无口腔黏膜干燥、溃疡；有无牙痛、牙龈肿胀、流脓或出血；有无龋齿、义齿；有无咽喉疼痛、声音嘶哑、味觉改变等。

7）乳房：有无疼痛、肿胀、异常分泌物或肿块等。

8）呼吸系统：有无咳嗽、咳痰、咯血、胸痛、喘息或呼吸困难等。咳嗽发生的时间、频率、性质、程度及其与气候变化或体位的关系；痰液的颜色、性状、量和气味；咯血的颜色和量；胸痛的部位、性质及与呼吸、咳嗽和体位的关系；呼吸困难发生的时间、性质和程度。既往有无呼吸系统疾病等。

9）循环系统：有无心悸、胸闷、心前区疼痛、呼吸困难、晕厥及水肿等。心悸发生的时间与诱因；心前区疼痛的部位、性质、程度、放射部位、持续时间、发作的诱因及缓解的方式；呼吸困难的程度、有无夜间阵发性呼吸困难、与体力活动、体位的关系以及缓解的方式；晕厥前有无心悸；水肿出现的部位等。既往有无高血压、冠心病等心血管系统疾病病史。

10）消化系统：有无恶心、呕吐、嗳气、反酸、吞咽困难、食欲下降、腹痛、腹胀、腹泻、便血、便秘、黄疸等。上述症状发生的缓急，与进食有无关系。呕吐的诱因、方式、次数、发生的时间，呕吐物的量、性状、颜色和气味；腹痛的部位、性质、程度，有无转移痛、放射痛或规律性；腹泻的次数、量、粪便性状，有无里急后重，是否伴有脱水；便血的次数、量、颜色、性状等。

11）泌尿生殖系统：有无尿频、尿急、尿痛、排尿困难、尿潴留、尿失禁、血尿、少尿、夜尿增多、颜面水肿、尿道或阴道异常分泌物、性交时疼痛或阴道出血等。有无长期使用对肾脏有损害作用的药物等。

12）血液系统：有无头晕、耳鸣、眼花、乏力、皮肤黏膜苍白、瘀点、瘀斑、血肿、黄染及肝、脾、淋巴结肿大等；有无骨骼、四肢关节疼痛；有无输血或输液反应史；有无药品、毒物或放射物质接触史。

13）内分泌与代谢系统：有无怕热多汗、畏寒少汗、疲乏无力、口渴多饮、多食、多尿、肥胖或消瘦；有无性格改变以及智力、体格、性器官发育的异常；有无毛发稀疏、皮肤粗糙、色素沉着等；有无精神创伤、外伤手术、产后大出血等情况；有无肿瘤及自身免疫疾病病史。

14）神经系统：有无头痛、头昏、眩晕、失眠、抽搐、瘫痪、记忆力减退、感觉异常；有无视力、语言、意识、定向力及运动障碍等。

15）骨骼、肌肉系统：有无肌肉疼痛、痉挛、萎缩、肢体无力，有无关节肿痛、畸形、运动障碍，有无骨折、外伤、关节脱位等。

心理方面：

1）感知能力：有无视力、听力、触觉、嗅觉及味觉异常，有无错觉、幻觉等。

2）认知能力：有无记忆力、注意力、理解力、计算力及判断力下降，定向力障碍；语言表达有无逻辑性，有无语言沟通障碍等。

3）情绪与情感：有无紧张、焦虑、抑郁、恐惧、愤怒、情感高涨、情绪不稳等。

4）自我概念：是否对自己满意、有自信和价值感。

5）对健康和疾病的理解：对疾病的认识与反应，是否遵从医嘱或想放弃治疗等。

6）应激反应：遇到困难或挫折有何情绪，如何应对处理；处理方法是否有效、是否寻求社会支持等。

社会方面：

1）生活与居住环境：卫生状况、居民素质、有无空气污染、噪音等危害健康的因素。

2）家庭情况：家庭结构、家庭关系、在家庭中扮演的角色及其生病后对家庭的影响。

3）职业与工作环境：工作性质、工作环境、承担的角色等。

4）受教育情况：受教育程度、受教育的经历等。

5）社会交往：社交活动，与领导、同事、朋友的关系。

6）价值观与信仰：有无宗教信仰、是否参加宗教信仰活动、患病对其价值观和信仰有无影响等。

7）经济状况：经济来源、收入状况，有无经济压力等。

（2）功能性健康型态系统回顾：询问项目及具体内容如下。

1）健康感知 - 健康管理型态（health perception-health management pattern）：感觉自己的健康状况如何；常采取何种措施保持或增进健康；有无烟、酒、毒品嗜好；有无药物成瘾或药物依赖；是否知道自己所患疾病的原因或出现症状时应采取的措施、有无需咨询的问题；能否服从医护人员的健康指导等。

2）营养 - 代谢型态（nutrition-metabolism pattern）：平常食欲如何，食物和水分摄入的种类、性质和量，有无偏食、饮食限制或某种食物过敏；有无咀嚼或吞咽困难及其原因；近期有无体重变化及其原因；有无皮肤黏膜、头发和牙齿的异常改变。

3）排泄型态（elimination pattern）：每日排便与排尿的次数、量、颜色、性状如何，有无异常改变及其诱发或影响因素，是否应用药物或其他排泄辅助器具。

4）活动 - 运动型态（activity-exercise pattern）：进食、穿衣、洗漱、沐浴、如厕、行走、床上活动、上下楼梯、烹饪、购物等生活自理能力及其功能水平如何，是否借助拐杖、轮椅、义肢等辅助用具，活动与运动的方式、活动量、活动耐力，有无医疗或疾病限制。

5）睡眠 - 休息型态（sleep-rest pattern）：日常睡眠与休息情况，睡眠或休息后精力是否充沛，有无睡眠异常及其原因，是否借助药物或其他方式辅助入睡等。

6）认知 - 感知型态（cognition-perception pattern）：有无听觉、视觉、味觉、嗅觉、记忆力、注意力、定向力、语言能力和思维能力的改变，视、听觉是否借助辅助用具；有无疼痛及其部位、性质、程度、持续时间；学习方式及学习中有何困难等。

7）自我感知 - 自我概念型态（self-perception self-concept pattern）：对自己的看法、自我感觉良好或不良；有无导致焦虑、抑郁、恐惧等情绪的因素。

8）角色 - 关系型态（role-relationships pattern）：职业、社会交往情况；角色适应如何，有无角色适应不良；家庭结构与功能，有无处理家庭问题方面的困难，家庭支持情况；是否参加社会团体；与朋友关系如何，是否经常感到孤独；工作是否顺利；经济收入能否满足个人生活所需等。

9）性 - 生殖型态（sexuality-reproductive pattern）：性别认同和性别角色、性生活满意度、女性月经史、生育情况等。

10）应对 - 应激耐受型态（coping-stress tolerance pattern）：是否经常感到压力或紧张，用什么方式解决（药物、酗酒、找朋友倾诉或其他）；近期生活中有无重大变化或危机，当生活中出现重大问题时如何处理，结果如何等。

11）价值 - 信念型态（value-belief pattern）：有无宗教信仰；价值观、健康信念是否受宗教信仰或疾病的影响等。

（二）身体评估结果

是护士运用自己的感官或借助于简单的工具，采用视诊、触诊、叩诊、听诊、嗅诊等方法，对被评估者按照一定的顺序进行细致和系统的检查后所获得的客观资料，是健康资料的重要组成部分。身体评估项目和内容如下：

1. 一般状况评估：生命体征、发育与体型、面容与表情、意识、营养状态、体位、步态等的评估。

2. 皮肤评估：皮肤颜色、温湿度、弹性、完整性、皮肤损害等的评估。

3. 淋巴结评估：全身浅表淋巴结的评估。

4. 头颈部评估：头皮、头发、头颅、面部器官、颈部外形、颈部血管、甲状腺和气管等的评估。

5. 胸部评估：包括胸壁、胸廓、乳房、肺和胸膜、心脏和周围血管的评估。

6. 腹部评估：包括腹部外形、腹壁静脉、腹腔内脏器官如肝、胆、脾、肾、膀胱等的评估。

7. 肛门、直肠与生殖器的评估：包括肛门、直肠、男性和女性生殖器的评估。

8. 脊柱与四肢评估：包括脊柱弯曲度、活动度，四肢与关节的形态与运动等的评估。

9. 神经系统评估：包括脑神经、感觉功能、运动功能、神经反射、自主神经功能的评估。

（三）各种辅助检查结果

被评估者所作的与本次疾病密切相关的临床检验、影像检查、心电图检查的结果也是健康资料的组成部分，属于客观资料，对明确被评估者的健康问题，作出护理诊断，制订护理计划和措施有着非常重要的作用。

第二节 健康评估的方法

学习目标

识记：

1. 简述交谈的方法、技巧与注意事项。
2. 简述身体评估的基本方法及注意事项。

理解：

1. 比较不同叩诊音的特点与临床意义。
2. 阐述常见的异常气味及其临床意义。

运用：

1. 能正确运用交谈的方法和技巧收集资料。
2. 能正确运用身体评估的基本方法进行健康评估。

健康评估的方法是否科学、正确、全面，直接关系到所收集资料的完整性和准确性，关系到所收集资料的价值。健康评估的方法包括交谈、身体评估、临床检验、医学影像检查、心电图检查等，其中最常用、最基本的方法是交谈和身体评估。

一、交　谈

健康评估中的交谈（interview）是护士与被评估者及其家属之间有目的的计划性沟通，以期获取有关被评估者生理、心理、社会等方面健康状况的主观资料。交谈可以是护士提问，被评估者回答；也可以是被评估者诉说，护士聆听。同时，护士也对被评估者提出的问题进行解答，给予鼓励和帮助。成功的交谈是确保健康资料完整性和准确性的关键。

（一）交谈的目的

1. 获得完整的有关被评估者健康史的基本资料。
2. 获取确立护理诊断的重要依据。
3. 为进一步身体评估提供线索。
4. 建立良好的护患关系。

（二）交谈的方式　常分为正式交谈和非正式交谈。

1. 正式交谈　是指事先通知被评估者的有目的、有计划的交谈。在交谈之前，护士了解被评估者的基本情况，明确谈话的目的，并做好相应的准备；交谈时会按原定目标引导谈话围绕主题进行，如入院评估时的交谈。

2. 非正式交谈　是指护士在日常护理工作中与被评估者进行的随意而自然的交谈，护士不指定或干扰谈话的主题。这种交谈方式被评估者和家属比较放松，容易获取被评估者对自己疾病的真实想法和感受，对治疗、护理效果的反应等。

正式交谈和非正式交谈的使用

正式交谈和非正式交谈各有利弊，临床上常常结合使用。一般情况下，初次交谈时由于双方都不太熟悉，不容易自然交谈，常以正式交谈开始。以后随着相互间的熟悉、了解，信任程度的加深，可使用非正式交谈以获取大量的有用信息，同时适当运用正式交谈去引导交谈方向。

来源：高健群．健康评估．北京：科学出版社，2006．

（三）交谈的方法与技巧

使用一定的方法与技巧，可使交谈顺利进行，达到预期目的，获得真实可靠的健康资料。

1. 交谈开始前

(1) 了解被评估者的基本情况，明确交谈目的，选择合适的交谈方法。

(2) 衣着得体，举止端庄、稳重，有礼貌地称呼对方，使被评估者感到受尊重和双方平等，不要用床号称呼，这样容易引起病人反感。

(3) 主动介绍自己的姓名和职责，必要时展示胸牌；说明交谈的目的是采集其健康资料，以便提供全面、系统的治疗和护理；承诺对其隐私保密，必要时请其他人暂时离开，使被评估者对护士产生信任感，愿意毫无保留地回答问题。

(4) 帮助被评估者采取适当的体位。

2. 交谈时

(1) 交谈一般从主诉开始，有目的、有计划、有顺序地进行。提问时注意使用通俗易懂的语言，避免使用生涩的医学术语。一般先选择易于回答的问题，一次只提一个问题，便于被评估者理解和回答。如："您感到哪里不舒服呢？"如病人主诉腹痛，可接着问："有多长时间了？""是什么性质的疼痛呢？""在什么情况下疼痛会加重或减轻？""疼痛时有其他伴随症状吗？"……

(2) 根据需要灵活采用开放式提问和封闭式提问。

1) 开放式提问：问题较笼统，范围较广，没有可供选择的答案，不具有暗示性，被评估者需要根据实际情况自己组织语言叙述。如"您今天感觉怎么样？""您哪里不舒服？""您对您的手术有什么看法？"等。这种提问方式优点是被评估者有较多的自主权，可以自由地说出自己认为最重要的问题，最切身的感受、意见与想法，甚至可为护士提供没有问到的信息，获得较丰富的资料。缺点是要求被评估者具有一定的语言表达能力，回答内容可能较松散，甚至与评估目的无关，花费时间较长。

2) 封闭式提问：亦称直接提问。是一种将被评估者的回答限制在特定的范围之内的提问。被评估者回答时选择性较小，只需要回答"是"或"不是"，或者一些简单的词语。如"您吸烟吗？""您的年龄是？""您痰里有血吗？"等。这种提问方式的优点是护士能有效地控制问题与回答，问题直接简洁，易于回答，所需的时间较少，记录简单。被评估者回答时不需要太多的主观努力，对处于紧张状态和沟通困难的被评估者，封闭式提问比开放式提问更容易获得所需要的资料。缺点是采集到的信息有限。

(3) 对那些含糊不清、有疑问、前后有矛盾的资料要及时核实，确保资料的准确性。常用的方法有：①澄清：要求被评估者对模糊不清、模棱两可或者不完整的资料作进一步的解释和说明，如"您说您感到压抑，可以说说具体情况吗？"②复述：用另外的表达方式重复被评估者所说的内容，如"您说您每天都会喝 52 度的白酒，每天大概半斤，已经有 10 多年了，是这样吗？"③反问：以询问的口气重复被评估者所叙述的内容，但不加入自己的观点，并鼓励被评估者提供更多的信息，如"您刚才说您进食后腹痛就会减轻？"④质疑：用于被评估者的叙述与护士所见的情况不一致时或被评估者的诉说前后不一致时，如"您说您昨晚不紧张，睡得很好，可您眼圈黑黑的，精神不好，刚才还打呵欠，是为什么呢？"⑤解析：将被评估者提供的信息进行分析和推论，与之交流，让被评估者对推论加以评判，得出确认、否定或其他的解释，使得到的资料更准确。如"您从小与祖父母一起生活，与他们的感情一定很深吧？""我与奶奶的感情很好，但我不太喜欢爷爷。”

(4) 交谈时使用适当的停顿和必要的提示，让被评估者有充分的时间考虑和回答，当被评估者回答不确切或对叙述不确定时，给些提示帮助被评估者理清思路或给些可供选择的答案，如“您再想想，能不能再确切些？”，“您的腹痛是钝痛、绞痛、刺痛、烧灼样痛或其他什么？”协助其提供完整和准确的资料。

(5) 交谈过程中当被评估者抓不住重点、离题时可适时插些与交谈目的有关的问题，使话题重回主题。如“您刚才讲的我都明白，现在能不能谈谈您头痛发作时有其他伴随症状吗？”

3. 交谈结束

(1) 当交谈的中心内容接近尾声时，护士要把握时机结束交谈。可先给被评估者一些暗示，尽量不要再提新的问题。

(2) 可简要总结交谈的内容，询问有没有补充。

(3) 向被评估者致谢，必要时预约下次交谈的时间。

（四）交谈的注意问题

1. 根据被评估者的病情、时间、情绪选择合适的交谈时间，容易得到被评估者的配合。

2. 选择比较安静、舒适、私密性良好的交谈环境，光线温度适宜，减少环境因素对被评估者注意力的干扰。

3. 交谈时除了用语要简单、易懂外，要注意语速适中，语音、语调合适。对某些反应较慢或听力不好的被评估者要减慢语速和提高声调，便于对方听清楚和明白。

4. 注意非语言信息的沟通。与被评估者交谈时，态度要诚恳、友好，具有同情心和耐心。保持适当的身体距离，保持目光与被评估者的接触，适时的微笑和点头赞许，表示出对回答的兴趣和鼓励。必要时应用触摸，但注意文化差异，避免误会。不要有皱眉、摇头、用笔敲打记录本或其他小动作，影响交谈。同时观察被评估者的身体语言所传递的信息。

5. 提问题应该注意系统性，目的性和必要性。注意倾听被评估者的诉说，做记录要简明扼要，主要精力放在交谈和聆听上，避免重复提问，引起被评估者的不快。

6. 交谈应反映真实情况，提问以获取资料的准确性和真实性为原则，避免暗示、诱导，更不能逼问。

7. 对于焦虑、紧张、情绪低落者，交谈时要及时给予安慰和鼓励；对于愤怒者要采取理解、宽容、冷静的态度，提问应温和、谨慎或分次进行，允许其以无害的方式发泄愤怒，有助于交谈的顺利进行。病情危重者先作扼要的询问和重点的检查后积极救治，待病情缓解后再详细了解。

二、身 体 评 估

身体评估（physical assessment）又称体格检查，是指护士运用自己的感官或借助于简单的检查工具如体温表、听诊器、血压计、叩诊锤、电筒等，客观地评估被评估者身体状况的基本方法。通过身体评估得到的是有关被评估者健康状况的客观资料。

身体评估一般于采集健康史后进行，其目的是进一步验证交谈中所获得的有临床意义的症状，发现被评估者的异常体征，为确立护理诊断提供客观依据。

（一）身体评估的注意事项

1. 检查环境安静、舒适、具有私密性，室温适宜，光线充足，最好以自然光线照明。

2. 护士着装整洁、规范，举止端庄，态度友善，语言温和恰当。

3. 检查前先作自我介绍，解释身体评估的目的与要求，最好当被评估者的面洗净双手，取得被评估者的配合。检查后再次洗手，以预防医源性感染的发生。

4. 护士一般站于被评估者右侧，充分暴露受检部位，若是男护士检查女性应有第三者在场。检查要按一定顺序进行，动作轻柔、规范，全面有序，重点突出，手脑并用。

5. 根据病情变化，随时补充检查，以发现新的体征，不断补充和修正检查结果。

6. 必要时就检查结果作说明和解释。

7. 始终尊重关爱被评估者，注意保暖。

（二）身体评估的基本方法

身体评估的基本方法包括视诊、触诊、叩诊、听诊和嗅诊。护士要反复练习和实践，才能熟练掌握身体评估的方法和技巧，提高评估的正确性。

1. 视诊（inspection） 视诊是通过视觉来观察被评估者全身或局部状态有无异常的检查方法，一直作为身体评估的第一步。视诊可分为全身视诊和局部视诊。全身视诊能观察被评估者一般状态和全身性的体征，如年龄、发育与体型、营养、意识状态、面容与表情、体位、姿势和步态等。局部视诊可了解被评估者机体某部分的改变如皮肤、黏膜的颜色，头颅、瞳孔大小、胸廓、腹部、四肢、骨骼和关节外形的异常等。多数情况下，视诊可通过护士的眼睛直接观察进行，但深暗或特殊部位的检查则需要借助电筒、检眼镜、喉镜、鼻内窥镜等工具。

视诊应在适宜的自然光线下进行，充分暴露被检部位，必要时显露对侧相应部位，以资对比，但要注意防寒保暖。普通灯光下不易辨别黄染和轻微的颜色改变；侧射光线则有助于清楚地观察搏动或肿块的轮廓。

一般情况下，视诊是按从一般到特殊的方式进行，即对所要观察的部位先评估整体性的外表，再作特殊的观察，包括大小、形状、位置、颜色、结构及活动度等。

视诊方法简单，适用范围广，往往能提供重要的评估资料和线索。护士必须具有丰富的医学知识和临床经验，经过深入敏锐的观察，才能发现有重要意义的临床征象。

2. 触诊（palpation） 是通过手的触觉或触诊时观察被评估者的反应来判断被评估者身体某一部位或器官有无异常的评估方法。手的不同部位对触觉的敏感度不尽相同，以指腹对触觉最为敏感，手背皮肤对温度较为敏感，掌指关节的掌面对震颤较为敏感，因此对不同触诊内容，使用的部位也不相同。触诊的适用范围很广，可遍及全身各部，尤以腹部应用最多。

（1）触诊方法：触诊时，由于目的不同而施加的压力亦有轻有重，因此分为浅部触诊法和深部触诊法。

1）浅部触诊法（light palpation）：①触感法：护士将手指的指腹、手掌的掌面或尺侧缘轻贴于被评估者检查部位去感知震动、搏动和温度等的一种方法，如检查语音震颤、心尖搏动和皮肤温度等。②按压法：护士将一手4指并拢轻置于被检查部位，利用掌指关节和腕关节的协同动作以旋转或滑动的方式轻压触摸，触及的深度约1～2cm（图2-2-1）。多用于检查腹部有无压痛、抵抗感、包块或某些肿大的脏器等。

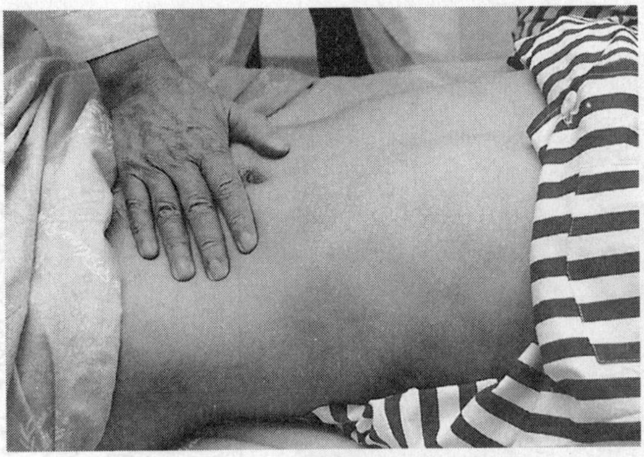

图 2-2-1 浅部触诊法

2）深部触诊法（deep palpation）：检查时用单手或双手重叠、由浅入深，逐渐加压可达深度 4～5cm。深部触诊主要用以诊察腹部病变和脏器情况，根据检查目的和手法的不同，又将深部触诊法分为以下几种：①深部滑行触诊法：检查时嘱被评估者张口平静呼吸，尽量放松腹肌，护士以并拢的二、三、四指末端逐渐压向深部，在被触及的脏器或肿块上作上、下、左、右的滑动触摸（图 2-2-2）。多用于检查腹腔深部包块或某些脏器的表面、轮廓、质地和移动度等。②双手触诊法：将左手掌置于被检查脏器或包块的后方，向右手方向托起，这样可起固定作用，使被检查脏器或包块更接近体表以利右手触诊（图 2-2-3）。多用于触诊肝、脾、肾和移动性较大的肿物等。③深压触诊法：以一手并拢的 2～3 个手指逐渐用力深压腹部被检查部位达 4～5cm，用以探测腹腔深在病变的部位或确定腹腔压痛点（图 2-2-4），如阑尾压痛点、胆囊压痛点等。在检查反跳痛时，即在深压的基础上迅速将手松开，询问被评估者是否感觉疼痛加重或观察其面部是否出现痛苦表情。④冲击触诊法：又称浮沉触诊法。检查时 4 指弯曲并拢与腹壁呈 70°～90° 角，连续作几次急促的冲击动作，冲击时会出现腹腔脏器或包块在指端浮沉的感觉（图 2-2-5）。这种方法一般只用于大量腹水时肝、脾难以触及时，因急速冲击可使腹水在脏器表面暂时移去，脏器随之浮起，指端易于触及。冲击触诊法会使被评估者感到不适，操作时勿用力过猛。

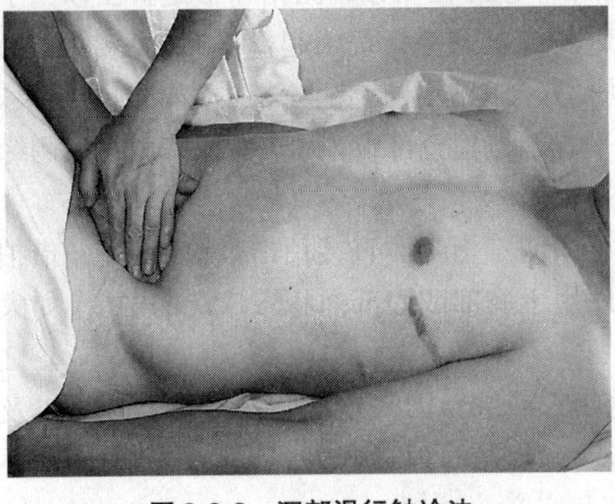

图 2-2-2 深部滑行触诊法

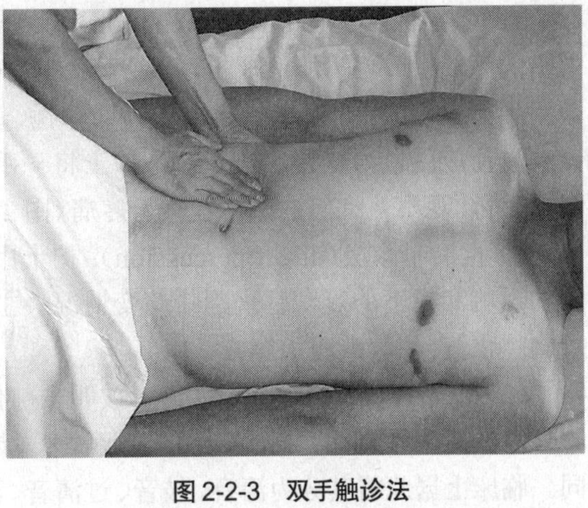

图 2-2-3 双手触诊法

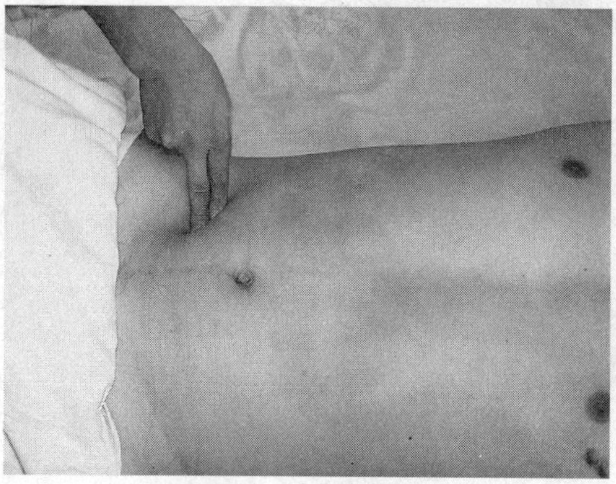

图 2-2-4　深压触诊法

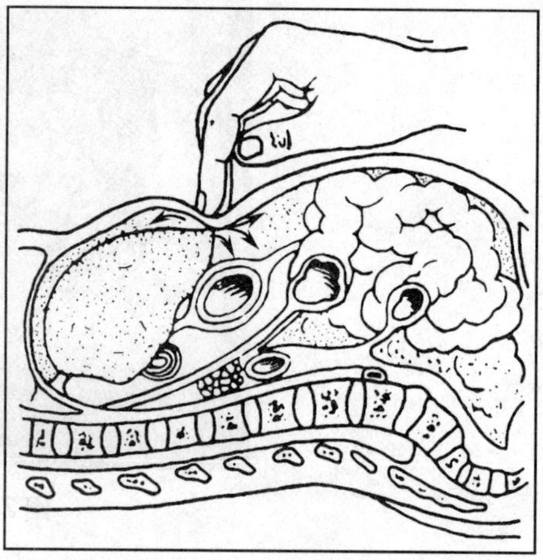

图 2-2-5　冲击触诊法

（2）触诊的注意事项

1）触诊前应向被评估者解释触诊目的及可能造成的不适，以免引起不必要的害怕和紧张。嘱咐被评估者触诊过程中有疼痛不适时，随时提出。作下腹部检查时，应嘱被评估者在检查前排尿，有时也需排除粪便。

2）触诊的手要温暖、干燥，手法轻柔，以免引起被评估者的不适。

3）触诊前护士与被评估者都应采取适宜的位置。如腹部检查时，护士位于右侧，面向被评估者。被评估者取仰卧位，腿稍屈，腹肌放松。检查肝、脾、肾也可取侧卧位。

4）检查中要耐心指导被评估者做好配合动作，如指导被评估者深呼吸。

5）操作时应从健康处开始，渐及疑有病变处，深部触诊时要由浅入深。

3. 叩诊（percussion）　叩诊是用手指叩击或手掌拍击被检查部位的表面，使之震动而产生音响，护士根据震动和听到的音响特点来判断被检查部位的脏器有无异常的一种评估方法。叩诊多用于分辨被检查部位或器官的位置、大小、形状及密度，如确定肺下界、肝、脾边界，检查心界的大小与形状、膀胱有无胀大等，在胸腹部的检查中尤为重要。另外，叩诊也用于了解某些部位有无叩击痛，如肝区、肾区。

（1）叩诊方法：根据叩诊目的和叩诊方法不同，叩诊方法可分为间接叩诊法和直接叩诊法。

1）间接叩诊法（indirect percussion）：又分为指指叩诊与捶叩诊。指指叩诊是护士以一手中指的第二指节作为叩诊板指，平置于欲叩诊的部位上，其余手指稍抬起，勿与体表接触。另一手手指自然弯曲，以中指指端作为叩诊锤，以垂直方向叩击于板指上，根据声音判断结果。该法目前应用最为普遍。捶叩诊是护士将一手掌平置于被检查部位，另一手握拳后用尺侧缘叩诊手背，观察并询问被评估者有无疼痛（图 2-2-6）。

2）直接叩诊法（direct percussion）：护士用一手中间三指掌面直接拍击被检查部位，借拍击的反响和指下的震动感来判断病变情况。主要适用于胸部或腹部面积较广泛的病变，如大量胸腔积液、积气或腹水等。

（2）叩诊音（percussion sound）：被叩击部位的组织或脏器因其致密度、弹性、含气量以及与体表的距离不同，叩击时产生的音调高低（频率）、音响强弱（振幅）及振动持续的时间亦不同。临床上据此将其分为清音、鼓音、过清音、浊音和实音。

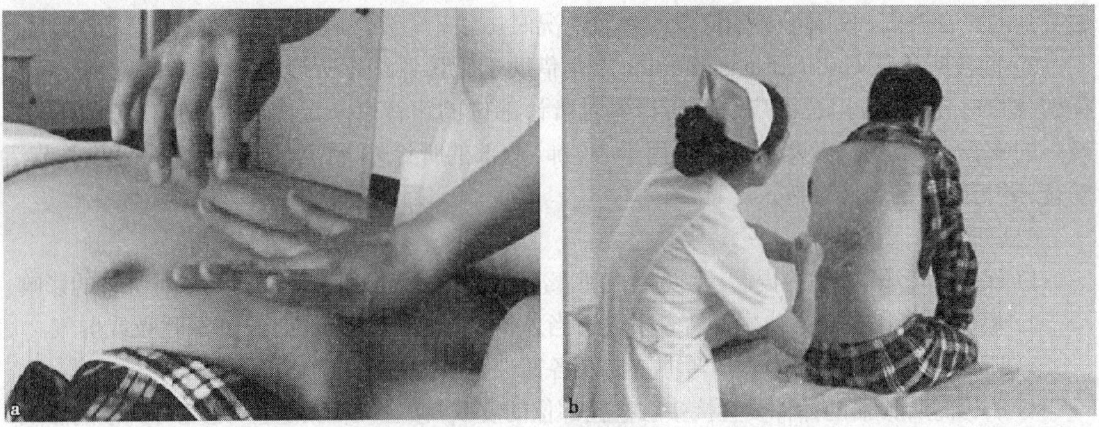

图 2-2-6　间接叩诊法
a 指指叩诊　b 捶叩诊

1）清音（resonance）：是一种音调较低、音响较强、振动持续时间较长的叩诊音，为正常肺部的叩诊音，提示肺组织的弹性、含气量、致密度正常。

2）鼓音（tympany）：是一种音响较清音强，振动持续时间亦较长的叩诊音，在叩击含有大量气体的空腔脏器时出现，如正常的胃泡区、腹部。病理情况下见于肺内空洞、气胸或气腹等。

3）过清音（hyperresonance）：介于鼓音与清音之间的一种音响，音调较清音低，音响较清音强，常见于肺组织含气量增多、弹性减弱的疾病，如肺气肿。

4）浊音（dullness）：是一种音调较高、音响较弱、振动持续时间较短的叩诊音。正常情况下，产生于叩诊被少量含气组织覆盖的实质脏器时，如被肺覆盖的心脏和肝脏。病理情况下，见于肺组织含气量减少的疾病，如肺炎。

5）实音（flatness）：是一种音调比浊音更高、音响更弱、振动持续时间更短的叩诊音。正常情况下，见于未被肺组织覆盖的实质性脏器如心、肝、脾的叩诊音；病理情况下，见于大量胸腔积液或肺实变等。

（3）叩诊的注意事项

1）保持环境安静，以免影响对叩诊音的判断。除注意辨别叩诊音的变化外，还要注意指下振动感的差异。

2）根据不同的叩诊部位，选择适当的叩诊方法和体位，如叩诊胸部可取坐位或卧位，叩诊腹部采取仰卧位。

3）充分暴露被检查部位，肌肉放松。

4）注意对称部位的比较与鉴别。

5）注意叩击力量均匀适中，动作灵活、短促、富有弹性。一个部位可连续叩击 2～3 下，叩击时以腕关节与掌指关节的活动为主，避免肘关节和肩关节参与活动。

4．听诊（auscultation）　是以听觉听取发自身体各部的声音，判断其是否正常的评估方法。听诊是身体评估中的一项基本技能和重要手段，在心、肺疾病的检查中尤为重要。常用以听取正常与异常呼吸音、心音，杂音及心律等。

（1）听诊方法　可分为直接听诊法和间接听诊法。

1）直接听诊法（direct auscultation）：是用耳直接贴在被评估者体表进行听诊的方法。该法听到的声音微弱，仅用于某些特殊或紧急情况时。

2）间接听诊法（indirect auscultation）：是借助于听诊器进行听诊的方法，此法方便，可在任何体位时使用，应用范围广。因听诊器对听诊部位的声音有一定的放大作用，且能阻隔环境中的噪音，所以听诊效果好。除可用于心、肺、腹部的听诊外，还可用于听诊血管音、关节活动音、骨折断面的摩擦音等。

（2）听诊的注意事项

1）保持环境安静，室内温暖，避免噪声和寒冷所致肌束震颤所产生的附加音对听诊的影响。

2）根据病情和需要帮助被评估者采取适当体位，并指导其充分配合，如深呼吸或屏气。

3）听诊前检查听诊器的耳件弯曲方向及各部件是否完好，正确使用听诊器。

4）听诊时听诊器的体件要直接接触检查部位的皮肤，接触应松紧适宜，避免对听诊的影响。

5）听诊时要注意力集中，排除其他声音的干扰，如听诊心脏时要排除呼吸音的干扰，同样听诊肺部时也要排除心音的干扰。

5．嗅诊（smelling） 是用嗅觉来判断发自被评估者的异常气味与健康状况之间关系的评估方法。这些异常气味大多来自皮肤、黏膜、呼吸道、胃肠道的呕吐物或排泄物，以及脓液和血液等。必要时可用手将被评估者的气味扇向自己的鼻部，然后仔细辨别气味的特点和性质，为诊断提供有价值的线索。

常见的异常气味及临床意义：

（1）汗液味：酸性汗味常见于发热性疾病、长期口服解热镇痛药者；特殊的狐臭味见于腋臭者。

（2）痰液味：血腥味见于大量咯血者；恶臭味提示有厌氧菌感染，多见于支气管扩张或肺脓肿。

（3）呼气味：浓烈的酒味见于饮酒后；刺激性大蒜味见于有机磷农药中毒；烂苹果味见于糖尿病酮症酸中毒；腥臭味见于肝性脑病；氨味见于尿毒症。

（4）脓液味：恶臭味可考虑气性坏疽或厌氧菌感染。

（5）呕吐物：酸臭味提示食物在胃内停留时间过长，见于幽门梗阻；粪臭味提示肠梗阻。

（6）粪便味：腐败味见于消化不良；腥臭味见于细菌性痢疾。

（7）尿液味：浓烈的氨味见于膀胱炎、尿潴留。

三、其他方法

健康资料的收集，除交谈和身体评估外，临床上还有临床检验、医学影像检查、心电图检查等评估方法，详见第六至第八章。

理论与实践

该案例入院后，护士主要通过交谈、身体评估的方法，对病人神经系统的症状和体征进行焦点评估，同时注意了解病人的既往史、用药情况、家族史、日常生活状态等，结合临床检验、影像学检查和心电图的检查，系统地收集病人的健康资料，为确立护理诊断／问题、制订、实施护理措施及效果评价提供依据。

一般资料：病人本地人，退休工人，初中文化，急诊入院、平车送入病房。

主诉：头痛、呕吐伴左侧肢体无力1小时。

现病史：病人于入院前1小时因用力排便后突然出现头痛，喷射状呕吐，呕吐物为胃内容物，无鲜血及咖啡色样物。同时伴有左侧肢体无力，无肢体抽搐，无大小便失禁。家属立即将其送入医院急诊。头部CT提示：右侧内囊区高密度灶，急诊以"脑出血"收入院进一步诊治。

既往史：病人否认肝炎、结核等病史，患高血压5年余，曾住院治疗1次。对青霉素过敏。

用药情况：基本规律服用控制血压的药物。

日常生活状态：喜欢吃高脂、多盐的食物，不爱吃水果。吸烟，1包/日，约30年，少量饮酒。喜欢打麻将。

家族史：母亲死于脑出血，哥哥患有高血压，妹妹患有糖尿病。

心理-社会状况：平时性格急躁，不爱运动。与妻子单独居住，关系和睦。患病后家属非常紧张、担心。有医疗保险。

体格检查结果：T 37.3℃，P 102次/分，R 23次/分，BP 198/116mmHg。发育正常，肥胖体型，皮肤、黏膜无黄染及色素沉着，全身浅表淋巴结不大。双肺(−)，心界不大，心律齐，无杂音，腹(−)。嗜睡状态，无精神行为异常，双侧瞳孔等大等圆，直径约0.3cm，对光反射存在。左侧鼻唇沟稍浅，左口角低垂，伸舌稍偏左。四肢肌张力正常，左侧肢体肌力Ⅱ级，右侧肢体肌力Ⅴ级。腱反射(++)，病理征(−)，颈软，凯尔尼格征(−)，布鲁津基征(−)。

辅助检查结果：头部CT检查示右侧内囊区有高密度灶约3cm×2.5cm，心电图提示窦性心动过速，血白细胞计数12×10^9/L，血清总胆固醇6.72mmol/L，甘油三酯2.5mmol/L。

该案例的主要护理诊断/问题：

急性意识障碍　与脑出血、脑水肿有关。

潜在并发症：脑疝。

生活自理缺陷　与意识障碍、偏瘫、医源性限制有关。

学习小结

通过本章的学习，首先要理解全面、准确、客观地收集健康资料的重要性，其次应清楚健康资料的分类，区分主观资料和客观资料；明确健康资料的主要来源和次要来源及其价值；明白健康资料、健康史的主要内容；掌握收集健康资料的方法、技巧及其注意事项。收集资料的方法中最常用、最基本的方法是交谈和身体评估，只有反复练习和实践，才能掌握好交谈的技巧和身体评估的基本方法，在实际工作中熟练运用。最后能够运用一种系统回顾模式收集被评估者的健康资料。

（赵　莉）

复习思考题

1. 健康资料的来源和类型有哪些？
2. 简述健康史的主要内容。
3. 交谈的方法和技巧有哪些？
4. 请叙述触诊的方法、适用范围及其注意事项。
5. 请思考如何才能使收集的资料更全面、准确和客观。

第三章

身体评估

第一节　一般状态评估

学习目标

识记：

1. 一般状态评估的内容及意义。
2. 一般状态常见阳性体征的临床意义。

运用：

一般状态评估的方法，识别其正常表现及常见阳性体征。

一般状态评估是对被评估者的个人特征性信息及全身状况的概括性判断，以观察为主。评估内容包括性别、年龄、生命体征、发育与体型、营养、意识状态、面容与表情、体位、姿势和步态等。

1. 性别(sex)　男女性别以性征来区别。正常成人男女性征明显，不难判断。评估中应注意：①性格、习俗、服饰、装束对外在性别判断的影响；②某些疾病对性征的影响，如肾上腺皮质肿瘤可使男性乳房女性化及出现第二性征的改变；③某些药物对性征的影响，如长期应用雌激素、雄激素引起的第二性征的改变；④性染色体异常对性征的影响，如性染色体数目和结构异常所致的两性畸形；⑤某些疾病发病率与性别的关系，如甲状腺疾病和系统性红斑狼疮多发生于女性，甲型血友病仅见于男性；⑥变性人的性别判断以身份证为准。

2. 年龄(age)　年龄与疾病的发生和预后判断密切相关。年龄大小可通过询问得知，昏迷、死亡或隐瞒真实年龄时则需通过观察和检查进行估计。如皮肤的弹性与光泽、肌肉的状态、毛发的颜色和分布、面与颈部皮肤皱纹及牙齿的状态等，青少年可通过骨龄鉴定。评估中注意：①某些疾病发生与年龄的关系，如佝偻病、麻疹多见于幼儿与儿童；结核病多见于青少年；动脉硬化、冠心病多发生于老年人，而近年来某些老年病呈年轻化的发病趋势。②某些疾病与预后的关系，青年人患病后易康复，老年人则相对较慢。③药物的用量与种类的选择也与年龄有关，如小儿用药量通常是用公斤体重计算，影响生长发育的药物不可用于青少年。

3. 生命体征(vital sign)　生命体征包括体温、脉搏、呼吸和血压，是生命活动存在与质量的重要征象，为身体评估的重要项目之一。具体内容参见《基础护理学》。

4. 发育与体型

(1) 发育(development)：发育正常与否通常以年龄、智力和体格成长状态(身高、体重及第二性征)是否相应来判断。正常发育与种族遗传、内分泌、营养代谢、生活条件及体育锻炼等因素密切相关，随年龄的增长，体格也不断成长变化。青春期成长速度特别快，称为青春期急速成长期，是正常的发育状态，男孩急速成长时间较女孩约晚2年。青春期不仅直线增长速度加快，体格及身体的相应部位也出现变化，男孩表现为肩部增宽，肌肉和骨骼细胞数增多，体积增大，重量增加，男性性征发育等。而女孩出现臀部增大，脂肪细胞增殖，体脂量增加，女性性征发育等。

成人发育正常的判断指标为：头部的长度为身高的1/8～1/7。两上肢展开后，左右指端间长度约等于身高。胸围约等于身高的一半，坐高约等于下肢的长度。

临床上的病态发育与内分泌的改变密切相关。在发育成熟前，如出现垂体前叶功能亢进，可致体格异常高大，称为巨人症(gigantism)；如发生垂体功能减退，可致体格异常矮小，称为垂体性侏儒症(pituitary dwarfism)。个体发育成熟前，如甲状腺功能亢进，可出现代谢增强、食欲亢进，导致体格发育异常；如甲状腺功能减退，可导致体格矮小和智力低下，称为呆小病(cretinism)。性激素决定第二性征的发育，当性激素分泌受损，可导致第二性征的改变。男性病人出现"阉人"征(eunuchism)，可表现为上、下肢过长，骨盆宽大，无胡须、毛发稀少，皮下脂肪丰满，外生殖器发育不良，发音女声；女性病人男性化，表现为乳房发育不良、闭经、体格男性化、多毛、皮下脂肪减少、发音男声。性激素对体格亦具有一定的影响，性早熟儿童，患病初期可较同龄儿童体格发育快，但常因骨骺过早闭合限制其后期的体格发育。婴幼儿时期维生素D缺乏可致佝偻病(rachitis)。

(2) 体型(habitus)：体型是发育的形体表现，包括骨骼、肌肉与脂肪分布的状态。临床上将正常体型分为三种类型：①瘦长型(无力型)：身高肌瘦，颈长肩窄，四肢细长，胸廓扁平，腹上角<90°。②矮胖型(超力型)：身短粗壮，颈粗肩宽，四肢粗短，胸廓宽厚，腹上角>90°。③均称型(正力型)：身体各部匀称适中，腹上角接近90°。此型多见于正常人。

5. 营养状态(state of nutrition) 营养状态是指与营养(通常是指蛋白质和热量)摄取相关的健康状况，是评估个体健康和疾病程度的指标之一。营养状态除与食物的摄取、消化、吸收及代谢等因素有关，受心理、社会、文化和环境因素的影响。营养过度导致肥胖，反之引起消瘦。临床上常用营养良好、营养中等、营养不良三个等级来描述。①营养良好：皮肤黏膜红润、光泽及弹性好，毛发润泽，皮下脂肪丰满，肌肉结实，肩胛部及股部肌肉丰满；②营养不良：皮肤黏膜干燥、弹性减低，毛发稀疏，皮下脂肪菲薄，肌肉松弛，肩胛骨、髂骨嶙峋突出；③营养中等：介于两者之间。

体重(body weight，BW)是营养评估中最简单、直接、可靠的指标。通常选择晨起空腹，排空大小便后，穿内衣裤站在体重计中心测定。粗略评估成人理想体重可以用公式估计：即理想体重(kg)=身高(cm)-105。女性按上式所得再减2～3kg。当体重减轻低于正常(理想体重)的10%～20%时为消瘦(emaciation)，极度消瘦者称为恶病质(cachexia)。当超过理想体重的20%以上者称为肥胖(obesity)。

也可使用下列方法评估营养情况：①体重指数(body mass index，BMI)：BMI=体重(kg)/身高(m)^2，我国成人正常值为18.5～24。如BMI<18.5为消瘦，24～27.9为超重，≥28为肥胖。

②皮褶厚度(skinfold thickness)测量：常用测量部位包括肱三头肌、肩胛下和脐部。成人常用肱三头肌测量其皮褶厚度。测量时被评估者手臂自然下垂，评估者站在被评估者背面，以拇指与示指在肩峰和鹰嘴的中点上方2cm处将皮肤连同皮下脂肪捏起呈皱褶，捏起处两边的皮肤须对称，用压力为$10g/mm^2$的皮褶计测量，在夹住后3秒内读数，一般重复3次取其平均值。正常参考值男性青年为(13.1±6.6)mm，女性为(21.5±6.9)mm。

临床上异常营养状态包括营养不良和营养过度。引起营养不良的主要因素是营养摄入不足和消耗增多。常见于长期和严重的疾病，如消化道病变，肝、肾病变，神经系统因素、活动性结核、肿瘤、代谢疾病(如糖尿病)及某些内分泌疾病(如甲状腺功能亢进症等)均可引起热量、蛋白、脂肪消耗过多而导致营养不良。营养过度者体内中性脂肪积聚过多，主要表现为肥胖。按病因可将肥胖分为单纯性肥胖和继发性肥胖。单纯性肥胖表现为脂肪分布较均匀，无神经、内分泌、代谢等系统的功能或器质性异常。继发性肥胖常由下丘脑病变、内分泌、代谢疾病如垂体功能减退症、甲状腺功能减退症、皮质醇增多症及胰岛素瘤等引起。其脂肪分布多有显著特征性，如肾上腺皮质功能亢进表现为向心性肥胖，以面部、肩背部、腰腹部最显著。下丘脑病变所致的肥胖性生殖无能综合征表现为大量脂肪积聚在面部、腹部、臀部及大腿，性器官和第二性征发育不全。

6. 意识(consciousness) 意识是大脑功能活动的综合表现，指病人的清醒程度，即对周围环境及语言刺激的反应。正常人意识清晰，反应敏捷精确，思维活动正常，语言流畅、准确，词能达意。凡影响大脑功能活动的疾病都可引起不同程度的意识改变，如兴奋不安、思维紊乱、情感异常、无意识动作等。临床上多通过细微的观察、与病人交谈了解其思维、反应、情感活动和定向力(指病人对人物、时间、地点的识别)是否正常来判断意识是否正常。对较为严重者，进行痛觉试验如压眶反射、瞳孔对光反射、腱反射及神经系统的检查等判断意识障碍的程度。根据不同程度的意识障碍，可分为意识模糊、嗜睡、昏睡、昏迷、谵妄等。为了更客观地确定病人意识清醒程度，临床上可采用Glasgow昏迷评分表来进行量化。

7. 面容(facial features)与表情(expression) 面容与表情是评价一个人情绪状态和身体状况的重要指标。某些疾病时会出现一些特征性面容与表情，常见的几种典型面容与表情有：

(1) 急性面容(acute facies)：表情痛苦、躁动不安、面色潮红，有时可有鼻翼扇动、口唇疱疹等。常见于急性发热性疾病如大叶性肺炎、疟疾、流行性脑脊髓膜炎等。

(2) 慢性病容(chronic facies)：面容憔悴，表情忧虑，面色灰暗或苍白，目光暗淡。见于慢性消耗性疾病如恶性肿瘤、严重结核病等。

(3) 病危面容(critical facies)：面部瘦削，面色铅灰或苍白，表情淡漠，眼窝凹陷，目光无神，鼻骨峭耸。见于大出血、严重休克、脱水、急性腹膜炎等。

(4) 贫血面容(anemic facies)：面色苍白，唇舌、眼睑色淡，表情疲惫。见于各种贫血。

(5) 肝病面容(hepatic facies)：面色晦暗萎黄无光泽，额头、鼻背、双颊可有褐色色素沉着，有时可见蜘蛛痣。见于慢性肝病者。

(6) 甲状腺功能亢进面容(thyrotoxic facies)：表情惊愕，眼裂增大，眼球突出，目光闪烁，烦躁易怒。见于甲状腺功能亢进症。

(7) 黏液性水肿面容(myxedema facies)：面色苍黄，颜面水肿，睑厚面宽，目光呆滞，反应迟缓，神情倦怠，眉毛、头发稀疏，舌肥大、色淡。见于甲状腺功能减退症。

（8）二尖瓣面容（mitral facies）：面色晦暗，双颊紫红，口唇发绀。见于风湿性心脏病二尖瓣狭窄。

（9）肢端肥大症面容（acromegaly facies）：头颅增大，面部变长，下颏大且前突，眉弓及颧部隆起，唇舌肥厚，耳鼻增大。见于肢端肥大症。

（10）苦笑面容（sardonic facies）：发作时牙关紧闭，面肌痉挛，呈苦笑状。见于破伤风。

（11）满月面容（moon facies）：面圆如满月，皮肤发红，常有痤疮，唇可出现细小胡须。见于库欣综合征及长期应用糖皮质激素者。

8．体位（position） 体位是指病人身体所处的状态，是某些疾病的特征性表现。

（1）主动体位（active position）：身体活动自如，不受限制，见于正常人、疾病早期或病情较轻者。

（2）被动体位（passive position）：病人不能自己调整和变换肢体和躯干的位置，见于极度衰弱和意识丧失者。

（3）强迫体位（compulsive position）：为了减轻疾病所致的痛苦和某些手术、操作、检查时，病人被迫采取的体位，称强迫体位。常见的强迫体位有：

1）强迫仰卧位（compulsive dorsal position）：常伴有双腿屈曲，以减轻腹部肌肉紧张。见于急性腹膜炎、胸腹部手术、介入手术等。

2）强迫俯卧位（compulsion prone position）：可减轻脊背肌肉的紧张程度。见于脊柱疾病、腰背部手术等。

3）强迫侧卧位（compulsion lateral position）：为了减轻胸痛，胸膜炎者多卧向患侧；为了减轻呼吸困难，大量胸腔积液者多卧向患侧。

4）强迫坐位（orthopnea）：病人处坐位，两手撑在膝部或床边，常见于心肺功能不全者。

5）强迫蹲位（compulsive squatting position）：见于发绀型先天性心脏病。病人在走路或其他活动过程中，为了缓解呼吸困难和心悸而采取的蹲踞体位或膝胸位。

6）强迫停立位（compulsive standstill position）：见于心绞痛者，在活动时，由于心前区疼痛突然发作，病人被迫立即原地停立，并常用手按抚心前部位，待缓解、好转后，才离开原位。

7）辗转体位（alternative position）：见于胆石症、胆道蛔虫症、肠绞痛等，腹痛发作时，病人坐卧不安，辗转反侧。

8）角弓反张位（opisthotonos position）：见于破伤风、脑炎及小儿脑膜炎等，由于颈及脊背肌肉强直，致使病人头向后仰，胸腹前凸，躯干呈弓形。

9．步态（gait） 步态是走动时所表现的姿态。当患有某些疾病时，步态可具有一定特征性。常见典型的异常步态有：

1）醉酒步态（drunken man gait）：指行走时躯干重心不稳，步态紊乱不准确如醉酒状。见于小脑病变、酒精中毒或巴比妥类中毒。

2）跨阈步态（stoppage gait）：是由于踝部肌腱、肌肉弛缓，患足下垂，行走时必须抬高下肢才能起步。见于腓总神经麻痹。

3）剪刀式步态（scissors gait）：是由于双下肢肌张力增高，尤以伸肌和内收肌张力增高明显，移步时下肢内收过度，两腿交叉呈剪刀状。见于脑性瘫痪及截瘫病人。

4）间歇性跛行（intermittent claudication）：步行中，因下肢突发性酸痛乏力，病人被迫停止行进，需稍休息后方能继续行进。见于高血压、动脉硬化者。

学习小结

一般状态评估是对病人全身状况的概括性观察。内容包括性别、年龄、生命体征、发育与体型、营养状态、意识状态、面容与表情、体位与步态等。对于病人整体生理和心理功能评估有重要意义，例如生命体征、意识状态与危重急症关系密切。一般状态评估除常规身体评估外，必要时还应注意结合病史资料如既往病史、家族史及动态改变特点等以提高评估准确性。

（王伟学）

复习思考题

1. 内分泌异常引起的发育异常有何体征？
2. 如何对个体营养状态进行综合评估？
3. 简述一般状态评估定义及其内容。
4. 简述消瘦和肥胖的标准及原因。

第二节 皮肤评估

学习目标

识记：

1. 皮肤改变需评估的内容。
2. 常见皮肤改变的临床意义。

运用：

皮肤评估的方法，正确识别阳性体征。

案例

患儿冯某，5个月。4天前开始发热，38℃左右，伴有流涕、咳嗽。诊所医生拟诊为“感冒”，给予阿莫西林干糖浆口服，每天3次，每次半包。现仍发热，流涕、咳嗽；因其母发现孩子出现皮疹，急来医院急诊。初步诊断：麻疹伴支气管肺炎。

一、健康史

1. 现病史 除一般资料和主诉外，应详细评估病人发病以来的皮肤改变过程，包括开始发病的部位、有无皮疹及瘙痒、皮肤温度及颜色改变等，如有皮肤损害应评估初发皮肤损害的性质、数目、始发部位、自觉症状、疾病发展快慢、皮肤损害扩展顺序、有无加重、缓解或复发、皮肤损害变化有无规律、是否合并全身症状、是否经过治疗及治疗方案和疗效、各种环境因素（季节、气候、饮食、环境和嗜好等）与疾病的关系、是否存在加重因素或诱因等。

2. 既往史

（1）有无相关系统性疾病：如系统性红斑狼疮、类风湿关节炎、痛风病史。有无慢性肝病病史。

（2）皮肤病史：曾患疾病名称与治疗方案及疗效，特别是与现有皮肤改变相关的疾病。

（3）用药史及过敏史：是否使用免疫抑制药物，因易诱发病毒感染；是否使用糖皮质激素；有无药物过敏史和食物等物质过敏史。

3. 家族史　家族中有无类似疾病，有无“遗传过敏性”家族史（如家族中湿疹病史）及其他遗传病，父母是否近亲结婚等。

4. 心理－社会状况　评估病人有无意识、行为改变，有无因皮肤病给病人带来心理压力，甚至影响其社会功能。了解病人婚姻状况、生育情况及有无冶游史；了解病人是否因职业需要长期暴露在污染环境中如油漆、涂料等化学制品。此外，有无外出旅行暴露于传染性疾病流行或寄生虫污染的地域，有无疫水、疫源接触史。

5. 日常生活状况　病人有无吸烟、饮酒史，有无毒品、放射物质接触史，有无日光暴晒史或日光浴习惯，有无爱吃辛辣刺激性食物、高脂肪饮食或饮用刺激性饮料嗜好，有无过度洗浴导致皮肤干燥情况。

理论与实践

该案例进行健康史采集时应注意询问病人预防接种史、母亲有无相关抗体，了解病人既往传染病接触史、阿莫西林药物过敏史、家族史，围绕发热伴皮疹症状进行焦点评估。此外还应了解患儿父母的精神心理状态、社会家庭支持情况等。

二、身体评估

皮肤是身体与外在环境间的一层屏障，它具有感觉、屏障、调节体温、分泌及排泄等功能，无论是外在的环境改变或是体内疾病或其他因素影响，均可造成皮肤生理功能和（或）组织结构发生变化。皮肤评估通常采用视诊，有时需配合触诊。

1. 颜色　皮肤颜色反映两种情况，一是皮肤本身的色素沉着情况，二是血液灌流情况。皮肤颜色与种族遗传有关，但同一种族也可因毛细血管分布、血液充盈度、色素量、皮下脂肪厚薄的不同而异。同一个人不同身体部位、不同生理与疾病状态、不同环境下皮肤颜色也不相同。肤色深的人（包括黑人）皮肤颜色的改变较难评估，应结合巩膜、结膜、颊黏膜、舌、唇、手掌和脚掌等处的检查和比较来确定。注意在自然光线下评估。

（1）苍白（pallor）：皮肤黏膜苍白可由贫血或末梢毛细血管痉挛或充盈不足所致，如寒冷、惊恐、休克、虚脱、晕车船及主动脉瓣关闭不全等。评估时注意观察甲床、掌纹、结膜、口腔黏膜及舌质颜色。若仅出现肢端苍白，可能与肢体动脉痉挛或阻塞有关，如雷诺病、血栓闭塞性脉管炎等。

(2) 发红(redness)：皮肤发红是由于毛细血管扩张充血、血流加速以及红细胞量增多所致。见于发热性疾病(如败血症、猩红热等)及某些中毒(如阿托品、一氧化碳中毒)等。生理情况下可见于激动、饮酒、运动、环境温度过高时。皮肤持久性发红可见于库欣综合征、真性红细胞增多症、高原地区居民。

(3) 发绀(cyanosis)：皮肤黏膜呈青紫色为发绀，常发生的部位是舌、唇、耳垂、面颊、肢端等，提示机体缺氧，见于心、肺疾病，亚硝酸盐中毒等。

(4) 黄染(stained yellow)：皮肤黏膜发黄称为黄染，主要见于黄疸。与血液中胆红素浓度增高有关。早期或轻微时出现于巩膜及软腭黏膜，较明显时才见于皮肤。常见于肝细胞损害、胆道阻塞、溶血性疾病。黄染的色调与血中胆红素增加的程度和性质有关，溶血性黄疸呈柠檬色，肝细胞损害黄疸呈黄绿色或暗黄色，胆道阻塞黄疸呈橘黄色。使用呋喃坦啶等药物或过量食用胡萝卜素含量丰富的食物也会导致皮肤黄染，应注意结合其他指标予以鉴别。

(5) 色素沉着(pigmentation)：由于表皮基底层黑色素增多，引起部分或全身皮肤色泽加深称为色素沉着。身体的外露部位、乳头、乳晕、腋窝、关节、肛门周围及外阴部位皮肤颜色较深，掌跖部位的皮肤颜色最浅。评估中注意区分以下几种情况：①全身皮肤色素加深，口腔黏膜出现色素沉着时，常见于肾上腺皮质功能减退。②肝硬化、肝癌、疟疾及应用某些药物如白消安等也可引起皮肤色素沉着。③妊娠斑：妇女妊娠期不仅乳头、乳晕、外生殖器及身体皱褶等部位皮肤色素加深，而且在面部、额部可出现棕褐色对称性色素斑。④老年斑：老年人面部及全身出现散在的色素斑片。⑤反复大量输血所致继发性血色病者，皮肤可出现褐色或青铜色色素沉着。⑥黄褐斑或黑斑：青春期以后妇女出现月经不调等内分泌紊乱者，有时在额部、面部及口周等出现界限清楚、对称分布的褐色色素沉着。长期服用某些避孕药的妇女，有时面部也会出现色素沉着。

(6) 色素脱失：正常皮肤均会有一定量的黑素，色素脱失主要是由于体内酪氨酸酶缺失或功能受抑制，使酪氨酸不能变成多巴导致黑素生成减少。常见的色素脱失有白癜、白斑和白化病。评估时注意部位、形状及自觉症状。

2. 湿度　皮肤湿度与皮肤的排泄分泌功能有关，皮肤排泌功能是由汗腺和皮脂腺完成的。自主神经功能、气温、湿度、精神、药物、饮食、年龄等均可影响腺体排泌功能。老年人皮脂分泌少，在冬天容易发生皮肤干燥常伴瘙痒，并产生皮肤碎屑，常发生龟裂现象，触诊时感觉粗糙。青春期皮脂分泌旺盛，皮脂分泌过多时容易长粉刺，特别是在脸、颈、背、胸、臀等皮脂腺较多的地方出现。病理情况下：①皮肤异常干燥见于维生素A缺乏、黏液性水肿、脱水、尿毒症等。②盗汗为夜间睡后出汗，常见于结核病。③大汗淋漓伴皮肤四肢发凉为冷汗，见于休克、虚脱。④阵发性出汗，见于自主神经功能紊乱。⑤发热期伴出汗，多见于风湿病、结核病等。⑥出汗增多见于甲状腺功能亢进症、佝偻病、脑炎后遗症等。高热退热时注意有无大汗淋漓、虚脱现象。

皮肤腺体排泌使人体具有一种体味，出汗多未及时更衣时常可闻及汗臭味。狐臭是大汗腺排泌有臭物质所致。汗液中含尿素过多有尿味时称尿汗，见于尿毒症。色汗症是汗腺排泌有色物质，可为黄色、黄褐色、绿色等，常由产生某种色素的细菌或使用某些药物所致。

3. 弹性(elasticity) 皮肤弹性与年龄、营养状态、皮下脂肪及组织间隙所含液体量多少有关。正常情况下，小孩及青年皮肤弹性好，中年以后皮肤逐渐松弛，弹性减弱，老年人皮肤组织萎缩，皮下脂肪减少，弹性减退。检查皮肤弹性的部位常取手背或上臂内侧，用示指和拇指捏起皮肤1～2秒钟后松开，观察皮肤皱褶平复速度。迅速平复者为弹性好或正常；平复缓慢者为弹性减弱，见于长期消耗性疾病、营养不良和严重脱水病人及老年人。

皮肤的质地与厚度

皮肤的质地常反映皮肤的营养状态，同时还受体内激素的影响。如营养好皮肤柔细平滑；甲状腺功能减退症病人因体内甲状腺激素不足表现为皮肤增厚粗糙。皮肤厚度因部位不同而有所区别。皮肤的厚度反映营养状态，营养性萎缩的皮肤薄而发亮，如肾病综合征伴有全身高度水肿者，皮肤菲薄而发亮。皮肤的厚度受暴露、气候、环境的影响，皮肤变厚、变黄且皮纹加深，常见于风吹日晒者。局部增厚有时与感染有关，如慢性湿疹、牛皮癣。鸡眼(corn)、胼胝(callus)有时是因穿过紧的鞋子导致过度摩擦或刺激产生。

来源：曹伟新．外科护理学．北京：人民卫生出版社，2002．

4. 皮肤完整性 皮肤完整性是皮肤功能的保证，与机体的营养状态、局部血液循环密切相关。其评估内容及顺序为：①皮肤有无破损、抓痕。②有破损者进一步评估破损的部位、原因、大小、深浅、有无瘘管、引流物的性质、量、气味以及周围组织的性状。③压疮：又称压力性溃疡(详见《基础护理学》)。Braden压疮危险因素评估量表是预测压疮风险的常用工具(表3-2-1)。

表3-2-1 Braden压疮危险因素评估量表

项目	1分	2分	3分	4分
感觉	完全异常	中度异常	轻度异常	正常
潮湿	持续潮湿	潮湿	有时潮湿	很少潮湿
活动力	限制卧床	可以坐椅子	偶尔行走	经常行走
移动力	完全无法移动	严重受限	轻度受限	未受限
营养	非常差	可能不足够	足够	非常好
摩擦力和剪切力	有问题	有潜在危险	无明显问题	

评估值：最高23分，最低6分，15～18分为轻度危险，13～14分为中度危险，10～12分为高度危险，9分以下为极度危险

5. 皮疹(skin eruption) 皮疹多为全身疾病的皮肤表现，是某些疾病的特征性表现。若发现皮疹，应评估皮疹部位、分布、形状、大小、颜色、平坦或隆起、压之是否褪色、有无瘙痒及脱屑、发展顺序、出现及消退时间、有无自觉症状，并询问病变前后的活动、接触物、饮食、是否有类似发作史、家人是否有相同症状等。常见皮疹(表3-2-2)如下：

表 3-2-2 原发性皮肤损害

类型	特点	临床意义
斑疹	只有局部皮肤颜色变化而不隆起的皮疹	丹毒、风湿性多形性红斑
丘疹	局部皮肤颜色改变，坚实突出于皮肤表面	麻疹、药物疹、猩红热
斑丘疹	丘疹周围有皮肤发红的底盘	风疹、药物疹、猩红热
玫瑰疹	鲜红色圆形斑疹，直径 2～3mm，因病灶周围血管扩张所致，多见于胸、腹部	伤寒或副伤寒的特征性皮疹
荨麻疹	隆起皮面，苍白色或红色、大小不等的水肿性皮疹，常有痒感	过敏症
水疱疹	高出皮面、大小不等，充满浆液的小水疱	单纯疱疹、水痘、天花
脓疱疹	与水疱相似，充满脓液	痤疮、疖
囊肿	充满液体的囊性病灶，位于真皮和皮下组织中	皮脂囊肿、表皮样囊肿
肿瘤	质地可软可硬，比结节大	脂肪瘤、纤维瘤、癌

6. 皮下出血（subcutaneous hemorrhage）、黏膜出血　皮下出血的特点是局部皮肤青紫色，除血肿外一般不高起皮面。出血斑点直径<2mm 者，称为瘀点（petechia）；直径为 3～5mm 者，称为紫癜（purpura）；直径>5mm 者，称为瘀斑（ecchymosis）；片状出血伴皮肤显著隆起者称为血肿（hematoma）。皮下小出血点有时易与充血性皮疹和小红痣相混淆，充血性皮疹不高起皮面，但加压时褪色或消失；小红痣加压时不褪色，但它高起皮面且表面光亮。皮下出血、黏膜出血常见于造血系统疾病、严重感染、某些血管损伤性疾病或药物中毒等。

7. 蜘蛛痣（spider angioma）　蜘蛛痣是皮肤小动脉血管末端分支性扩张所形成的血管痣，形似蜘蛛。蜘蛛痣大小不等，多出现在上腔静脉分布的区域内，如面、颈、手背、上臂、前臂、前胸和肩部等处。评估时用火柴杆或小棍压迫蜘蛛痣的中心（即中央小动脉干部），其辐射状小血管网即褪色或消失，压力去除则又出现。见于慢性肝炎或肝硬化病人及健康妊娠妇女，其发生机制可能与血浆中雌激素水平升高有关。

8. 水肿（edema）　水肿是皮下组织的细胞内及组织间隙液体潴留过多所致。水肿部位的皮肤张力大且有光泽，但轻度水肿有时不易觉察。检查时，可用手指按压被检查部位皮肤（通常是胫骨前内侧皮肤）3～5 秒钟，若加压部位组织发生凹陷，则为凹陷性水肿。常见于心、肝、肾疾病病人。若指压后无组织凹陷，则为非凹陷性水肿，常见于黏液性水肿、丝虫病。根据水肿表现可分为轻、中、重三度（表 3-2-3）。

表 3-2-3 水肿分度

程度	表现
轻度	水肿仅发生于眼睑、眶下软组织、胫骨前、踝部皮下组织，指压后可出现组织轻度凹陷，平复较快。有时早期水肿，仅有体重迅速增加或仅感手指发紧、鞋子变小而无水肿征象出现
中度	全身组织均有可见性水肿，指压后可出现明显的或较深的组织凹陷，平复缓慢
重度	全身组织严重水肿，身体低垂部皮肤发亮、变白，甚至出现白纹，皮肤破损时可有组织液渗漏不止，常伴有胸腔、腹腔、鞘膜腔积液，外阴部亦可见明显水肿

9. 瘢痕(scar) 瘢痕是真皮或其深部组织外伤或病变愈合后结缔组织增生修复所形成的斑块。表面低于周围正常皮肤者为萎缩性瘢痕;高于周围正常皮肤者为增生性瘢痕。

10. 毛发(hair) 毛发的颜色、分布、稠密度、粗细受年龄、性别、种族、遗传、营养和精神状态的影响。临床上毛发脱落较为多见,常见原因有:①局部皮肤病变:如脂溢性皮炎等,脱发常不规则。②神经营养障碍:如斑秃,为突然发生的局限性斑状秃发,有时可伴有眉毛、胡须等脱落,常可再生。③内分泌性疾病:如甲状腺功能低下、性腺功能低下等。④某些发热性疾病:如伤寒。⑤某些药物及放射线的影响:如环磷酰胺、顺铂等抗癌药物的应用及放射治疗。⑥外伤:如灼伤及瘢痕处等。

毛发过多可见于多毛症。先天性全身多毛症(如"毛孩"),常有家族史,可伴有牙齿发育异常。获得性多毛症大多于青春发育期开始出现毛发增多,常见于皮质醇增多症等。长期服用某些药物如糖皮质激素、环孢素A等也可以出现多毛现象,称为医源性多毛。

理论与实践

该案例身体评估结果如下:

视诊:胸背部皮肤少许充血性皮疹。发现颊黏膜充血、粗糙。

听诊:心率138次/分,律齐;肺部未听到啰音。

触诊:肝脏肋下1cm。

该案例的主要护理诊断/问题:

体温过高 与病毒血症、继发感染有关。

营养失调:低于机体需要量 与食欲下降、高热消耗增多有关。

学习小结

通过本节的学习,了解到皮肤改变可见于局部病变及全身性疾病,皮肤评估以视诊为主,必要时结合触诊,应注意皮肤的颜色、弹性、湿度,有无皮疹、出血、水肿、蜘蛛痣与肝掌等,还要注意结合病史资料如用药史、过敏史、辅助检查结果、皮疹或紫癜的动态改变特点以及其他系统并存的异常体征。

(王伟学)

复习思考题

1. 描述皮肤黄染的原因及鉴别方法。
2. 请列举5种常见皮疹及其相关疾病。
3. 根据水肿的轻重程度分度,各有何特征?

第三节 淋巴结的评估

学习目标

识记：

1. 识记浅表淋巴结肿大的临床意义。
2. 识记淋巴结评估的要点。

运用：

浅表淋巴结的评估方法及顺序，识别其正常表现及阳性体征。

案例

患儿男，7 岁，20 天前无明显诱因出现左颈部淋巴结肿大，大约 3cm×2cm。无触痛。伴阵咳，有白色痰。8 天前出现发热，38～39.5℃，肿大淋巴结出现触痛，食欲差，大小便正常，在家静滴抗生素病情无好转，来医院就诊。临床诊断：传染性单核细胞增多症。

一、健 康 史

1. 现病史　首先注意评估病人是否存在急慢性感染及血液病、癌症相关症状，如发热、贫血、黄疸、皮疹、疲乏、呼吸困难、吞咽困难、吐血、便血、大便习惯改变、皮肤血肿、乳房肿块、体重减轻及食欲改变等。

2. 既往史

(1) 感染性疾病史：了解病人是否有传染性单核细胞增多症、艾滋病、血行弥散型肺结核；梅毒、钩端螺旋体病等疾病；有无黑热病、丝虫病等原虫与寄生虫感染病史。

(2) 其他系统疾病史：了解病人有无存在结缔组织疾病，如干燥综合征、系统性红斑狼疮等疾病；有无血液与造血组织疾病，如急慢性白血病、淋巴瘤等；有无不明原因皮肤关节血肿，关节痛等。

(3) 用药史：了解病人是否使用药物，如是否使用抗结核药、抗生素等，问清楚病人所使用的药物名称、剂型、用量、用法、效果及不良反应等，同时注意询问药物过敏史。

(4) 过敏史：了解病人是否对牛奶、食品添加剂或海鲜等异体蛋白过敏。接触或食用过敏原后有无出现皮肤荨麻疹，肠胃绞痛、恶心呕吐、频繁排气、腹泻、便血等情况。

3. 家族史　询问病人家族中有无相关疾病，包括：胃肠道肿瘤、肺癌、血液病、结缔组织疾病等。

4. 心理 - 社会状况　评估病人有无意识、行为改变，有无谵妄、昏迷，婚姻状况、生育情况，女性病人应注意末次月经情况；了解病人是否因职业需要长期暴露在污染环境中长期接触铅、水银等重金属及甲醛、农药等室内外污染源中。此外，有无外出旅行暴露于传染性疾病流行或寄生虫污染的地域，有过疫水、疫源接触史。

5. 日常生活状况 了解病人有无吸烟、饮酒史，有无毒品、放射物质接触史，有无冶游史。有无暴饮暴食、酗酒等不良饮食习惯，有无长期食用腌制、熏制等致癌性饮食及高温食物等消化道刺激性因素。

理论与实践

该案例进行健康史采集时应注意询问病人肿大淋巴结有无疼痛、有无发热、咽痛、贫血、黄疸、皮疹、疲乏、皮肤血肿、体重减轻及食欲改变等伴随状态包括二便情况，了解病人既往疾病史、有无疫水、疫源接触史，家族遗传疾病史，围绕“发热伴淋巴结肿大”症状进行焦点评估。此外还应了解病人及监护人的精神心理状态、社会家庭支持情况。

二、身体评估

淋巴结分布于全身，正常情况下，表浅淋巴结很小，直径多为 0.2～0.5cm，质地柔软，表面光滑，不易触及，无压痛，与毗邻组织无粘连。淋巴结的变化与许多疾病的发生、发展、诊断及治疗密切相关，尤其是对肿瘤的诊断、转移及发展变化的观察起着非常重要的作用。

1. 浅表淋巴结的分布 人体浅表淋巴结分为以下几个组群：耳后、乳突淋巴结收集头皮范围内的淋巴液；颌下淋巴结收集口底、颊黏膜、牙龈等处的淋巴液；颏下淋巴结收集颏下三角区内组织、唇、舌部的淋巴液；颈深淋巴结上群收集鼻咽部淋巴液，下群收集咽喉、气管、甲状腺等处的淋巴液；左侧锁骨上淋巴结收食管、胃等器官的淋巴液，右侧收集气管、胸膜和肺的淋巴液。腋窝淋巴结收集乳房、前后胸壁及臂部淋巴液。腹股沟淋巴结收集会阴部及下肢的淋巴液。局部炎症或肿瘤可引起相应区域的淋巴结肿大。头颈部与腋窝淋巴结分布见图 3-3-1 与图 3-3-2。

2. 浅表淋巴结的评估

(1) 检查顺序：为避免遗漏，应注意淋巴结的检查顺序。头颈部淋巴结的检查顺序是：耳前、耳后、枕部、颌下、颏下、颈前后、锁骨上淋巴结。上肢淋巴结的检查包括：腋窝淋巴结、滑车上淋巴结。腋窝淋巴结应按尖群、中央群、胸肌群、肩胛下群和外侧群的顺序进行。下肢淋巴结的检查包括腹股沟淋巴结和腘窝淋巴结。

(2) 检查方法：一般以并拢的示、中、环三指紧贴检查部位，由浅入深，以指腹按压皮肤进行滑动触诊，需要多个方向或转动性滑动。检查颈部淋巴结时让被评估者头稍低或偏向检查侧，使皮肤或肌肉放松，便于触诊；检查锁骨上窝淋巴结时，让被评估者取坐位或卧位，头部稍向前屈，用双手进行触诊，左手触诊右侧，右手触诊左侧；检查腋窝时应以手扶持被评估者前臂使其稍外展，以右手检查左侧，以左手检查右侧，由浅入深触诊腋窝顶部；检查滑车上淋巴结时以左（右）手扶托被评估者左（右）前臂，以右（左）手向滑车上进行触摸。

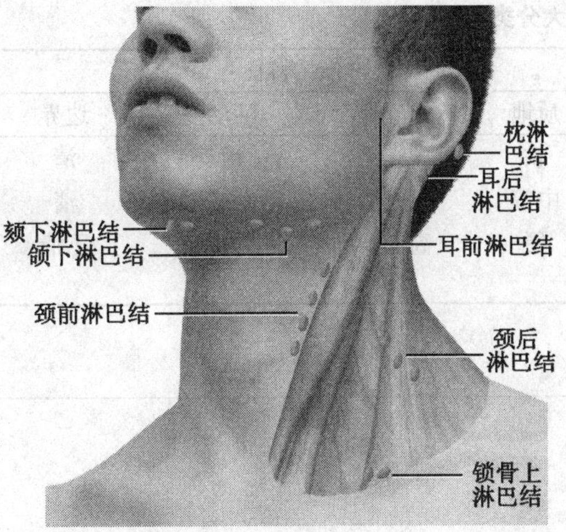

图 3-3-1 头颈部淋巴结

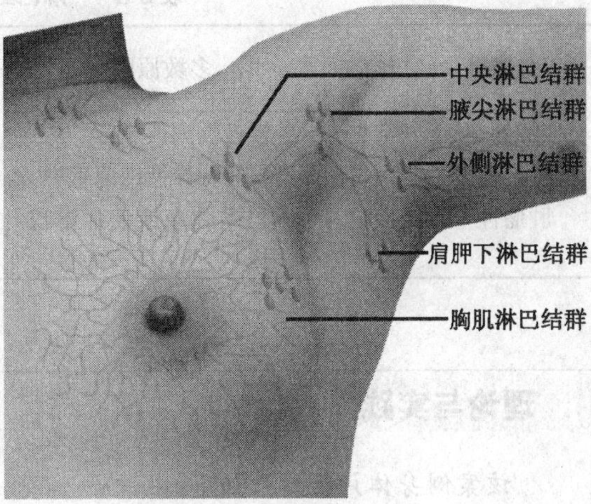

图 3-3-2 腋窝淋巴结

（3）检查内容：有无淋巴结肿大，若有则注意其部位、大小与形状、数目与排列、表面特性、质地、有无压痛、活动度、界限是否清楚，有无组织粘连，局部皮肤有无红肿、瘢痕、瘘管等。同时应注意淋巴结与肌肉和血管结节的区别。

3. 淋巴结肿大的临床意义

（1）局限性淋巴结肿大

1）非特异性淋巴结肿大：见于淋巴结引流范围内组织器官的急慢性炎症，如颈部淋巴结肿大常见于扁桃体炎、牙龈炎等。腋窝淋巴结肿大常见于胸壁、乳腺等部位的炎症。腹股沟淋巴结肿大常见于会阴、臀部、小腿等部位感染。急性感染引起的淋巴结肿大特点是质软，有压痛，表面平滑，无粘连，肿大到一定程度即停止，经抗菌药物的有效治疗后多数会缩小或消失。慢性者质地较硬，但最终仍可缩小或消失。

2）淋巴结结核：肿大的淋巴结常发生于颈部血管周围，呈多发性、大小不等、质地稍硬可互相粘连或与周围组织粘连。如发生干酪样坏死，可触及波动，晚期可溃破，不易愈合而形成瘘管，愈合后可形成不规则瘢痕。

3）恶性肿瘤淋巴结转移：肿瘤转移所致的肿大淋巴结质地坚硬，有时呈橡皮样感，一般无压痛，可与周围组织粘连，有时肿大淋巴结界限不清。胸部肿瘤如肺癌可向右侧锁骨上窝或腋窝淋巴结群转移；左侧锁骨上窝处为胸导管进入颈静脉的入口，若出现大而坚硬无压痛的淋巴结肿大，应考虑胃癌或食管癌的肿瘤转移所致，这种肿大的淋巴结称为 Virchow 淋巴结，为胃癌、食管癌转移的标志。

（2）全身性淋巴结肿大：①感染性疾病：如传染性单核细胞增多症、艾滋病等病毒感染、血行弥散型肺结核等细菌感染；梅毒、钩端螺旋体病等螺旋体感染；黑热病、丝虫病等原虫与寄生虫感染等。②结缔组织疾病：如干燥综合征、系统性红斑狼疮。③血液与造血组织疾病：如急慢性白血病、淋巴瘤等。

临床上常按病因将淋巴结肿大分为非特异性、特异性和肿瘤性三类（表 3-3-1）。

表 3-3-1 淋巴结肿大分类与特征

分类	频率	多数原因	淋巴结特征			
			质地	光滑度	活动度	边界
非特异性	常见	急慢性炎症或疲劳	软	光滑	活动	清
特异性	少见	结核等特异性细菌感染	中等	光滑	活动或固定	清
肿瘤性	少见	淋巴系肿瘤或癌症淋巴转移	硬	高低不平	固定	不清

理论与实践

该案例身体评估结果如下：

视诊：全身皮肤无皮疹，无出血点。发现咽红，扁桃体无肿大。

听诊：心率 88 次 / 分，律齐；肺部未听到啰音。

触诊：左颈部淋巴结肿大，表面光滑，活动，轻度压痛，界清，局部皮肤无红肿、瘢痕及瘘管，其余部位淋巴结未触及肿大。肝脏肋下 4cm，脾脏未触及肿大。

辅助检查：WBC 3.9×10^9/L，中性粒细胞 0.35，淋巴细胞 0.62，见变形淋巴细胞 0.07，血红蛋白、血小板正常，尿常规正常。心肌酶：AST 235U/L（0～40），GPT 101U/L（0～40），LDH 961U/L（71～570），CK-MB 39U/L（0～15），其他检查正常。骨髓穿刺未见明显异常。

该案例的主要护理诊断 / 问题：

体温过高　与病毒血症、继发感染有关。

潜在并发症：急性脑膜炎、心肌炎等。

学习小结

检查浅表淋巴结时主要利用触诊，尤其以浅部触诊法为主。发现淋巴结肿大时，应注意部位、大小、数目、硬度、活动度，有无压痛及粘连，局部皮肤有无红肿、瘢痕、瘘管等。并同时注意寻找淋巴结肿大的原发病灶。为避免遗漏，检查应按一定的顺序进行。一般顺序为：耳前、耳后、乳突区、枕骨下区、颌下、颏下、颈前三角、颈后三角、锁骨上窝、腋窝、滑车上、腹股沟、腘窝等。

（王伟学）

复习思考题

1. 非特异性淋巴结炎与肿瘤引起的淋巴结肿大触诊有何特点？

2. 简述左、右侧锁骨上淋巴结各收集哪些部位的淋巴液？

3. 触及肿大的淋巴结时要注意观察什么？

第四节　头面部评估

学习目标

识记：

1. 头面部器官检查的顺序。
2. 了解头部面部器官解剖结构。

运用：

头部及面部器官的检查方法，识别其异常体征，能说出其临床意义。

案例

李某，男，18岁，因“反复咽痛4年余”收入院。病人于4年前在无明显诱因下出现咽痛，无畏寒发热，无血尿，无胸痛、心悸，无关节疼痛等不适，予口服“消炎药”后上述症状缓解。近1年来咽痛频繁发作，吞咽有异物感，今为进一步治疗而住院。一般体格检查、胸部检查、腹部检查等未发现异常。血常规、尿常规、粪便常规、肝肾功能均未发现异常。专科检查发现双侧扁桃体肿大，慢性充血、瘢痕形成。临床诊断为“慢性扁桃体炎”。入院第3天在全麻下行双扁桃体切除术。手术顺利成功，术后给予抗炎、止血、对症治疗，病人情况良好。

一、健　康　史

1. 现病史　评估一般资料如职业暴露、工作环境、劳动防护措施等，应详细评估。首先注意评估病人是否存在头部不适，如头痛、头晕等。近期体重及食欲有无改变。

(1) 评估眼病：应注意询问视力改变及类型，如视力减退、模糊还是复视，双侧改变还是单侧改变，视力改变是突然发生还是逐渐发生，有无影像扭曲、色弱或色盲、眼前物体飘动、眼痛、眼痒等症状。如突然发生眼前物体飘浮提示为晶状体剥离，也可能为视网膜脱离或眼内炎症的先兆。眼睛疼痛要询问疼痛部位，是眼球表面、眼球里面，还是眼眶部疼痛，有哪些方法可使疼痛加重或减轻。是否有眼睛发红、发痒、流泪、分泌物和眼睛发干等症状。

(2) 评估耳病：注意评估听力改变、耳痛、耳鸣、外耳道分泌物，眩晕需要询问耳鸣和眩晕等症状是发作性的还是持续性的，发作时有无恶心、呕吐、头痛等症状。

(3) 评估鼻病变：询问鼻腔分泌物的颜色和量。大量水样分泌物见于病毒感染或过敏性鼻炎，脓性分泌物提示为鼻或鼻旁窦的化脓性感染。鼻出血应询问出血是单侧还是双侧鼻孔，是涕中带血还是大量出血。单侧涕中带血见于鼻腔感染、鼻咽癌等；双侧出血见于血液系统疾病、高血压病及慢性肝病等。女性周期性鼻出血可能为子宫内膜异位症。

(4) 口腔评估：牙痛时按照疼痛的评估要点进行，例如何时出现牙痛，何种因素可使疼痛加重或减轻，性质是剧痛、钝痛，还是胀痛等，阵发性或持续性钝痛，有无其他伴随症状。牙龈出血应询问何时发现牙龈出血，有何诱发因素，是否伴有皮肤瘀点、紫癜、鼻出血或其他部位出血。咽痛者应评估疼痛性质，有无发热、头痛、声音嘶哑等症状。急性喉炎起病急，初为咽部干燥，继有疼痛，吞咽唾液时疼痛加重。急性咽炎常为上呼吸道感染，因此可有鼻塞、流涕等不适。慢性咽炎病程较长，咽痛轻微，常伴有咽部异物感、干燥、发痒等不适。急性化脓性扁桃体炎咽痛剧烈，吞咽困难，病常散射至耳部，伴有发热、头痛等症状。

2. 既往史

(1) 疾病和外伤手术史：有无糖尿病、高血压病、出血性疾病、甲状腺功能亢进等可引起眼及眼底损害的疾病。是否经常感冒，经常感冒者可引起慢性鼻炎、慢性咽炎，可并发鼻窦炎，亦可经过耳咽管引起中耳炎。是否患梅毒，三期梅毒可引起鞍鼻。有无头面部外伤及手术史。

(2) 用药史：了解病人是否使用药物，问清楚病人所使用的药物名称、剂型、用量、用法、效果及不良反应等，同时注意询问药物过敏史。幼年注射链霉素或其他氨基苷类抗生素可引起双侧神经性耳聋。经常使用非经医生处方许可的眼用药物可引起视力改变，过多使用滴鼻剂如麻黄碱可引起鼻黏膜改变等副作用。计划免疫是否按时完成。

(3) 过敏史：了解病人是否对牛奶、食品添加剂或海鲜等异体蛋白过敏。接触或食用过敏原后有无出现皮肤荨麻疹、眼睛痒、流清涕、打喷嚏、恶心呕吐、腹泻等情况。

3. 家族史　询问病人家族中有无相关疾病，包括：家族中有无早年失明者，有无色盲、色弱者，家族中有无早年失聪者。母亲怀孕期有无罹患疾病及用药史，如用过氨基苷类药物可引起子女先天性耳聋。父母是否为近亲婚配，近亲婚配可致其子女唇腭裂及其他先天性畸形发病率增加。父母有无梅毒史，先天性梅毒可引起听力丧失、鼻梁塌陷、哈钦森牙（Hutchinson tooth）。

4. 心理-社会状况　评估病人有无情绪、行为改变，有无因头面部病变给病人带来心理压力，甚至影响他们的社会功能。了解病人婚姻状况、生育情况及有无冶游史；了解病人是否因职业需要长期暴露在污染环境中如接触铅、汞等重金属制品。此外，有无外出旅行暴露于传染性疾病流行或寄生虫污染的地域，有无疫水、疫源接触史。此外，有无外出旅行暴露于传染性疾病流行或寄生虫污染的地域，有过疫水、疫源接触史。

5. 日常生活状况　了解病人有无吸烟、饮酒等嗜好，需要详细询问用量及时间。长期吸烟可引起牙齿上的黄褐斑及慢性咽炎。长期接触铅、汞、铋等重金属者，在龈缘可出现蓝灰色的铅线或深蓝色的汞线，病人常觉得口中有金属味。喜欢长时间听狂热音乐尤其是使用耳机者可影响听力。有无偏食、爱吃甜食、酗酒、烹饪过度等不良饮食习惯，容易引起维生素缺乏，造成眼和口病变及龋齿。是否经常使用染发剂，是否经常佩戴隐形眼镜且不注重用眼卫生。

理论与实践

该案例进行健康史采集时应注意询问病人咽痛何时出现，疼痛性质，有无发热、头痛、声音嘶哑等症状，了解病人既往疾病史、家族史、用药史、饮食嗜好等，围绕咽痛症状进行焦点评估。此外还应了解病人的精神心理状态、社会家庭支持情况等。

二、身 体 评 估

头部及其器官是人体最重要的外形特征之一，是评估者最先和最容易见到的部分。头部的评估一般是指头部的形状、大小，头皮，头发的分布、质地、量，颜面和眼、耳、鼻、口的评估。主要采取视诊、触诊、嗅诊、必要时采用听诊的技巧。

1. 头发和头皮　头发（hair）的评估可了解被评估的职业、卫生习惯、生活态度、生活质量、情绪、新陈代谢情况。正常头发应干净且具有自然光泽。头发的视诊：观察头发的颜色、疏密度、有无脱发及脱发的类型。检查脱发时要注意其发生部位、形状与头发改变的特点。触诊：触摸头发感觉其柔软度、清洁度（油腻或污垢）。嗅诊：嗅其有无异味（如汗味、有机磷农药味、蒜臭味等）。

检查头皮（scalp）时，护士站在病人的后面或侧面，在充足光线下，先分开头发，观察头皮颜色、头皮屑，有无头癣（干燥且薄的皮肤鳞片）、疖痈、头皮是否完整、瘢痕及有无头虱及头虱卵（粘在头发上不易去除）。用手指触摸头皮，顺序为从额骨区到枕骨区，再自顶骨区到乳头区感觉头皮的形状及其部位有无肿大、硬块、触痛。

2. 头颅（skull）　头颅的一般检查，指评估头部的大小、外形变化和有无异常活动，常采用视诊及触诊的方法。

检查头部时，病人采取坐位，面对护士，首先观察头颅的外观、对称性、与身体其他部位的比例。正常人的头及脸部对称、大小及形状因人而异。头与身长的比例随年龄增大而减少，成年人，头约占身高的1/8～1/7。触诊是用双手仔细触摸头颅的每一个部位，了解其外形，有无压痛和异常隆起。头颅的大小以头围来衡量，测量时以软尺自眉间绕到颅后通过枕骨粗隆。头颅局部的畸形要注意排除因外伤或手术摘除头颅骨所致。头部的运动异常，在一般视诊时即可发现。如头部活动受限，见于颈椎疾患；头部不随意地颤动，见于帕金森病（Parkinson's disease）；与颈动脉搏动一致的点头运动，称Musset征，见于严重主动脉瓣关闭不全。

3. 颜面器官　颜面（face）为头部前面不被头发遮盖的部分，包括额骨、眼球、鼻骨、颧骨、上颌骨、下颌骨，骨上的肌肉、血管、神经、皮肤，以及额头、眉毛、眼、耳、鼻、口的外形等。构成一个人脸上外观的特征及表情。一般可概括为三个类型：即椭圆形、方形及三角形。

视诊：护士站在病人前30cm左右处，观察颜面部大小，器官构造是否对称，借交谈观察脸部肌肉的协调性。从侧面观察颜面皮肤变化、毛发分布。

触诊：用双手指尖自额头往下颌、自鼻侧往面颊至耳前触摸，评估皮肤的肤质、弹性及有无结节或压痛。

颜面呈苍白见于血液供给不足如休克，贫血者。黄疸见于肝胆疾病。肤色的局部改变可能为粉刺或外伤瘢痕所致。恶病质者常表现为眼、颊、颞部的深陷，鼻突出明显。第7对脑神经麻痹时，患侧眼闭不上，下眼睑下垂，鼻唇沟消失。

（1）眼

1）眼眉（eyebrow）：嘱病人两眼自然张开向前平视，观察其眉毛的分布、颜色、质地以及有无稀疏和脱落。正常眉毛应呈均匀分布，颜色与头发相似。如外1/3的眉毛过分稀疏或脱落，见于黏液性水肿、垂体功能减低症；眉毛上有鳞屑见于脂溢性皮炎。

2）眼睑（eyelids）：观察病人眼睑的形态和对称性，有无上睑下垂、水肿及闭合障碍，有无压痛、包块和倒睫等。正常眼睑应完整无缺，皮肤平滑。睁眼时两眼睑平均分开，睑裂相等；闭眼时上下眼睑紧紧闭合。常见的异常有：①睑内翻或睑外翻：常由瘢痕的牵拉造成，见于烧伤或沙眼；②上睑下垂：双侧睑下垂见于重症肌无力，单侧上睑下垂见于动眼神经麻痹；③眼睑闭合障碍：双侧眼睑闭合障碍见于甲状腺功能亢进，单侧眼睑闭合障碍见于面神经麻痹；④眼睑水肿：见于肾脏疾病、心力衰竭、过敏、甲状腺功能低下或眼睛受到直接伤害；⑤眼睑痉挛：这是眼睑的一种不自主跳动，可以由眼睛疲劳或神经末梢兴奋所引起，也可见于老年人。

3）结膜（conjunctiva）：结膜分睑结膜、穹隆部结膜与球结膜三部分。检查下睑结膜时护士用拇指向下按压病人下睑，同时嘱其向上方注视，则下睑结膜露出；检查上睑结膜时，护士用拇指及示指捏住病人上睑皮肤，在其向下注视的同时轻轻向前下方牵拉，然后示指向下压迫睑板上缘，并与拇指配合将眼睑向上捻转即可将眼睑翻开。观察结膜有无水肿、充血、苍白、出血点、颗粒与滤泡。

4）巩膜（sclera）：正常巩膜应为瓷白色。检查时用拇指轻轻向上压住上睑，嘱病人向下看，再以拇指向下按住下睑，嘱病人向上看，即可观察到全部巩膜。注意有无黄染，应在自然光线下观察。

5）角膜（cornea）：角膜正常时应是平滑而透明的。检查时应观察角膜的透明度，有无云翳、白斑、软化、溃疡和新生血管等。

检查角膜反射：嘱病人向内上方注视，护士用脱脂棉细毛由角膜外缘轻触病人角膜，正常时可见眼睑迅速闭合。角膜反射消失见于脑神经麻痹和昏迷。

6）虹膜（iris）：虹膜属眼球葡萄膜的最前部分，呈环形辐射状排列，中间的开口即为瞳孔。虹膜内有瞳孔括约肌和扩大肌，能调节瞳孔大小；虹膜还有色素沉着，可因色素沉着量的不同而使眼睛呈现出不同的颜色，颜色与种族有关。虹膜纹理模糊或消失见于炎症、水肿；虹膜形态异常或有裂孔见于虹膜前粘连、外伤、先天性缺损等。

7）瞳孔（pupil）：对瞳孔的检查应注意瞳孔的大小、形状，两侧是否等大、等圆，对光反射是否正常等。正常瞳孔为圆形，两侧大小一致，直径为3～4mm。婴儿、老年和远视病人瞳孔较小，但不小于2mm；近视病人瞳孔较大，但不大于6mm。瞳孔缩小见于有机磷农药中毒和某些药物反应（如吗啡、氯丙嗪等）；瞳孔散大见于视神经萎缩、使用阿托品或可卡因等，瞳孔散大并固定为濒死状态的表现。

对光反射的检查：护士用手隔开病人两眼，用手电筒照射一侧瞳孔，可出现双侧瞳孔立即缩小，移开光源后迅速恢复。同侧瞳孔的变化称直接对光反射，对侧瞳孔的变化称间接对光反射。对光反射迟钝或消失见于昏迷病人。

8）眼球（eyeball）：注意眼球有无突出、下陷和震颤，并检查眼球的运动。双侧眼球突出见于甲状腺功能亢进症；单侧眼球突出多由局部炎症或眶内占位性病变所致。双侧眼球下陷见于严重脱水；单侧眼球下陷见于Horner综合征和眶尖骨折。

检查眼球震颤：嘱病人眼球随护士手指所指方向（水平或垂直）运动数次，如眼球出现一系列有规律的快速往返运动，称为眼球震颤。见于耳源性眩晕和小脑疾患等。

检查眼球运动：嘱病人固定头位，注视放置在眼前30～40cm处的目标物（手指），观察眼球是否随目标物的方向移动。一般按左→左上→左下，右→右上→右下的顺序进行。动眼神经、滑车神经和展神经麻痹时可出现眼球运动障碍，并伴有复视或麻痹性斜视。

9）眼功能检查：包括视力、色觉和眼底检查。

视力（visual acuity）：主要是检查黄斑中心凹视力，用视力表检测。①远距离视力表：在距视力表5m处，两眼分别检查。一般先检查右眼，用干净的卡片或遮眼板盖于左眼前，但勿使眼球受压。嘱病人从上至下指出“E”字形视标开口的方向，记录所能看清的最小一行视力读数，即为该眼的远视力。能看清“1.0”行视标者为正常视力；②近距离视力表：在距视力表33cm处能看清“1.0”行视标者为正常视力。

如果病人不能看清视力表则用：①变动距离，即在5m处不能辨认0.1行视标者，让病人逐步走近视力表，直至认出0.1视标为止，并用实测距离（m）/50计算视力，例如：在3m处看清，则为3/50=0.06，记录视力为0.06。②指数检测：即辨认护士所示的手指数。如不能辨认指数，则改用指动检测，即病人能否分辨护士的手指运动。③光感检测：检测病人光感是否存在，直接用手电筒照射眼球，如光感消失，则称为失明，即视力完全丧失。

色觉（color sensation）：病人在0.5m距离处读出色盲表上的数字或图像。如5～10秒内不能读出，即可按色盲表上的说明判断为某种色盲或色弱。常见色盲有先天性和后天性两种，前者为男性伴性遗传，以红绿色盲最多见；后者常见于视网膜病变，视神经萎缩等。

眼底：需借助检眼镜在暗房中才能看到，主要观察项目为视神经盘（视乳头）、视网膜血管、黄斑区、视网膜等处。视神经病变及全身性疾病如高血压动脉硬化、慢性肾炎、妊娠中毒症、糖尿病、白血病等都可以引起眼底的改变。

（2）耳

1）外耳：注意耳有无畸形、瘢痕和结节。检查外耳道时，嘱病人面向一侧，护士用拇指及示指将耳廓向外上方牵拉，使外耳道伸直，进行观察。注意耳廓有无牵拉痛，外耳有无堵塞、红肿或分泌物。如外耳道内有局部红肿疼痛，并有耳廓牵拉痛则为疖肿。有黄色液体流出并有痒痛者为外耳道炎。有脓液流出并伴全身症状则应考虑急性中耳炎。如流出血性或清水样液体应考虑颅底骨折。痛风病人可在耳廓上触及痛感小而硬的白色结节，为尿酸钠沉积的结果，称痛风结节。

2）乳突（mastoid）：注意乳突有无皮肤红肿和压痛，有无瘘管和瘢痕。

3）听力：在安静环境下，嘱病人闭目坐于椅子上，并用手指堵塞一侧耳道，护士以拇指和示指互相摩擦，自1m以外逐渐移近至病人听到声音为止。正常听力者约在1m处可听到捻指音。

（3）鼻

1）鼻的外形：视诊时注意鼻部皮肤颜色和鼻外形的改变。如鼻梁皮肤出现黑褐色斑点或斑片为日晒后或其他原因所致的色素沉着，如慢性肝脏疾患等。如鼻梁部皮肤出现红色斑块，病损处高起皮面并向两侧面颊部扩展，见于系统性红斑狼疮。如发红的皮肤损害主要在鼻尖和鼻翼，并有毛细血管扩张和组织肥厚，见于酒渣鼻（rosacea）。鼻骨骨折是最常见的骨折之一，凡鼻外伤引起鼻出血病人都应仔细检查有无鼻骨或软骨的骨折或移位。鼻腔完全堵塞、外鼻变形、鼻梁宽平如蛙状，称为蛙状鼻，见于肥大的鼻息肉病人。鞍鼻（saddle nose）是由于鼻骨破坏、鼻梁塌陷所致，见于鼻骨折、鼻骨发育不良等。

2）鼻翼扇动（nasal ale flap）：吸气时鼻孔开大，呼气时鼻孔回缩，常见于呼吸困难、高热、哮喘发作时。

3）鼻腔：嘱病人头稍后仰，护士用拇指抬起鼻尖，注意有无鼻中隔偏曲和穿孔，黏膜有无肿胀、出血和萎缩，有无分泌物及分泌物性质。清稀无色的分泌物为卡他性炎症；黄绿色黏稠分泌物为化脓性炎症所致。

4）鼻出血（epistaxis）：多为单侧，见于鼻腔干燥、挖鼻痂、鼻外伤、鼻腔感染、局部血管损伤、鼻咽癌、鼻中隔偏曲等。双侧出血则多由全身性疾病引起，如某些发热性传染病（流行性出血热等）、血液系统疾病（血小板减少性紫癜、再生障碍性贫血、白血病、血友病）、高血压病、肝脏疾病、维生素C或D缺乏等。妇女如发生周期性鼻出血则应考虑到子宫内膜异位症。

5）鼻窦：包括额窦、颌窦、筛窦和蝶窦。鼻窦炎时可出现鼻塞、流涕和压痛。检查压痛方法：①额窦：护士两手固定病人头部，双手拇指置于眼眶上缘内侧，用力向后、向上按压，询问有无疼痛或观察病人表情进行两侧比较；②颌窦：护士双手固定于病人两侧耳后，两手拇指分别置于两侧颧部向后按压；③筛窦：双手固定于病人两侧耳后，双侧拇指分别置于鼻根部与眼内眦之间向后方按压；④蝶窦：因其解剖位置较深，不能在体表检查压痛。

（4）口

1）口唇：注意排除涂抹口红及漂唇术后的干扰。健康人口唇红润光泽，口唇苍白见于贫血、休克及主动脉瓣关闭不全。口唇深红并有疱疹见于急性热病。口唇发绀应考虑有缺氧。口唇干燥、皲裂见于严重脱水病人。口唇疱疹是口唇黏膜与皮肤交界处发生的成簇的小水疱，半透明，初发时有痒感或刺激感，随后出现疼痛，1周左右即结棕色痂，愈后不留瘢痕，多为单纯疱疹病毒感染所引起，见于大叶性肺炎、上呼吸道感染等。口唇突然发生非炎症性、无痛性肿胀，见于血管神经性水肿。口角糜烂见于维生素 B_2 缺乏症。口唇肥厚增大见于黏液性水肿、肢端肥大症和呆小病等。

2）牙齿：观察牙齿的颜色和形状，有无龋齿、残根、缺齿和义齿等。正常成人有32颗牙齿，呈淡黄色而有光泽，排列整齐。应按下列格式标明所在部位。

上

右	8	7	6	5	4	3	2	1	1	2	3	4	5	6	7	8	左
	8	7	6	5	4	3	2	1	1	2	3	4	5	6	7	8	

下

1. 中切牙　2. 侧切牙　3. 尖牙　4. 第一前磨牙　5. 第二前磨牙
6. 第一磨牙　7. 第二磨牙　8. 第三磨牙

如 $\begin{array}{c|} 1 \\ \hline \end{array}$ 为右上中切牙；$\begin{array}{c|} \hline 4 \end{array}$ 为右下第一前磨牙；$\begin{array}{c|c} 5 & \\ \hline & 7 \end{array}$ 示右上第二前磨牙及左下第二磨牙为某种病变的部位。

3）牙龈：观察牙龈有无肿胀、溢脓、出血及色素沉着，可用压舌板轻轻挤压牙龈根部，观察是否溢脓或出血。

4）舌：观察舌的颜色、舌苔、舌有无偏斜及僵硬。正常舌为粉红色、潮湿、并覆有白色舌苔、大小适中、对称，说话时咬字清楚。

5）口腔黏膜：检查应在充足的自然光线下进行，也可用手电筒照明，正常口腔黏膜光洁呈粉红色。观察有无黏膜斑、出血点和溃疡、腮腺导管开口处有无分泌物。口腔黏膜苍白见于贫血。黏膜白斑是指黏膜上出现片状或点状的白色病变，表面突起且有明确界线为癌前病变。如见大小不等的黏膜下出血点或瘀斑，则可能为各种出血性疾病或维生素C缺乏所引起。若在相当于第一或第二磨牙的颊黏膜处出现针帽头大小周围可有红晕环绕的白色斑点，称为麻疹黏膜斑（Koplik spot），为麻疹的早期特征。此外，黏膜充血、肿胀并伴有小出血点，称为黏膜疹(erathema),多为对称性,见于猩红热、风疹和某些药物中毒。黏膜溃疡可见于慢性复发性口疮。雪口病(鹅口疮)为白色念珠菌感染,特点为黏膜上白色附着物不容易擦拭掉,多见于衰弱的病儿或老年病人,也可出现于长期使用广谱抗生素、糖皮质激素、抗癌药之后。

(5)咽部和扁桃体:嘱病人头略后仰,口张大并发"啊"音,护士将压舌板置舌前2/3与后1/3交界处,适度下压,软腭即上抬,可在手电筒光的配合下观察咽部及扁桃体。注意有无充血、红肿、分泌物及滤泡等。

扁桃体增大一般分为三度:不超过咽腭弓者为Ⅰ度;超过咽腭弓且不超过咽后壁中线者Ⅱ度;达到或超过咽后壁中线者为Ⅲ度(图3-4-1)。

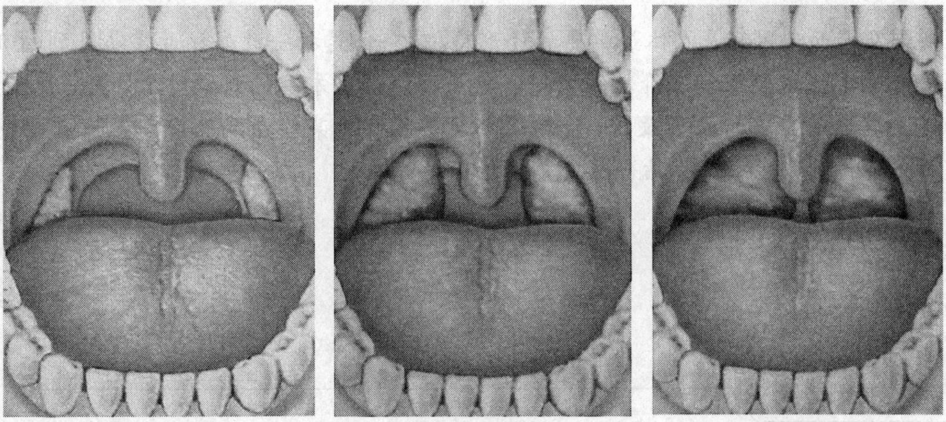

Ⅰ度扁桃体肿大　　Ⅱ度扁桃体肿大　　Ⅲ度扁桃体肿大

图3-4-1　扁桃体肿大分度

理论与实践

该案例身体评估结果如下:

视诊:发现扁桃体慢性充血,无脓点,右侧肿大Ⅲ度,左侧肿大Ⅰ度。

触诊:腹部平软,肝脾无肿大,墨菲征(–)。

叩诊:肺部叩诊清音,心脏浊音界正常。

听诊:心肺听诊未见异常。

该案例的主要护理诊断/护理问题:

焦虑　与不了解相关疾病、手术及手术后效果等知识有关。

舒适的改变　与咽喉不适,吞咽异物感有关;

知识缺乏:缺乏慢性扁桃体炎及手术相关知识。

(6)喉(larynx):位于喉咽之下,喉下连接气管。是发音的主要器官。急性嘶哑或失音常见于急性炎症,慢性失音要考虑喉癌。喉上神经与喉返神经受到损害,如纵隔或喉肿瘤时,可引起声带麻痹至失音。

(7)口腔的气味:健康人口腔无特殊气味,饮酒、吸烟的人可有烟酒味,如有特殊气味称为口臭，由口腔局部或全身性疾病引起。局部原因：如牙龈炎、龋齿、牙周炎可产生臭味；牙槽脓肿为腥臭味；牙龈出血为血腥味。全身疾病引起的口臭见于：糖尿病酮症酸中毒病人可发出烂苹果味；尿毒症病人可发出尿味；肝坏死病人口腔中有肝臭味；肝脓肿病人呼吸时可发出组织坏死的臭味；有机磷中毒的病人口腔中能闻到大蒜味。

（8）腮腺（parotid gland）：位于耳屏、下颌角、颧弓所构成的三角区内，正常腮腺体薄而软，触诊时摸不出腺体轮廓。腮腺肿大时可见到以耳垂为中心的隆起，并可触及边缘不明显的包块。

学习小结

头部及颜面部器官是人体最重要的外形特征之一，是护士最先和最容易见到的部分，仔细检查常常能提供很多有价值的信息。除头面部器官本身的疾病外，许多全身性疾病在面部及其器官上有特征性改变，检查面部及其器官对某些疾病的诊断具有重要意义。应进行全面的视诊、触诊，并结合健康史做焦点评估。

（王伟学）

复习思考题

1. 简述检查瞳孔时要注意哪些方面。
2. 简述什么是瞳孔对光反射及其临床意义。
3. 简述扁桃体肿大怎样分度。
4. 某女性病人，36岁，因家庭纠纷服敌敌畏约500ml，服后约2小时被送往医院。查体时可能出现的阳性体征有哪些？

第五节 颈部评估

学习目标

识记：

1. 能说出颈部评估的内容及正常表现。
2. 能正确识别阳性体征。

理解：

1. 能比较颈部评估的正常和异常表现。
2. 能说明甲状腺肿大、颈静脉怒张的临床意义。

运用：

能结合颈部血管和甲状腺的解剖知识进行颈部的视诊、触诊和听诊评估。

案例

王某，女，38岁，教师，近3个月来病人常感心慌胸闷、易饥多食、消瘦乏力，甲状腺肿大，昨天开始出现发热、烦躁，进而神志不清入院。入院诊断：甲状腺功能亢进症。

一、健康史

1. 现病史　评估病人是否存在颈部运动障碍，如颈部僵硬感、活动受限、不自主运动等；颈部疼痛初发时间、部位、性质、诱因、伴随症状等；颈部肿块发现时间，是否进行性肿大，是否伴有疼痛、发热、消瘦等情况。

2. 既往史　评估病人出生时有无产伤史；有无颈部外伤或手术史；有无碘缺乏史和甲状腺疾病病史；有无结核病史；有无哮喘及心脏病史。

3. 家族史　询问病人家族中有无相关疾病，包括结核病史、淋巴瘤、甲状腺肿、甲状腺癌、哮喘及心脏病等。

4. 心理-社会状况　评估病人有无意识、行为改变，有无谵妄、昏迷；了解病人是否因职业需要长期过分紧张与焦虑；有无外出旅行暴露于传染性疾病流行或寄生虫污染的地域，有无疫水、疫源接触史。

5. 日常生活状况　了解病人作息时间是否规律，是否缺乏活动、坐姿不良或经常长时间阅读。

理论与实践

该案例进行健康史采集时应注意询问病人情绪、日常饮食、二便情况，询问有无高热、大汗、烦躁不安、呼吸急促、恶心、呕吐等情况，询问有无感染、严重精神创伤等诱发因素，了解病人既往疾病史、家族史。此外还应了解病人的精神心理状态、有无焦虑、恐惧、多疑等心理变化，了解家人及社区对疾病的了解程度和医疗保健服务等。

二、身体评估

颈部评估应在平静、自然的状态下进行：被评估者最好取舒适坐位，解开内衣，暴露颈部和肩部。如病人卧位，也应充分暴露颈部和肩部。评估者手法应轻柔，当怀疑颈椎有疾患时更应注意。颈部评估的主要内容包括颈部的肌肉、血管、淋巴结、甲状腺及气管。

（一）颈部外形与运动

1. 颈部分区　为标记颈部病变的部位，根据解剖结构，颈部每侧分为两个大三角区域。颈前三角为胸锁乳突肌内缘、下颌骨下缘与前正中线间的区域。颈后三角为胸锁乳突肌的后缘、锁骨上缘与斜方肌前缘间的区域。

2. 颈部外形　正常人颈部直立，两侧对称。大小形状因人而异，矮胖者较粗短，瘦长者较细长，年老者多有垂纹，肥胖者多有皱褶，但必须是对称的。颈部后仰时最明显的突出为环状软骨，其上为甲状软骨，男性甲状软骨比较突出，女性则不显著，甲状软骨和环状软骨在做吞咽动作时均上提，位于环状软骨之下的甲状腺也随之上移。转头时可见胸锁乳突肌突起。正常人在静坐时颈部血管不显露。头稍后仰，更易观察颈部有无包块、瘢痕和两侧是否对称。

3. 颈部运动　正常人坐位时颈部直立，伸屈、转动自如，评估时应注意颈部静态与动态的改变，有无斜颈、颈部活动受限或颈项强直等。

(1) 头不能抬起：见于严重消耗性疾病的晚期、重症肌无力等。

(2) 斜颈(torticollis)：指头部向一侧偏斜，见于颈肌外伤、瘢痕收缩等。

(3) 颈部运动受限伴有疼痛：见于软组织炎症、颈肌扭伤、颈椎结核或肿瘤等。

(4) 颈项强直：是脑膜受刺激的表现，见于各种脑膜炎、蛛网膜下腔出血等。

(二) 颈部皮肤与包块

1. 颈部皮肤　评估时注意有无蜘蛛痣、局部感染(疖、痈、结核)及其他局限性或广泛性病变，如瘢痕、瘘管、神经性皮炎、银屑病等。

2. 颈部包块　评估时注意其部位、数目、大小、质地、活动度、与邻近器官的关系和有无压痛等特点。淋巴结肿大，如质地不硬，有轻度压痛，可能为非特异性淋巴结炎；如质地较硬且伴有纵隔、胸腔或腹腔病变的症状或体征，则应考虑到恶性肿瘤的淋巴结转移；如为全身性、无痛性淋巴结肿大，则多见于血液系统疾病。颈部包块弹性大又无全身症状，则应考虑囊肿的可能。肿大的甲状腺和甲状腺来源的包块可随吞咽动作上下移动，可与颈前其他包块鉴别。

(三) 颈部血管

1. 颈静脉怒张　正常人立位或坐位时，颈静脉不显露；去枕平卧时颈静脉是充盈的，充盈的水平仅限于锁骨上缘至下颌角距离的下 2/3 以内。若取 30°～45° 的半卧位，静脉充盈度超过正常水平，则为颈静脉怒张，提示静脉压增高，见于右心衰竭、心包积液或上腔静脉综合征。

2. 颈动脉搏动　正常人颈动脉搏动较弱，安静时不易看到。安静状态下出现颈动脉搏动，见于主动脉瓣关闭不全、高血压，甲状腺功能亢进或重度贫血等。

颈动脉和颈静脉都可能发生搏动，且部位相近，应注意鉴别，一般静脉搏动柔和，范围弥散，触诊时无搏动感。动脉搏动比较强劲，为膨胀性，搏动感明显。

3. 肝颈静脉回流征(hepatojugular reflux)　评估者用手持续按压被评估者右上腹部 30～60 秒钟，若其颈静脉怒张更加明显，即为肝颈静脉回流征阳性。见于右心衰竭、心包积液。

(四) 甲状腺

甲状腺(thyroid)位于甲状软骨下方和两侧(图 3-5-1)，正常约 15～25g，表面光滑，柔软不易触及。评估常采用视诊、触诊和听诊。

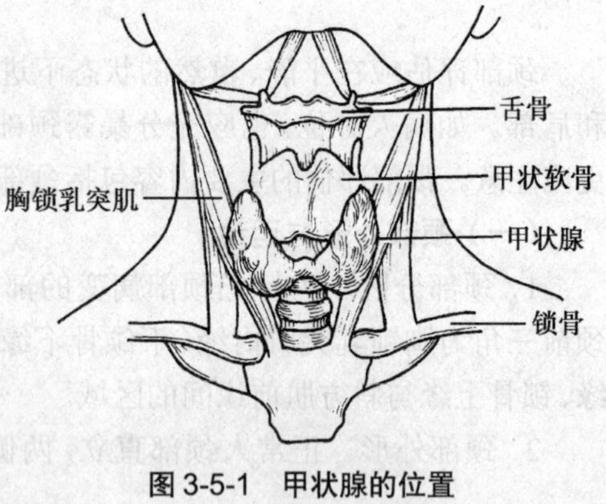

图 3-5-1　甲状腺的位置

1. 视诊　主要观察甲状腺的大小和对称性。嘱被评估者做吞咽动作，可见甲状腺随吞咽动作而上下移动，如不易辨认时，再嘱被评估者两手放于枕后，头向后仰，再进行观察即较明显。正常人甲状腺外观不突出，两侧对称，女性在青春发育期可略增大。

2. 触诊　触诊比视诊更能明确甲状腺的轮廓及病变的性质。

(1) 前面触诊：评估者一手拇指施压于一侧甲状软骨，将气管推向对侧、另一手示、中指在对侧胸锁乳突肌后缘向前推挤甲状腺侧叶，拇指在胸锁乳突肌前缘触诊，配合吞咽动作，重复检查，可触及被推挤的甲状腺(图 3-5-2)。用同样方法检查另一侧甲状腺。

(2) 后面触诊：一手示、中指施压于一侧甲状软骨，将气管推向对侧，另一手拇指在对侧胸锁乳突肌后缘向前推挤甲状腺，示、中指在其前缘触诊甲状腺。配合吞咽动作，重复检查(图 3-5-3)。用同样方法检查另一侧甲状腺。

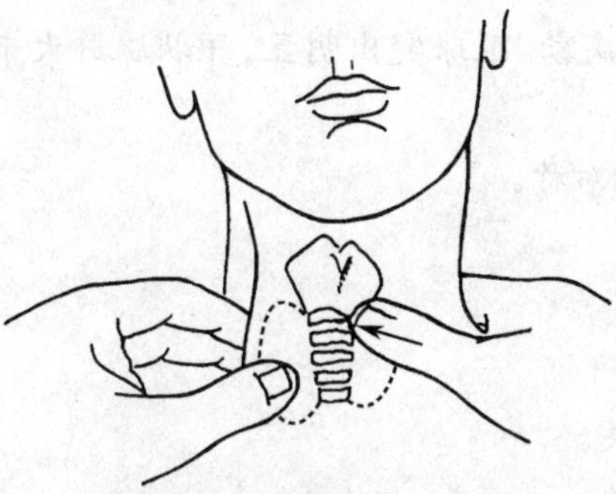

图 3-5-2　从前面触诊甲状腺

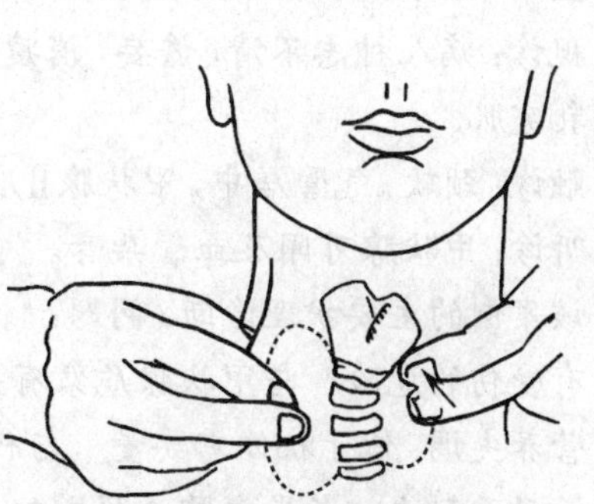

图 3-5-3　从后面触诊甲状腺

3. 听诊　当触到甲状腺肿大时，用钟型听诊器直接放在肿大的甲状腺上，如听到低调的连续性静脉"嗡鸣"音，是血管增多、增粗、血流增速的结果，常为甲状腺功能亢进症的表现。此外，在弥漫性甲状腺肿伴功能亢进者还可听到收缩期动脉杂音。

甲状腺肿大可分三度：看不出肿大但能触及者为Ⅰ度；能看到肿大又能触及，但在胸锁乳突肌以内者为Ⅱ度；超过胸锁乳突肌外缘者为Ⅲ度。甲状腺肿大常见于单纯性甲状腺肿、甲状腺功能亢进、甲状腺癌、慢性淋巴性甲状腺炎、甲状旁腺腺瘤等。

甲亢与基础代谢率

甲亢即甲状腺功能亢进，是多种原因导致甲状腺素分泌过多而出现全身代谢亢进为特征的内分泌疾病。甲亢的诊断并不难，结合病人高代谢状态、甲状腺肿大、突眼、局部听诊可闻及血管杂音并可触及震颤感等可以作出诊断；其中病人基础代谢率的测量是可靠的诊断和疗效判断的重要指标之一，因此也是临床护士的基础工作之一，其公式为：基础代谢率 %=(脉率 + 脉压)－111。±10% 为正常，+20%～30% 为轻度甲亢，+30%～60% 为中度甲亢，+60% 以上为重度甲亢。基础代谢率的测定必须在清晨空腹静卧状态下进行。

来源：曹伟新. 外科护理学. 北京：人民卫生出版社，2002.

(五) 气管

正常人气管位于颈前正中部。嘱被评估者取舒适坐位或仰卧位，使颈部处于自然直立状态，护士将示指与无名指分别置于两侧胸锁关节上，将中指置于气管之上，观察中指是否在示指与无名指中间；或以中指置于气管与两侧胸锁乳突肌之间的间隙，观察两侧间隙是否等宽，判断气管有无偏移。根据气管的偏移方向可以判断病变的性质，如大量胸腔积液、积气、纵隔肿瘤以及单侧甲状腺肿大可将气管推向健侧；而肺不张、肺纤维化、胸膜粘连可将气管拉向患侧。

理论与实践

该案例身体评估结果如下：

生命体征：T：39.8℃，P：168 次 / 分，R：28 次 / 分，BP：138/80mmHg。

视诊：病人神志不清，谵妄，消瘦，急性发热病容，眼球突出明显、甲状腺肿大未超过胸锁乳突肌。

触诊：颈软，气管居中，甲状腺Ⅱ度肿大，两侧对称。

听诊：甲状腺可闻及血管杂音。

该案例的主要护理诊断 / 问题：

有受伤的危险　与甲状腺危象有关。

营养失调：低于机体需要量　与代谢增高有关。

活动无耐力　与蛋白质分解增加、肌无力有关。

学习小结

颈部评估应学会颈部血管、气管、甲状腺的观察与触诊，正确识别阳性体征，如甲状腺肿大、颈静脉怒张、气管偏移等异常改变的临床意义，同时还应注重颈部淋巴结的评估。尤其对于甲状腺肿大的体查结果，还应结合实验室的检查结果共同诊断找出焦点问题。

（全香兰）

复习思考题

1. 颈静脉怒张的表现及临床意义是什么？
2. 肝颈静脉回流征的表现及临床意义是什么？
3. 试述甲状腺触诊的评估方法。
4. 试述甲状腺肿大的分度。
5. 试述甲状腺肿大的临床意义。

第六节 胸壁与胸廓评估

学习目标

识记：

1. 能说出胸壁与胸廓评估的内容及正常表现。
2. 能正确识别胸壁与胸廓评估的阳性体征。

理解：

1. 能比较胸壁与胸廓评估的正常和异常表现。
2. 能说明异常胸廓、乳房肿块的临床意义。

运用：

能结合胸壁与胸廓、乳房的解剖生理知识进行胸壁与胸廓、乳房的视诊、触诊和叩诊评估。

案例

李某，女，42岁，因乳房肿块1个月入院。1个月前病人洗澡时发现乳房肿块，局部皮肤不光滑。入院后身体评估：左侧乳头回缩，乳房皮肤呈"橘皮样"外观，触诊在左侧乳房外上象限触及一肿块，质硬，表面不光滑，与周围皮肤粘连。

胸部是指颈部以下和腹部以上的区域，内含有心、肺等重要脏器，胸廓内各脏器的位置可通过体表检查予以确定。评估应在温暖和光线充足的环境中进行，尽可能暴露全部胸廓，被评估者视病情或评估需要采取体位，全面系统地按视、触、叩、听顺序进行评估。

一、胸部的体表标志

胸部体表标志包括骨性标志、自然陷窝、人工划线与分区，胸部的体表标志可以协助评估者确定内部结构的正确位置、记录发生病变的部位及范围，便于正确描述与记载。

（一）骨性标志（图3-6-1、图3-6-2）

1. 胸骨上切迹（suprasternal notch） 位于胸骨柄的上方。正常情况下气管位于切迹正中。

2. 胸骨角（sternal angle） 胸骨柄与胸骨体有纤维软骨连接成微隆起的胸骨角，又称Louis角。其两侧分别与左右第2肋软骨连接，是计数肋骨和肋间隙顺序的主要标志。胸骨角还标志着气管分叉、心房上缘和上下纵隔交界及相当于第5胸椎的水平。

3. 腹上角 为左右肋弓在胸骨下端会合处所形成的夹角，又称胸骨下角（infrasternal angel），相当于膈的穹隆部。正常70°～110°，体型瘦长者腹上角较小，矮胖者腹上角较大，深吸气时可增宽。

4. 剑突（xiphoid process） 为胸骨体下端的突出部分，呈三角形，其底部与胸骨体相连。

5. 肋间隙（intercostal space） 为两个肋骨之间的空隙。第1、2肋骨之间隙称第1肋间隙，第 2、3 肋骨之间隙称第 2 肋间隙，依次类推。第 1 肋间隙被锁骨遮盖，常不能触及。

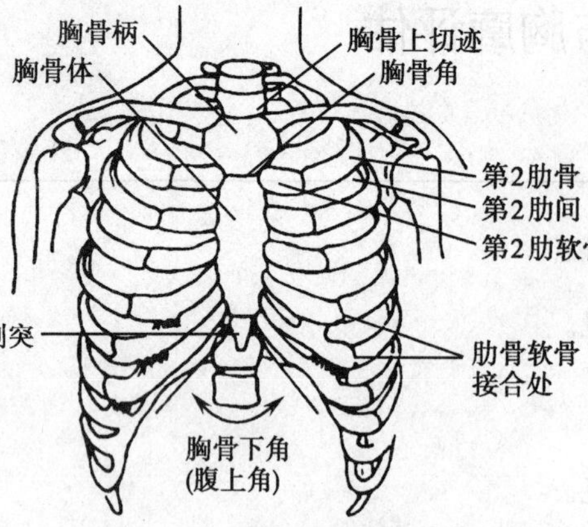

图 3-6-1 前胸壁的骨骼标志

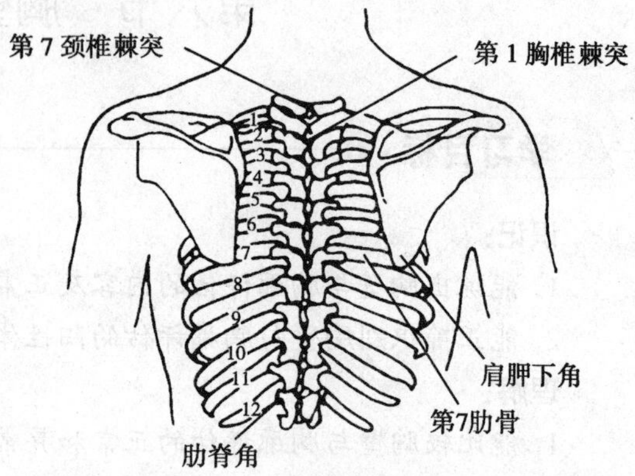

图 3-6-2 后胸壁的骨骼标志

6. 肩胛下角 肩胛骨的最下端，被评估者取直立位两上肢自然下垂时，肩胛下角可作为第 7 或第 8 肋骨水平的标志，或相当于第 8 胸椎的水平。

7. 肋脊角（costospinal angle） 第 12 肋骨与脊柱构成的夹角，其前为肾脏和上输尿管所在的区域。

8. 脊柱棘突 是后正中线的标志。位于颈根部的第 7 颈椎棘突是颈胸椎交界标志，其下即为胸椎的起点。常以此处作为计数胸椎的标志。

（二）自然陷窝（图 3-6-3）（图 3-6-4）

1. 胸骨上窝（suprasternal fossa）：是胸骨柄上方的凹陷部，正常气管位于其后。

2. 锁骨上窝（supraclavicular fossa）：是锁骨上方的凹陷部，相当于两肺尖的上部。

3. 腋窝：是上肢内侧与胸壁相连的凹陷部。

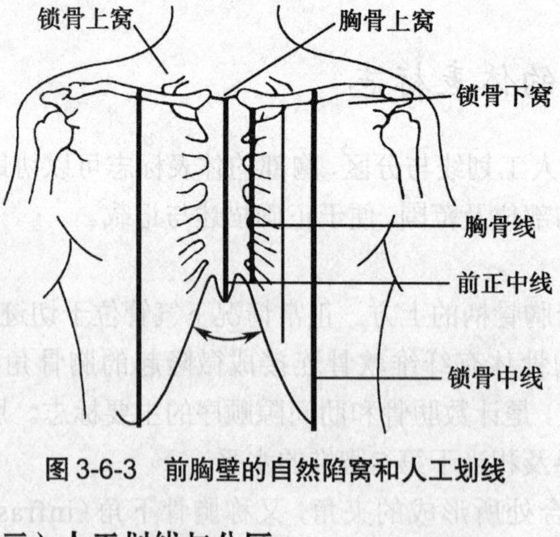

图 3-6-3 前胸壁的自然陷窝和人工划线

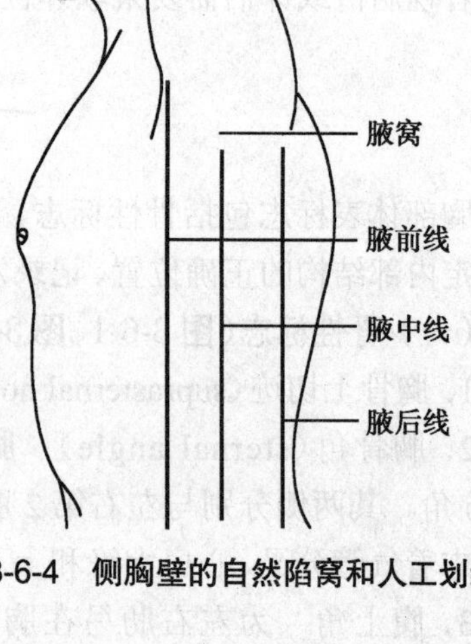

图 3-6-4 侧胸壁的自然陷窝和人工划线

（三）人工划线与分区

1. 人工划线

(1) 前正中线：通过胸骨正中的垂直线（图 3-6-3）。

(2) 锁骨中线：通过锁骨中点向下的垂直线。

(3) 腋前线：通过腋窝前皱襞沿前侧胸壁向下的垂直线（图 3-6-4）。

(4) 腋后线：通过腋窝后皱襞沿后侧胸壁向下的垂直线。

(5) 腋中线：自腋窝顶端于腋前线和腋后线之间向下的垂直线。

(6) 肩胛线：双臂自然下垂时通过肩胛下角的垂直线（图 3-6-5）。

(7) 后正中线：通过椎骨棘突或沿脊柱正中下行的垂直线。

2. 人工分区

(1) 肩胛上区：肩胛上方的区域，其外上界为斜方肌的上缘（图 3-6-5）。

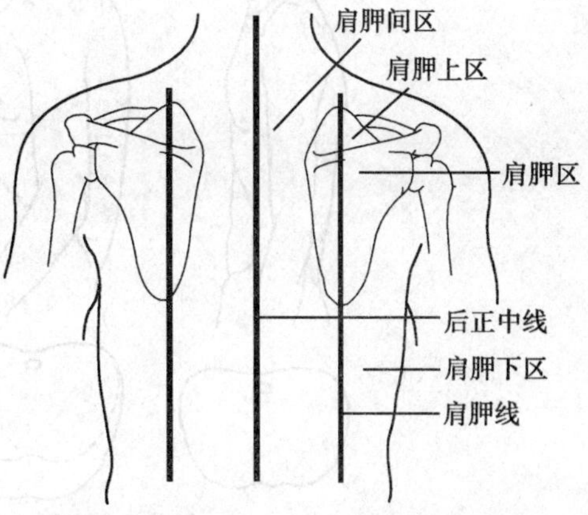

图 3-6-5 后胸壁的人工划线和解剖分区

(2) 肩胛下区：两肩胛下角连线与第 12 胸椎水平线之间的区域，后正中线将此区域分成左右两部分。

(3) 肩胛间区：两肩胛骨内缘之间的区域，后正中线将此区域分成左右两部分。

二、胸壁、胸廓

(一) 胸壁 主要通过视诊和触诊来评估，注意皮肤、淋巴结、肌肉的发育，此外，着重评估以下各项。

1. 静脉 正常胸壁无明显静脉显现。当上腔静脉或下腔静脉阻塞建立侧支循环时，胸壁静脉充盈或曲张，上腔静脉阻塞时，静脉血流方向自上而下；下腔静脉阻塞时，血流方向自下而上。

2. 皮下气肿（subcutaneous emphysema） 胸部皮下组织气体积存称之为皮下气肿。胸部皮下气肿多由于肺、气管或胸膜受损后，气体自病变部位逸出，积存于皮下所致，偶见于局部产气杆菌感染而发生。以手压皮下气肿的皮肤，引起气体在皮下组织内移动，可出现捻发感或握雪感。用听诊器按压皮下气肿部位时，可听到类似捻动头发的声音。

3. 胸壁压痛 正常情况下胸壁无压痛。肋间神经炎、肋软骨炎、胸壁软组织炎及肋骨骨折的病人，胸壁受累的局部可有压痛。白血病病人胸骨下端常有压痛。

(二) 胸廓

胸廓的大小和外形个体间存在一些差异。正常成年人的胸廓两侧大致对称，呈椭圆形，前后径较左右径为短，两者的比例约为 1∶1.5。小儿和老年人胸廓的前后径略小于左右径或几乎相等，故呈圆柱形。常见的胸廓外形改变有以下几种（图 3-6-6）：

1. 扁平胸（flat chest） 胸廓扁平，前后径不及左右径的一半。见于慢性消耗性疾病，如肺结核等，亦可见于瘦长体型者。

2. 桶状胸（barrel chest） 胸廓前后径增加，与左右径几乎相等，甚或超过左右径，故呈圆桶状。肋骨的斜度变小，与脊柱的夹角常大于 45°。肋间隙增宽且饱满。腹上角增大，且呼吸时改变不明显。见于严重肺气肿的病人，亦可见于老年或矮胖体型者。

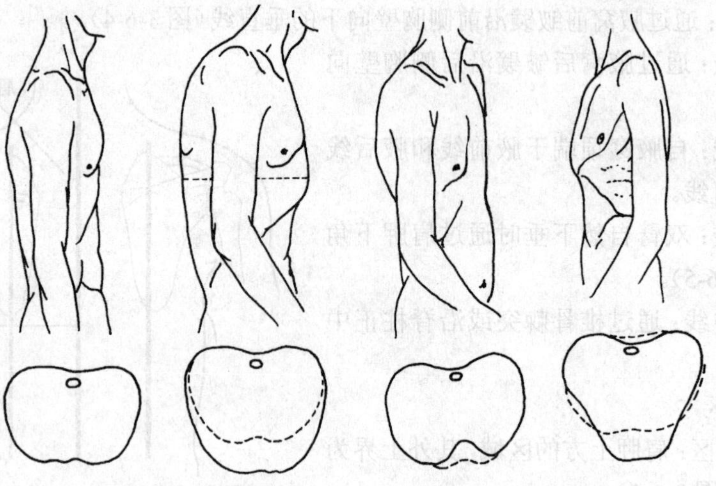

图 3-6-6 胸廓外形的改变

3. 佝偻病胸（rachitic chest） 多见于儿童，为佝偻病所致的胸廓改变，包括多种改变。

（1）鸡胸（pigeon chest）：胸廓前后径略长于左右径，胸骨下端前凸，胸廓前侧壁肋骨凹陷，形状如鸡的胸廓，故名鸡胸。

（2）佝偻病串珠（rachitic rosary）：胸骨两侧各肋软骨与肋骨交界处隆起，形成串珠状，称为佝偻病串珠。

（3）肋膈沟（Harrison's groove）：下胸部前面的肋骨外翻，沿膈附着的部位胸壁向内凹陷形成的沟状带，称为肋膈沟。

（4）漏斗胸（funnel chest） 胸骨剑突处显著内陷，呈漏斗状，称为漏斗胸。

4. 胸廓一侧变形 胸廓一侧膨隆多见于大量胸腔积液、气胸或一侧严重代偿性肺气肿。胸廓一侧平坦或下陷常见于肺不张、肺纤维化、广泛性胸膜增厚和粘连等。

5. 胸廓局部隆起 多见于心脏明显增大、心包大量积液、主动脉瘤及胸内或胸壁肿瘤等。此外，还可见于肋软骨炎和肋骨骨折等。

6. 脊柱畸形 引起的胸廓改变，严重者因脊柱前凸、后凸或侧凸，导致胸部两侧不对称，肋间隙增宽或变窄。常见于脊椎结核、发育畸形、佝偻病。严重脊柱畸形可引起呼吸、循环功能障碍。

三、乳 房

（一）健康史

1. 现病史 首先注意评估病人有无乳房肿块，是否疼痛。乳房肿块发现时间、大小改变，是否随月经周期变化，乳房表面有无红肿，乳头有无溢液，溢液的颜色、性质和量。全身状况，如体重及食欲有无改变，有无胸痛、咳嗽、发热、骨痛等。了解乳房摄影检查的结果。

2. 既往史

（1）月经史：了解病人初潮年龄、绝经年龄、何时进入更年期。

（2）分娩史：了解病人怀孕年龄、生育年龄和次数；流产次数；怀孕期间有无高血压、毒血症、贫血；产后哺乳情况；有无乳腺炎。

(3) 用药史：了解病人是否服用避孕药，药品名称、剂量、使用方法。

(4) 肿瘤史：了解病人是否患过良性或恶性乳房肿瘤；有无子宫、卵巢、直肠癌病史。是否做过乳房、子宫、卵巢摘除手术。

(5) 其他：了解病人是否高脂饮食，停经后是否体重过重。

3. 家族史　询问病人直系亲属（母亲或姐妹）中是否有乳腺癌病人。

4. 心理-社会状况　评估病人有无家庭或工作中的精神压力，是否引起月经周期的变化，是否存在恐癌心理。

5. 日常生活状况　了解病人平时是否经常饮用咖啡、浓茶、巧克力、可乐饮料，是否定期检查乳房。

理论与实践

该案例进行健康史采集时应注意询问病人乳房肿块发现时间、是否疼痛、影响因素及伴随状态包括二便情况，了解病人既往疾病史、家族史。此外还应了解病人的精神心理状态、社会家庭支持情况，是否服用避孕药、是否患过良性或恶性乳房肿瘤等。

（二）身体评估

乳房评估应设有专门检查室，光线明亮，根据需要让被评估者取卧位或坐位，解开或脱去上衣，露出胸部，两臂下垂，双侧乳房完全暴露，观察乳房回缩或下陷，被评估者取两手叉腰或两手在颈后交叉，使胸部筋膜绷紧。一般先作视诊，再作触诊。

1. 视诊

(1) 乳房：注意双乳的大小、位置、外形的对称性，表面皮肤颜色，有无水肿、回缩或下陷。正常男性和儿童乳房不明显，女性在青春期开始增大，呈半球形，两侧对称。如不对称，提示可能有病变。当乳房有较大肿块时乳房可呈局限性隆起。少数良性的脂肪坏死也可出现乳房回缩或下陷。乳癌病人当癌肿侵犯，纤维组织收缩导致乳房回缩或下陷，引起乳腺组织纤维化。当乳房的淋巴管回流受阻会出现乳房表面皮肤水肿，表浅的慢性炎症（如结核）可使皮肤呈暗红色。癌细胞侵犯乳房表浅淋巴管会引起堵塞，可导致淋巴水肿，乳房表皮呈“橘皮样”改变。

(2) 乳晕：观察其大小、形状、对称性、颜色、表皮特征、有无隆起。

(3) 乳头：观察其大小、形状、颜色、隆起程度、有无分泌物。注意乳头表皮有无脱屑、内陷、溢液、水肿或潮红。正常乳头呈圆柱形，两侧对称、大小相等、颜色相似，表面呈旋转状并皱褶。除哺乳期的乳头有溢液外，凡出现溢液多属异常现象，但并非都是恶性。无色的浆液性溢液可发生在月经周期，或由导管内乳头状瘤或早期妊娠引起。血性溢液常见于导管内乳头状瘤或导管癌。

2. 触诊

(1) 方法：被评估者取平卧位。评估内侧乳房时嘱其举臂，评估外侧乳房时将手臂下垂于身体两旁。触诊时先由一侧乳房开始，先查健侧，后查患侧。用手指掌面循序轻轻按压乳房。

评估左侧乳房时，由外侧上部开始，沿顺时针方向由浅入深地触摸整个乳房，最后触摸乳头。同样评估右侧乳房，由外侧上部开始，但沿逆时针方向进行。若采用坐姿评估时，对乳房较小者，评估者可用手将乳房组织向胸壁处按压进行触诊。对下垂的较大乳房，评估者可用一手自乳房下面托住乳房，另一手则由乳房上面向下方加压进行触诊。评估乳房时应常规评估区域淋巴结。

乳腺疾病的筛查

乳腺疾病的检查方法很多，常见的有B超、红外线扫描及乳腺钼靶X线摄像等。其中乳腺钼靶检查被公认为是当前最有效的乳腺普查手段之一，可通过X线观察乳腺结构的改变与否，影像分辨率高，重复性好，可发现临床触摸不到的乳腺肿块，早期诊断率达到85%，检查简便易行，痛苦相对较小。有关专家建议成年女性从40岁开始每年做一次乳腺钼靶检查，60岁以后每1～2年检查一次，而乳腺癌高危人群包括有家族史、前期病变以及青少年时期接受过射线的女性，乳腺钼靶X线普查的年龄可适当提前。40岁以下女性可将乳房B超作为普查的首选方法。建议有明显乳腺癌家族史的女性做乳腺磁共振（MRI）检查。

来源：http://tj.39.net/a/2011329/1648667.html

（2）内容：触诊的重点是发现乳房有无肿块及肿块的性质，并描述肿块部位、大小、形状、硬度、表面光滑度、活动度、压痛、周边状况。正常乳房平滑并有弹性，无肿块及分泌物。乳房会随着不同年龄而有区别。如年轻人的乳房较坚实、富有弹性；中年人的乳房可触及乳腺中的小叶；年老者的乳房有较多的纤维组织；妊娠妇女的乳房较饱满、充满结节，常伴有压痛感。当乳房触及肿块，一般若肿块表面光滑，活动度大，质地较软，与周围乳腺组织边界清楚时，大多为良性。如肿块表面不规则，高低不平，固定，不易推动，质地坚硬，无压痛，周围边界不清，则可能为乳癌。如单侧或双侧乳房触及多发结节，且有压痛，则可能为乳房炎症。挤压乳头时，若单侧出现浆液性或血性分泌物，则可能为导管内乳头状瘤。

理论与实践

该案例身体评估结果如下：

视诊：左侧乳头回缩，乳房皮肤呈“橘皮样”外观。

触诊：左侧乳房外上象限触及一肿块，质硬，表面不光滑，与周围皮肤粘连。

该案例的主要护理诊断/问题：

皮肤完整性受损　与手术和放射治疗有关。

身体活动障碍　与手术影响手臂和肩关节活动有关。

知识缺乏：缺乏乳腺癌自我检查、预防知识。

学习小结

胸壁与胸廓评估以触诊为主，应学会胸壁与胸廓及乳房肿块的触诊，掌握乳房肿块的识别及临床意义，熟悉异常胸廓的临床意义，评估时除了利用视、触、叩等方法寻找典型病理依据外，还要注意辅助检查结果、皮肤淋巴结以及其他系统并存的异常体征。

（全香兰）

复习思考题

1. 常见的异常胸廓有哪些？有何临床意义？
2. 试述乳房的触诊方法。
3. 乳房肿块的临床意义。
4. 乳腺癌有哪些典型表现？

第七节 肺与胸膜的评估

学习目标

识记：

1. 能说出肺和胸膜评估的内容及正常表现。
2. 能正确识别肺和胸膜评估的阳性体征。

理解：

1. 能比较肺和胸膜评估的正常和异常表现。
2. 能说明肺和胸膜评估阳性体征的临床意义。

运用：

能结合肺和胸膜的解剖生理知识进行肺和胸膜的视诊、触诊、叩诊和听诊评估。

案例

张某，女，20 岁，因反复呼吸困难 15 年，加重 2 小时入院。病人自幼无明显原因出现阵发性呼吸困难，春季多发。2 小时前游园时突发气急，大汗。其母患哮喘。入院后 T: 36.6℃，P: 110 次 / 分，R: 26 次 / 分，BP: 120/80mmHg。端坐位，能完整回答问题。胸廓饱满，叩诊呈过清音，双肺哮鸣音，呼气延长。

一、健 康 史

1. 现病史　首先注意评估病人是否存在呼吸系统症状如：咳嗽、咳痰、咯血、胸痛、呼吸困难等；是否伴有发热、出汗、食欲缺乏、消瘦、乏力、衰竭等全身表现。如存在应进一步了解其特点。

2. 既往史

(1) 呼吸系统疾病史：了解病人是否患过肺炎、胸膜炎、哮喘，上呼吸道感染发生的频率等。

(2) 心血管系统疾病史：了解病人有无高血压、心肌梗死、心功能不全等病史。

(3) 胸部外伤及手术史：了解病人是否有先天性或外伤后胸部畸形；是否接受过胸廓改形术或肺叶切除术；是否接受过纤维支气管镜、胸腔镜、胸腔穿刺等胸部检查。

(4) 过敏史：了解病人是否对药物、食物、动物、粉尘、花粉有过敏现象，过敏后是否出现咳嗽、喷嚏、流涕、呼吸困难等表现，是否进行过脱敏治疗。

3. 家族史　询问病人家族中有无相关疾病包括：哮喘、肺气肿、肺囊性纤维化、肺癌、肺结核等；有无呼吸障碍，如经常感冒、肺炎、哮喘、肺气肿等。

4. 心理-社会状况　了解病人有无吸烟史，吸烟的品种、量、年限。戒烟的了解停止吸烟的时间。在家中或单位是否经常暴露于吸烟的环境中，是否居住或工作环境拥挤。有无职业性粉尘、石棉接触史。了解病人性格、情绪特点，工作生活压力和精神紧张程度如何。

5. 日常生活状况　了解病人活动耐受性，如上楼、工作时的走动、负重情况。是否喜欢吃鱼、虾等。

理论与实践

该案例进行健康史采集时应注意询问病人与呼吸困难相关的病因、诱因、影响因素及伴随状态包括二便情况，了解病人既往疾病史、过敏史、家族史，围绕呼吸道症状进行焦点评估。此外还应了解病人的精神心理状态、日常生活状况、社会家庭支持情况。

二、身 体 评 估

肺与胸膜的评估包括视诊、触诊、叩诊、听诊四个部分。被评估者取坐位或仰卧位，充分暴露胸部。因为胸部包括前胸部和后胸部，而评估需遵循尽量减少病人体位变动的原则，所以，对仰卧位的被评估者，先进行前胸、侧胸部的视诊、触诊、叩诊、听诊，然后让被评估者坐起（对不能坐起的虚弱者取左侧卧位），评估者移至病人背面，再进行后胸部的视诊、触诊、叩诊、听诊。

(一) 视诊

1. 呼吸运动　正常男性和儿童的呼吸以膈肌运动为主，形成腹式呼吸；女性的呼吸则以肋间肌的运动为主，形成胸式呼吸。通常两种呼吸运动不同程度的同时存在。

（1）胸式呼吸增强：当腹壁呼吸运动受限时，胸式呼吸增强，如弥漫性腹膜炎、大量腹水、腹腔内巨大肿瘤，以及妊娠晚期。

（2）腹式呼吸增强：当胸廓呼吸运动受限时，腹式呼吸增强，见于肺炎、严重肺结核、胸膜炎、肋间神经痛、骨折等。

2. 呼吸困难

（1）吸气性呼吸困难：当吸入气流受阻，呼吸肌收缩，胸腔内负压增加时，可出现胸骨上窝、锁骨上窝及肋间隙向内陷，称为“三凹征”。多见于气管异物、气管肿瘤等导致的上呼吸道部分阻塞，因以吸气时间延长为特点，故又称为吸气性呼吸困难。

（2）呼气性呼吸困难：当下呼吸道狭窄或部分阻塞时，病人表现为呼吸费力，呼气时间延长，称为呼气性呼吸困难。常见于支气管哮喘和慢性阻塞性肺疾病。

（3）混合性呼吸困难：广泛肺部病变，呼吸面积减少，影响肺换气功能时，吸气和呼气均感费力，呼吸频率加快，称为混合性呼吸困难。

3. 呼吸频率和深度　正常成人静息状态下，呼吸为 16～18 次 / 分，呼吸和脉搏之比为 1∶4。新生儿呼吸约为 44 次 / 分，随年龄的增长而逐渐减慢。

（1）呼吸过缓：指呼吸频率低于 12 次 / 分，多见于麻醉剂或镇静剂过量及颅内高压等。

（2）呼吸过速：指呼吸频率超过 20 次 / 分，见于发热、贫血、疼痛、甲状腺功能亢进、心功能不全和肺部严重感染、胸腔积液、气胸等。另外，剧烈运动、情绪激动时亦可出现。体温每增加 1℃，呼吸大约增加 4 次 / 分。

（3）呼吸深度的变化：呼吸浅快，见于呼吸肌麻痹、腹水、肥胖以及肺部疾病等情况；呼吸深快，见于激烈运动、情绪激动或过度紧张等情况；严重代谢性酸中毒时，常表现为呼吸深大、频率快的一种呼吸，又称为 Kussmaul 呼吸，主要见于糖尿病酮症酸中毒、尿毒症等，这种深大呼吸的目的是为了排出过多的二氧化碳以调整体内的酸碱平衡。

4. 呼吸节律　正常成人静息状态下，呼吸节律基本上是均匀的。病理情况下，可出现各种呼吸节律的改变。

（1）潮式呼吸：又称 Cheyne-Stokes 呼吸。呼吸呈周期性改变，由浅慢逐渐变为深快，再由深快变为浅慢，然后出现一段呼吸暂停。见于药物引起的呼吸抑制、充血性心力衰竭、大脑损伤。

（2）间停呼吸：又称 Biots 呼吸。表现为有规则性呼吸几次后，突然停止一段时间，又开始呼吸，即周而复始的间停呼吸。见于呼吸抑制、脑损伤，特别是延脑损伤。

（3）叹息样呼吸：表现为一段正常呼吸节律中出现一次深大呼吸，并常伴有叹息声。见于精神紧张、抑郁症或换气过度综合征。

（4）抑制性呼吸：为胸部发生剧烈疼痛所致的吸气相突然中断。评估时观察病人呼吸动作及面部表情，可发现病人呼吸浅快，吸气过程中常突然暂停吸气，害怕吸气和咳嗽，并出现面部痛苦表情。常见于急性胸膜炎、胸膜恶性肿瘤、肋骨骨折、胸椎病变及胸部损伤等。

（二）触诊

1. 胸廓扩张度（thoracic expansion）　因胸廓前下部呼吸运动度较大，评估者站于被评估者前面，双手置于被评估者的胸廓前下部肋缘处，拇指指向剑突，其余 4 指沿肋缘张开，观察深吸气时评估者双手的活动及其对称性（图 3-7-1）。正常情况下胸廓扩张度大小因人而异，但基本对称。一侧胸廓扩张受限见于大量胸腔积液、气胸、胸膜增厚和肺不张等。

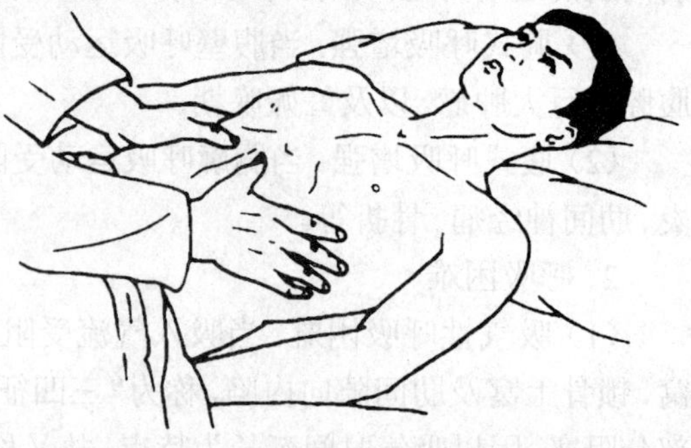

图 3-7-1 胸廓扩张度的评估方法

2．语音震颤（vocal fremitus） 评估者用两手掌或手掌尺侧缘轻轻平放于被评估者胸壁的对称部位，嘱被评估者用低音调发出"一"的声音，在两侧胸壁对称部位由上向下地进行比较。根据其振动的增强或减弱有助于判断该部位肺组织密度及胸腔病变（图 3-7-2）。肺密度增加或肺实变时，语音传导加快而使语音震颤增强。皮下脂肪较厚、气胸或胸腔积液、肺气肿时，则语音震颤减弱。

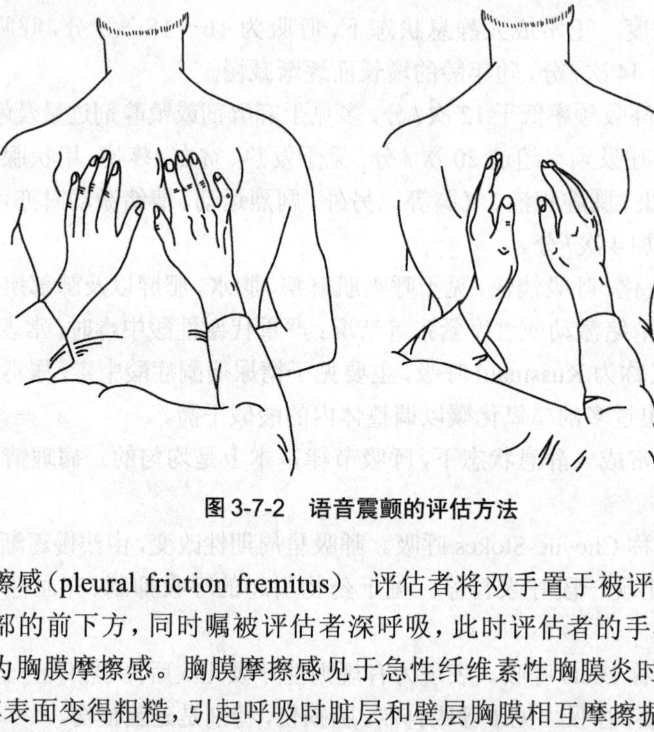

图 3-7-2 语音震颤的评估方法

3．胸膜摩擦感（pleural friction fremitus） 评估者将双手置于被评估者呼吸运动度最大的部位即侧胸部的前下方，同时嘱被评估者深呼吸，此时评估者的手感觉到犹如皮革相互摩擦的感觉即为胸膜摩擦感。胸膜摩擦感见于急性纤维素性胸膜炎时，因纤维蛋白沉着于两层胸膜，使其表面变得粗糙，引起呼吸时脏层和壁层胸膜相互摩擦振动，可由评估者的手感觉到。

（三）叩诊

1．叩诊方法 叩诊时，病人一般取坐位或卧位，评估前胸部时，胸部挺直。评估背部时，被评估者头稍低，胸稍向前倾，两手抱肩或抱肘。评估侧胸时，被评估者上肢举起抱头。

（1）直接叩诊（direct percussion）：评估者将食指、中指和无名指并拢，以掌侧对胸壁直接进行叩击，判断叩诊音的情况，本方法主要用于大量胸腔积液或气胸时判断液体或气体的大致含量和病变部位。

（2）间接叩诊（indirect percussion）：评估者以一手中指的第 1 和 2 指节作为叩诊板，置于被叩诊的部位上。另一手的中指指端作为叩诊锤，以垂直的方向叩击板指，判断叩击部位的声响并感觉其振动情况。叩诊前胸部时，评估者板指平贴在肋间隙与肋骨平行。叩诊肩胛间区时，板指应与脊柱平行，至肩胛下角以下，板指仍需平贴于肋间隙并与肋骨平行。

2. 叩诊内容

(1) 正常肺部叩诊音：正常肺部叩诊为清音。前胸上部较下部叩诊稍浊；右肺上部较左肺上部叩诊稍浊；背部较前胸部叩诊稍浊；左腋前线下方因有胃泡，叩诊呈鼓音；右侧腋下部因受肝脏影响，叩诊音稍浊(图 3-7-3)。

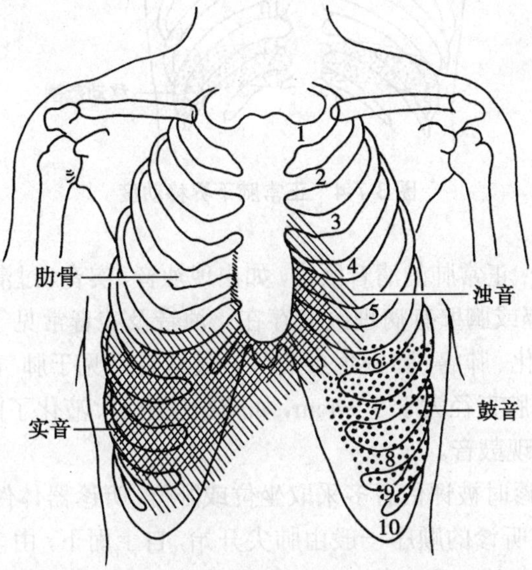

图 3-7-3 正常前胸部叩诊音

(2) 肺尖宽度：即肺上界。叩诊方法如下：先找到斜方肌中点，从此点逐渐向外叩诊，当清音变浊音时，为肺上界的外侧点。然后再由斜方肌中点逐渐向内叩诊，直到清音变浊音，此清音带被认为是肺尖的宽度，正常宽 4～6cm。若发生结核、肿瘤或纤维性病变，肺尖宽度缩小，甚至消失。肺气肿时肺尖宽度扩大并呈过清音。

(3) 肺下界：两侧肺下界大致相同，沿锁骨中线、腋中线、肩胛线自上而下地在肋间隙叩诊。由清音转变为浊音的部位即为肺下界。平静呼吸时，肺下界在锁骨中线上第 6 肋间隙，在腋中线上第 8 肋间隙，在肩胛线上第 10 肋间隙。肺下界上移见于肺不张、肺间质纤维化、腹内压增高等。肺下界下移见于肺气肿、腹腔内脏下移。

(4) 肺下界移动度：在两侧肩胛线用叩诊了解肺下界移动度，即膈肌移动范围。叩诊方法是：在平静呼吸时，在肩胛线上叩出肺下界的位置，嘱被评估者做深吸气后在屏住呼吸的同时，沿该线继续向下叩诊，当清音变为浊音时，即为肩胛线上肺下界的最低点。恢复平静呼吸时，再嘱被评估者作深呼气并屏住呼吸，然后由上向下叩诊，直至清音变浊音时，即为肩胛线上肺下界的最高点。最高点至最低点间的距离即为肺下界的移动范围(图 3-7-4)。正常人肺下界的移动范围 6～8cm。患肺气肿、肺纤维化、肺不张、肺水肿、肺炎等时，肺下界移动度减少。当胸腔大量积液、积气及广泛胸膜增厚粘连时，肺下界及其移动度不能叩出。

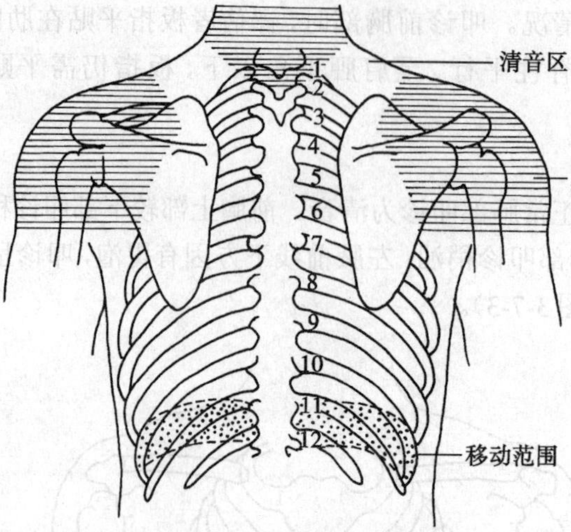

图 3-7-4 正常肺下界移动度

(5) 异常肺部叩诊音：正常肺的清音区内，如出现浊音、实音、过清音或鼓音则称为异常叩诊音，多提示肺、胸膜、膈或胸壁有病理改变存在。浊音及实音常见于肺炎、肺结核、肺脓肿、肺不张、肺梗死、肺纤维化、肺癌、肺寄生虫病等。过清音常见于肺气肿等。鼓音常出现在肺内有空腔性病变，且其空腔直径大于 3～4cm，如肺结核空洞、液化了的肺脓肿等。此外，胸膜腔积气，如气胸时亦可出现鼓音。

（四）听诊 肺部听诊时被评估者多采取坐位或卧位，听诊器体件必须直接置于皮肤上听诊，不能隔着衣服听诊。听诊的顺序一般由肺尖开始，自上而下，由前面到侧面，最后评估背部，两侧对比评估。听诊环境必须安静。

1. 正常呼吸音 正常呼吸音包括三种，分别为肺泡呼吸音、支气管呼吸音和支气管肺泡呼吸音。

(1) 肺泡呼吸音：吸气时气流经支气管进入肺泡，冲击肺泡壁，使肺泡壁由松弛变为紧张，呼气时肺泡由紧张变为松弛，这种由于肺泡弹性的变化和气流的振动所产生的呼吸音称为肺泡呼吸音。其特点为叹气样或柔和吹风样的“夫”声，吸气相较呼气相长，响度强，音调高。在正常肺组织上都可听到肺泡呼吸音。

(2) 支气管呼吸音：为吸入的空气在声门、气管或主支气管形成湍流所产生的声音。此声音很像舌头抬高呼出空气时所发出的“哈”音，其特点为呼气相较吸气相长，响度强，音调高。正常人在喉部、胸骨上窝和背部第 6、7 颈椎及第 1、2 胸椎附近可听到此种呼吸音。

(3) 支气管肺泡呼吸音：为支气管呼吸音和肺泡呼吸音的混合，又称为混合性呼吸音。其特点为吸气音性质与肺泡呼吸音相似，但音响较弱，音调较高。呼气音的性质与支气管呼吸音相似，但音响较弱，音调稍低，吸气相与呼气相大致相等。正常人在胸骨角两侧肋间及肩胛区第 3、4 胸椎水平可以听到支气管肺泡呼吸音。

2. 异常呼吸音

(1) 异常肺泡呼吸音：①肺泡呼吸音增强：与呼吸运动及通气功能增强、进入肺泡空气流量增多或流速加快有关，如运动、发热、酸中毒、贫血等均可导致。另外，当一侧肺因病变引起肺泡呼吸音减弱，健侧肺则出现代偿性肺泡呼吸音增强。②肺泡呼吸音减弱或消失：与进入肺泡空气流量减少或流速减慢及呼吸音传导障碍有关，如各种原因所致的胸廓运动受限、呼吸肌病变、支气管阻塞、胸腔积液或气胸所致的压迫性肺不张及大量腹腔积液或腹部巨大肿瘤等。③呼气延长：主要是由于下呼吸道部分阻塞、痉挛或狭窄，见于慢性阻塞性肺疾病、支气管哮喘等。④断续性呼吸音：由于肺的局部性炎症或支气管狭窄，导致空气不能均匀地进入肺泡，而出现呼吸音不规则断续，又称为齿轮状呼吸音，常见于肺结核和肺炎。⑤粗糙性呼吸音：由于支气管黏膜轻度水肿或炎症浸润造成不光滑或者狭窄，导致气流进出不畅而形成粗糙呼吸音，见于支气管炎或肺炎早期。

(2) 异常支气管呼吸音：又称管状呼吸音。在正常肺泡呼吸音区域听到支气管呼吸音称为异常支气管呼吸音。常见于炎症、肺不张、肺纤维化所致的肺实变或肺内巨大纤维空洞与支气管相通。

(3) 异常支气管肺泡呼吸音：在正常肺泡呼吸音区域听到支气管肺泡呼吸音称为异常支气管肺泡呼吸音。是由于肺实变区域小且与正常含气肺组织混合存在所致，见于支气管肺炎、肺结核及大叶性肺炎的早期等。

3. 啰音(crackles) 啰音是呼吸音以外的附加音，正常人听不到。根据啰音的性质不同可分为下列几种：

(1) 湿啰音(moist crackles)：是由于吸气时气体通过呼吸道内稀薄分泌物如痰液、血液和脓液等，形成的水泡破裂所产生的声音，故又称水泡音。其特点为断续而短暂，一次常连续多个出现，在吸气时或吸气终末较为明显，有时也出现于呼气早期，部位较恒定，性质不易改变，咳嗽后减轻或消失。湿啰音的出现，常常提示肺部有炎性病变或充血。满布双肺的湿啰音，常见于急性肺水肿、严重的支气管肺炎。发生于双肺底的湿啰音，常见于心功能不全、支气管肺炎。局限在某部的湿啰音，常见于肺部局部的炎症，如结核、支气管扩张。

(2) 干啰音(wheezes)：是由于气管、支气管或细支气管狭窄或部分阻塞，空气吸入或呼出时发生湍流所产生的声音。其特点为一种持续时间较长带音乐性的附加音，音调较高，持续时间较长，吸气和呼气时均可听到，但呼气时较明显。干啰音的强度和性质易改变，部位易变换，在瞬间内数量可明显增减。局部分布的干啰音常见于支气管内膜结核、肿瘤等，两肺广泛分布的干啰音常见于支气管哮喘、慢性支气管炎、心源性哮喘等。

4. 语音共振(vocal resonance) 其产生机制及临床意义与语音震颤基本相同，但更为敏感。评估时嘱被评估者用一般的声音强度重复发"一"长音，喉部发出的声音经气管、支气管及肺泡传至胸壁，可由听诊器听及。正常人听到的语音共振柔和而非响亮，音节含糊难辨。一般于气管和支气管附近的语音共振最强，肺底最弱。听诊注意音响的强度和性质变化。在病理情况下可发生语音共振增强、减弱或消失，其发生机理及临床意义同语音震颤。

5. 胸膜摩擦音(pleural friction rub) 是胸膜发生炎症或纤维渗出时，随呼吸运动脏层和壁层胸膜相互摩擦所产生的声音。这种声音颇似用一手掩耳，以另一手指在其手背上摩擦时所听到的声音。无论在吸气或呼气时均可听到，但一般在吸气末或呼气初较为明显，屏气时即消失。胸膜摩擦音最易听到的部位是前下侧胸壁，即呼吸运动幅度最大的部位，可随体位的改变而消失或复现。常发生于纤维素性胸膜炎、肺梗死、胸膜肿瘤及尿毒症病人，亦可见于严重脱水的病人。

理论与实践

该案例身体评估结果如下：

视诊：病人神志清楚，呼吸困难，端坐位，胸廓饱满。

叩诊：呈过清音。

听诊：双肺哮鸣音，呼气延长。

该案例的主要护理诊断／问题：

气体交换受损　与气体流速受限、气道阻力增加有关。

清理呼吸道无效　与无效性咳嗽、支气管痉挛和疲乏有关。

知识缺乏：缺乏正确使用缓解支气管痉挛气雾剂的有关知识。

学习小结

肺和胸膜评估以听诊为主，应学会肺和胸膜听诊的方法，掌握肺和胸膜阳性体征的识别及临床意义，评估时除了利用视、触、叩、听等方法寻找典型病理依据外，还要注意辅助检查结果及伴随状态如营养状态、皮肤淋巴结以及其他系统并存的异常体征。

（全香兰）

复习思考题

1. 肺部常见的异常叩诊音有哪些？
2. 肺部异常叩诊音的临床意义。
3. 试述湿啰音的听诊特点及临床意义。
4. 试述干啰音的听诊特点及临床意义。
5. 试述胸膜摩擦音的听诊特点及临床意义。

第八节　心脏评估

学习目标

识记：

1. 阐述心脏疾病健康史评估的专科要点。
2. 描述心脏评估异常发现的临床意义。

理解：

明确心脏视诊、触诊、叩诊和听诊的要点及注意事项。

运用：

1. 能够正确采集心脏疾病健康史并记录。

2. 能够结合临床病例提出护理诊断/问题，并制定护理措施。

案例

张某，男，58岁，公司经理，因头痛、头晕、颈项不适而入院。

心脏评估一般采取仰卧位或坐位，被评估者应充分暴露胸部，检查环境应温暖、安静，光线充足，光线最好源于被护士左侧。护士按视诊、触诊、叩诊、听诊顺序进行评估，注意手法，不可隔着衣服听诊。

一、健康史

（一）一般资料

年龄、性别与冠状动脉疾病有密切关系，中年以上患冠状动脉粥样硬化性心脏病男性大于女性；心肌炎、心肌病多见于年轻人；风湿性心瓣膜病多见于女性病人；先天性心脏病是心脏大血管在胎儿期中发育异常所致；种族、出生地也与某些心血管疾病有关，例如美国的统计显示黑人高血压患病率较高，中国的克山病多见于东北的克山地区等。

（二）现病史

心血管病人在第一阶段可以完全没有症状，而有时往往是通过心外其他系统或器官来表现有关症状的。护士应根据病人的主诉仔细收集相关的健康资料。如病人首次发病的时间，发病时的症状出现的部位、性质、程度、持续时间、诱因与缓解方式；有无胸痛、恶心、呕吐、全身乏力、发热、水肿、呼吸困难、血压异常、大汗、面色苍白等伴随症状；病人主要检查结果、治疗经过及效果、用药情况，包括药物名称、剂量和用法等；病人的遵医行为如何；病人目前的日常休息及活动量、活动耐受能力和自理能力等等。评估时要紧密结合循环系统的健康要求、心血管疾病的特点，突出重点、分析评估，为诊断、治疗和护理提供依据。

（三）既往史

心血管慢性疾病的既往病史与当前病情密切相关。评估尽可能详细。询问高血压病史应注意发病时间、发作程度、血压的水平、波动范围及治疗情况有无存在靶器官受损情况等。高血脂的病人应注意询问血脂情况，饮食、运动及治疗效果等。

合并糖尿病的病人应仔细询问疾病的分型及患病时间、空腹及餐后血糖的数值，采取的血糖控制方法如口服降糖药物、注射胰岛素或使用胰岛素泵等情况，治疗效果及副作用等。此外病毒感染可累及心肌，引起病毒性心肌炎。常见的病毒有：柯萨奇病毒、埃可（Echo）病毒、腺病毒、流感病毒、脊髓灰质炎病毒、流行性腮腺炎病毒、狂犬病毒、麻疹病毒、风疹病毒等，其中尤以柯萨奇B组病毒为多见。梅毒性主动脉炎可见于晚期梅毒，艾滋病人的人类免疫缺陷病毒(HIV)感染后期可引起心包炎、心肌病变、心脏卡波西肉瘤等，评估时切勿遗漏。风湿热是引起风湿性心肌炎、风湿性心瓣膜病变的主要原因，评估时应注意询问有无链球菌感染病史扁桃体炎、脓皮病及临床表现，有无关节病史或游走性关节酸痛等。

（四）用药史

应仔细询问用病人所用药物的名称、时间、剂量、效果及有无不良反应。还需特别注意询问那些对心血管系统具有一定影响的药物，如服用避孕药、雌激素、感冒药等可能引起血压升高；如应用抗癌药物可引起中毒性心肌病变，出现胸闷、心悸，甚至心功能不全的症状等；有些治疗心血管疾病的药物，因个体差异或病程演变的不同阶段而作用不同，若使用不当也会导致心血管病变，如应用洋地黄治疗心力衰竭时，若长期使用易引起中毒，造成严重的心律失常甚至猝死。

（五）家族史

遗传因素与部分心血管疾病的发病率直接相关，应注意询问直系亲属中有无患有高血压、糖尿病、冠心病、脑血管意外以及各类心肌病病史，对已死亡的直系亲属要问明死因和年龄，若在几个家庭成员或几代人中皆有同样疾病发生，可绘出家系图显示详细情况。如高血压、糖尿病、冠心病、脑血管意外均可因脂代谢异常、动脉粥样硬化而引起，与家族性的遗传有关；在心肌病中，肥厚型心肌病半数以上的病人表现有高度的染色体显性遗传；有些病人表现为与淋巴细胞抗原系统欠缺有关。此外，尚有心肌淀粉样变性糖原病、黏多糖储积病等遗传浸润性疾病引起的心肌病变，均有明显的家族遗传因素。

（六）日常生活状况

评估病人的家庭情况，如婚姻状况、居住地；职业及工作环境等。如冠心病及原发性高血压多见于脑力劳动者；风湿性心脏病在农村较常见，在环境潮湿的居民中发病率明显增高。心血管系统疾病常由一些共同危险因素所诱发，在评估时应特别注意对健康行为的评估，包括：①评估病人有无烟酒嗜好，吸烟及饮酒史，每天吸烟、饮酒量及持续年限，是否已戒烟酒。②评估病人的饮食习惯，如热量的摄取是否过多或过少，是否经常摄入高热量、高胆固醇、高钠、高脂肪的食物，是否经常暴饮暴食；评估病人饮食偏好，对食物的态度。③评估病人对运动的态度，是否有规律地进行体育锻炼，主要的运动形式及运动量，是否了解限制最大活动量的指征。④评估病人有无定时排便的习惯，有无便秘，排尿有无异常。

心血管病防治战线的前移

2010年，美国心脏学会(AHA)战略规划工作小组把理想的健康行为和健康因素定为心血管健康。规划着重阐述了初级预防。最好的预防就是预防危险因素，从源头开始预防才是根本的预防。2011年AHA又公布了《心血管病零级和一级预防的价值：美国心脏学会政策声明》，进一步阐述的观点为：对于心血管病的预防，个人努力固然重要，但环境和政策变化是最具有影响力的促进健康的方式。改变饮食习惯和久坐行为是关键。并号召临床医生应倡导改变公共卫生政策，应与政策制定者和社区规划者共同创造健康环境。

来源：林曙光. 心脏病学进展2012. 北京：人民卫生出版社，2012.

（七）心理-社会状况

心血管事件的发生与精神因素有密切的关系，情绪受刺激、心情突然激动可引起心绞痛或脑血管意外，甚至猝死。长期反复的心理紧张可继发心血管病变。应注意评估病人有无焦虑、恐惧、抑郁、悲观等心理反应及严重程度。此外，应注意评估病人的性格特征，如A型性格是冠心病、原发性高血压的危险因素之一。情绪激动和精神紧张是引起心绞痛发作、原发性高血压病情加重的最常见诱因之一，应了解病人的家庭成员组成，评估家庭经济状况、教育背景，对病人所患疾病的认识，对病人的关心和支持程度。

理论与实践

护士在为病人采集病史时得知，病人因为做生意太忙没有时间进行常规体检，“当我有病的时候才去医院”，另外每周至少有5天左右忙于生意场上的酒宴应酬，经常熬夜，喜欢吃咸的东西。既往高血压病史6年，常年血压控制不佳，平素血压波动在150～170mmHg/90～100mmHg之间，最高达190/115mmHg左右。病人母亲有高血压病史，78岁死于脑卒中。病人自带心电图显示左心室肥大。

护士初步评估病人：神志清楚，发育良好，体胖，焦虑状，查体合作；T 36.4℃，P 98次/分，R 20次/分，BP 180/110mmHg，身高175cm，体重84kg；护士需进行进一步的身体评估收集其健康资料。

二、身体评估

（一）视诊

1. 心前区外形　正常人心前区外形左侧与右侧相应部位对称，无异常隆起及凹陷。某些先天性心脏病如法洛四联症或儿童期患风湿性心瓣膜病伴心脏增大时，心前区可隆起。马方综合征或部分二尖瓣脱垂病人可见心前区凹陷。

2. 心尖搏动　心脏收缩，心尖撞击心前区胸壁，使相应部位肋间组织向外搏动，称为心尖搏动（apical impulse）。正常成人坐位时心尖搏动位于左第5肋间锁骨中线内0.5～1.0cm处，距前正中线7.0～9.0cm，搏动范围2.0～2.5cm。生理情况下，心尖搏动的位置可因年龄、妊娠、体位改变或体型不同有所变化。病理情况下，因心脏肥大、甲亢、发热、贫血等，心尖搏动增强或范围增大；胸部、腹部病变可使心尖搏动位置改变；心肌病变、心包积液、肺气肿、左侧胸腔大量积液或积气使心尖搏动减弱或消失；粘连性心包炎或右心室明显肥大所致的心脏顺钟向移位时可见负性心尖搏动（inward impulse），即心脏收缩时心尖向内凹陷。

3. 心前区异常搏动　正常人心前区无异常搏动。如发生于胸骨左缘第2肋间的搏动，常见于肺动脉高压，也可见于正常青年人体力活动或情绪激动时；发生于胸骨右缘第2肋间及其邻近部位或胸骨上窝的搏动，见于升主动脉瘤或主动脉弓瘤、贫血、甲亢等；发生于胸骨左缘第3～4肋间的搏动，常见于右室肥大。剑突下的异常搏动可见于肺气肿或右心室肥大者。

（二）触诊

心脏触诊的目的是进一步确定视诊发现的心尖搏动和心前区异常搏动的结果，同时确定有无心脏病特有的震颤和心包摩擦感、强度和范围。触诊可与视诊同步进行。触诊时一般先用全手掌或手掌尺侧（小鱼际）置于心前区，然后用并拢的示指、中指与环指的指腹进行检查，必要时也可用单指指腹触诊（图 3-8-1）。

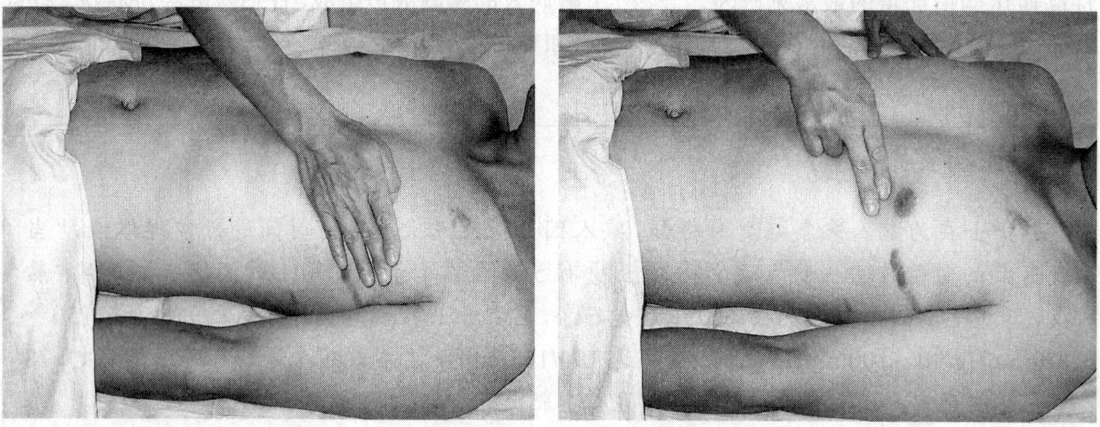

图 3-8-1 心脏触诊的方法

1. 心尖搏动及心前区搏动 对于确定心尖搏动或心前区异常搏动的位置、强弱和范围，触诊方法较视诊方法更准确。左心室肥大时触诊的手指可被强有力的心尖搏动抬起，称抬举性心尖搏动（heaving apex impulse），并向左下移位，此为左心室肥大的重要体征。如胸骨左下缘出现收缩期的抬举性搏动，往往是右心室肥厚的可靠征象。心尖搏动的凸起冲动标志着心室收缩期的开始，因此可应用心尖搏动的触诊来判断震颤、心音和杂音出现的时期。

2. 震颤 震颤（thrill）是指用手触诊时感觉到的一种细小震动感，与猫安静时在其喉部摸到的呼吸震颤相似，又称猫喘，是器质性心血管病的特征性体征之一。其产生机制与杂音相同，是血液经狭窄的口径或异常的方向流动形成涡流造成瓣膜、血管或心壁震动传至胸壁所致。一般临床上认为凡触及震颤均视为有器质性心脏病变，触诊有震颤者，多数可听到响亮的杂音。震颤可出现在不同部位，病变的类型不同震颤出现的时期也不同，因此要注意其发生部位及出现的时期。按出现的时期可分为收缩期震颤、舒张期震颤和连续性震颤三种。心前区震颤的临床意义见表 3-8-1。

表 3-8-1 心前区震颤的临床意义

部位	时相	常见疾病
胸骨右缘第 2 肋间	收缩期	主动脉瓣狭窄
胸骨左缘第 2 肋间	收缩期	肺动脉瓣狭窄
胸骨左缘第 3～4 肋间	收缩期	室间隔缺损
胸骨左缘第 2 肋间	连续性	动脉导管未闭
心尖区	舒张期	二尖瓣狭窄
心尖区	收缩期	重度二尖瓣关闭不全

3. 心包摩擦感 心包摩擦感(pericardium friction rub)是心脏脏层与壁层心包摩擦产生的一种连续性振动感。正常人无心包摩擦感，当心包膜发生纤维素性炎症时产生心包摩擦感，以胸骨左缘第3、4肋间处或心前区最易触及，收缩期和舒张期皆可触及，以收缩期更明显，前倾坐位或呼吸末更易触及。当心包渗出液较多时，心包脏层和壁层分离，摩擦感消失。

(三) 叩诊

叩诊可确定心脏的大小、形状及在胸腔的位置。心浊音界(cardiac dullness border)包括相对浊音界和绝对浊音界两个部分。心脏不含气，被肺遮盖的部分叩诊呈绝对浊音(实音)；其左右缘被肺遮盖的部分叩诊呈相对浊音。通常叩诊心界指叩诊心相对浊音界，其反映心脏的实际大小(图3-8-2)。

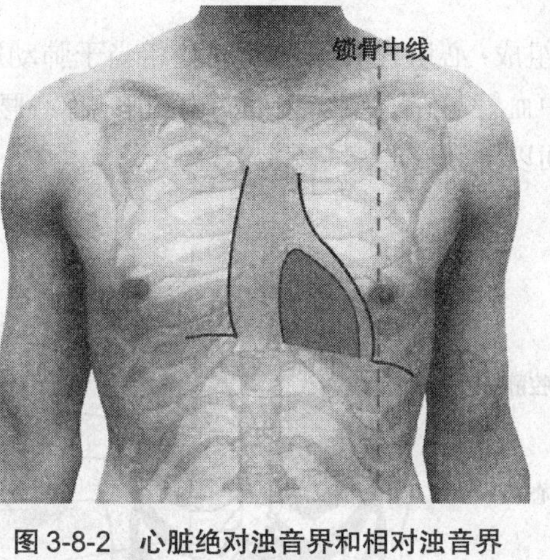

图3-8-2 心脏绝对浊音界和相对浊音界

1. 心脏叩诊的方法

(1) 手法：心界叩诊的方法与被评估者采取的体位有关。被评估者坐位时，护士左手板指与肋间垂直(心缘平行)；被评估者仰卧位时，护士左手板指与肋间平行(与心缘垂直)。同时注意两种体位时心浊音界的不同改变，叩诊时注意力度适中，由外向内逐渐移动板指，以听到声音由清变浊来确定心浊音界，每次移动的距离不宜过大，同时注意不要在皮肤上推拉以免影响结果。

(2) 顺序：通常先叩心脏左界，后叩心脏右界，自下而上，由外到内。①心脏左界：左界叩诊的方法是从心尖搏动最强点外2～3cm处开始(一般为第5肋间左锁骨中线稍外)，由外向内，叩至由清音变为浊音时用笔作一标记，如此向上逐一肋间进行，直至第2肋间；②心脏右界：右界叩诊的方法是先叩出肝上界，在其上一肋间(通常为第4肋间)由外向内叩出浊音界，逐一肋间向上，直至第2肋间，分别作标记。

(3) 测量：先用硬尺测量左锁骨中线至前正中线的距离，再测量各标记点至前正中线的垂直距离。测量数值以厘米为单位，保留小数点后一位数字。

2. 正常心浊音界及各部的组成

(1) 正常心浊音界：正常人心界右侧几乎与胸骨右缘相合，仅第4肋间处可在胸骨右缘稍外方；其左侧在第2肋间几乎与胸骨左缘相合，第3肋间以下向左下逐渐形成向外凸起的弧形，第5肋间则不超过锁骨中线，锁骨中线距前正中线为8～10cm。正常成人心脏相对浊音界见表3-8-2。

表3-8-2 正常成人心脏相对浊音界

右界（cm）	肋间	左界（cm）
2～3	Ⅱ	2～3
2～3	Ⅲ	3.5～4.5
3～4	Ⅳ	5～6
	Ⅴ	7～9

注：左锁骨中线距前正中线为8～10cm

（2）心浊音界各部的组成：心脏左界第2肋间处相当于肺动脉段，第3肋间为左心耳，第4、5肋间为左心室室，其中血管与左心室交接处向内凹陷，称心腰。右界第2肋间相当于升主动脉和上腔静脉，第3肋间以下为右心房（图3-8-3）。

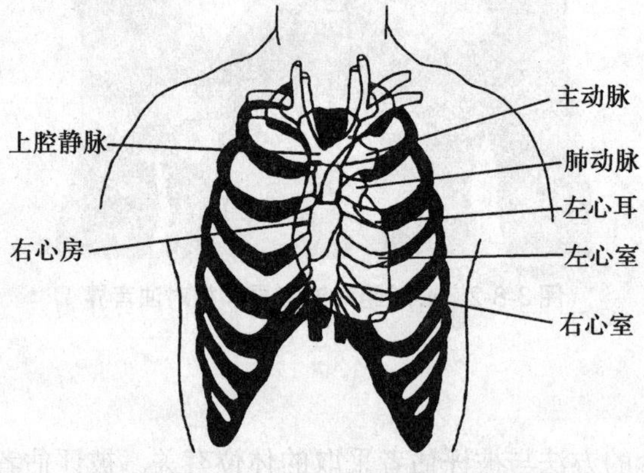

图3-8-3 心浊音界各部的组成

3. 心脏浊音界改变及其临床意义 心浊音界大小、形态和位置改变可由于心脏本身病变及心外因素而发生改变。

（1）心脏本身因素：①左心室增大：心浊音界向左、下扩大，心腰部（主动脉与左室交接处向内凹陷的部分）加深，心界形状似靴形，常见于主动脉瓣关闭不全，又称主动脉型心（图3-8-4）；也可见于高血压性心脏病。②右心室增大：轻度增大时只是绝对浊音界增大，显著增大时相对浊音界向左右扩大，常见于肺心病等。③双心室扩大：相对浊音界向两侧扩大称普大型心，常见于扩张型心肌病、心肌炎、全心衰竭。④左房与肺动脉段扩大：胸骨左缘第2、3肋间心浊音界向外扩大，使心腰膨出呈梨形，常见于二尖瓣狭窄，又称为二尖瓣型心（图3-8-5），常见于风心病二尖瓣狭窄的病人。⑤心包积液：心包积液达到一定量时，心界向两侧扩大，其相对浊音界与绝对浊音界几乎相同，并随体位改变而变化。表现为心包积液的特征性体征，即坐位时呈烧瓶样（图3-8-6），仰卧位时心底部明显增宽呈球形（图3-8-7）。

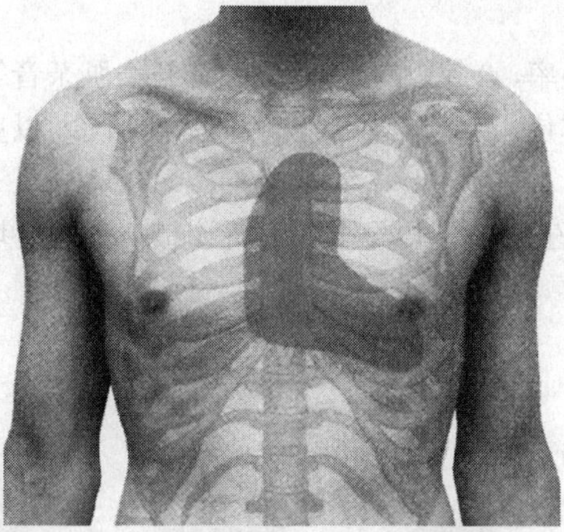

图 3-8-4 主动脉关闭不全时心浊音界（靴形心）

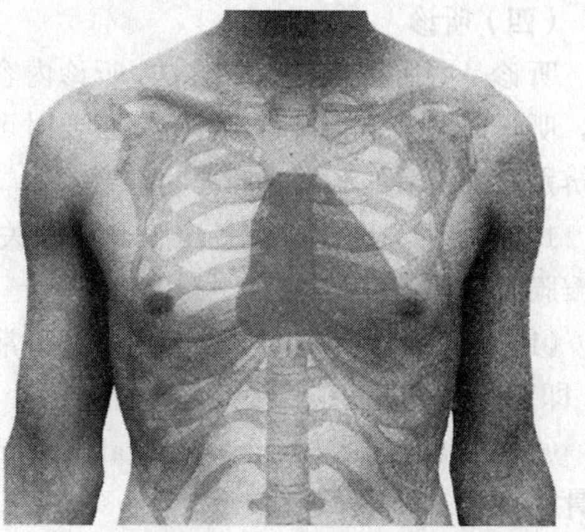

图 3-8-5 二尖瓣狭窄时心浊音界（梨形心）

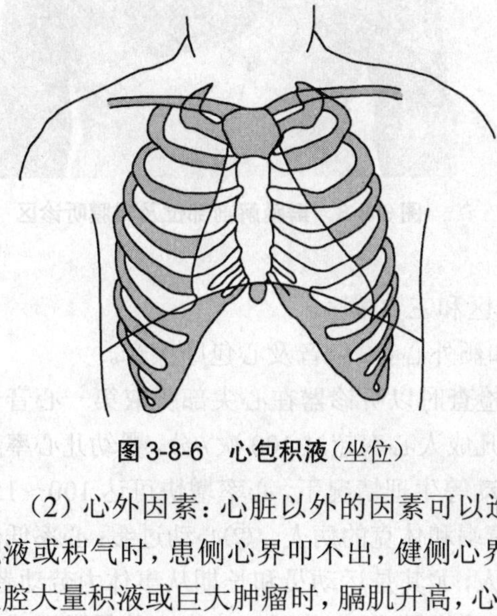

图 3-8-6 心包积液（坐位）

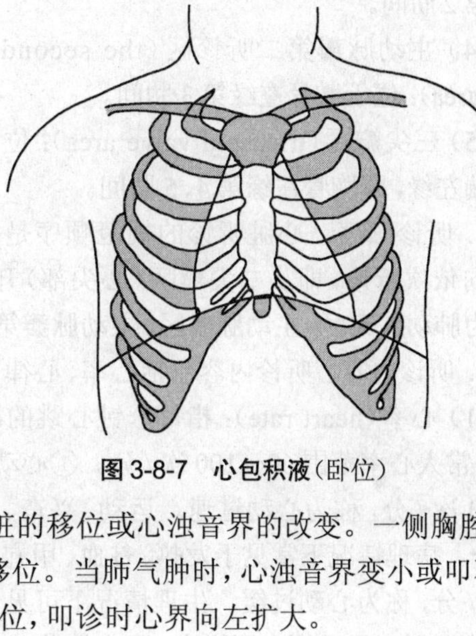

图 3-8-7 心包积液（卧位）

（2）心外因素：心脏以外的因素可以造成心脏的移位或心浊音界的改变。一侧胸腔大量积液或积气时，患侧心界叩不出，健侧心界向外移位。当肺气肿时，心浊音界变小或叩不出。腹腔大量积液或巨大肿瘤时，膈肌升高，心脏呈横位，叩诊时心界向左扩大。

理论与实践

该案例身体评估结果如下：

视诊：眼睑、颜面及双下肢无水肿，颈动脉搏动明显；心前区外形无异常隆起或凹陷，心尖搏动不明显。

触诊：心前区无震颤，心尖部可触及心尖搏动。

叩诊：叩诊心界向左扩大，于第 5 肋间锁骨中线外 0.5cm。

听诊：心率 98 次 / 分，节律规整，心音有力，未闻及杂音及额外心音，无心包摩擦音。

该案例的主要护理诊断 / 问题：

疼痛：头痛 与血压升高有关。

潜在并发症：高血压危象。

健康维持无效 与缺乏高血压相关疾病健康知识有关。

（四）听诊

听诊是心脏评估的重要方法，听诊内容包括心率、心律、心音、额外心音与心脏杂音等特征。听诊时病人取仰卧位或坐位，必要时可改变体位，或做深吸气、深呼气后再听诊，以更好地辨别心脏正常的心音或病理的杂音。

1．瓣膜听诊区　心脏各瓣膜开放和关闭时产生的声音传导至体表听诊最清楚的区域为该瓣膜听诊区（图3-8-8）。

（1）二尖瓣区（mitral valve area）：正常在心尖部，即左侧第5肋间锁骨中线稍内侧。

（2）肺动脉瓣区（pulmonary valve area）：位于胸骨左缘第2肋间。

（3）主动脉瓣区（aortic valve area）：位于胸骨右缘第2肋间。

（4）主动脉瓣第二听诊区（the second aortic valve area）：位于胸骨左缘第3肋间。

（5）三尖瓣区（tricuspid valve area）：位于胸骨体下端左缘，即胸骨左缘第4、5肋间。

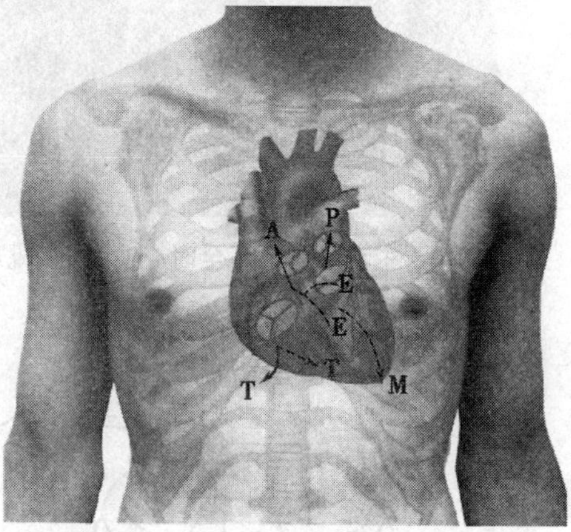

图3-8-8　瓣膜解剖部位及瓣膜听诊区

2．听诊顺序　心脏听诊的规范顺序是按逆时钟方向依次听诊，即从二尖瓣区（心尖部）开始，再依次为肺动脉瓣区、主动脉瓣区、主动脉瓣第二听诊区和三尖瓣区。

3．听诊内容　听诊内容包括心率、心律、心音和额外心音、杂音及心包摩擦音。

（1）心率（heart rate）：指每分钟心跳的次数。检查时以听诊器在心尖部听取第一心音计数，正常人心率范围60～100次/分。①心动过速：凡成人心率超过100次/分，婴幼儿心率超过150次/分，称为心动过速。运动、兴奋、情绪激动等生理情况下，心率增快可达100～150次/分。病理情况下常见于发热、贫血、甲亢、心力衰竭和休克的病人。②心动过缓：心率低于60次/分，称为心动过缓。生理情况下可见于健康人，尤其是运动员和长期从事体力劳动者。病理情况下可见于颅内压增高、阻塞性黄疸、甲状腺功能低下、二度或三度房室传导阻滞或服用药物如美托洛尔等β受体阻滞剂等的作用导致。

（2）心律（cardiac rhythm）：指心脏跳动的节律。正常成人心律规整。吸气时心率增快，呼气时心率减慢，称为窦性心律不齐，常见于健康老人或儿童，一般无临床意义。听诊能发现的常见心律失常有期前收缩和心房颤动。

期前收缩（premature beat）是在规则心律基础上，突然提前出现一次心跳，其后有一较长的时间间歇。听诊特点：①规则的节律中提前出现一次心音，其后有一较长间歇；②提前出现的心跳第一心音增强，第二心音减弱；③长间歇后出现的第一个心跳，第一心音减弱。如果期前收缩呈规律出现，可形成联律。如每一次正常心搏后出现一次期前收缩称为二联律，每两次正常心搏后出现一次期前收缩称为三联律，二联律和三联律多为病理性改变。

心房颤动（atrial fibrillation，AF）是由心房内异位节律点发出异位冲动产生的多个折返所致。其听诊特点：①心律绝对不规则；②第一心音强弱不等；③脉率少于心率，这种脉搏脱漏现象称为脉搏短绌（pulse deficit）。心房颤动常见于二尖瓣狭窄、高血压、冠心病或甲状腺功能亢进症的病人。

（3）心音：心音（cardiac sound）有四个，按其在心动周期出现的先后次序命名为第一心音

(first heart sound, S_1)、第二心音(second hear sound, S_2)、第三心音(third heart sound, S_3)和第四心音(fourth heart sound, S_4)。通常听到的是 S_1 和 S_2，S_3 在儿童和青少年时期有时可听到，如听到 S_4 多为病理情况。

1）心音的产生机制和临床意义：S_1 出现于心室收缩早期，标志着心室收缩的开始，是由于二尖瓣和三尖瓣突然关闭，瓣叶突然紧张引起振动而产生。S_2 出现于 S_1 之后，标志着心室舒张的开始，是由于主动脉瓣和肺动脉瓣突然关闭引起的瓣膜振动所产生。S_3 产生机制可能是由于心室快速充盈时，血流冲击心室壁产生振动所致，出现在心室舒张早期。S_4 产生一般认为与心房收缩，使房室瓣及相关组织突然紧张和振动有关，出现在舒张晚期。

2）心音的听诊特点：S_1 与 S_2 是听诊心音的首要环节，只有正确区分 S_1 和 S_2 之后，才能判定心室收缩期和舒张期，确定异常心音或杂音出现的时期，以及与 S_1 和 S_2 的时间关系。S_1 和 S_2 听诊特点见表 3-8-3。

表 3-8-3　S_1 和 S_2 听诊特点

项目	S_1	S_2
音调	较低	较高
强度	较响	较 S_1 弱
性质	较钝	较清脆
所占时间	较长，持续约 0.1 秒	较短，持续约 0.08 秒
听诊部位	心尖部最响	心底部最响
S_1 与 S_2 间隔	S_1 与 S_2 间隔较短	S_2 与下一个心动周期 S_1 间隔较长
与心尖搏动的关系	与心尖搏动同时出现	在心尖搏动之后出现

3）心音改变及临床意义：①心音强度改变：心音强度改变主要决定于心肌收缩力和心室充盈程度、瓣膜位置高低及瓣膜结构与活动性；此外与心脏疾病和胸壁厚度及肺含气量多少等因素有关，S_1 改变主要取决于心肌收缩力与心室充盈程度、瓣膜位置和弹性。S_2 改变的主要因素为体循环、肺循环的阻力及半月瓣的完整性和弹性。S_2 有两个主要成分，即主动脉瓣成分(A_2)和肺动脉瓣(P_2)成分。一般 A_2 在主动脉瓣区听诊最清晰，而 P_2 在肺动脉瓣区听诊最清楚。常见的心音强度变化及临床意义见表 3-8-4。②心音性质改变：当心肌有严重病变如急性心肌梗死、重症心肌炎、严重心肌病等情况发生时，S_1 失去原有的性质，与 S_2 相似，同时由于心率加快，且收缩期与舒张期的时间几乎相等，听诊时极似钟摆的滴答声，称为“钟摆律”(pendulum rhythm)；当心率超过 120 次 / 分时，如同胎儿心音，称为“胎心律”或“胎心样心音”(embryocardia)。③心音分裂(splitting of heart sounds)：是指听诊时出现一个心音分为两个部分的现象，是二尖瓣和三尖瓣或主动脉瓣和肺动脉瓣关闭明显不同步所致，生理情况下，S_1 分裂可见于儿童和青年人，病理情况下多由于三尖瓣关闭明显延迟与二尖瓣所致，常见于右束支传导阻滞。S_2 分裂较常见，其类型和特点见图 3-8-9 和表 3-8-5。

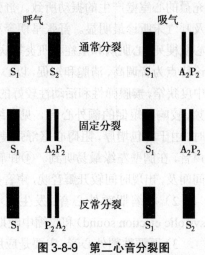

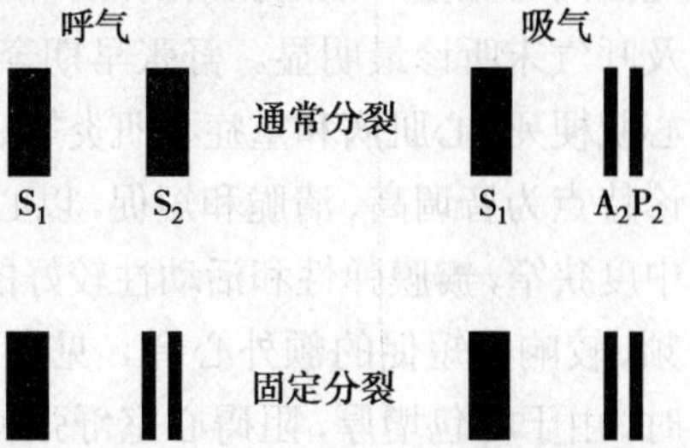

图 3-8-9　第二心音分裂图

表 3-8-4 心音强度变化及临床意义

心音强度变化	临床意义
S_1 增强	二尖瓣狭窄、完全性房室传导阻滞（当心房心室同时收缩时可出现“大炮音”）、高热、甲亢
S_1 减弱	二尖瓣关闭不全、心肌收缩力下降（心肌炎、心肌病、心肌梗死）
S_1 强弱不等	心房颤动、完全性房室传导阻滞
A_2 增强	高血压、主动脉粥样硬化
A_2 减弱	主动脉瓣狭窄或关闭不全
P_2 增强	肺心病、二尖瓣狭窄伴肺动脉高压、左向右分流的先天性心脏病
P_2 减弱	肺动脉瓣狭窄或关闭不全
S_1、S_2 同时增强	运动、情绪激动、贫血
S_1、S_2 同时减弱	心肌严重受损、肺气肿、休克、胸腔积液

表 3-8-5 S_2 分裂类型及特点

类型	特点	临床意义
生理性分裂	因胸腔负压增大，肺动脉瓣关闭迟于主动脉瓣，在深吸气末出现	常见于正常儿童和青年
通常分裂	深吸气时在肺动脉瓣区可听到，呼气时消失，为最常见类型	肺动脉瓣狭窄和二尖瓣狭窄、完全性右束支传导阻滞
固定分裂	S_2 的 2 个成分不受呼吸影响，间隔时间固定	房间隔缺损
反常分裂	主动脉瓣关闭迟于肺动脉瓣，吸气时分裂变窄，呼气时变宽	主动脉瓣狭窄、重度高血压、完全性左束支传导阻滞

（4）额外心音（extra cardiac sound）：在 S_1、S_2 之外可听到的病理性附加音。分为收缩期额外心音和舒张期额外心音，临床上以后者多见。

1）舒张期额外心音：①奔马律（gallop rhythm）：由出现在 S_2 之后的病理性 S_3 或 S_4，与原有的 S_1 和 S_2 组成的节律，心率大于 100 次 / 分时，犹如马奔驰时的蹄声称奔马律。奔马律是心肌严重受损的重要体征，临床上以舒张早期奔马律最为常见。其发生机制是由于舒张期心室负荷过重，心肌张力减低或顺应性减退，在舒张早期心房血液快速注入心室时，引起已过度充盈的心室壁产生的振动所致。舒张早期奔马律的听诊特点为音调较低，强度较弱，以心尖部及呼气末听诊最明显。舒张早期奔马律的出现提示心脏功能失去代偿，常见于心力衰竭、急性心肌梗死、心肌病和重症心肌炎等病人。②开瓣音（opening snap）：又称二尖瓣开放拍击音。听诊特点为音调高、清脆和短促，以心尖部及其内上方听诊最清楚，呼气时增强。见于二尖瓣轻、中度狭窄，瓣膜弹性和活动性较好的病人。③心包叩击音（pericardial knock）：在 S_2 后出现的中频、较响而短促的额外心音。见于缩窄性心包炎的病人。发生机制是舒张早期心室迅速充盈时，由于心包增厚，阻碍心室舒张使心室在舒张过程中被迫骤然停止，导致室壁震动而产生的声音，在胸壁左缘最易听到。④肿瘤扑落音（tumor plop）：在心尖或其内侧胸骨左缘第 3、4 肋间闻及，出现时间较开瓣音晚，声音类似，但音调较低，且随体位改变，见于心房黏液瘤病人。

2）收缩期额外心音：发生在心脏收缩期的额外心音，可分为收缩早期喷射音（early systolic ejection sound）和收缩中晚期喀喇音（mid and late ejection click），临床意义较小。

3）医源性额外心音：主要是应用起搏器和人工瓣膜治疗时，出现的额外心音。

(5) 心脏杂音(cardiac murmurs):是指除心音和额外心音之外,由心室壁、瓣膜或血管壁振动产生的持续时间较长的异常声音。可与心音分开或连续,甚至掩盖心音。

1) 杂音产生的机制:杂音是由于血流加速或血液黏稠度降低、瓣膜口狭窄和(或)关闭不全、出现异常分流、血管腔扩大、心腔内漂浮物等原因,使血流由层流变为湍流,形成漩涡,撞击心壁、瓣膜、腱索或大血管壁使之振动,从而在相应部位可听到杂音。具体机制如图3-8-10。

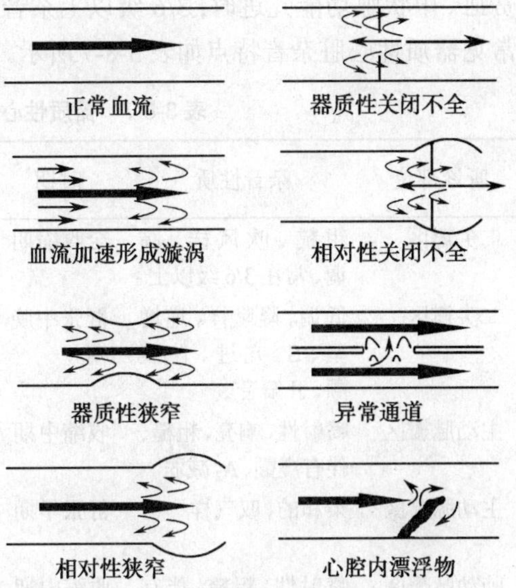

图3-8-10 杂音的产生机制示意图

2) 杂音听诊的要点:杂音的特点及临床意义重大,但听诊难度较大,听诊时要注意杂音出现的时期、最响部位、持续时间、性质、传导方向、强度、音调等。①部位:指杂音最响部位,一般来说杂音最响部位提示病变所在部位。②时期和持续时间:按心动周期的变化分为收缩期杂音(systolic murmur,SM)、舒张期杂音(diastolic murmur,DM)和连续性杂音(continuous murmur,CM)三种。按杂音在收缩期或舒张期出现的早晚和持续时间长短,进一步分为早期、中期、晚期和全期杂音。③性质:振动的频率不同,杂音表现出的音色和色调不同,常见为吹风样、隆隆样或雷鸣样、叹气样。④传导:判断杂音分布和传导方向。杂音一般沿血流方向传导,也可经周围组织传导。例如主动脉瓣区杂音可向上传至颈部或沿胸骨左缘向下传至心尖部。二尖瓣区杂音可传至腋下。⑤强度:杂音的强度取决于瓣膜口的狭窄程度、血流速度、瓣膜口或异常通道两侧压力差、心肌收缩力等。收缩期杂音的强度一般按Levine 6级法进行分级(表3-8-6),记录时杂音的级别为分子,6级分类法为分母,例如:一个2级杂音,则记为2/6级杂音。⑥与体位、呼吸和运动的关系:采取一些特殊体位、深吸气、深呼气或适当运动,可使杂音增强或减弱,有助于判断病变部位和性质。如二尖瓣区的舒张期隆隆样杂音,左侧卧位易听到或更响;呼吸可改变心脏的位置及左、右心室的排血量从而影响杂音的强度;运动时心率增快,心排出量增加,可使器质性心脏杂音增强。

表3-8-6 心脏杂音强度分级

级别	强度	评价
1	最轻	很弱,所占时间很短,须在安静环境下仔细听诊才能听到
2	轻度	弱,但较易听到
3	中度	较响亮,容易听到
4	响亮	响亮
5	很响	更响亮,且向四周甚至背部传导,但听诊器离开胸壁则听不到
6	最响	极响亮,震耳,甚至听诊器离开胸壁一定的距离也能听到

3) 杂音的临床意义:杂音对心血管疾病的诊断和鉴别有重要意义,但不能单凭杂音的有无来判定是否存在心脏病。根据杂音部位有无器质性病变而分为器质性杂音和功能性杂音,根据杂音的临床意义可分为病理性杂音和生理性杂音。一般生理性杂音只限于收缩期、心脏

无增大，杂音性质柔和、呈吹风样、无震颤；而器质性杂音性质多为粗糙、吹风样、高调、持续时间较长，常为全收缩期。舒张期杂音绝大多数为器质性杂音，收缩期杂音可能是功能性或器质性杂音。一般认为2/6级以下杂音多为功能性，常见于某些健康人在剧烈运动后或发热、贫血、甲状腺功能亢进时；3/6级以上杂音多为器质性的，两者鉴别具有重要临床价值。临床常见器质性心脏杂音特点如表3-8-7所示。

表3-8-7 器质性心脏杂音的听诊特点及临床意义

听诊部位	杂音性质	时期	传导部位	与呼吸、体位的关系	原因
二尖瓣区	粗糙、吹风样、高调、常在3/6级以上	全收缩期	左腋下、左锁骨下	呼气时加强、吸气时减弱	二尖瓣关闭不全
二尖瓣区	低调、隆隆样、递增型、S_1亢进、伴震颤、开瓣音	舒张中晚期	局限、不传导	左侧卧位更清楚	二尖瓣狭窄
主动脉瓣区	喷射性、响亮、粗糙、伴有震颤、A_2减弱	收缩中期	颈部		主动脉瓣狭窄
主动脉瓣区	柔和的、叹气样	舒张早期	胸骨左侧、心尖部	前倾坐位、呼气末屏气更明显	主动脉瓣关闭不全
肺动脉瓣区	喷射性、粗糙、伴有震颤、P_2减弱	收缩中期	左锁骨下、右肩胛下	卧位清楚	肺动脉瓣狭窄
胸骨左缘第3、4肋间	粗糙、伴震颤	收缩期	心前区其他部位		室间隔缺损
胸骨左下缘	粗糙、吹风样、高调	收缩期	胸骨右下缘、肝脏	深吸气增强	三尖瓣关闭不全
胸骨左缘第2肋间	粗糙、机器样、伴连续性震颤	收缩期和舒张期	上胸部、肩胛区		动脉导管未闭

（6）心包摩擦音（pericardial friction sound）：正常人无心包摩擦音，当发生心包炎症时可产生心包摩擦音，在心前区或胸骨左缘3、4肋间处听诊最清楚。听诊特点是性质粗糙、搔抓样、似纸张摩擦产生的高音调的声音，与呼吸无关，屏气时摩擦音仍出现，前倾坐位明显。心包摩擦音多见于感染性心包炎时，亦可见于心肌梗死、尿毒症等引起的非感染性心包炎。当心包积液达到一定量时，摩擦音消失。

学习小结

心脏评估的结果是心血管疾病诊疗和护理的依据，通过本节的学习，护理人员应该明确只有通过反复的护理实践方能掌握熟练的心脏评估技术，同时要结合健康史评估内容对病人相关资料进行综合分析，作出正确的护理诊断，并制定相应护理措施。心脏评估强调要按照顺序依次进行，以全面了解心脏的情况，同时可通过多个体位的变换反复检查来明确检查结果。在进行心脏评估时，还需特别关注社会心理因素对心血管系统疾病病人身心状况的影响。

（高学琴）

复习思考题

1. 杂音强度变化的 Levine 6 级法是如何区分的？
2. 简述心脏各瓣膜听诊区的具体位置。
3. 简述心音改变的临床意义。
4. 心脏疾病常见的护理诊断 / 问题有哪些？
5. 循环系统疾病病人的常见症状和体征有哪些？

第九节 周围血管评估

学习目标

识记：

1. 阐述周围血管疾病健康史评估的专科要点。
2. 描述周围血管评估异常发现的临床意义。

理解：

明确周围血管视诊、触诊和听诊的要点及注意事项。

运用：

1. 能够正确采集周围血管疾病健康史并记录。
2. 能够结合临床病例提出护理诊断 / 问题，并制定护理措施。

案例

赵某，男，21 岁，大学生，因左侧下肢肿胀不适，走路无力而入院。

全身血管包括动脉、静脉和毛细血管，在各种疾病中都可能有重要改变，因此血管评估有重要价值。周围血管评估主要是通过视诊、触诊和听诊等手段来了解周围血管循环的状况，是全身体格检查的不可忽略的一部分。

一、健 康 史

（一）一般资料

收集一般资料时，要重点考虑年龄和职业与血管疾病的关系。如老年人的症状往往要比年轻人严重、更容易出现并发症。而久坐不动或长期站立则是血管疾病的重要发病因素。

（二）主诉

周围血管疾病病人常见主诉包括：

1. 感觉异常　可表现为疼痛、潮热或寒冷、怠倦、麻木等异常感觉。

（1）疼痛（pain）：肢体疼痛是周围血管疾病的常见症状，也是促使病人就诊的主要原因。血管疾病所致疼痛，主要因供血不足（如急性动脉闭塞、慢性动脉功能不全）、回流障碍（如动静脉瘘）所引起。肢体疼痛可表现为间歇性和持续性两大类。

1）间歇性疼痛（intermittent pain）：包括：①间歇性跛行：即运动性疼痛，发作多见于下肢，表现为在一定速度行走一定距离后病变部位的痉挛性疼痛或酸胀、软弱，多见于血栓闭塞性脉管炎。②体位性疼痛：肢体位置变化时，可以激发或缓解疼痛。如下肢深静脉血栓形成或瓣膜功能不全的病人，肢体下垂时可使静脉向心性回流进一步减慢，加重肢体淤血和肿胀，行走时可产生烧灼性胀痛，只有在卧床抬高患肢后疼痛方可缓解。③温差性疼痛：血管病变时，可因温度改变而激发肢体疼痛，复温后又能缓解，如雷诺综合征（raynaud syndrome）病人，手足暴露于寒冷环境中出现痉挛性疼痛，复温后缓解。而红斑性疼痛时可因受热后血管舒张而肢体对称性灼痛，冷敷能缓解。④特发性疼痛：多位于小腿和足部，为肌肉痉挛性疼痛，好发于夜间，持续时间数分钟至 20 分钟。按摩局部或起床活动可缓解，多见于静脉曲张、深静脉血栓形成后遗功能不全，少数也见于动脉闭塞性疼痛。

2）持续性疼痛（continuing pain）：即静息痛，不论动脉或静脉病变，都可以造成肢体持续性疼痛，前者远比后者剧烈。①动脉性静息痛：表现为缺血性神经炎和营养障碍性静息痛。缺血性神经炎的特点为典型的神经刺激征象，呈持续性疼痛或间歇性剧烈刺痛。从肢体近侧向远侧放射，尤以趾（指）最严重；同时，伴有皮肤感觉异常，如蚁行、烧灼、针刺、麻木和趾（指）端冷。营养障碍性静息痛是由于严重皮肤循环功能不全，出现溃疡或坏死所致。疼痛尤为剧烈，有时也可有极短暂的间歇期，但一般在几分钟后又复发，常见于慢性闭塞性疾病晚期。②静脉性静息痛：疼痛程度不如动脉严重。由于静脉阻塞，远端血液回流障碍，肢体可发生重垂、酸胀、紧张和胀痛，甚至出现灼痛，平卧休息或抬高患肢后缓解。浅静脉血栓性静脉炎时，除疼痛外，可有全身中毒症状如体温升高等。

（2）潮热、寒冷：动脉闭塞性病变时，肢体寒冷病人往往有穿不暖的感觉；静脉病变时，潮热多于寒冷；动静脉瘘时，由于动脉血液的分流，局部血流量增多因而潮热，周围血管痉挛或舒张影响血流量，可使肢体温度发生变化。

（3）怠倦：按一般速度行走一段距离后即感到小腿怠倦，休息 2～3 分钟后随即消失，提示早期动脉功能不全。每于站立稍久后出现怠倦，平卧或抬高患肢后消失，则提示静脉病变。

（4）皮肤麻木、麻痹、针刺或蚁行感：由动脉病变影响神经干所致症状。小动脉栓塞时，早期表现为麻木；静脉病变亦可出现针刺、蚁行、瘙痒等感觉变化。

2. 形态和色泽改变

（1）形态改变：主要症状是肢体肿胀（limb swelling）。因静脉或淋巴回流障碍，压力升高，导致组织液渗出，在组织间隙和组织内积聚所致。可见于正常健康人站立过久、周围静脉病变致血液回流障碍或深静脉栓塞后瓣膜遭破坏等。

（2）色泽改变：包括色素沉着和由于血液循环变化所引起的苍白、潮红、发灰等。周围血管病变所致皮肤色泽改变主要包括两类：一是因供血不足，回流障碍或舒缩失常，导致皮色改变。二是静脉淤血，外渗于血管外的红细胞崩解所造成的色素沉着。

3. 组织结构异常和溃破　主要表现为皮肤、皮下组织、指（趾）甲、汗毛等的形态结构的改变。严重或后期血管病变，常并发组织的溃疡和坏死，多见于动脉病变引起的缺血性溃疡、静脉病变引起的淤积性溃疡、脊髓病变或糖尿病引起的神经性溃疡。

（三）现病史

周围血管疾病病人患病初期往往症状不典型，所以在进行护理评估时要仔细询问。如追问病人发病早期的症状，是否存在下肢血管曲张、走路时下肢酸疼不适；是否存在皮肤色素沉着、脱屑、瘙痒等；是否存在肢体疼痛、发凉、怕冷或出现针刺、奇痒、麻木、烧灼等异常感觉；出现症状的部位、程度及缓解方式；病情的发展和演变情况；对目前的日常休息及活动的影响等。

（四）既往史

了解病人是否有高血压、高血脂、高胆固醇血症、低高密度脂蛋白血症和糖尿病等过去病史与诊断、评估血管的状况具有切实意义。

（五）家族史

注意询问其他系统的健康状况，必要时主要询问直系亲属中有无患有高血压、冠心病、脑血管意外、糖尿病，血栓性血管疾病。

（六）心理-社会状况

周围血管病变及其严重程度对病人的心理状态影响极大，血管疾病一般患病时间较长，且长期不愈，病情甚至呈进行性发展，重者需要截肢致残，甚至危及生命。因此，应仔细询问病人对自身疾病有关知识的了解程度，了解病人的身体体能情况，还应观察分析病人的精神状态，应激应对能力，熟悉病人的家庭，社会支持系统，工作学习和经济情况。

理论与实践

护士在与病人的沟通中得知，病人入院前近1个月左右时间因急于完成毕业论文每日久坐电脑前，经常熬夜到很晚，较少外出活动。今日晨起走路时觉得腿部无力，差点摔倒，在同学的要求下才来到医院就医。不太接受入院治疗，“这么点小病根本不值得大惊小怪”，特别担心论文没有完成而影响毕业，表现焦虑。

护士初步评估病人：神志清楚，发育良好，查体合作；T 36.7℃，P 88次/分，R 18次/分，BP 110/75mmHg，身高176cm，体重64kg；护士需进行进一步的身体评估收集其健康资料。

二、身体评估

（一）视诊

1. 甲床和皮肤颜色　主要检查肢端甲床和手的皮肤颜色改变，以了解肢端血液循环状况观察皮肤颜色的改变，应尽量在温度适宜的房间内检查，利用自然光线，检查时应注意肢体对称部位颜色的对照比较，以发现颜色的差异。

毛细血管充盈实验

临床上常采用毛细血管充盈试验(capillary filling test)来判断血液微循环状态。具体方法是：被护士取平卧位，用手指压迫其指(趾)甲或额部、胸骨表面、胫骨前内侧面等皮下组织表浅部位，片刻后去除压力，观察按压局部皮肤颜色变化。去除压力后，局部皮肤颜色由白转红的时间≤2秒为正常，试验阴性。如由白转红时间>3秒，或呈斑点状发红为试验阳性，则说明循环功能障碍。

来源：张振岭．实用临床试验诊断．北京：人民卫生出版社，2001.

2．毛细血管搏动征(capillary pulsation) 正常人毛细血管搏动极难看到。某些病理情况下，如主动脉瓣关闭不全、动脉导管末闭、甲状腺功能亢进或重度贫血时，脉压增大时，用手指轻压病人指甲末端，或以玻片轻压口唇黏膜，如见受压部分的边缘有红、白交替节律性搏动现象，即为毛细血管搏动征。

3．静脉曲张(varicosis) 主要观察下肢静脉有无曲张，必要时评估静脉瓣功能。

4．肝颈静脉回流征(hepatojugular reflux) 右心衰竭引起肝淤血肿大时，用手压迫肝可使颈静脉充盈更为明显，称为肝颈静脉回流征阳性，是右心功能不全的重要体征之一。

(二)触诊

1．脉搏 脉搏(pulse)触诊时可发现脉率、节律、紧张度、强弱及波形的变化，脉搏的测量方法、正常范围见《基础护理学》，脉搏触诊异常所见及临床意义如下：

(1)脉率：脉率的生理与病理改变及其临床意义与心率基本一致。在某些心律失常，如心房颤动、频发室性期前收缩等情况下，由于部分心搏的心排出量显著减少，不能使周围血管产生搏动，以至脉率低于心率，即脉搏短绌。

(2)脉律：脉搏的节律反映心脏搏动的节律。发生各种心律失常时均可影响脉搏节律变化，如心房颤动时脉律绝对不规则、脉搏强弱不等；二度房室传导阻滞者可有脉搏脱漏。

(3)紧张度：脉搏的紧张度与动脉收缩压高低有关，可依据手指按压桡动脉所施加的压力和感知的血管壁弹性来估计。检查时以示指、中指和环指的指腹置于桡动脉上。用近心端手指压迫阻断血流，如需较大力量按压时方可使远端手指触不到脉搏，提示脉搏的紧张度较大。

(4)强弱：脉搏的强弱与心排血量、脉压和周围血管阻力的大小有关。心排血量增加、脉压增大、周围血管阻力减低时，脉搏有力而振幅大，称为洪脉(bounding Pulse)，见于高热、甲状腺功能亢进症、严重贫血等病人。反之，脉搏减弱，称为细脉(small Pulse)，见于心力衰竭、休克、主动脉瓣狭窄的病人。

(5)波形：脉搏波形可根据脉搏触诊感知，但是准确的测量方法是通过脉搏波形计显示的曲线来测量血流通过动脉时，动脉内压上升和下降的情况。常见的异常脉搏波形有：①水冲脉(water hammer pulse)：脉搏骤起骤降，急促而有力。主要见于主动脉瓣关闭不全、严重贫血、甲状腺功能亢进症等病人。②交替脉(pulse alternans)：指节律规则而强弱交替出现的脉搏。其产生与心肌收缩强弱交替有关，为左心衰竭的重要体征之一。常见于高血压性心脏病、急性心肌梗死和主动脉瓣关闭不全的病人。③奇脉(paradoxical pulse)：指平静吸气时脉搏明显减弱或消失的现象，见于大量心包积液、缩窄性心包炎等。④脉搏消失(pulseless)：主要见于严重休克、多发性大动脉炎或肢体动脉栓塞。

2. 皮肤温度和湿度 皮肤温度的个体差异较大，且不同部位的皮肤温度也不同，检查时要注意双侧对比。另外，皮肤温度还受室温、情绪、运动、饮食饥饱、吸烟等因素的影响，检查时注意排除干扰因素。正常情况下对称部位的皮肤温度基本相同，温度差小于 2℃；如果温度差大于 2℃或有显著升高或降低则具有临床意义。一般皮温降低提示有肢体缺血，皮温增高常见于急性深静脉血栓形成和动静脉瘘等。检查时皮肤呈现冷而湿的表现多为血管痉挛；而闭塞性动脉血管疾病时，局部皮肤呈冷而干的表现。

3. 动脉搏动（peripheral arterial pulse） 动脉搏动是评估周围血管疾病的重要步骤，检查时须进行双侧对称部位的对照。生理情况下，如高温环境、体温升高时动脉搏动增强，病理情况下，如动脉狭窄或阻塞时，病变局部或远端动脉搏动消失或减弱；而先天性动静脉瘘时动脉搏动增强。当考虑动脉性疾病时，全身主要动脉的搏动都要常规检查，常用的周围动脉包括股动脉、颈动脉、足背动脉、腘动脉、腓动脉等。触摸动脉搏动的同时，还要注意了解动脉的弹性、硬度，有无扭曲、结节及震颤等。

理论与实践

该案例身体评估结果如下：

视诊：双下肢皮肤完整无破损，无皮疹和湿疹，无静脉曲张，小腿围：右腿 38cm，左腿 41cm，左侧下肢皮肤变薄、皮肤发亮。

触诊：双下肢皮温温暖、对称，双侧股动脉、腘动脉和足背搏动可触及，左侧下肢皮肤弹性下降，可凹陷性水肿。

该案例的主要护理诊断 / 问题：

活动受限 与左侧下肢肿胀和无力有关。

焦虑 与住院治疗、担心学业有关。

潜在并发症：肺栓塞。

（三）听诊

1. 血压 血压（blood pressure）的测量方法和注意事项见《基础护理学》。

（1）血压的标准：正常成人血压水平的分类和定义见表 3-9-1。

表 3-9-1 成人血压水平的定义和分类

类型	收缩压（mmHg）		舒张压（mmHg）
正常血压	<120	和	<80
正常高值	120～139	和（或）	80～89
高血压	≥140	和（或）	≥90
1 级高血压	140～159	和（或）	90～99
2 级高血压	160～179	和（或）	100～109
3 级高血压	≥180	和（或）	≥110
单纯收缩期高血压	≥140	和	<90

(2) 血压变动的临床意义：①高血压(hypertension)：高血压包括原发性高血压和继发性高血压。高血压原因不明者称为原发性高血压。高血压也可为某些疾病的临床表现之一，称为继发性高血压或症状性高血压，多见于肾动脉狭窄、肾实质病变、嗜铬细胞瘤、原发性醛固酮增多症、皮质醇增多症、妊娠高血压综合征等。②低血压(hypotension)：低血压常见于休克、急性心肌梗死、心力衰竭、心脏压塞、肺梗死、肾上腺皮质功能减退等。生理性低血压常见于运动员、重体力劳动者，也可见于瘦长体型的女性。③双侧上肢血压显著差异：正常人两上肢血压相似或有轻度差异，正常差异范围在5～10mmHg，如两上肢血压相差大于10mmHg则属异常。主要见于多发性大动脉炎、先天性动脉畸形、血栓闭塞性脉管炎等病人。④上下肢血压显著差异：袖带法测量时，正常人下肢血压较上肢血压高20～40mmHg，如出现下肢血压等于或低于上肢血压，则提示相应部位动脉狭窄或闭塞。多见于主动脉缩窄、胸腹主动脉型大动脉炎、闭塞性动脉硬化、髂动脉或股动脉栓塞等。⑤脉压增大或减小：脉压大于40mmHg为脉压增大，多见于主动脉瓣关闭不全、动脉导管未闭以及甲状腺功能亢进、严重贫血和主动脉硬化等病人。脉压若小于30mmHg为脉压减小。见于主动脉瓣狭窄、心力衰竭、心包积液、缩窄性心包炎等病人。

2. 血管杂音

(1) 动脉杂音：动脉狭窄、动静脉瘘等所导致血液分流均可在动脉体表投影区听到杂音，听诊动脉杂音时应注意听诊器不可压迫血管太重，否则可造成血管的人为狭窄。临床常见的动脉杂音及临床意义：①颈总动脉分叉部杂音提示颈内动脉狭窄；②锁骨上窝的收缩期杂音，常提示无名动脉或锁骨下动脉开口部动脉的狭窄；③肋缘下或背脊肋角的杂音常提示有肾动脉狭窄；④腹主动脉分叉处的杂音常传导到髂窝和股三角区；⑤主动脉和降主动脉狭窄引起的杂音，常在胸椎旁肩胛区。

(2) 静脉杂音：多见于颈静脉和腹壁静脉的嗡鸣音。颈静脉嗡鸣音是由于血液快速流入口径较宽的上腔静脉所致，于右锁骨上窝听诊明显，呈连续性的低调杂音，性质柔和，随体位变化而变化坐位和站立为明显；腹壁静脉嗡鸣音见于肝硬化、门静脉高压，侧支循环静脉扩张，血流增快，常于脐周或上腹部闻及。

3. 周围血管征　周围血管征包括水冲脉、枪击音、杜柔双重音和毛细血管搏动征。主要是由于脉压增大所致。常见于主动脉并关闭不全、甲状腺功能亢进、严重贫血和动脉导管未闭等病人。听诊可闻及的周围血管征有：

(1) 枪击音(pistol shot sound)：指在四肢动脉处听到的一种短促的如同射枪的，与心跳一致的声音，称为枪击音。听诊部位常选择股动脉，部分病人在股动脉、足背动脉也可闻及。

(2) 杜柔双重音(Duroziez sign)：将听诊器体件置于股动脉上，稍加压力，在收缩期与舒张期皆可闻及的连续性吹风样杂音，称为杜柔双重音。

学习小结

通过本节学习，需要明确周围血管疾病是一种危害性极强的常见疾病，但患病初期病人常常是没有症状或者症状不典型，所以在进行护理评估时要仔细询问，在进行体格检查时要特别注意一些细微的体征，避免造成遗漏。

(高学琴)

复习思考题

1. 简述常见的动脉杂音及临床意义。
2. 简述周围血管征的内容、评估要点及临床意义。
3. 简述周围血管疾病健康史采集的要点。
4. 简述血压变动的临床意义。
5. 周围血管疾病常见的护理诊断/问题有哪些？

第十节 腹部评估

学习目标

识记：

1. 说出腹部视诊、触诊、叩诊、听诊的内容。

2. 正确描述腹部评估的内容；说出胃肠型、蠕动波、压痛、反跳痛、振水音、移动性浊音、肠鸣音的定义。

理解：

1. 比较腹部分区方法的异同。

2. 叙述腹部异常体征的临床意义。

运用：

1. 能完成腹部叩诊和听诊的操作，正确识别阳性体征。

2. 熟练完成腹部触诊的操作示范。

案例

刘某，男，32岁。于1周前出现无明显诱因腹胀，进食后腹胀加重而入院就诊，自诉近期腹围进行性增大，无腹痛、恶心、呕吐、腹泻，但精神、食欲、睡眠不佳，大小便正常，体力下降。临床诊断：肝硬化并腹水。

一、健 康 史

1. 现病史　首先注意评估病人是否存在消化系统症状，如腹痛、腹胀、腹泻、便秘、恶心、呕吐、反酸、嗳气；有无食管梗阻、吞咽困难、呕血、便血、消化不良，有无腹水、黄疸、皮肤出血点，体重及食欲有无改变等。

2. 既往史

(1) 消化系统疾病史：了解病人是否有胃溃疡合并出血、慢性胃炎、慢性肝炎、肝硬化、胆囊炎、胰腺炎、胃肠道肿瘤等疾病史。例如消化性溃疡者常有数年至数十年反复发作、与饮食有关的中上腹慢性、周期性、节律性疼痛史，肝炎、肝硬化病人常有右上腹不适、食欲缺乏、恶心呕吐等症状。

(2) 其他系统疾病史：了解病人有无存在慢性充血性心力衰竭、慢性阻塞性肺病、贫血、出血性疾病、肾功能不全等。

(3) 用药史：了解病人是否使用对胃肠道有刺激的药物，如阿司匹林或非激素类抗炎止痛剂，有无使用制酸剂；是否使用抗结核药、抗生素、抗心律失常药等，问清楚病人所使用的药物名称、剂型、用量、用法、效果及不良反应等，同时注意询问药物过敏史。

(4) 过敏史：了解病人是否对牛奶、食品添加剂或海鲜等异体蛋白过敏。接触或食用过敏原后有无出现皮肤荨麻疹、肠胃绞痛、恶心呕吐、频繁的排气、腹泻、便血等情况。

(5) 腹部外伤或手术史：有过腹部外伤或腹部手术经历者，可因肠粘连引起腹痛、腹胀、呕吐、便秘等肠梗阻表现。

3. 家族史　询问病人家族中有无相关疾病包括：结肠、直肠癌或肠息肉，有无病毒性肝炎、细菌性痢疾、溃疡性结肠炎、克罗恩病、肝脏疾病、胰腺炎、小肠激惹症候群等。

4. 心理 - 社会状况　评估病人有无意识、行为改变，有无谵妄、昏迷，婚姻状况、生育情况如何，女性病人应注意末次月经情况；了解病人是否因职业需要长期暴露在污染环境中长期接触铅、水银等重金属。此外，有无外出旅行暴露于传染性疾病流行或寄生虫污染的地域，有过疫水、疫源接触史。

5. 日常生活状况　了解病人有无吸烟、饮酒史，有无毒品、放射物质接触史，有无暴饮暴食、酗酒等不良饮食习惯，前者容易引发胰腺炎、急性胃扩张、脂肪肝等，爱吃辛辣者刺激胃酸分泌、刺激胃肠黏膜引起消化不良，重者易诱发胃出血。喜欢吃生鱼、生肉等不注重饮食卫生者容易引发急性胃肠炎或传染性疾病。饮食中缺乏蔬菜及粗纤维及饮水量少、活动量少者容易产生便秘。

理论与实践

该案例进行健康史采集时应注意询问病人腹胀感受、诱因、影响因素及伴随状态包括二便情况，了解病人既往疾病史、家族史，围绕消化道症状进行焦点评估。此外还应了解病人的心理状态、社会家庭支持情况，注意鉴别病人是心理问题还是疾病所致精神障碍等。

二、身体评估

腹部上起横膈、下至骨盆，前面及侧面为腹壁，后面有脊柱及腰肌。腹腔内脏器包括消化、泌尿、生殖、血液及血管系统，因此，腹部评估在体格检查中占据重要地位。评估时要求充分暴露全腹部，注意保暖，光线自然、柔和，护士站在被评估者右侧，手法轻柔，遵循先左后右、由上而下、逆时针方向进行，先健侧后患侧部位开始。腹部评估按视诊、听诊、叩诊、触诊顺序进行，以避免触诊手法刺激胃肠蠕动而导致误诊。

（一）腹部体表标志及分区

1. 体表标志　认识腹部解剖标志，有助于描述疼痛、压痛和其他异常发现的部位，常用标志（图 3-10-1、图 3-10-2）。

（1）腹上角（upper abdominal angle）：腹上角为两侧肋弓的夹角，顶部为剑突根部，用于判断体型及肝左叶测量。

（2）肋弓下缘（costal margin）：由第 8～10 肋软骨与上一肋软骨连接而成。用于腹部分区和肝、脾测量、胆囊点定位。

（3）脐（umbilicus）：为腹部中心，位于第 3、4 腰椎之间，为腹部四区分法及腰椎穿刺定位标志。

（4）髂前上棘（anterior superior iliac spine）：为髂嵴前方的突出点，常用于骨髓穿刺部位及阑尾麦氏点的定位标志。

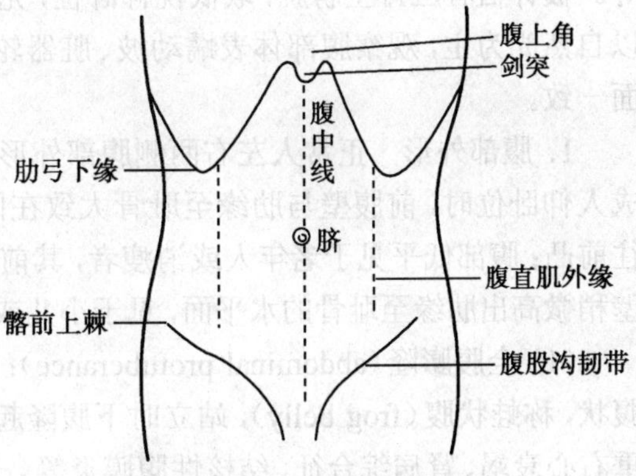

图 3-10-1　腹部体表标志

（5）腹股沟韧带：两侧腹股沟韧带构成腹部体表的下界，是股动、静脉的定位标志，也是腹股沟疝通过的部位。

（6）腹直肌外缘（lateral border of rectus muscles）：相当于锁骨中线的延续，常用于季肋点，上、中输尿管点及胆囊点的定位。

（7）腹中线（medioventral line）：为前正中线的延续。

（8）脊肋角（costovertebral angle）：背部两侧第 12 肋骨与脊柱的交角，为肾区叩击痛的位置。

2. 腹部分区　借助体表标志可将腹部人为地划分为几个区域，以便于病变的部位描述和记录，常用的腹部分区法有四区分法和九区分法：

（1）四区分法：经过脐做一水平线与一垂直线，将腹部划分为左上腹、左下腹、右上腹、右下腹四个区（图 3-10-2）。

（2）九区分法：用两条水平线和两条垂直线将腹部划分为上腹部、中腹部、下腹部以及左、右季肋部，左、右腰部和左、右髂部九个区。两条水平线分别是两侧肋弓下缘的连线和两侧髂前上棘的连线。两条垂直线分别为左右两侧髂前上棘至腹正中线连线的中点所作的垂直线（图 3-10-3）。

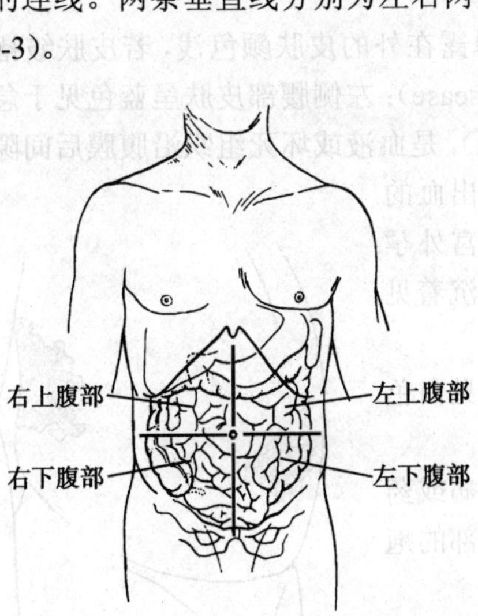

图 3-10-2　腹部体表分区（四区分法）

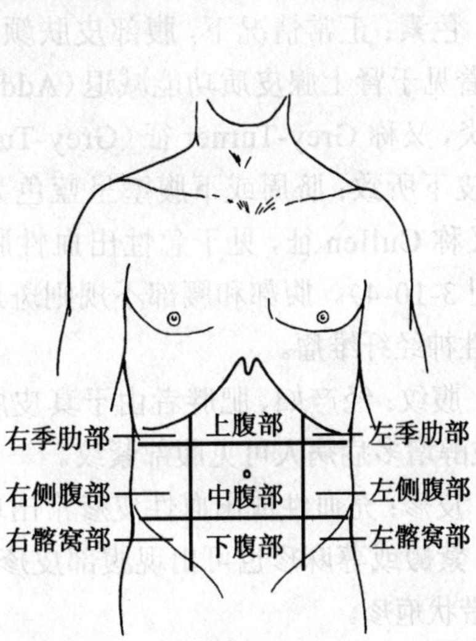

图 3-10-3　腹部体表分区（九区分法）

（二）视诊

视诊的内容包括腹部外形、腹壁皮肤、腹壁静脉、腹股沟、呼吸运动、胃肠型、蠕动波及疝等。被评估者应排空膀胱，取低枕仰卧位，充分暴露腹部，冬天注意暴露时间不宜过长。检查以自然光为主，观察腹部体表蠕动波、脏器轮廓、搏动或包块以侧面光线为宜，视线与腹部平面一致。

1. 腹部外形　正常人左右两侧腹部外形对称，腹壁厚薄程度与营养状况有关。正力体型成人仰卧位时，前腹壁与肋缘至耻骨大致在同一平面或略为内凹称腹部平坦，坐起时下腹略往前凸；腹部低平见于老年人或消瘦者，其前腹壁低于肋缘至耻骨水平面；腹部饱满是指前腹壁稍微高出肋缘至耻骨的水平面，见于小儿或肥胖者。

（1）全腹膨隆（abdominal protuberance）：当腹腔大量积液时，病人仰卧位腹部宽扁如同蛙腹状，称蛙状腹（frog belly），站立时下腹隆起，伴脐凸出。临床上可见于肝硬化失代偿期、严重右心衰竭、肾病综合征、结核性腹膜炎等。肠梗阻、中毒性肠麻痹等病人可由于胃肠胀气出现球形腹，转动体位时腹部形状不变。巨大卵巢囊肿病人仰卧位可见腹部中央膨隆，站立位时膨隆以脐为中心，腹部无凸出，其他如妊娠晚期、肥胖症均可出现腹部隆起现象，需与腹腔积液鉴别。腹部明显隆起者应定期测量腹围（abdominal perimeter），嘱咐被评估者排尿后进行，注意软尺应经过脐部。

（2）局部膨隆：多因腹腔内有炎性包块、增大的脏器、肿瘤、局部肠胀气、局部积液等引起，腹壁肿块和疝也会引起局部膨隆。鉴别包块来源于腹壁或腹腔内，可嘱咐病人取仰卧位，双手托于枕部抬头做起身动作，使腹壁肌肉紧张，如肿块更加明显，说明包块位于腹壁上，反之则为腹腔内包块。

（3）全腹凹陷：见于消瘦和脱水者。严重时前腹壁凹陷几乎贴近脊柱，肋弓、髂嵴和耻骨联合显露，腹外形如舟状，称为舟状腹（scaphoid abdomen），见于恶性肿瘤晚期、结核、神经性厌食等病人。吸气时腹壁凹陷见于膈肌麻痹和上呼吸道梗阻病人。

（4）局部凹陷：见于手术后腹壁瘢痕收缩的病人，站立位或腹压增加时凹陷更加明显。

2. 腹壁皮肤

（1）色素：正常情况下，腹部皮肤颜色比常暴露在外的皮肤颜色浅，若皮肤皱褶处有褐色素沉着见于肾上腺皮质功能减退（Addison's disease）；左侧腰部皮肤呈蓝色见于急性出血性胰腺炎，又称 Grey-Turner 征（Grey-Turner sign），是血液或坏死组织沿腹膜后间隙渗到侧腹壁的皮下所致；脐周或下腹壁呈蓝色为腹腔大出血的征象，又称 Cullen 征，见于急性出血性胰腺炎或宫外孕破裂（图 3-10-4）。腹部和腰部不规则斑片状色素沉着见于多发性神经纤维瘤。

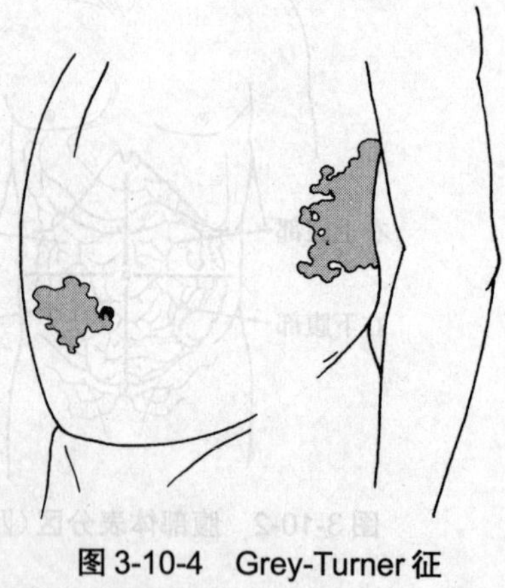
图 3-10-4　Grey-Turner 征

（2）腹纹：经产妇、肥胖者由于真皮层裂开可见白色纹；皮质醇增多症病人可见腹部紫纹。

（3）皮疹：充血性或出血性皮疹常出现于传染病或药物过敏；紫癜或荨麻疹也可出现腹部皮疹；一侧腰部的疱疹提示带状疱疹。

（4）疝：腹外疝为腹腔内容物经腹壁或骨盆间隙等薄弱部位向体表突出所致；脐疝多见于婴幼儿，成人则见于大量腹腔积液病人；手术瘢痕愈合不良处可有切口疝；股疝位于腹股沟韧带中部；腹股沟疝偏于内侧，咳嗽用力腹压增加时明显，卧位时缩小或消失。

3. 呼吸运动　呼吸时腹壁上下起伏为腹式呼吸。正常成年男性及儿童以腹式呼吸为主，女性以胸式呼吸为主。急性腹膜炎时，腹式呼吸运动受限；膈肌上升、剧烈腹痛、膈肌麻痹时，腹式呼吸运动减弱或消失。

4. 腹部静脉　正常人腹壁静脉不显现，腹壁皮肤薄而松弛的老人、极度消瘦者隐约可见，但无迂曲。正常情况下脐水平线以上的腹壁静脉自下向上流入上腔静脉，脐水平线以下的腹壁静脉自上向下流入下腔静脉。腹壁静脉明显可见或迂曲变粗，称为腹壁静脉曲张(abdominal wall varicosis)。当上下腔静脉阻塞时，血流方向和正常相反；肝硬化门脉高压时，脐周可见放射状的静脉曲张，呈水母头状(图 3-10-5)。检查方法：选择一段平直无分支的曲张静脉，护士示指、中指并拢按压血管，而后将一指沿静脉走向向外滑动以排挤该段静脉中血液，放松一手指，观察静脉充盈的方向与流速；重复同样动作，放松另一手指，比较两端血管充盈速度以判定血流方向(图 3-10-6)。

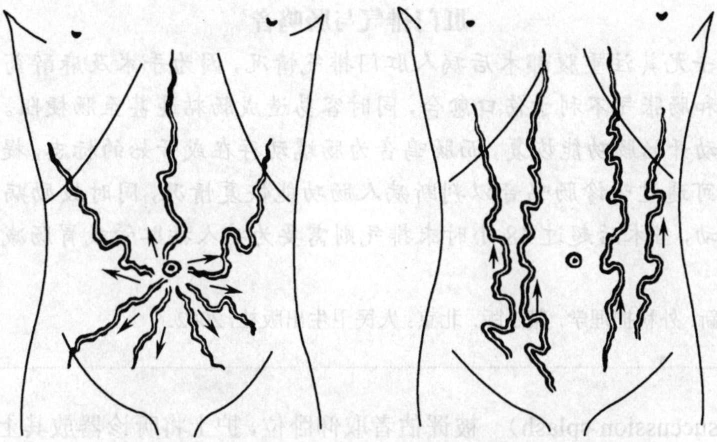

图 3-10-5　门静脉高压时腹壁浅静脉血流分布和方向(左)
下腔静脉梗阻时腹壁浅静脉血流分布和方向(右)

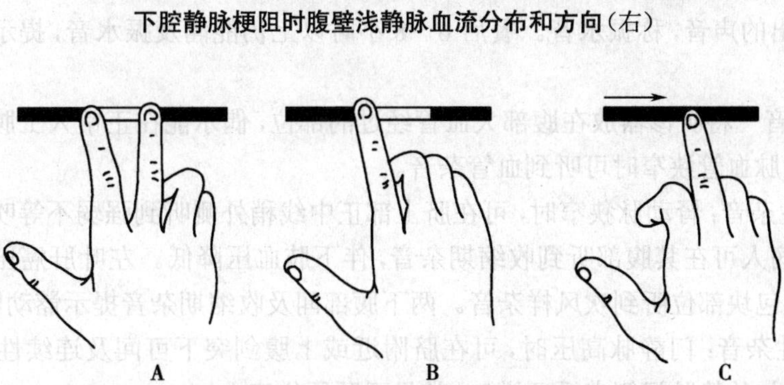

图 3-10-6　腹壁静脉曲张的检查方法

5. 胃肠型和蠕动波　除腹壁皮肤菲薄或松弛的老年人、经产妇、极度消瘦者外，正常人一般看不到胃肠蠕动和胃肠型。胃肠道梗阻时，梗阻近端的胃或肠段饱满扩张而隆起，显现出各自轮廓，称胃肠型或肠型(gastral or intestinal pattern)，同时伴该部的蠕动增强，可以看到蠕动波(peristalsis)。肠麻痹时，肠蠕动波消失但可见胃肠型。

6. 搏动（pulsations） 正常人的上腹部常可看到腹主动脉搏动。腹部肿瘤压迫腹主动脉时可在相应部位出现腹壁搏动增强。

（三）听诊

腹部听诊紧接在视诊后。听诊内容包括肠鸣音、血管杂音、摩擦音和搔弹音等。妊娠5个月以上的妇女可在脐下方听到胎心音。

1. 肠鸣音（borborygmus bowel sound） 肠蠕动时，肠管内气体和液体随之流动，产生一种断续的咕噜声或气过水声，称为肠鸣音。听诊位置通常选择在右下腹，听诊时间至少在5分钟以上。正常情况下肠鸣音每分钟4～5次；肠鸣音达10次以上，但音调不高亢称为肠鸣音活跃，见于腹泻、胃肠道大出血的病人。若次数增多伴肠鸣音高亢甚至出现金属音响称为肠鸣音亢进，见于机械性肠梗阻；若持续3～5分钟以上才听到一次肠鸣音，称为肠鸣音减弱，见于便秘、低钾血症的病人；若3～5分钟听不到肠鸣音，可用手拍击腹部，若仍然听不到肠鸣音为肠鸣音消失，见于急性腹膜炎、麻痹性肠梗阻、腹部大手术后。

肛门排气与肠鸣音

临床上护士尤其注重腹部术后病人肛门排气情况，因为手术及麻醉药会在一定程度上造成肠麻痹和肠胀气不利于伤口愈合，同时容易造成肠粘连甚至肠梗阻。肛门排便、排气意味着肠蠕动开始肠功能恢复，而肠鸣音为肠蠕动存在或开始的标志，提示病人可以开始进食。护士可通过听诊肠鸣音以判断病人肠功能恢复情况，同时鼓励病人早期下床活动以促进肠蠕动，当术后超过48小时未排气则需要为病人插肛管或胃肠减压管进行人工排气。

来源：曹伟新. 外科护理学. 第3版. 北京：人民卫生出版社，2002.

2. 振水音（succussion splash） 被评估者取仰卧位，护士将听诊器放其上腹部，弯曲手指并以指腹连续快速地冲击被评估者上腹部，也可以将耳朵靠近被评估者直接听诊胃内气体与液体相撞击发出的声音，称振水音。餐后6～8小时以上仍能闻及振水音，提示幽门梗阻或胃扩张。

3. 血管杂音 将听诊器放在腹部大血管经过的部位，偶尔能在正常人上腹部听到收缩期血管杂音，当动脉血管狭窄时可听到血管杂音。

（1）动脉性杂音：肾动脉狭窄时，可在脐上部正中线稍外侧听到强弱不等吹风样杂音。腹主动脉狭窄的病人可在其腹部听到收缩期杂音，伴下肢血压降低。左叶肝癌压迫肝动脉或腹主动脉时，肝脏包块部位听到吹风样杂音。两下腹部闻及收缩期杂音提示髂动脉狭窄。

（2）静脉性杂音：门静脉高压时，可在脐附近或上腹剑突下可闻及连续性的静脉“嘤嘤”声，提示门静脉与体静脉间侧支循环增加，常见于肝硬化病人。

4. 腹膜摩擦音 炎症引起脏壁腹膜之间纤维素渗出，随呼吸运动内脏移动引起脏壁腹膜之间的摩擦可出现腹膜摩擦音。主要见于深吸气时。

（四）叩诊

腹部叩诊目的在于通过叩诊了解脏器的大小、位置、有无叩痛、空腔性脏器有无积液，积气及扩张情况。常用方法有直接叩诊、间接叩诊，以间接叩诊法最为常用。对夹层腹主动脉瘤、多囊肾及肝移植术后病人应避免叩诊。正常情况下，除了肝、脾等脏器外，腹腔内胃、肠等空腔性脏器占据大部分空间，因而腹部叩诊多为鼓音，鼓音范围扩大见于胃肠胀气、人工气腹、胃肠穿孔；范围缩小见于肝脾肿大、腹腔肿瘤、腹水引起。肝、脾、充盈的膀胱、妊娠的子宫、积聚粪便的肠道及两侧腹部近腰肌处叩诊为浊音。

1. 移动性浊音（shifting dullness） 当腹腔有积液时在腹部低平部位叩诊呈浊音，腹中部由于肠管内有气体叩诊呈鼓音。评估时病人仰卧，护士立于病人右侧，由脐部开始，顺势在脐平面向左侧叩诊，直达左侧髂腰肌边缘，如叩诊变为浊音，叩诊板指固定不动，嘱咐病人向右侧卧位，再次叩诊原处，听取音调有无变化。然后向右侧移动叩诊，直至浊音区，叩诊板指固定，嘱病人左侧卧位，再次叩诊。浊音区随着病人体位的改变而发生变化的现象，称为移动性浊音阳性，腹水量在1000ml以上即可出现。卵巢囊肿叩诊腹中部为浊音而腹部两侧为鼓音，且不随体位改变。少量腹水可采用肘膝位进行叩诊。

2. 液波震颤（fluid thrill） 为大量腹水的重要体征，腹水3000～4000ml时可出现液波震颤。被评估者仰卧位，护士一手掌面紧贴于病人一侧腹壁，另一手4指并拢屈曲，指端叩击对侧腹壁，如腹腔有大量液体存在，紧贴于腹壁的手掌有被液体冲击的感觉，即液波震颤阳性。为防止因腹壁本身振动传至对侧而发生误诊，可让病人将手掌尺侧缘轻压于脐部腹正中线上，以阻止腹壁脂肪对震动波的传导（图3-10-7）。

3. 肝脏叩诊

（1）肝脏上下界：被评估者取平卧位，平静呼吸。由于肝脏为实质性脏器，在不被肺遮盖的部分，叩诊为实音，为肝脏绝对浊音界；肝脏上界被肺遮盖的部分叩诊呈浊音，称为肝脏相对浊音界，是肝脏真正的上界。确定肝下界时，可以沿右锁骨中线自第2肋间隙往下叩诊，也可以由腹部鼓音区向上叩诊，鼓音变为浊音处即为肝下界。肝下界与胃、结肠等重叠，很难叩准，一般所叩得的肝下界比触诊的肝下缘高1～2cm，故常以触诊结果为准。确定肝上、下界还应考虑体型，体型匀称者，正常肝上界在右锁骨中线第5肋间，肝下界位于右季肋下缘，两者之间距离为肝浊音区的上下径，约9～11cm；矮胖体型者可高一个肋间，瘦长体型者肝上、下径可低一个肋间。在右腋中线上，肝上界在第7肋间，肝下界相当于第10肋骨水平；在右肩胛线上，肝上界在第10肋间。

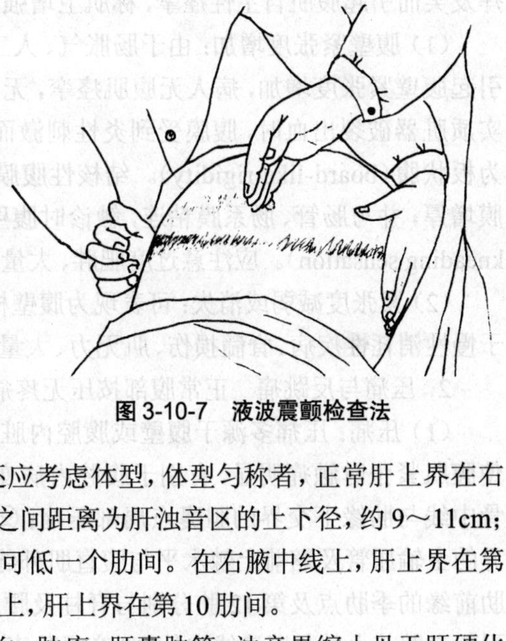

图3-10-7 液波震颤检查法

肝浊音界扩大见于肝癌、肝脓肿、肝炎、肝淤血、肿瘤、肝囊肿等；浊音界缩小见于肝硬化晚期、急性重型肝炎、胃肠积气、气胸等病人；肝浊音界上移见于右肺不张、肺纤维化、肺下叶切除后；肝浊音界下移见于右侧张力性气胸、严重肺气肿等；肝浊音界消失代之以鼓音，是急性胃肠穿孔的重要体征。

（2）肝脏叩击痛：护士左手手掌置于被评估者右胸廓前下端，右手握拳轻至中度力量叩击左手背，观察被评估者反应。正常人肝区无叩击痛，叩击痛阳性见于肝炎、肿瘤、肝淤血、肝脓肿等病人。

4. 胃泡鼓音区 胃泡鼓音区又称Traube区，呈半月形，位于左前胸下部肋缘以上，上界为膈及肺下缘，下界为肋缘，左界为脾脏，右界为肝左缘。因胃泡内含气，因而叩诊为鼓音。

胃泡鼓音区的大小受胃泡内含气量多少及周围器官组织的影响，胃扩张及幽门梗阻时，鼓音区明显扩大；脾肿大、左肝叶肿大、心包积液或左侧胸腔积液时，鼓音区缩小。

5. 肾脏叩诊　肾区叩诊检查时，被评估者取坐位或侧卧位，护士用左手掌平贴在被评估者肾区，右手握拳用适中强度的力量叩击左手背，正常肾区无叩击痛，叩击痛阳性见于肾盂肾炎和肾周围炎等病人。

6. 膀胱叩诊　叩诊空虚的膀胱查不出膀胱轮廓，而当膀胱充盈时，在耻骨联合上方可叩出圆形的浊音区，尿液排出后叩诊为鼓音。

（五）触诊

触诊是腹部检查的主要方法。为达到满意的检查效果，被评估者腹肌放松至关重要。可指导被评估者仰卧位，双手自然放于两侧，两腿自然屈曲，平静呼吸使腹肌放松，必要时按护士的指导进行腹式呼吸以配合触诊。从左下腹开始逆时针方向检查，自下而上，先左后右，逐渐移向病痛区域，检查时注意观察被评估者的反应，询问触诊感受。腹部触诊内容包括：腹壁紧张度、压痛、反跳痛、腹部包块、实质脏器的大小及质地。常用触诊手法有浅部触诊、深部触诊、冲击法、勾手法及深压触诊法等。

1. 腹壁紧张度　正常人腹壁触之柔软、紧张度适中、有一定弹性。某些人或儿童常因怕痒发笑而引起腹肌自主性痉挛，称肌卫增强，需要适当的引导转移注意力可消除。

（1）腹壁紧张度增加：由于肠胀气、人工气腹、巨大肿瘤及大量腹水等腹腔内容物增加可引起腹壁紧张度增加，病人无腹肌痉挛，无明显压痛；当病人出现急性炎症如急性胃肠穿孔、实质脏器破裂出血时，腹膜受到炎性刺激而引起腹肌痉挛、触诊腹壁明显紧张硬如木板称之为板状腹（board-like rigidity）。结核性腹膜炎、癌性腹膜炎病人，由于腹膜受到慢性刺激，腹膜增厚，并与肠管、肠系膜粘连，触诊时腹壁柔韧而有抵抗力，不易压陷，称为揉面感（dough kneading sensation）。应注意过度肥胖、大量腹水病人虽有腹膜炎可无明显腹壁紧张。

（2）紧张度减弱或消失：可表现为腹壁松弛无力，弹性减弱，腹壁紧张度下降或消失，常见于慢性消耗性疾病、脊髓损伤、肌无力、大量腹水病人放腹水后。

2. 压痛与反跳痛　正常腹部按压无疼痛感。

（1）压痛：压痛多源于腹壁或腹腔内脏器的病变。浅表的腹壁病变局部触诊或抬头屈颈使腹肌紧张时触痛明显，有别于腹腔内病变。临床常见疾病压痛点：①由胆囊炎引起右侧锁骨中线与肋缘下交界的胆囊点局部压痛；②输尿管结石、炎症可引起脐水平与腹直肌外缘交界的上输尿管及髂前上棘水平与腹直肌外缘交界的中输尿管点压痛；③肾盂肾炎可引起第10肋前缘的季肋点及第12肋分别与脊柱及腰肌外缘交界的肋脊点、肋腰点的压痛；④阑尾炎可引起右髂前上棘与脐连线中外1/3交界处麦氏点（McBurney点）压痛。

（2）反跳痛：对局部进行深度按压当病人出现压痛时，护士保持按压力度，稍后突然松开，病人疼痛加剧、表情痛苦即反跳痛（rebound tenderness）阳性，为腹膜壁层受炎症累及的征象。

（3）腹膜刺激征：腹壁紧张度增高、压痛、反跳痛同时存在即腹膜刺激征（peritoneal irritation sign）阳性，是炎症波及腹膜壁层的标志。

3. 腹部包块　正常情况下腹部可能触及的包块有腹主动脉、横结肠、乙状结肠、盲肠、腰椎椎体、骶骨岬等，触及包块应注意鉴别包块为腹腔内正常脏器或是肿大及异位的脏器。评估时应注意包块的部位、大小、形态、表面、边缘、质地、硬度、压痛、活动度、搏动等，确定包块与邻近脏器、皮肤和腹壁的关系。

（1）腹壁肌肉：腹肌发达者可在腹壁中上部触及对称、浅表的腹直肌腱划，腹压增加或仰卧坐起时明显，容易误诊为肝下缘或腹壁肿瘤。

（2）腹主动脉：腹壁薄或腰椎明显前凸者可在上腹中线稍偏左处触及腹主动脉，与脉搏搏动一致，按压时可有轻度疼痛。

（3）右肾下极：见于瘦弱者和经产妇。

（4）盲肠：在右下腹近腹股沟韧带处可触及圆柱状、表面光滑、可移动、无压痛的盲肠。局部变硬并有触痛提示有炎症，若有坚硬不平包块为结核或肿瘤。

（5）横结肠：消瘦者多见，在上腹部可触及，呈横条状光滑柔软，可活动。

（6）乙状结肠：用滑行触诊可在左下腹近腹股沟韧带处触及乙状结肠，呈平滑、稍硬的圆筒状，无压痛。

（7）腰椎椎体：见于腹壁薄而松弛或腰椎明显前凸者，在脐下近正中线稍偏右的部位可触及第4、5腰椎椎体，轮廓清楚，有骨质硬度。初学者容易误诊为后腹壁肿瘤。

（8）妊娠子宫：多在妊娠4个月后可触及。

4．脏器触诊

（1）肝脏：通过触诊评估肝脏大小、质地、压痛、形态、搏动、肝颈静脉回流征、肝区摩擦感、震颤等。触诊时被评估者仰卧屈膝、腹壁放松，同时做好腹式呼吸配合检查；护士采用双手法、单手滑行法、冲击法及勾手法进行触诊（图3-10-8）。

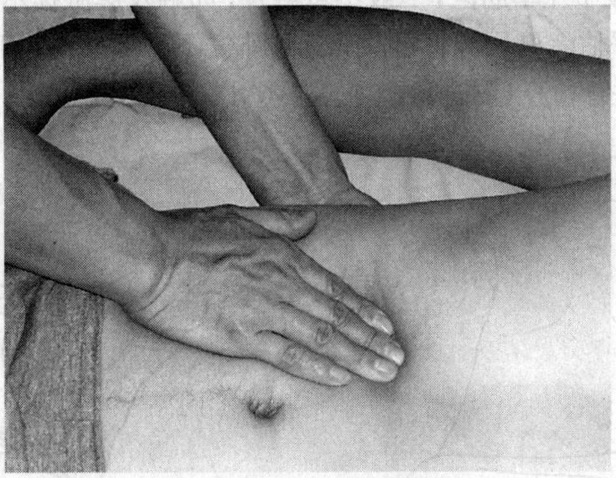

图3-10-8 肝脏双手触诊

1）大小：正常成年人肝脏在右肋缘下一般不能触及，消瘦或体弱者于深吸气时，可右锁骨中线的肋缘下触及肝下缘，但在1cm以内；在剑突下可触及但在3cm以内或不超过上腹部剑突下至脐连线上1/3处。

2）质地：肝脏质地可分为三个等级：质软，触之如口唇；质韧，触之如鼻尖；质硬，触之如前额。肝癌最硬，肝硬化次之，急、慢性肝炎质韧，肝囊肿或肝脓肿含有液体呈囊性感，大而表浅者，可触到波动感。

3）压痛：正常肝脏无压痛，轻度弥漫性压痛见于肝炎、肝淤血；局部压痛明显为肝脓肿。

4）形态：肝脏表面是否平滑，有无结节，边缘钝锐，是否整齐。

5）搏动：正常肝脏无搏动。肝脏肿大压迫腹主动脉时，搏动只向一个方向传导而不向四面扩散，为传导性搏动。三尖瓣关闭不全引起的肝大，由于右心室收缩搏动通过右心房、下腔静脉逆传到淤血肿大的肝脏，因而可触及肝脏扩张性搏动。鉴别方法为，护士将左手平放在肿大肝脏右侧表面，右手掌平放在肝左侧表面，嘱病人屏住呼吸，如感到左手被推向右侧外，右手被推向左侧，则为扩张性搏动；如仅右手被推向前，则搏动是由腹主动脉传导而来。

6）肝颈静脉回流征：右心功能不全时，肝脏淤血肿大，按压肿大肝脏表面可见颈静脉充盈。

7）肝区摩擦感：肝脏炎症可引起肝脏表面和邻近腹膜因纤维素性渗出物而变得粗糙，病人深呼吸时由于两者互相摩擦而产生振动，因而可触及摩擦感。听诊可闻及摩擦音。

8）震颤：以浮沉触诊法检查时，手指下压触及微细震动，多见于肝包虫病，由包囊中子囊浮动撞击囊壁而产生。

（2）胆囊：触诊时应注意胆囊有无肿大、压痛、活动度等。被评估者取屈膝仰卧位、腹式呼吸。检查手法有滑行法、勾指法。正常胆囊不能触及，胆囊肿大时，在右肋弓下腹直肌外缘可触及一个张力较高、卵圆形或梨形的肿块，可随呼吸上下移动。触诊时护士将左手掌放在被评估者的右侧肋缘，拇指放于腹直肌外缘与肋弓交界处，以拇指用力按压胆囊点，嘱被评估者深呼吸（图 3-10-9）。深吸气时，病人可因疼痛而突然屏气，即称为墨菲（Murphy）征阳性，见于急性胆囊炎。当胰头癌肿瘤压迫胆总管时，可触及肿大、无压痛、活动的胆囊，常伴有黄疸，称为 Courvoisier 征。

（3）脾脏：脾脏深藏于左季肋区，一般不可触及，如触及脾脏提示脾脏增大至正常的 1 倍以上。触诊时要求被评估者取屈膝仰卧位，当仰卧位不易触及时，可改右侧卧位，右下肢伸直、左下肢屈髋、屈膝进行检查（图 3-10-10）。常采用双手法进行。

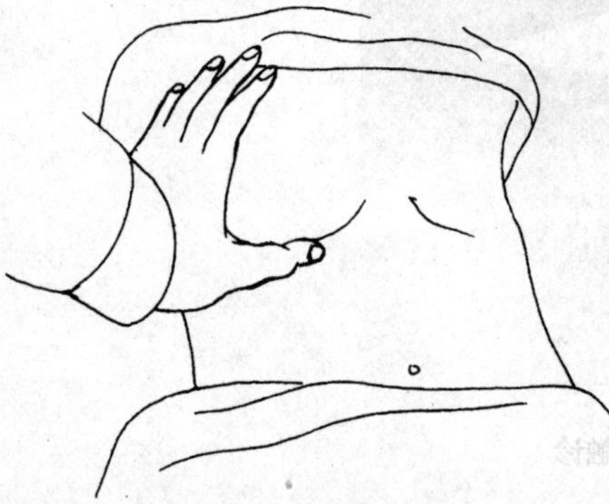

图 3-10-9 Murphy 征检查法

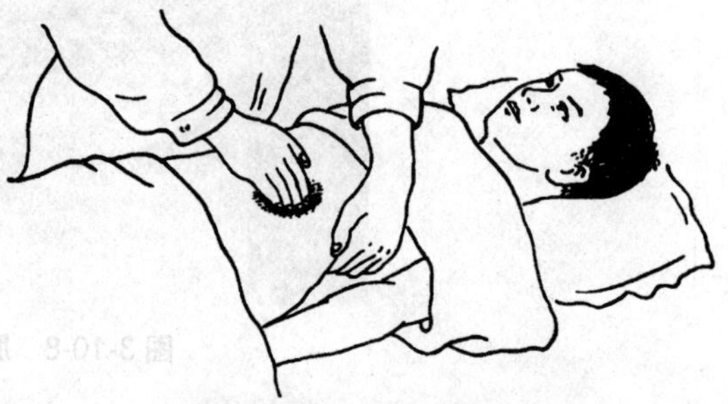

图 3-10-10 脾脏触诊

触诊时要注意脾脏有无肿大。脾脏大小测量方法：第Ⅰ线测量：又称甲乙线，由左锁骨中线左肋缘至脾下缘的距离，以厘米表示。第Ⅱ线测量：又称甲丙线，由左锁骨中线与左肋缘交点至脾最远的距离。第Ⅲ线测量：又称丁戊线，由脾右缘与前正中线的距离（图 3-10-11）。丁戊线距离常以“+”表示，未超过前正中线则用“−”表示。轻度脾大时，作第Ⅰ线测量即可。脾脏增大分为轻度、中度、高度三种。深吸气时，如脾脏在肋缘下不超过 2cm 为轻度肿大，见于急慢性肝炎、伤寒、急性疟疾、感染性心内膜炎等，质地较柔软；左锁骨中线肋缘下 2cm 以外至脐水平为中度肿大，见于肝硬化、慢性淋巴细胞性白血病、淋巴瘤、系统性红斑狼疮等，质地一般较硬；超过前正中线为高度肿大，表面光滑者见于慢性粒细胞白血病和慢性疟疾等；表面不光滑而有结节者见于淋巴肉瘤。脾脓肿和脾周围炎病人有明显压痛，后者还可出现摩擦感。中度以上肿大的脾脏，在其右缘可触及切迹，以此与其他腹部包块鉴别。

（4）胰腺：除胰尾部外，胰腺大部分位于腹膜后，位置深，质地柔软，触诊困难。

（5）肾脏：肾脏属于腹膜后脏器，右肾较左肾低1个椎体，通常情况下，肾脏不能被触及，偶尔可触及右肾下极。触诊时应注意判断是肾下垂、游走肾或是肾脏代偿性增大所导致。触诊时被评估者取卧位或站立位，必要时可深吸气配合检查，护士站在被评估者右侧，以左手掌托住被评估者后腰部向上推起，右手掌放于右上腹，手指方向与肋缘平行进行双手滑行触诊，注意肾脏活动度、有无压痛、触痛。肾脏肿大可见于肾积水或积脓，肾肿瘤、多囊肾等。

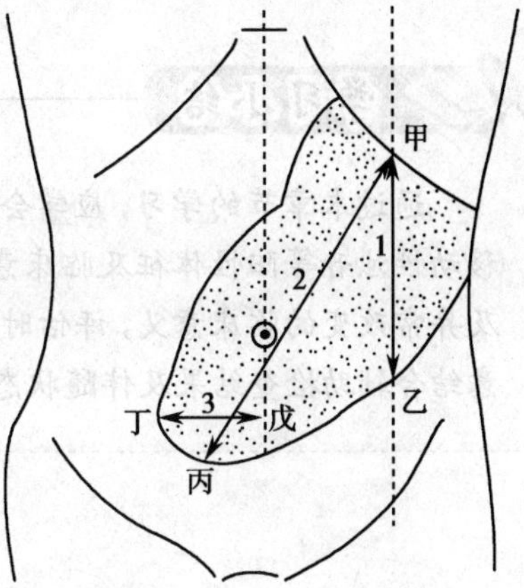

图3-10-11　脾大测量法

（6）空腔脏器触诊：空腔脏器通常不易触及，在消瘦、梗阻等情况下可触及肠管，尿潴留时可触及充盈的膀胱。

理论与实践

该案例身体评估结果如下：

入院后T 36．5℃，P 80次/分，R 16次/分，BP 100/70mmHg。

视诊：病人神志清楚，消瘦乏力，精神不振，皮肤干燥晦暗，呈肝病面容；自动体位，体重75kg，前胸、颈部有散在蜘蛛痣，腹式呼吸受限，无呼吸困难，无胃肠蠕动波及胃肠型可排除外科急腹症，腹部隆起宽大扁平呈“蛙腹”，腹围135cm，脐周静脉曲张呈“水母头”提示门静脉高压存在。

听诊：腹壁听诊“嘤嘤”声提示静脉杂音存在侧支循环形成，肠鸣音4次/分，无振水音。

叩诊：移动性浊音（+）、液波震颤（+），提示腹腔积液存在且量达3000ml以上；肝、胆无叩痛。

触诊：右侧肋弓下4cm触及肝脏肿大、质地硬、边缘薄，表面有结节、脾脏中度肿大；腹壁紧张明显，无压痛、反跳痛，Murphy征(-)。

辅助检查：丙氨酸氨基转移酶（ALT）366U/L，天门冬氨酸氨基转移酶（AST）402U/L，清蛋白27g/L。B超显示肝硬化、肝脾肿大、腹腔积液。

该案例的主要护理诊断/问题：

营养失调：低于机体需要量　与肝功能减退有关、门静脉高压引起的食欲减退、消化吸收障碍有关。

体液过多　与肝功能减退有关、门静脉高压引起的水钠潴留有关。

潜在并发症：上消化道出血、肝性脑病。

学习小结

通过本章节的学习，应学会肝脏、膀胱及腹部包块的触诊方法，正确识别压痛、反跳痛、移动性浊音等阳性体征及临床意义，说出胃肠型、蠕动波、振水音、液波震颤、肠鸣音的定义及异常改变的临床意义，评估时除了利用视、触、叩、听等方法寻找典型病理依据外，还要注意结合辅助检查结果及伴随状态如营养状态、皮肤淋巴结以及其他系统并存的异常体征。

（闭晓君）

复习思考题

1. 腹部术后的病人为何要重视肠鸣音的听诊？请描述正常及异常的听诊结果及可能原因。
2. 请叙述腹围测量要点。
3. 请描述胆囊触诊的方法。
4. 请描述移动性浊音的检查方法及临床意义。

第十一节 生殖器、肛门与直肠评估

学习目标

识记：

正确概括外生殖器、肛门、直肠检查的内容。

理解：

能说明生殖器、肛门、直肠评估结果异常的临床意义。

运用：

能正确评估病人，找出现存问题。

案例

朱某，女，28岁，已婚，未育。近日出现无明显诱因阴道奇痒、白带增多而到门诊就医，自诉平素很注意个人卫生，经常使用香皂或中药洗涤液清洗会阴，近日发现异常后增加清洗次数效果不佳。临床诊断：真菌性阴道炎。

一、健康史

1. 现病史　首先了解病人有无下体疼痛或外观异常。包括是否存在肛门或直肠排泄异常，如便秘、血便、腹泻，肛周疼痛，是否伴随腹痛、腹胀，局部有无包块；有无尿频、尿急、尿痛、排尿困难、尿潴留、尿液性状异常；生殖器外观是否异常，有无红、肿、热、痛或瘙痒，分泌物有无异常，如颜色、性状与量的情况等。了解男性病人阴茎勃起、有无早泄等性功能状态。

2. 既往史

(1) 生殖器、肛门、直肠疾病史：了解病人发病诱因、处置经历如何，有无先天性尿路畸形，有无前列腺炎、泌尿系统感染、结石、肿瘤、急、慢性肾病史。有无出现过尿频、尿急、尿痛、血便、痔疮或脱肛情况。女性病人注意了解月经、妊娠和生育情况，有无流产、引产史，有无卵巢、子宫盆腔炎症史。

(2) 其他病史：有无结核病、脑外伤或脑血管意外病史，有无脊髓损伤或手术史；有无糖尿病、甲状腺功能减退、脑垂体功能减退症病史；了解职业流程中有无长期接触化学物品如联苯胺及β萘胺、碱性电池、金属镉等或长期接触放射物品。

(3) 用药史：了解病人是否使用对胃肠道有刺激的药物，如阿司匹林或非激素类抗炎止痛剂；有无使用降压药或激素类可能影响性功能的药。有无服用硫糖铝、碳酸钙、十六角蒙脱石、可乐定等可能引起大便干结的药，长期使用某种减肥药物可能会引起习惯性便秘。

3. 家族史　了解被评估者家族中有无相关疾病，包括直肠癌或肠息肉，有无直肠或前列腺肿瘤病史、内分泌病史、性功能异常史等，家族中有无性病病人。

4. 心理-社会状况　评估病人休息与睡眠情况，有无焦虑、抑郁情绪，有无自尊低下及自我概念紊乱倾向；了解家人对其当前疾病的关注程度，是否提供心理支持，经济承受能力如何。

5. 日常生活状况　性疾病者着重了解病人的不良性接触史或卫生习惯，有无外出旅行使用旅店不洁如厕或洗浴用具，有无与性传染病人接触、握手、哺乳或接触被污染衣物、被褥、浴巾。不育者日常有无喜欢穿紧身内裤或泡热水澡的习惯、有无吸烟、酗酒嗜好。便秘肛裂者着重了解病人饮水、饮食习惯，尤其是粗纤维摄入情况、排便习惯，前列腺增生者也应避免辛辣饮食。

二、身体评估

生殖器、肛门、直肠的检查是全面体格检查不可缺少的部分，可通过检查发现疾病信号，对临床诊断具有重要意义，但由于病人对该项检查的重要性认识不足或因该检查需要暴露个人隐私而被病人有意省略。因此，护士应耐心解释检查的目的、方法和意义以取得病人配合，检查前嘱病人排尿以减少不适，注意环境的遮蔽，保护被评估者的自尊，对女性进行检查时须有女护士在场。

（一）男性生殖系统评估

男性生殖器包括阴茎、阴囊、前列腺、精囊等。阴囊内有睾丸、附睾、精索等。检查时充分暴露下身，取仰卧位，双下肢外展，先检查外生殖器（阴茎及阴囊），然后检查内生殖器（前列腺及精囊）。

1. 视诊

(1) 阴毛：正常情况下，阴毛呈三角形分布，尖端向上，可沿前正中线达脐部，老年人的阴毛呈灰白色，分布稀疏。

（2）阴茎：正常成年人阴茎长约7～10cm，由两个阴茎海绵体和一个尿道海绵体构成。阴茎皮肤薄而软，海绵体充血后阴茎变得粗硬，称为勃起（erection）。成年人阴茎过小可见于垂体功能性或性腺功能不全病人，儿童期阴茎过大为性早熟表现。

1）包皮：阴茎的皮肤在阴茎颈前向内翻转覆盖于阴茎表面称为包皮（prepuce）。若包皮翻转不能露出阴茎头或尿道外口，为包茎（phimosis），可能由先天性包皮口狭窄或炎症、外伤粘连导致。若包皮超过阴茎头，但翻转后能露出尿道口和阴茎头为包皮过长（prepuce redundant）。包茎、包皮过长容易引起尿道外口感染、包皮嵌顿。

2）阴茎头和阴茎颈：将包皮上翻露出阴茎头和阴茎颈，正常情况下局部红润、光滑、无红肿及结节。如有充血、水肿、结节伴暗红色溃疡或融合为菜花状，可疑为阴茎癌。如观察到阴茎颈处有淡红色乳头状小突起，应考虑尖锐湿疣的可能。

3）尿道口：正常尿道口黏膜红润、清洁、无分泌物，无狭窄。若尿道口有触痛、红肿、分泌物或溃疡，见于淋球菌或其他病原体感染所致的尿道炎。尿道口狭窄多与炎症粘连或先天性畸形有关。

（3）阴囊：正常情况下阴囊颜色深暗多皱褶。如发现阴囊皮肤增厚呈苔藓样，有小鳞片或皮肤颜色暗红，有糜烂，并有浆液渗出，伴局部顽固性奇痒等应考虑为阴囊湿疹。当全身性水肿或局部炎症、静脉血回流受阻时，可引起阴囊水肿，表现为局部皮肤张力增加，皮肤变薄，应与丝虫病引起的淋巴管炎或淋巴管受阻引起的阴囊象皮肿相鉴别，后者阴囊皮肤粗糙、增厚。若肠管或肠系膜等腹腔内器官经腹股沟管下降至阴囊内的腹股沟疝，病人可表现为一侧或双侧阴囊肿大。

2. 触诊

（1）阴茎与阴囊：触诊阴茎、阴囊有无触痛和结节。阴囊异常情况：①阴囊疝：一侧或双侧阴囊肿大，触之有囊样感，有时可推回腹腔，但咳嗽或其他导致腹内压增高时，腹腔内容物会再降入阴囊。②鞘膜积液：阴囊肿大触之有水囊样感，透光试验阳性即阴囊透光呈橙红色半透明状，可以此与阴囊疝或睾丸肿瘤相鉴别。透光试验方法：采用不透明纸片卷成圆筒，一端置于阴囊肿大的部位，在其对侧以手电筒紧贴皮肤照射，从纸筒的另一端观察阴囊透光情况。

（2）睾丸：正常情况下睾丸呈椭圆形，左右各一，表面光滑柔韧，触诊时应注意睾丸大小、质地、形状、有无肿块和压痛等。急性睾丸炎、外伤、流行性腮腺炎、淋病等可引起睾丸急性疼痛，压痛明显。一侧睾丸肿大、质硬并有结节应考虑睾丸肿瘤。睾丸萎缩见于流行性腮腺炎或外伤后遗症及精索静脉曲张。睾丸过小见于先天性或内分泌疾病。如在阴囊内未触及睾丸而在腹腔、腹股沟管内或阴茎根部、会阴处触及称隐睾症。性染色体数目异常可引起先天性无睾症。

（3）附睾：附睾位于睾丸的后外侧，触及附睾呈结节状硬块，并伴有输精管增粗，且成串珠样改变，多为附睾结核（图3-11-1）。急性附睾炎可出现附睾明显肿痛，且附睾与睾丸分界不清。

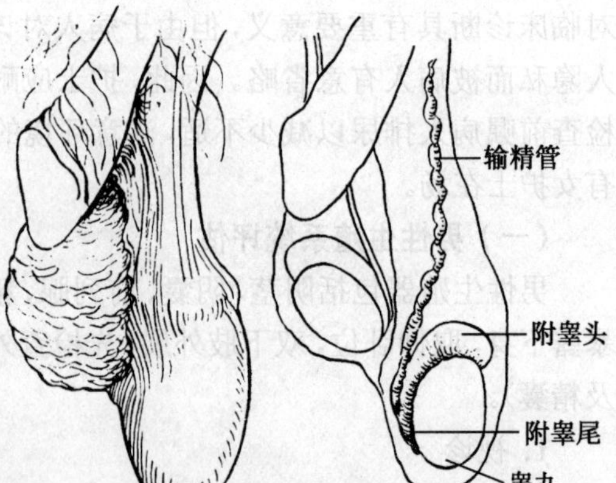

图3-11-1　附睾结核（左侧）

(4) 精索：精索位于附睾上方，正常为柔软无压痛条索状。触诊应注意有无结节、肿胀及触痛等。输精管结核病人精索呈串珠样肿胀；局部皮肤红肿有压痛见于急性精索炎；血吸虫感染病人附睾附近的精索有结节；精索呈蚯蚓状见于精索静脉曲张。

(5) 前列腺：前列腺位于膀胱下，耻骨联合后约2cm，其排泄口开口于尿道前列腺部。检查时病人取肘膝位，评估者戴手套并涂润滑剂。将示指缓缓插入肛门，并向腹侧触诊。正常成人前列腺距离肛门约4cm，质韧有弹性，左右两叶之间有中央沟。若前列腺表面光滑、质韧、无压痛和粘连，且中央沟变浅或消失，为老年人的良性前列腺肥大，病人常伴随排尿困难。急性前列腺炎病人，前列腺肿大有明显压痛；前列腺癌病人，可表现为前列腺肿大，质硬、表面有结节。

（二）女性生殖系统评估

女性病人不作常规生殖器检查，如有适应证或可疑患有妇产科疾病时，由护士协助妇产科医生进行评估。指导被评估者检查前排空膀胱，取截石位，两腿屈膝略外展，护士须戴无菌手套，注意每次检查后及时更换一次性床单，防止医源性感染。

1. 视诊

(1) 阴毛：成熟女性的阴毛呈倒三角形分布，检查时注意观察阴毛多少与分布，阴毛稀少或缺如见于希恩综合征或性腺功能减退症。若阴毛明显呈男性分布，为肾上腺功能亢进所致。

(2) 大阴唇：未生育妇女两侧大阴唇自然合拢并遮盖外阴；经产妇两侧大阴唇常分开；绝经后呈萎缩状。

(3) 小阴唇：正常小阴唇常合拢遮盖阴道外口。局部红、肿、疼痛为炎症所致。局部色素脱失见于白斑病，有结节、溃烂应考虑有恶性肿瘤的可能。

(4) 阴蒂：阴蒂位于两侧小阴唇前端会合处，由阴蒂包皮包绕。阴蒂过小见于性功能发育不全，阴蒂过大为两性畸形或雄激素水平过高所致。

(5) 前庭：阴道前庭为两侧小阴唇之间的菱形区。检查时，应注意观察尿道口、阴道口的颜色、有无红肿、脓性分泌物，处女膜是否完整。若局部有红肿、疼痛或有脓性分泌物溢出，多见于细菌感染。

理论与实践

该案例身体评估结果如下：

入院后 T 36.5℃，P 80 次/分，R 16 次/分，BP 96/70mmHg。

病人神志清楚，面带倦容，精神不振；自动体位，活动自如，主诉阴道奇痒难忍，使用香皂、中药洗涤无效，睡眠差，大小便正常。会阴部检查发现阴道口有豆腐渣样白色分泌物，量多，辅以扩阴器观察阴道充血明显，阴道壁附着白色、块状分泌物。

实验室检查：白带检验为白色念珠球菌。

该案例的主要护理诊断/问题：

睡眠型态紊乱　与阴道奇痒有关。

个人应对无效　与保健知识缺乏有关。

2. 触诊

未婚者一般不做阴道检查。在行经期及近期阴道手术后，也不宜做上述检查，必要时需消毒外阴后进行。

（1）阴道：正常阴道黏膜呈淡红色，皱襞柔软光滑，检查时应注意其紧张度、有无瘢痕、肿块、分泌物及出血。分泌物为白色无臭味，若有泡沫状或脓性分泌物则提示有阴道炎或宫颈炎。正常宫颈表面光滑，质硬如鼻端，妊娠时质软如唇。未产妇外口呈圆形，经产妇呈横裂，早孕时宫颈呈蓝色。检查时如有糜烂、息肉、肥大，常提示有炎症，如有接触性出血和质硬不平，则考虑宫颈癌的可能性。

（2）子宫：正常子宫位置前倾前屈位，未孕子宫长约 7～8cm，宽约 4～5cm，厚约 2～3cm，活动度好，质地中等，光滑无压痛。触诊时检查者手指置于宫颈后方，向上抬举子宫，另一手 4 指平放于腹部耻骨联合上方，向下压腹壁，触诊子宫时注意宫颈及子宫的大小、形状、活动度、质地、有无包块，有无宫颈举痛，有无子宫压痛等。子宫体软均匀增大多见于妊娠，病理性增大见于各种肿瘤。

（3）卵巢：成年女子卵巢约 4cm×3cm×1cm，表面常不平，质软无压痛，可活动。触诊时将手指置于阴道内侧穹隆，另一手于一侧下腹部，触诊双侧卵巢，注意其大小、质地、有无压痛，绝经后卵巢萎缩、变硬，增大常见于卵巢炎症或肿瘤等。

（4）输卵管：正常输卵管表面光滑，质韧无压痛，一般不能触及。输卵管肿胀、增粗或有结节、压痛，与周围组织有粘连、固定，见于急性、慢性炎症或结核。

（三）肛门与直肠评估

肛门与直肠的评估以视诊和触诊为主，评估所获得的病变结果，应按时钟方向进行记录，并注明病人体位。根据检查需要，协助病人采取不同体位：①肘膝位：适用于前列腺、精囊及乙状结肠镜检查。病人两肘关节屈曲置于检查床上，胸部尽量接近床面、两膝关节屈曲成直角跪于检查床上，臀部抬高（图 3-11-2）。②左侧卧位：适用于病重、年老体弱或女病人的检查。病人取左侧卧位，右腿向腹部屈曲，左腿伸直，臀部靠近检查床右边，位于病人背面进行检查（图 3-11-3）。③仰卧位或截石位：适用于重症体弱病人、直肠双合诊及膀胱直肠窝检查。病人仰卧于检查台，臀部垫高，两下肢屈曲、抬高并外展。④蹲位：适用于直肠脱出、内痔及直肠息肉的检查。病人下蹲呈排便姿势，屏气向下用力。

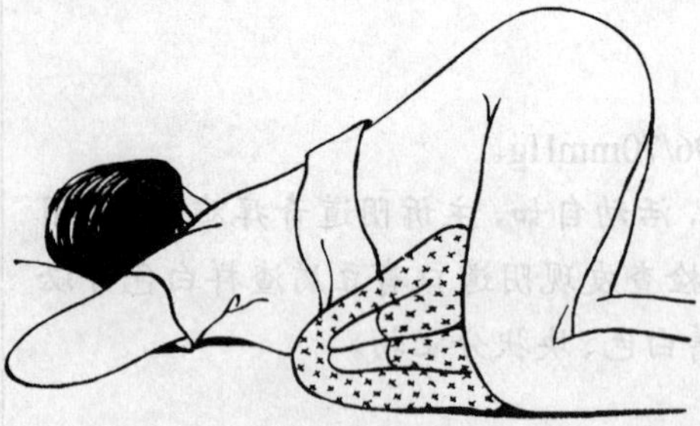

图 3-11-2　肘膝位

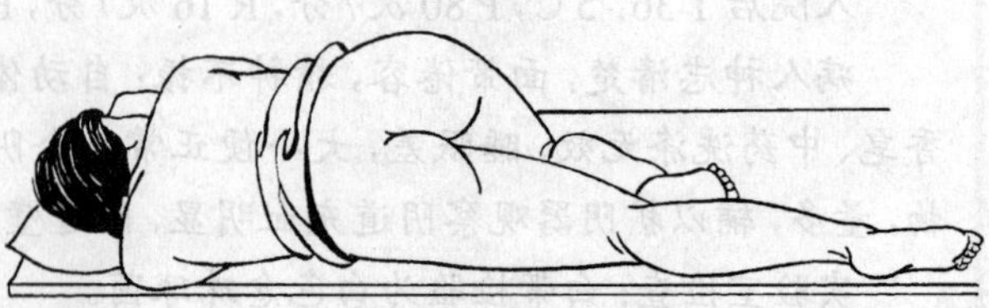

图 3-11-3　左侧卧位

1. 视诊　充分暴露病人臀部，观察肛门及其周围皮肤颜色及皱褶，注意有无肛裂、结节、脓血、黏液、外痔、瘘管口、皮疹、炎症、瘢痕等。

（1）痔（hemorrhoid）：痔是直肠下端黏膜下或肛管边缘皮下的内痔静脉丛或外痔静脉丛扩

大和曲张所致静脉团。一般以齿状线为分界，齿状线以上的直肠上静脉曲张为内痔；齿状线以下为外痔；齿状线上、下的静脉丛曲张所致为混合痔。痔脱出、嵌顿、水肿、感染时，病人可有剧烈疼痛，多见于成年人。

(2) 肛裂(anal fissure)：肛裂是肛管齿状线以下深达皮肤全层的纵行及菱形裂口或感染性溃疡(图 3-11-4)。病人自觉疼痛，排便时疼痛更加明显，检查时肛门有明显触压痛。

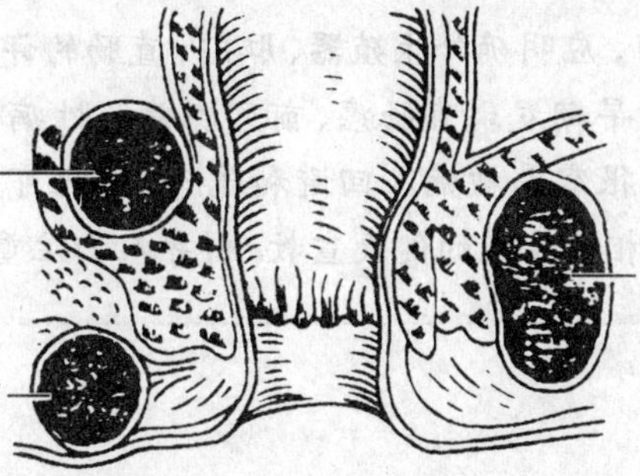

图 3-11-4 肛门外伤及感染

指检与产程观察

肛门或阴道指检是接产护士了解产妇产程进展情况常用的一种方法。通过指检了解子宫颈口扩张情况及胎头先露下降情况。第一产程指临产到子宫颈口开全。初产妇的子宫颈较紧，扩张较慢，一般需要 11～15 小时。第一产程初期即宫口开大 3cm 前产程进展缓慢，一般要求每 4 小时做一次指检。当宫颈口由 4cm 开大至 10cm，即宫口开全，产程明显加快，此时要求助产护士每 1～2 小时指检一次。若产程过于缓慢，指检发现初产妇宫口开大不足 4cm，可给予温肥皂水灌肠或口服药物促进排便，既能排空肠道，避免在分娩时造成污染，又可形成反射刺激子宫收缩，加速产程进展。

来源：郑修霞. 妇产科护理学. 北京：人民卫生出版社，2006.

(3) 肛门直肠瘘(hedrosyrinx)：又称肛瘘，是直肠、肛管与肛门皮肤相通的瘘管，多为肛管或直肠周围脓肿与结核所致，不易愈合。检查时可见肛门皮肤有瘘管开口；在直肠或肛管内可见瘘管的内口可触及硬结。

(4) 直肠脱垂(proctoptosis)：又称脱肛。病人取蹲位屏气做排便动作时，肛管、直肠甚至乙状结肠下端肠壁，部分或全层向外翻并脱出，此时可于肛门外看到紫红色球状突出物。若突出物成椭圆形块状物，表面有环形皱襞，即为直肠完全脱垂。

2. 触诊 肛门和直肠的触诊检查又称为肛诊或直肠指诊。评估前先交代病人排空膀胱，采取适当的体位。护士戴手套或指套涂以润滑剂，以示指置于肛门外口轻轻按揉，指导病人张口呼吸以达肛门括约肌放松的目的后，将示指指腹徐徐压入肛门直肠内，依次检查肛门及括约肌的张力，肛管及直肠的内壁，注意有无压痛，黏膜是否光滑，有无肿块及搏动感。男性病人应检查腹侧前列腺、精囊，女性则可检查子宫颈、子宫、输卵管。直肠指检若有明显触痛，为肛裂和感染所致。若指检有剧烈触痛并伴有波动感，见于肛门、直肠周围脓肿。若触及柔软、光滑而有弹性的包块，多为直肠息肉。触及坚硬的包块，应考虑直肠癌，此外，指检后若指套上附有黏液或血液，说明有炎症或伴有组织破坏，必要时取其涂片作镜检或细菌学检查，以明确诊断。

学习小结

通过本章节内容的学习，应明确外生殖器、肛门、直肠的评估简单易行，主要通过视诊和触诊完成，但该项检查对早期发现直肠癌、前列腺癌及性病等有重要意义，由于涉及隐私暴露问题，该部位的检查很容易被病人回避和疏忽，由此可见，护士除了在工作中注意保护病人隐私外，更要注重相关疾病的健康宣教，引导人们注重该项目的检查评估。

（闭晓君）

复习思考题

1. 肛门指检的内容是什么？
2. 男性前列腺指检有何意义？
3. 肛门、直肠检查如何为病人准备体位？
4. 生殖器评估应注意观察哪些内容？

第十二节　脊柱与四肢评估

学习目标

识记：

1. 说出脊柱和四肢评估的内容。
2. 描述杵状指、匙状甲的特征。

理解：

1. 比较巨人症和肢端肥大症的异同点。
2. 解释脊柱和四肢异常改变的临床意义。

运用：

1. 能演示浮髌试验操作，对主诉关节疼痛的病人进行评估。
2. 运用脊柱评估方法，对疑有脊柱侧弯的病人进行评估。

案例

患者，女，45岁。因“双手指关节变形疼痛2年，加重1周”来医院就医。患者有类风湿性关节炎2年，先天有“驼背”（脊柱后凸）。

一、健康史

(一)现病史

常见的与骨骼肌肉系统有关的主诉有疼痛、关节或肢体红、肿、肢体畸形、运动或感觉机能障碍。

1. 疼痛　询问被检查者年龄、职业、疼痛发生时的情况,有无外伤或诱发因素,疼痛的部位、范围、性质、程度、持续时间、游走抑或局限,使其加重或减轻的因素有哪些,是否伴有其他症状,是否接受过治疗,治疗方法和疗效如何等。颈背部疼痛者如系儿童和青年要多考虑先天性畸形、结核、自发性脱位等;如系青壮年要考虑急性损伤、结核、类风湿性或强直性脊柱炎等;对中老年要考虑职业性损伤、骨质疏松、转移性肿瘤等。风湿性关节炎以四肢大关节疼痛伴功能障碍为主要症状,呈游走性和多发性。久站、弯腰、提重等动作中腰痛加重,平卧后减轻多见于腰椎和腰部软组织疾病。如平卧不能减轻,且晚间特别严重者,要考虑脊椎结核、肿瘤等。神经根性疼痛多沿一定行径向下放射,程度严重,咳嗽、喷嚏、排便等动作可使疼痛加重。浅表韧带等软组织损伤时有一定的致痛姿势。

2. 畸形　询问畸形出现的时间,先天性还是后天性,畸形出现前有无全身性疾病,有无营养不良,生长发育情况如何,有无局部创伤或炎症,有无疼痛,有无感觉及运动功能障碍等。先天性畸形于出生后即被发现,且具有特征性如斜颈畸形。后天性畸形如骨折畸形愈合、骨与关节化脓性感染、软组织瘢痕挛缩等多有明确病史。大多数畸形由局部疾病引起,部分畸形系全身性疾病所致,如甲状旁腺功能亢进症的继发性纤维囊性骨炎可出现骨骼畸形伴剧烈疼痛。婴幼儿期维生素D缺乏所致的佝偻病,临床常以"方头"、"肋串珠"、"鸡胸"、"赫氏沟"及"膝内、外翻畸形"、"脊柱后凸或侧凸"等畸形较为突出。前臂尺神经损伤可出现"爪形手"。类风湿关节炎晚期关节可强直在非功能位而出现各种畸形。

3. 功能障碍　功能障碍的部位、开始的时间、是否伴有强直、跛行或软弱、麻痹,对工作和日常生活的影响及其目前的适应方式,是否需借助辅助用具如拐杖等。类风湿关节炎晚期可因关节强直、畸形致肢体运动功能障碍。神经系统疾病所致畸形除肢体运动功能障碍外多伴有肌力和肌张力的异常及跛行。

4. 外伤　外伤是导致骨骼、关节和肌肉病变的常见原因。应询问被检查者有无外伤,外伤的时间、种类,暴力的性质、方向与强度,受伤时的姿势,受伤的部位,伤后的搬运和救治情况等。

(二)既往史

重点放在既往有无外伤史及与本次发病之间的联系,有无骨关节以外的结核、化脓性感染、肿瘤病灶,有无长期或反复使用肾上腺糖皮质激素类药物史,有无血友病、糖尿病、甲状旁腺功能亢进或痛风病史。对疑有先天性畸形者要询问分娩时及生长发育情况。

(三)家族史

对痛风、血友病、先天性畸形者应询问其家庭中有无同样疾病者。

(四)心理-社会状况

职业与骨骼肌肉系统病变关系密切,如从事提重物等重体力劳动者易致肌肉损伤及退行性椎间盘病变。

理论与实践

该案例进行健康史采集时应注意询问其年龄、职业、疼痛发生时的情况，有无外伤或诱发因素，疼痛的部位、范围、性质、程度、持续时间、游走抑或局限性，有无使疼痛加重或减轻的因素，询问有无畸形和功能障碍以及对日常生活能力的影响，既往用药史情况；注意询问家族中有无类似疾病史；了解家人对该病的认识情况，有无焦虑、恐惧等不良情绪，评估家庭和社会对该病人的支持程度。

二、身体评估

（一）脊柱

脊柱（spine）是躯体活动的枢纽，是维持躯体各种姿势的重要支柱。脊柱由7个颈椎、12个胸椎、5个腰椎、5个骶椎及4个尾椎共同组成。人体姿势或形态的异常，疼痛和活动受限均是脊柱病变的表现。脊柱检查时可取立位或坐位，按视诊、触诊、叩诊的顺序进行，但主要以视诊为主。

1．视诊

（1）脊柱的弯曲度：被评估者双足并拢站立，双臂自然下垂，双眼平视，护士视诊检查时要注意脊柱有无明显的前后突出畸形。从背面观察脊柱有无侧凸；触诊时，用手指沿棘突以适当的压力从上到下划压，皮肤上即出现一条红色充血痕线，借此也可进一步确定脊柱有无侧凸。

1）生理性弯曲：正常人直立时，从侧面视诊脊柱有四个生理弯曲，即颈椎段、腰椎段向前凸，胸椎段、骶椎段向后凸，近似"S"形。

2）病理性变形：①脊柱后凸（kyphosis）：是指脊柱过度后弯，也称"驼背"，多发生于脊柱的胸椎段。如小儿佝偻病、青少年胸椎结核、成年人的类风湿脊柱炎、老年人退行性变和外伤性胸椎骨折也是导致脊柱后凸的原因。②脊柱前凸（lordosis）：指脊柱过度向前弯曲，多发生于脊柱的腰椎段。见于大量腹水、腹腔巨大肿瘤、髋关节结核、先天性髋关节脱位；亦见于晚期妊娠。③脊柱侧凸（scoliosis）：指脊柱偏离后正中线向左或右侧。分为姿势性和器质性侧凸两种。姿势性侧凸常见于儿童发育期的坐姿不良、椎间盘脱出症、脊髓灰质炎后遗症等；器质性侧凸见于佝偻病、脊柱损伤、慢性胸膜肥厚及粘连、肩部或胸廓的畸形等。

（2）脊柱活动度

1）正常活动度：正常脊柱均有一定活动度，但脊柱各段的活动范围明显不同。如脊柱颈椎段、腰椎段的活动范围最大，胸椎段活动度较小，骶椎段几乎不活动。检查脊柱活动度时，可嘱被评估者作前屈、后伸、左右侧弯和旋转等动作。对有脊柱外伤、可疑骨折或关节脱位时，要避免脊柱活动，防止损伤脊髓。正常颈椎段的活动度一般为：前屈、后伸皆为35°～45°，左、右侧弯各为45°，左、右旋转为60°～80°。正常腰椎段的活动度是：前屈约75°～90°，后伸30°，左、右侧弯各20°～35°，左右旋转30°。

2）活动度受限：脊柱的各种病变，均可使脊柱活动度不同程度受限，如软组织损伤、骨质增生、脊柱外伤骨折或脱位、脊椎结核、椎间盘脱出等。

2．触诊　检查脊柱压痛时，被评估者取端坐位，身体稍前倾，护士站在其背后，用右手拇指自上而下逐个对脊柱棘突及椎旁肌肉进行按压。正常脊柱无压痛。如有压痛，提示压痛部位可能有病变。如颈椎段压痛见于颈椎病、颈部肌纤维织炎、落枕、颈肋综合征等；胸椎腰椎段压痛见于结核、椎间盘突出，脊柱胸腰段外伤或骨折、腰背肌纤维织炎及劳损。

3. 叩诊

(1) 直接叩诊：用叩诊锤或中指直接叩击各脊柱棘突，观察有无疼痛，多用于对胸椎及腰椎检查。但如颈椎疾病，特别是颈椎骨关节损伤时，一般不宜或慎用此种方法。

(2) 间接叩诊：嘱被评估者取坐位，护士将左手掌面置于被评估者头顶部，右手半握拳以小鱼际部位适当力度叩击左手背，了解询问被评估者脊柱有无疼痛，并指出疼痛的具体部位。

正常脊柱无叩击痛。叩击痛阳性见于脊柱结核、骨折，椎间盘突出，脊椎肿瘤等。如有颈部椎间盘突出或颈椎病时，间接叩击可出现上肢的放射性疼痛。

（二）四肢

四肢（four limbs）检查通常运用视诊和触诊。四肢检查应以关节（articulus）为主，还需注意到软组织状态，肢体的位置及形态。检查内容主要是四肢形态及运动功能情况。

1. 视诊　正常人的四肢及关节左右对称，形态正常。人体直立时双肩呈对称弧形，两脚并拢时双膝及双踝可靠拢，足内、外翻时动作可达35°，复原时足跟、足掌可着地。

(1) 手指形态异常：某些全身性疾病会在手指特定部位出现较为特异的异常表现，对疾病辅助诊断具有一定意义。

1) 匙状指（spoon nails）：又称反甲（koilonychia），特点是指甲中央呈凹陷且周边翘起，指甲变薄，表面粗糙带有条纹。多见于缺铁性贫血、高原疾病，偶见于风湿热。

2) 杵状指（acropachy）：又称槌状指，是指手指（或脚趾）增生肥厚，呈杵状膨大。特点是指甲（或趾甲）从根部到末端呈拱形隆起。可能与慢性缺氧、慢性代谢障碍、中毒性损害有关。临床上常见于支气管扩张、慢性肺脓肿、支气管肺癌；也见于发绀型先天性心脏病、亚急性感染性心内膜炎等。

3) 指关节变形：临床上指关节变形典型有梭形关节，常见原因是因类风湿关节炎，其指关节常为双侧对称性梭形畸形，活动功能受限及僵直。此外，还有爪形手（clawhand），手呈鸟爪样，手掌指关节过伸，指间关节屈曲变形，骨间肌及大小鱼际肌萎缩，常见于尺神经损伤、麻风病、脊髓空洞症、进行性肌萎缩等。

(2) 腕关节形态异常：①腱鞘囊肿：多发生于腕部背侧或桡侧，为圆形无痛性囊状隆起，坚韧且可顺肌腱的垂直方向稍微推动；②腱鞘滑膜炎：多因类风湿关节炎或结核性病变而引起，常多发生于腕关节的背面或掌面，关节部呈结节状隆起，关节活动受限；③腱鞘纤维脂肪瘤：发生于腕关节背面，触之柔软或柔韧，可随肌腱推动来回移动。此外，软组织炎症、扭伤以及骨折等也可引起腕关节变形。

(3) 肘关节变形：肘关节伸直时，肱骨内外上髁与尺骨鹰嘴位于一直线，屈肘90°时，此三点成一等腰三角形，称肘后三角。肘关节脱位时，此三点关系发生改变，肱骨内外上髁位于肱骨下端，当病人屈肘时较易扪及。若外上髁有压痛时称“网球肘”；当内上髁有压痛时，则称“高尔夫肘”。

(4) 肩关节变形：当肩关节脱位或三角肌萎缩时，肩关节弧形轮廓可消失，肩峰突出，呈“方肩”。脊柱侧弯及先天性肩胛高耸症病人可见两侧肩关节一高一低，颈短耸肩。锁骨骨折，远端下垂，使该侧肩下垂，肩部突出畸形如戴肩章状。

(5) 髋关节形态异常：包括：①内收畸形：一侧下肢超越躯干中线向对侧偏移，且不能外展。②外展畸形：下肢离开中线向外侧偏移，不能内收。③旋转畸形：仰卧位时，正常髌骨及踇趾指向上方，若向内外侧偏斜，为髋关节内外旋畸形。见于脑瘫、先天性髋关节脱位等。

（6）膝内、外翻（genu varum，genu valgum）：正常人当双脚并拢直立时，双膝及双踝均能靠拢。如果双膝靠拢时，两内踝分离，小腿向外偏离，称膝外翻，又称"X型腿"畸形。如果双脚内踝部靠拢时双膝却向外分离，称膝内翻，又称"O型腿"畸形。膝内、外翻畸形常见于佝偻病以及大骨节病。

（7）足部形态异常：临床常见的足部畸形有足内翻、足外翻、马蹄足及跟足畸形。①足内翻：如足跟骨内旋，前足内收，足纵弓高度增加，站立时足外侧着地，足掌部呈固定形内翻、内收畸形，称为足内翻。常见于小儿麻痹后遗症、先天畸形。②足外翻：如足跟骨外旋，前足外展，足纵弓塌陷，舟骨突出呈扁平状，跟腱延长线落在跟骨内侧，即为足外翻。见于先天畸形、胫前胫后肌麻痹。

（8）其他方面的异常

1）肌肉萎缩（muscle atrophy）：被评估者肌肉体积缩小、松弛无力，可表现为一侧肢体、双侧肢体或局限性萎缩。临床可多见于脑血管疾病所致的长期肢体瘫痪而废用者、严重的股骨头坏死、脊髓灰质炎、周围神经损坏等。

2）肢端肥大：为骨骼、韧带、软组织等增生及肥大致使肢（指）端异常粗大。常因成人腺垂体功能亢进，生长激素腺瘤分泌生长激素过多所致，多见于巨人症和肢端肥大症（acromegalia）。

肌肉大小的测量方法

测量肌肉大小可以评估肌肉萎缩或者肥大现象。使用工具是皮尺，最常使用的测量位置是：肘上、上臂中央的臂围、膝上10～20cm，以及膝下10cm处。记录结果时必须同时描述测量的位置，以便在不同时间测量均采用统一部位。同一部位或左右肢测量值相差1cm以内属正常。

来源：邱艳芬. 身体护理评估方法与技巧. 北京：人民军医出版社，2007.

3）水肿（edema）：常为指压凹陷性或无凹陷性，可为单侧肢体水肿或双肢体水肿。如心源性、肾源性等全身性水肿时，且下肢较上肢明显。甲状腺功能减退所致的双下肢水肿是非指凹性的。血栓性静脉炎及丝虫病的水肿可因局部静脉或淋巴回流障碍所致。尤其丝虫病的水肿，因局部皮肤增厚变粗，指压无凹陷，称象皮肿。

4）下肢静脉曲张：常见于小腿静脉如蚯蚓弯曲怒张，久立加重，卧位抬高下肢可减轻。小腿肿胀严重者，其局部皮肤颜色紫暗有色素沉着甚至局部溃疡，临床上多见于从事站立性工作人员及栓塞性静脉炎。

2．触诊 检查时嘱被评估者作主动和被动运动，观察其四肢关节的活动度，是否运动功能受限，有无出现疼痛情况。正常人四肢活动不受限，无运动时疼痛，四肢各关节有正常活动度。当各关节不能达到各自的活动幅度时，表明关节活动受限。临床上可见于相应部位的骨折、脱位、关节炎、肌腱或软组织损伤等。神经、肌肉组织及关节的损害均可引起四肢肢体的运动功能异常。四肢关节活动异常包括：

（1）神经、肌肉组织的损害：可出现不同程度的随意运动障碍，如病人的四肢的伸、屈、内收、外展、旋转方面等功能受限。肢体随意运动的肌力障碍称为瘫痪。

（2）关节的损害：关节病变可引起各关节出现主动、被动运动功能障碍。

（3）关节腔积液：少量积液时，膝部屈曲 90° 髌骨两侧的凹陷消失。大量积液时，关节周围明显肿胀，触诊可出现浮动感，称为浮髌现象。方法是嘱被评估者平卧，其下肢伸直放松，护士则以一手的拇指和其余 4 指分别固定在该膝关节上方两侧，另一手的拇指和其余 4 指分别固定在膝关节下方两侧，然后用右手示指将髌骨连续向后方按压数次，如按压时髌骨与关节面有触碰感，松开时髌骨有浮起感，则为浮髌试验阳性（图 3-12-1）。提示关节腔有 50ml 以上的积液，可见于风湿性关节炎、结核性关节炎。

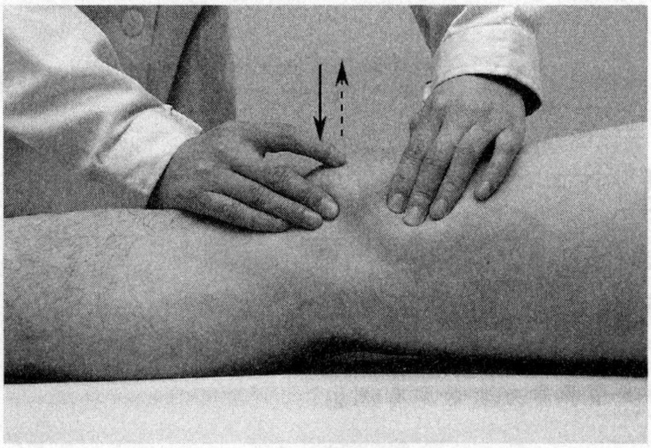

图 3-12-1 浮髌试验

（4）骨折及关节脱位：如骨折时常可使肢体缩短或变形，骨折部位有红肿压痛，有时能触及到骨擦感。如关节脱位时有肢体位置的改变，关节的伸屈、内收、外展、旋转等运动均受影响。

案例分析

该案例身体评估结果如下：

入院测量生命体征：T 36.7℃，P 78 次 / 分，R 18 次 / 分，BP 110/80mmHg。

视诊：病人神志清楚，双腕关节肿胀，双手近远端指间关节呈梭形，掌指关节向尺侧偏移，右第 2、3 指呈天鹅颈样畸形。

触诊：双腕关节压痛（+），双腕、肘关节活动受限，左肘伸侧可触及皮下结节，约 4cm×3cm，质韧，无压痛，可移动。

辅助检查：血常规：白细胞 13.9×10^9/L，血红蛋白 98g/L，血小板 460×10^9/L，RF 509.4U/ml，抗角蛋白抗体（AKA）、抗核周因子（APF）（+），抗核抗体（ANA）、抗中性粒细胞胞浆抗体（ANCA）（−），C 反应蛋白 57.9mg/L。双手关节 X 线示：骨破坏、关节间隙缩小。

该案例的主要护理诊断 / 问题：

有废用综合征的危险 与关节疼痛、畸形引起功能障碍有关。

穿着 / 修饰自理缺陷 与关节病变有关。

悲伤 与疾病久治不愈、关节可能致残、影响生活质量有关。

学习小结

脊柱是躯体活动的枢纽，是维持躯体各种姿势的重要支柱。脊柱评估按视诊、触诊、叩诊的顺序进行，但主要以视诊为主。典型的改变包括脊柱后凸，不同疾病和不同年龄段都有发生，比较常见；脊柱侧弯，特别是儿童和青少年阶段不容忽视，要定期评估，早期发现和治疗。四肢评估以视诊和触诊为主，主要是关节活动和功能状态。了解各关节活动范围，认识其形态异常改变，同时注意由此引起的功能障碍。

（张立力　杨红霞）

复习思考题

1. 列举检查脊柱活动度的内容。
2. 匙状指特点有哪些？其临床意义是什么。
3. 临床上脊柱的病理性变形常见有哪些？
4. 临床上四肢和关节异常改变常见有哪些？

第十三节　神经系统评估

学习目标

识记：

1. 解释肌力、肌张力、病理反射和脑膜刺激征的定义。
2. 概括神经系统评估的内容。

理解：

1. 比较浅感觉和深感觉、浅反射和深反射、不随意运动和共济运动在评估内容和方法上的异同。
2. 解释12对脑神经评估出现损害的临床意义。

运用：

1. 能结合病人临床表现，对其意识障碍的程度进行判断。
2. 结合病人的临床表现，能对其肌力分级进行判断。

案例

患者，男，75岁，因右侧肢体偏瘫、言语不利5天入院。家属代诉病人于5天前安静休息状态下突然出现右侧肢体失去知觉，不能活动，不能言语，无意识障碍，无头晕头痛，无恶心呕吐，无二便失禁。临床诊断：脑出血。

一、健 康 史

（一）现病史

与神经系统疾病有关而常见的主诉有疼痛、视力障碍、感觉异常、抽搐、动作失调、括约肌功能障碍及意识改变等。

1. 头痛　重点询问头痛是持续性还是发作性，涉及整个头部或仅限于局部，疼痛发作和持续时间，头痛的部位、性质及程度，哪些因素可使头痛加重或减轻，头痛与疲劳、用脑过度、情绪、月经周期有无关系，有无伴随症状。

2. 视力障碍　须问明是复视、真正视力减退或眼球本身疾病，如白内障、屈光不正所致。复视多见于第Ⅲ、第Ⅳ、第Ⅵ对脑神经麻痹、重症肌无力。导致视力减退的原因包括视网膜、视神经病变或眼球后脑本身疾病，要通过问诊并结合视力检查等结果综合分析。

3. 疼痛及感觉异常　要询问疼痛的部位、性状，有无放射性疼痛、放射部位，是否伴有机体瘫痪及疼痛与瘫痪两者发生的先后关系。在有或无刺激时，感觉异常出现的部位、范围和性质，如酸、麻、木、胀、重、痒、痛、蚁走感等都应了解。闪电样疼痛见于脊髓肿瘤的早期。急性广泛性瘫痪同时伴疼痛和肌肉压痛可能为急性感染性多发性神经炎。疼痛区域与神经根支配的区域一致、咳嗽、喷嚏和用力时可激发或加重疼痛，多为根性神经痛，见于髓外肿瘤、脊椎结核、椎间盘突出等。疼痛位于腰臀部，并向股后及小腿后外侧、足外侧放射，提示为坐骨神经痛。

4. 抽搐　询问初次发作的年龄，发作频率、发作的时间为白天抑或夜间，发作前有无诱因或先兆，发作时是否伴有意识丧失，眼、颈、躯干向一侧旋转、跌倒、跌伤、舌咬破或尿失禁，发作后有无头痛等不适，发作间歇期是否规则等。

5. 瘫痪　受累部位是上运动神经元抑或下运动神经元，瘫痪的范围是单个肢体、一侧上、下肢还是双下肢等。起病缓急，是否伴有发热、疼痛、麻木、括约肌功能障碍、意识障碍、失语等症状。有肌束颤动及肌萎缩者为下运动神经元瘫痪。老年、有高血压病史者突起偏瘫性意识障碍提示为脑出血。急性脊髓炎、脊髓外伤等所致截瘫，起病急，短时间内发生两下肢瘫痪，病变水平以下感觉减退或消失，尿潴留或失禁，因营养障碍易发生压疮。脊髓肿瘤、结核所致脊髓压迫症起病缓慢而呈进行性，常先有神经根痛，随后因病变压迫发生部分功能丧失，终致脊髓完全性瘫痪，病变水平以下深浅感觉完全丧失，二便障碍。

6. 括约肌功能障碍　了解大、小便是否费力，有无便秘、尿失禁、尿潴留及继发性感染。

7. 睡眠障碍　有无嗜睡、失眠、入睡困难或睡后易醒及醒后难以再入睡现象，有无影响入睡的各种因素，如抑郁、精神紧张、焦虑、恐惧、兴奋等情感障碍，或睡前饮用过量浓茶、咖啡等。失眠多由精神因素所致。此外，躯体疾病所致发热、疼痛、心肺功能不全等也可引起失眠。

（二）过去史

对过去史的询问应特别注意如下方面：

1. 传染病史　多种传染性疾病如麻疹、水痘、腮腺炎、猩红热、钩端螺旋体病、肠道及上呼吸道病毒感染、结核等均可引起中枢神经系统的并发症。

2. 中毒史　如有无一氧化碳、铅、有机磷农药、安眠药、异烟肼等中毒史。

3. 外伤史　有无头颅、脊髓、四肢外伤，当时有无昏迷、抽搐、瘫痪、骨折等。

4. 恶性肿瘤病史 有无恶性肿瘤史，如癌性肌病、癌性周围神经病、癌性运动神经元疾病，白血病脑膜浸润等均可直接或通过转移损害神经系统而引起各种神经系统症状。

5. 有无内分泌代谢疾病病史 如甲状腺功能亢进症、甲状腺功能减退症、糖尿病等。

6. 有无循环系统疾病病史 如高血压病。

（三）家族史

神经系统疾病中有遗传性者颇多，如进行性肌营养不良、遗传性共济失调等。应详细询问家族中有无与被评估者所患疾病相似者，有无明确的遗传性疾病，尤其是神经系统的遗传性疾病。

（四）心理社会史

应注意了解与症状有关的心理、社会生活、家庭状况和职业等情况，如在工作或家庭生活中有无压力、对情绪的影响等。

理论与实践

该案例进行健康史采集时应注意询问病人发病前有无情绪激动、活动过度、疲劳等诱因，询问病情进展程度；询问既往有无高血压病史、动脉粥样硬化、血液病和家族脑卒中病史，了解目前用药情况，是否遵医嘱进行降压、抗凝等治疗及治疗效果；了解病人性格特点，有否因突然瘫痪卧床而出现焦虑、恐惧等心理反应。了解家属对该病的认识情况，评估家庭和社会环境及对该病人的支持程度。

二、身体评估

神经系统评估包括对脑神经、运动神经、感觉神经、神经反射及自主神经等全面评估。评估目的是为了判断神经系统有无损害和损害的部位、性质及程度。评估应按一定顺序，同时应结合意识状态与精神状态进行。常用的评估工具有：叩诊锤、大头针、棉签、音叉、电筒、双规仪、检眼镜等。

（一）脑神经评估

脑神经共12对，检查脑神经对颅脑病变的定位诊断极为重要。评估时应按顺序进行，要注意双侧对比，以免遗漏。

1. 嗅神经 嗅神经（olfactory nerve）是第1对脑神经，可通过问诊和嗅诊了解嗅觉的灵敏度。

（1）方法：嘱被评估者闭目并压住一侧鼻孔，选用日常生活中三种不同气味的物品（如无刺激性溶液、香水、醋、酒等），分别置于鼻孔，让其辨别各种气味。然后用同样的方法检查另一侧。以观察其嗅觉是否正常，有无减退或消失。

（2）异常表现及其意义：若嗅觉减退（能嗅到气味，但不能辨别）或消失（无法嗅到气味），在排除鼻黏膜病变的前提下，提示同侧嗅神经损害，见于颅脑创伤、前颅凹占位性病变和脑膜结核等。

2. 视神经 视神经（optic nerve）是第2对脑神经，内容包括视力、视野检查和眼底检查。

（1）视力（visual acuity）

1）方法：分别检查两眼，未检查眼须遮盖。用视力表检测。如不能在1m处看见视力表上最大一行视标，则可让其辨认眼前不同距离处手指数或手指晃动情况或以手电光试其有无光感。其结果分别用“失明”、“光感”、“指动感”、“××cm内可辨指数”表示。

2）异常表现及其意义：视力减退，见于屈光不正（包括散光、近视、远视）和老视以及眼器质性病变（如白内障、眼底病变）等。

（2）视野（visual field）

1）方法：被评估者的一侧眼正视前方保持不动时所能看到的最大空间范围，称视野。粗略检测常用对照法：被评估者背光与护士（视野正常）相对而坐，距离约100cm，然后让被评估者闭左眼，护士闭右眼，相对凝视保持不动。护士用手指在两人等距离中间，分别从上、下、左、右的周边向中心移动，正常两人应同时看到移动的手指。用同法再测另一眼。此法可比较出被评估者的视野缺损的大致情况。正常单眼视野颞侧约90°，鼻侧及上、下方约为50°～70°。精确的视野检查需使用视野计。

2）异常表现及其意义：视野改变可出现各种类型的视野缺损，如偏盲（视野的左或右一半缺失）；象限盲（1/4视野缺失）；同侧全盲（一侧视神经损伤）；同侧偏盲（一侧视束损伤）；双眼颞侧偏盲或象限偏盲（视交叉以后的中枢病变）；同侧象限盲（部分视放射及视中枢损伤）；单眼不规则的视野缺损（视神经和视网膜病变）。

（3）眼底（eyeground）

1）方法：需借助检眼镜进行检查，重点观察：①视神经乳头：注意其颜色、大小和形态，边缘有无整齐、是否隆起，中心凹陷有无扩大。②视网膜血管：动静脉精细比例的弯曲度和管壁反光的强度；是否动静脉交叉处静脉受压；视网膜及黄斑区有无渗出物、出血、色素沉着、水肿，黄斑中心凹有无存在等。

正常眼底视神经乳头位于视网膜靠颞侧，圆形或卵圆形，边缘清楚，淡红，中央凹陷。视网膜呈鲜橘红，视网膜中央动脉、静脉穿过视乳头中心有上、下两支及许多小支。动脉色鲜红，静脉色暗红；动、静脉管径比例约2∶3。黄斑位于视乳头颞侧偏下方，色暗红。

2）异常表现及其意义：许多全身性疾病可引起眼底改变。包括视乳头水肿、视神经萎缩和视网膜动脉硬化，见于高血压病、慢性肾炎、妊娠高血压综合征、糖尿病、白血病等。

3．动眼神经、滑车神经、展神经　动眼神经（oculomotor nerve）、滑车神经（trochlear nerve）、展神经（abducens nerve）分别为第3、4、6对脑神经，共同管理眼球运动，合称眼球运动神经，也可同时检查。

（1）方法

1）眼裂宽度：观察两眼裂的大小，是否有眼睑下垂（应排除眼睑本身病变），检查眼球是否突出或凹陷。

2）眼球位置和运动：①斜视：嘱被评估者平视前方，观察眼球是否偏斜；②眼球运动和复视：双眼随护士手所指向的各方向移动，观察其眼球活动是否受限以及其程度，并了解其复视情况；③同向偏斜和同向运动麻痹：双眼不同时向一侧注视（侧视麻痹）或向上方、下方注视（垂直运动麻痹）；④辐辏反射：嘱被评估者注视前方护士的手自远而近（近至距眼球5～10cm），观察是否有双眼内收的障碍。

3）瞳孔：①外形：观察瞳孔的位置、大小和形状，边缘有无整齐，是否等圆等大。②对光反射：用电筒光从其侧面照射一侧的瞳孔，如见该侧的瞳孔缩小，称直接光反射；若对侧瞳孔同时也缩小，称间接光反射。重点观察对光反射是否存在，且反应迅速。③集合反射：作辐辏反射检查时，在双眼内聚同时，双侧瞳孔也缩小。

(2) 异常表现及其意义：动眼神经麻痹如上眼睑下垂，眼球转向外方，不能向内、向上及向下运动，瞳孔散大，出现复视，见于颅底肿瘤、脑疝、眶上裂综合征、结核性脑膜炎等；滑车神经麻痹如眼球向下及向外运动减弱；展神经麻痹如眼球不能外展，出现斜视和复视，多见于颅内高压、颅底粘连等；一侧或双侧瞳孔异常扩大或缩小、对光反射迟钝或消失等，可因动眼神经、视神经或交感神经病变引起；如同侧瞳孔缩小，眼球内陷、眼裂变小、结膜充血、颜面无汗的症状，称Horner综合征，可见于一侧颈交感神经麻痹。

4. 三叉神经　三叉神经(trigeminus nerve)是第5对脑神经，主要传导头面部痛、温、触觉，同时也传导面部肌肉的本体感觉。

(1) 方法

1) 面部感觉：分别用棉签、大头针、棉丝自上而下，由内至外轻触前额、鼻部两侧及颌下，以测试被评估者的头部痛觉和触觉，同时用盛有冷或热水的试管测试其温度觉。两侧对比检查，确定感觉障碍区域情况。

2) 咀嚼运动：护士用手放置被评估者两侧下颌角上面咀嚼肌隆起处，嘱其咀嚼动作，观察颞肌、咬肌有无萎缩，力量强弱如何；测试咀嚼运动时两侧肌力是否相等；观察张口时下颌有无偏斜。

(2) 异常表现及其意义：颜面感觉减退和三叉神经痛；咬肌萎缩，张口时下颌偏向一侧，可见于三叉神经运动支毁坏性病变。

5. 面神经　面神经(facial nerve)是第7对脑神经，主要支配面部表情肌和舌前2/3味觉功能。

(1) 方法

1) 面肌运动：嘱被评估者做抬额、皱眉和闭眼动作，观察额纹是否消失、变浅、闭眼无力或不能闭眼，还注意眼裂有无变大；做露齿、微笑动作时，观察是否口角偏斜，鼻唇沟有无变浅；做吹哨和和鼓腮动作时，注意有无漏气。如上述动作有障碍，称面神经麻痹。

2) 味觉：将不同味感的物质(食盐、食糖、醋等)用棉签涂于舌面不同部位，测试其味觉的情况。

(2) 异常表现及其意义：周围性面瘫表现为病侧额纹减少、眼裂增大、鼻唇沟变浅、不能皱额、闭眼，露齿和微笑时口角偏斜对侧；中枢性面瘫表现为健侧下半部面肌瘫痪。鼻唇沟变浅、口角下垂；一侧面肌的阵发性抽动或面肌持续性收缩，见于小脑脑桥角病变；面神经损害者则舌前2/3味觉丧失。

6. 位听神经　位听神经(vestibulocochlear nerve)是第8对脑神经，包括耳蜗神经和前庭神经。耳蜗神经传导听觉，前庭神经传导空间定向冲动，司平衡。

(1) 方法

1) 听力：粗略检测方法是用机械表声或手指捻声进行检查，如发现被评估者听力减退，可采用精测方法，使用规定频率的音叉或电测听仪进行检查。了解听力是否减退及程度。

2) 前庭功能检查：询问被评估者有无眩晕，平衡失调，检查有无自发性眼球震颤。

(2) 异常表现及其意义：听力减退见于听神经损害、局部或全身血管硬化、中耳炎、耳道有耵聍或异物；被评估者如睁眼站立摇晃不稳，闭目后倾倒，常有眩晕、眼球震颤等见于前庭功能受损。

7. 舌咽神经、迷走神经　舌咽神经（glossopharyngeal nerve）、迷走神经（vagus nerve）分别为第9、第10对脑神经。两对神经的运动纤维共同支配腭、咽、喉部的肌肉运动，其感觉纤维分布于咽喉部，并司舌后1/3的味觉。

（1）方法

1）腭咽喉运动：观察被评估者有无发音嘶哑或带鼻音，有无饮水呛咳和吞咽困难。嘱其发“啊”声，观察悬雍垂是否居中，两侧软腭上抬是否等高。声带运动可用间接喉镜观察。

2）咽反射：用压舌板分别轻触左右咽后壁，观察其咽反射反应情况。正常出现咽部肌肉收缩和舌后缩，有恶心反应。

（2）异常表现及其意义：一侧或双侧软腭麻痹、咽反射减弱或消失、饮水呛咳、吞咽困难和发音嘶哑，见于一侧或两侧舌咽、迷走神经或其核受损；舌后1/3的味觉减退可见于舌咽神经功能损害。

8. 副神经　副神经（accessory nerve）为第11对脑神经，支配胸锁乳突肌及斜方肌。

（1）方法：观察被评估者的胸锁乳突肌与斜方肌有无萎缩，嘱其做耸肩及转头运动，观察比较两侧肌力情况。

（2）异常表现及其意义：一侧的胸锁乳突肌及斜方肌肌力下降，肌肉萎缩，见于副神经受损。

9. 舌下神经　舌下神经（hypoglossal nerve）为第12对脑神经，支配舌肌运动。

（1）方法：嘱被评估者张口，观察舌在口腔中位置；再嘱其伸舌，观察有无偏斜、有无舌肌萎缩或颤动。

（2）异常表现及其意义：伸舌偏向一侧，舌肌萎缩及舌肌颤动，即周围性舌瘫，见于脊髓灰质炎、多发性神经根神经炎等；伸舌偏向一侧，舌肌无萎缩，无颤动，即中枢性舌瘫，见于脑外伤、脑肿瘤和脑血管病等。

（二）运动功能评估

运动是指骨骼肌的活动，分为随意和不随意运动（不自主运动）。由锥体束支配随意运动；由锥体外系和小脑支配不随意运动。

1. 随意运动与肌力　随意运动指由意识支配的运动。肌力（muscle power）指随意运动时肌肉最大收缩的力量。

（1）方法：嘱被评估者用力做肢体伸屈动作，护士则从相反方向给予阻力，测试其对阻力的克服力量，并进行两侧对比。但应注意排除因疼痛、关节强直或肌张力过高所致的活动受限等情况。肌力可分为六级（表3-13-1）。

表3-13-1　肌力分级

分级	肌力表现
0级	完全瘫痪
1级	有肌肉收缩而无肢体运动
2级	肢体能在床面水平移动，但不能抬离床面
3级	肢体可抬离床面，但不能抗阻力
4级	能抗外界阻力，但差于正常人
5级	正常肌力

(2) 异常表现及其意义：肌力的减退或丧失称瘫痪。根据不同程度的肌力减退可分为完全性瘫痪（肌力消失）和不完全性瘫痪（肌力减退）。根据瘫痪不同的部位形式临床分为4种类型（表3-13-2）。

表 3-13-2 瘫痪临床类型

类型	瘫痪部位	临床意义
单瘫（monoplegia）	单一肢体的瘫痪	常见于脊髓灰质炎
偏瘫（hemiplegia）	一侧肢体（上、下肢）的瘫痪，常伴有同侧中枢性面瘫及舌瘫	见于脑出血等
截瘫（paraplegia）	双侧下肢瘫痪	见于因脊髓外伤引起的脊髓横贯性损伤
交叉瘫（crossed paraplegia）	一侧肢体瘫痪及对侧脑神经损害	常见于一侧脑干病变

2. 肌张力　肌张力（muscular tone）是指肌肉在静止状态下的紧张度情况。

(1) 方法：触摸肌肉的硬度；持被评估者完全放松的肢体作被动活动，感受其阻力情况，并进行两侧对比。

(2) 异常表现及其意义

1) 肌张力减低：触摸的肌肉松软，被动的伸屈肢体阻力降低，关节运动范围扩大，多于周围神经炎、脊髓前角灰质炎、小脑病变等。

2) 肌张力增高：触摸的肌肉坚实，被动的伸屈肢体时阻力增高。见于锥体束损害。

3. 不随意运动　不随意运动（involuntary movements）是指被评估者在意识清楚的状况下，随意肌不自主收缩时所产生的一些无目的的异常动作，多见于锥体外系损害。

(1) 方法：观察有无不随意运动形式以及其动作的部位、速度、幅度、频率、节律等，并进行两侧对比的观察。

(2) 异常表现及其意义

1) 震颤（tremor）：为躯体某部分出现不自主地节律性摆动动作。常见有：①静止性震颤（static tremor）：为较大幅度的震颤，肢体静止时表现反而明显，运动时则减轻，睡眠时可消失，常伴肌张力增高，情绪紧张时加重，见于帕金森病。②动作性震颤（action tremor）：如出现动作时可发生，震颤往往在动作终末，即愈接近目标物时愈明显，静止时则减轻或消失，可伴有肌张力减低，如行走时呈摇摆的“醉汉步态”，见于小脑病变。③姿势性震颤（postural tremor）：为细而快的震颤，与肢体运动及休息时无关，常发生于身体主动保持某种姿势时。如扑翼样震颤（两上肢前伸，手指及腕部伸直维持一定姿势时，腕关节突然屈曲，而后又迅速伸直返回原来位置，反复如此，状如扑翼样），见于肝性脑病等；如甲亢病人可让其平伸两上肢，即可见手指出现细微的不自主震颤。

2) 舞蹈样动作（choreatic movement）：为面部肌肉及某肢体的一种快速、不规则、无目的、不对称的不自主运动，可表现为突然地肢体做一些动作，如伸展、摆手、挤眉、伸舌、眨眼、耸肩、摆头等，精神紧张时可加重，睡眠时则可减轻或消失。见于儿童期脑风湿病变。

3) 手足搐搦（tetany）：手足肌肉均呈紧张性痉挛，腕关节、指掌关节、踝关节、趾关节均屈曲，手指伸展、拇指则内收向掌心靠近，并与小指相对。常见于低钙血症等。

4. 共济运动 机体的任何一动作要完成均依赖于某组肌群共同一致性地进行协调运动，称共济运动(coordinate movement)。这种协调运动主要是依靠小脑、前庭神经、视神经、深感觉、锥体外系的共同参与作用。如这些结构发生病变时，这种协调动作即会出现障碍，称为共济失调(ataxia)。

下列常用检查方法均是让被评估者先睁眼完成动作，再闭眼重复动作。如睁眼及闭眼均不能完成动作，可见于小脑半球病变，又称小脑性共济失调；如睁眼时动作稳准，闭眼时动作摇晃，不稳且不准，可见于多发性神经炎、脊髓空洞等，又称感觉性共济失调。

(1) 指鼻试验：嘱被评估者用示指尖来回触碰自己的鼻尖，先慢后快，先睁眼，后闭眼，重复进行，双侧分别检查。正常人动作准确，如共济失调者可出现上述动作的失误。

(2) 跟 - 膝 - 胫试验：嘱被评估者仰卧，先抬起一侧下肢，然后将足跟放在对侧膝盖上，然后再让足跟沿着胫骨前缘向下移动直达踝部，观察其动作是否稳定及准确。先睁眼，后闭眼，重复进行，双侧对比。如共济失调者可出现上述动作的失误。

(3) Romberg 征：又称闭目难立征试验。嘱被评估者足跟并拢站立、闭目，两臂前伸，观察其身体是否有晃动及站立不稳。如出现身体摇晃或倾斜则为阳性，称小脑共济失调，见于脊髓后索及前庭器官的病变。

(三) 感觉功能评估

感觉包括痛觉、触觉、温度觉及深感觉。检查时被评估者必须在意识清晰状态下进行。要让其了解检查目的和方法，以便配合。检查时嘱被评估者闭目，将刺激物从感觉障碍区移向正常区，注意左右双侧和远近端部位的对比，避免主观或暗示作用。主要了解有无感觉障碍、范围和类型。

1. 浅感觉 浅感觉包括皮肤和黏膜的痛觉、温度觉和触觉。记录感觉障碍类型(正常、过敏、减退、消失)与范围。

(1) 痛觉：用大头针尖均匀地轻刺被评估者的皮肤，让其回答具体的感觉，并注意两侧对应部位的比较。痛觉障碍见于脊髓丘脑侧束损害。

(2) 触觉：用棉签轻触被评估者的皮肤或黏膜。正常人对轻触感觉十分敏感。触觉障碍见于脊髓后索损伤。

(3) 温度觉：用分别用盛有热水(40～50℃)和冷水(5～10℃)的试管分别交替接触被评估者的皮肤或黏膜，让其辨别冷热程度。温度觉障碍见于脊髓丘脑侧束病损。

2. 深感觉检查 深感觉是肌肉、肌腱和关节等深部组织的感觉，包括振动觉和位置觉。下述各感觉障碍时，可见于脊髓后索损伤。

(1) 运动觉：轻握被评估者的足趾或手指两侧，分别向上、向下作伸屈动作，嘱其根据感觉说出“向上”或“向下”。

(2) 位置觉：将被评估者肢体置于某一姿势，让其回答自己肢体所处的位置。

(3) 振动觉：用振动的音叉柄置于被评估者肢体的骨隆起处(内踝、外踝、膝盖、桡骨茎突)，询问有无振动感，两侧对比。

3. 复合感觉检查 复合感觉(synaesthesia)又称皮层感觉，是大脑皮质综合分析的结果。检查时嘱被评估者闭目，常用的方法如下：

(1) 皮肤定位觉 护士用手指或棉签轻触被评估者的皮肤某处，让其说出被触部位。皮肤定位觉障碍见于皮质病变。

（2）两点辨别觉：护士用分开的钝脚分规轻触被评估者的皮肤上两点，检测被评估者有无辨别能力，再逐渐缩小双脚间距，直到被评估者感觉为一点时，测其间距，双侧比较。当触觉正常而两点辨别觉障碍时为额叶病变。

人体体表能辨认出两点的最短距离

正常时身体各部位对两点辨别觉灵敏度有不同，鼻尖、舌尖、手指最敏感，躯干较差。舌尖是1mm，指尖是2.8mm，趾为3～8mm，手掌为8～12mm，胸及前臂为40mm，背部为40～70mm，上臂为75mm。

来源：邱艳芬．身体护理评估方法与技巧．北京：人民军医出版社，2007．

（3）体表图形觉：在被评估者的皮肤上画一图形（如圆、三角形等）或写简单的字（如一、二、十等），观察其能否识别。如有障碍，多为丘脑水平以上病变。

（4）实体觉：被评估者以单手触摸熟悉的物件，如钥匙、钢笔等，让其辨别并回答物件的名称、形态、大小、质地等。此功能障碍者为皮质受损。

（四）神经反射评估

神经反射是由反射弧的形成而完成的，并受高级神经中枢控制。其中反射弧包括感受器、传入神经、中枢、传出神经和效应器五部分，如反射弧中任何一个环节出现病变，均可致反射活动减弱或消失；当高级神经中枢（锥体束以上）发生病变，可致反射活动失去抑制反而出现反射亢进，可出现病理反射。临床以此通过神经反射检查帮助判断神经系统病损的部位情况。

1．生理反射　根据刺激部位的不同，将反射分为浅反射和深反射。

（1）浅反射：刺激皮肤或黏膜所引起的反应称为浅反射。

1）角膜反射（corneal reflex）：用一手示指置于被评估者的眼前，并引导其眼睛向内上注视，以细棉签纤维由角膜外缘轻轻触划其角膜，注意不要触及眼睫毛，被刺激一侧的眼睑立即闭合，称直接角膜反射（图3-13-1）；同时另一侧眼睑亦闭合，称间接角膜反射。凡直接与间接角膜反射均消失者为三叉神经病变；如直接反射消失，而间接反射存在，则为同侧面神经病变。深昏迷患者角膜反射消失。

2）腹壁反射（abdominal reflex）：嘱被评估者仰卧，下肢稍屈曲，使腹壁放松，用竹签或锐器迅速自外向内，按上、中、下分别三个部位，即沿肋缘下（胸髓7～8节）、脐水平（胸髓9～10节）及腹股沟上（胸髓11～12节）的方向，轻划腹壁皮肤（图3-13-2）。正常反应是局部腹肌收缩。上、中、下部反射消失分别见于上述不同平面的胸髓病损；一侧反射消失见于同侧锥体束病变；双侧反射完全消失见于昏迷和急性腹膜炎。此外，肥胖、老年人及经产妇也会出现反射减弱或消失。

3）提睾反射（cremasteric reflex）：嘱被评估者仰卧，下肢稍屈曲，竹签自下向上轻划股内侧皮肤（图3-13-2），正常可引起提睾肌收缩，同侧睾丸上提。双侧反射消失见于腰髓1～2节病损；一侧反射减弱或消失见于锥体束病损。局部病变如腹股沟疝、阴囊水肿及老年人可影响提睾反射。

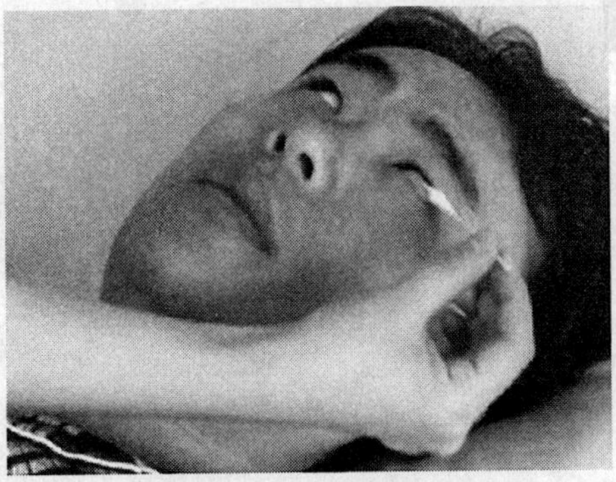

图 3-13-1 角膜反射检查

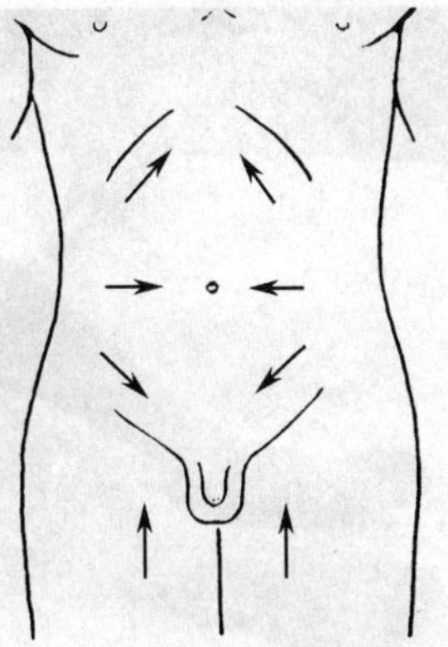

图 3-13-2 腹壁反射和提睾反射检查

（2）深反射：刺激骨膜、肌腱所引起的反射称为深反射。检查时嘱被评估者肢体放松，叩诊锤叩击力量要均匀，两侧对比（表 3-13-3）。

表 3-13-3 常用深反射

深反射名称	方法	正常反应	节段定位
（1）肱二头肌反射（biceps reflex）（图 3-13-3）	被评估者前臂屈曲，护士以左拇指置于被评估者肘部上的肱二头肌腱上，右手持叩诊锤叩击左拇指	肱二头肌收缩，前臂快速屈曲	颈髓第 5～6 节段
（2）肱三头肌反射（triceps reflex）（图 3-13-4）	被评估者前臂搭在护士的左前臂上，上臂稍外展，护士左手托住其上臂，右手持叩诊锤叩击鹰嘴上方的肱三头肌肌腱	肱三头肌收缩，前臂快速伸展	颈髓第 6～7 节段
（3）膝腱反射（keen-jerk-reflex）（图 3-13-5）	被评估者坐位检查时，小腿完全松弛，自然下垂。卧位检查则被评估者仰卧，护士则以左手托起其膝关节，使髋、膝关节稍屈。用叩诊锤准确叩击髌骨下方的股四头肌腱	小腿伸展	腰髓 2～4 节段
（4）跟腱反射（achilles-tendon-reflex）（图 3-13-6）	被评估者仰卧，髋、膝关节稍弯曲，下肢取外旋、外展位，护士用左手轻轻将被评估者的足趾面推向足背，使足背稍弯曲，然后用叩诊锤叩击跟腱	腓肠肌收缩，足向跖面屈曲	骶髓 1～2 节段

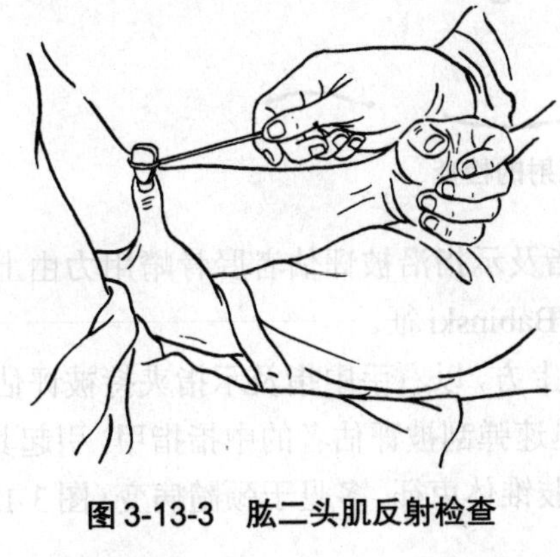

图 3-13-3 肱二头肌反射检查

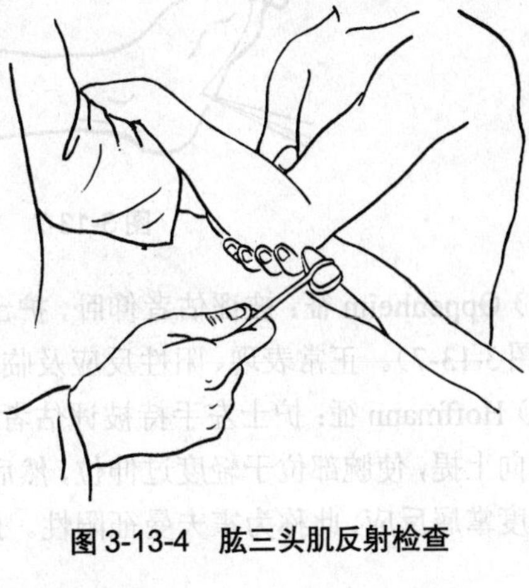

图 3-13-4 肱三头肌反射检查

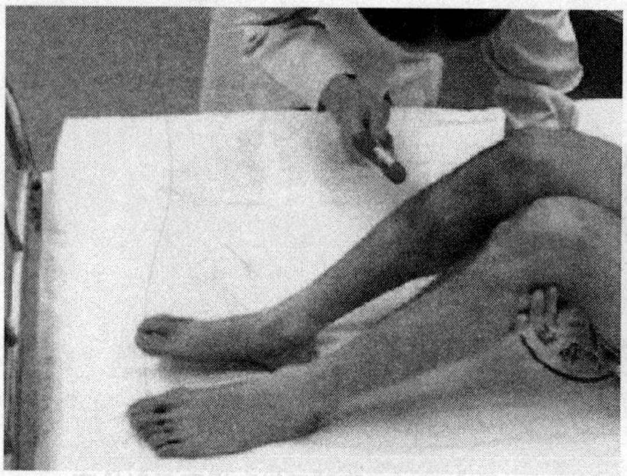

图 3-13-5 膝腱反射检查

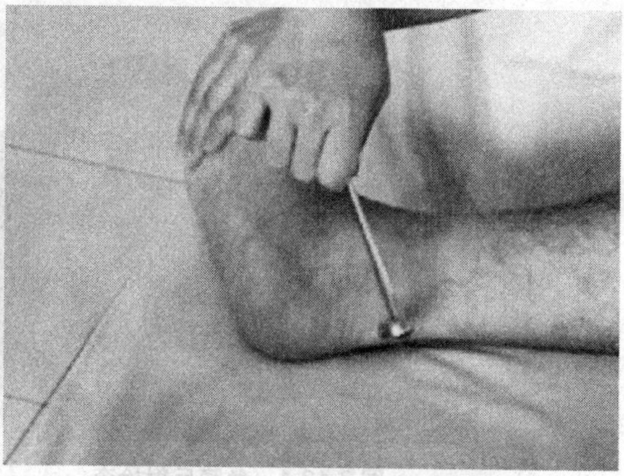

图 3-13-6 跟腱反射检查

1）深反射减弱或消失：见于①周围神经炎、神经根炎、脊髓前角灰质炎等；②肌肉疾患，如重症肌无力、周期性瘫痪等；③脑或脊髓的急性损伤，如急性脊髓炎、脑出血早期；④深昏迷、深度麻醉等。

2）深反射亢进：见于各种原因所致的锥体束损伤；神经官能症、甲亢等。

2. 病理反射 病理反射指锥体束病损时，大脑失去对脑干和脊髓的抑制作用而出现的异常反射，又称锥体束征。通常1岁半以内的婴幼儿由于神经系统发育未完善，也可出现这种反射，此时属于生理性。

（1）Babinski 征：被评估者仰卧，双腿伸直，护士用竹签杆自足跟部划足底外侧至小趾掌关节处再转向踇趾侧，（图 3-13-7）。正常反应为足趾跖屈或无屈曲。若表现为踇趾缓缓背屈，其余四趾呈扇形散开为阳性反应（图 3-13-8），是锥体束受损害的重要体征之一，见于脑出血、脑肿瘤、休克、昏迷及麻醉病人。Babinski 征为病理反射的最常用的检查。

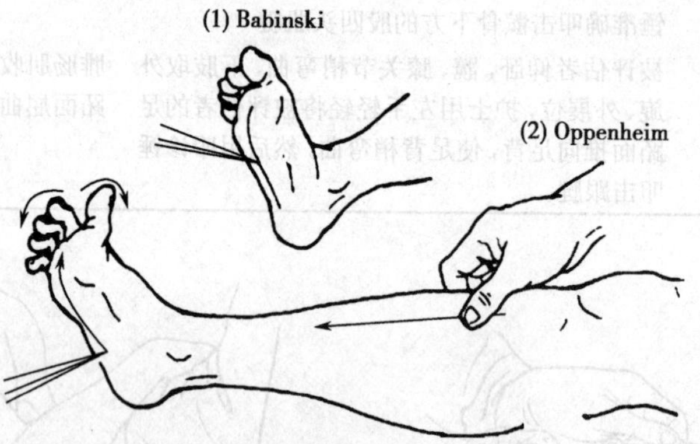

图 3-13-7 常见病理反射的检查

（2）Oppenheim 征：被评估者仰卧，护士可用拇指及示指沿被评估者胫骨嵴用力由上向下滑压（图 3-13-7）。正常表现、阳性反应及临床意义同 Babinski 征。

（3）Hoffmann 征：护士左手持被评估者的腕关节上方，以右手中指及示指夹持被评估者中指并稍向上提，使腕部位于轻度过伸位，然后以拇指迅速弹刮被评估者的中指指甲，引起其余4指呈轻度掌屈反应，此称为霍夫曼征阳性。此征为上肢锥体束征，多见于颈髓病变（图 3-13-9）。

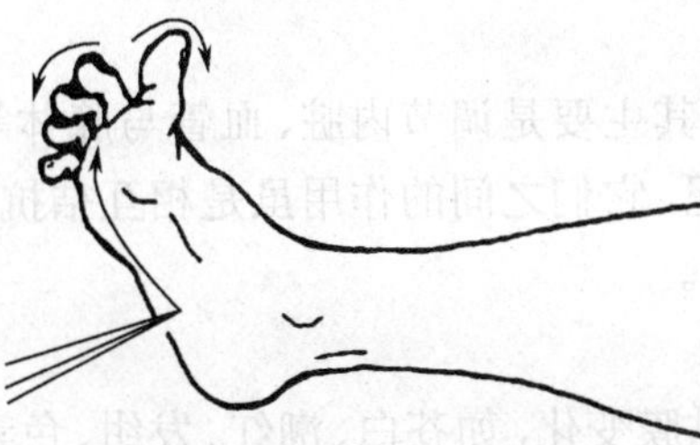

图 3-13-8 Babinski 征阳性表现

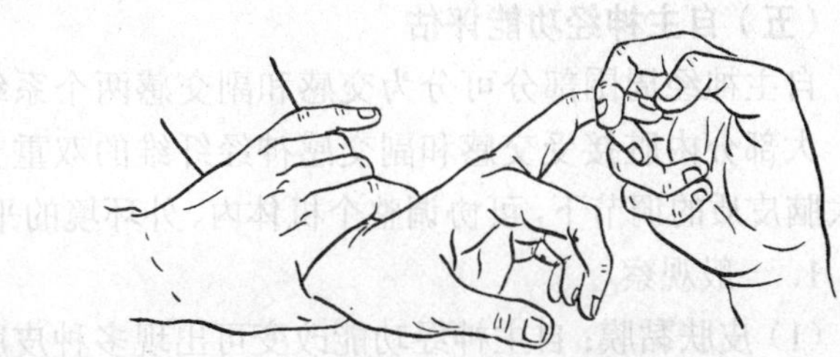

图 3-13-9 Hoffmann 征检查

3．脑膜刺激征　脑膜刺激征是由于脑膜和脊神经根受刺激引起相应肌肉反射性痉挛的一种表现，见于各种脑膜炎、蛛网膜下腔出血、颅内压增高等。常见的脑膜刺激征有以下几种：

（1）颈强直（neck rigidity）：被评估者去枕仰卧，两腿自然放松伸直，护士左手置于病人颈部，将头抬起，屈向胸部，如有僵硬并伴颈部疼痛为颈强直。做此项检查要分散病人的注意力，避免出现假阳性。当颈椎或颈部肌肉有病变时，也可出现颈强直。

（2）Kernig 征：被评估者仰卧位，一侧下肢的髋关节及膝关节屈曲并保持直角位，护士抬高其小腿，使膝关节伸直，正常可使膝关节伸展达 135° 以上（图 3-13-10）。如伸膝受限、伴有疼痛或对侧下肢自动屈曲为阳性表现。

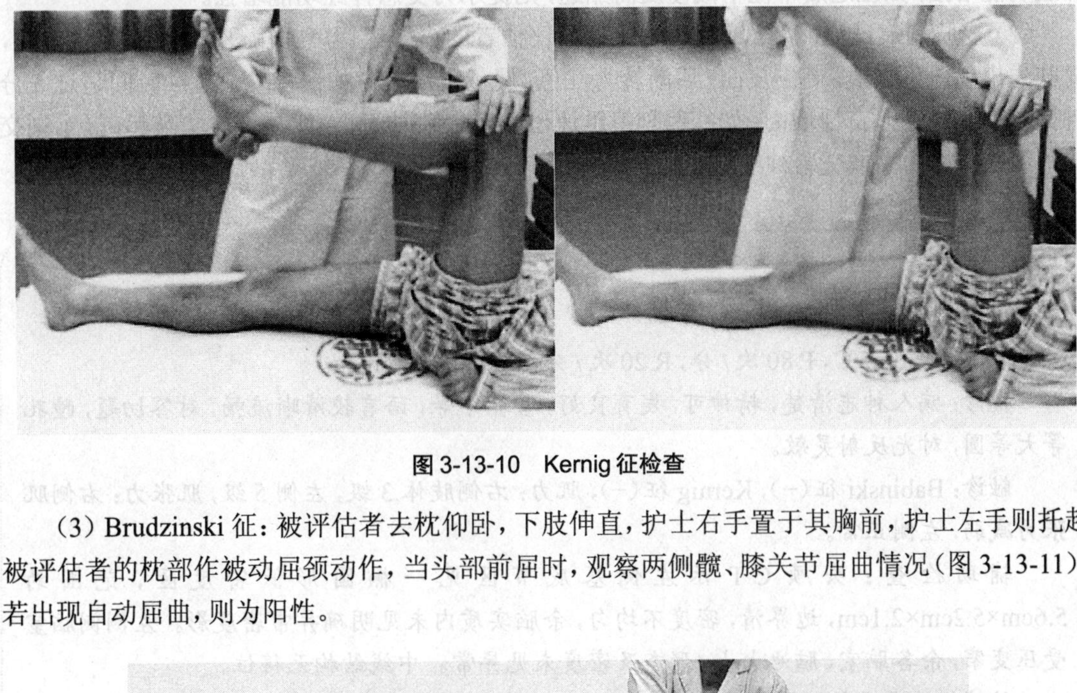

图 3-13-10　Kernig 征检查

（3）Brudzinski 征：被评估者去枕仰卧，下肢伸直，护士右手置于其胸前，护士左手则托起被评估者的枕部作被动屈颈动作，当头部前屈时，观察两侧髋、膝关节屈曲情况（图 3-13-11），若出现自动屈曲，则为阳性。

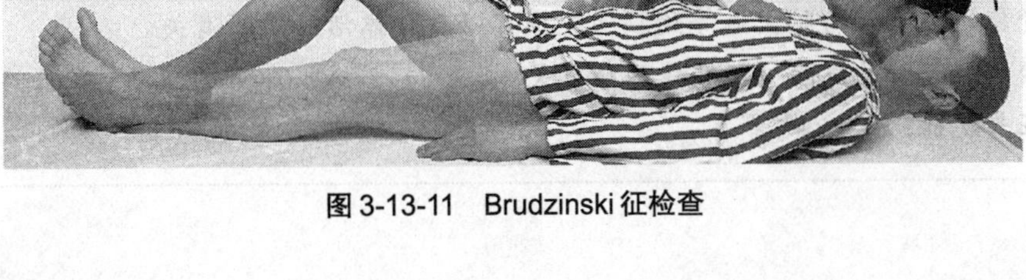

图 3-13-11　Brudzinski 征检查

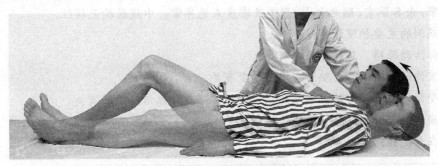

（五）自主神经功能评估

自主神经周围部分可分为交感和副交感两个系统，其主要是调节内脏、血管与腺体等活动。大部分内脏接受交感和副交感神经纤维的双重支配，它们之间的作用虽是相互拮抗，但在大脑皮质的调节下，可协调整个机体内、外环境的平衡。

1. 一般观察

（1）皮肤黏膜：自主神经功能改变可出现多种皮肤黏膜变化，如苍白、潮红、发绀、色素减少或色素沉着等。亦可发生皮肤质地改变，如过分光滑、变薄、增厚、变硬、潮湿、干燥、脱屑等，有时出现皮疹、水肿和溃疡等。

（2）毛发及指甲：观察有无多毛、毛发稀疏、指甲变形变脆等。

（3）汗液分泌：注意有无全身或局部出汗过多、过少或无汗。

2. 自主神经反射

（1）眼心反射：如压迫一侧眼球数十秒钟后可使迷走神经兴奋性增高，从而使心率减慢，称为眼心反射。其方法：嘱被评估者平卧、双眼自然闭合，计数其 1 分钟脉搏。然后护士用左手中指、示指分别置于被评估者的眼球两侧，并逐渐加压，以被评估者不痛为限。加压约 20～30 秒后计数 1 分钟脉搏，正常人可较压迫前减少 10～12 次 / 分。超过 12 次以上提示为副交感神经功能增强；如压迫后不但不减慢反而加速，则提示为交感神经功能增强。

（2）皮肤划痕试验：护士用钝头竹签在被评估者的皮肤上适度加压划一条线，数秒钟后，皮肤先出现白色划痕，高出皮面，后渐转为红色，属正常反应。如白色划痕持续时间超过 5 分钟提示交感神经兴奋性增高；如红色划痕迅速出现且持续时间长，明显增宽和隆起，提示副交感神经兴奋性增高或交感神经麻痹。

案例分析

该案例身体评估结果如下：

入院后 T 36.5℃，P 80 次 / 分，R 20 次 / 分，BP 130/90mmHg。

视诊：病人神志清楚，精神可，发育良好，营养中等，语言较清晰流畅，对答切题，瞳孔等大等圆，对光反射灵敏。

触诊：Babinski 征（–），Kernig 征（–），肌力：右侧肢体 3 级，左侧 5 级，肌张力：右侧肌张力减弱，左侧正常。

辅助检查：头颅 CT 示左侧基底节区见一椭圆形低密度区，范围约 5.6cm×5.2cm×2.1cm，边界清，密度不均匀，余脑实质内未见明确异常密度影。左侧侧脑室受压变窄，余各脑室、脑池大小、形态及密度未见异常。中线结构无移位。

该病例的主要护理诊断 / 问题：

躯体活动障碍　与肢体瘫痪有关。

语言沟通障碍　与大脑语言中枢病变有关。

有受伤的危险　与脑出血导致脑功能损害以及肢体活动障碍有关。

有废用综合征的危险　与肢体瘫痪有关。

潜在并发症：脑疝。

学习小结

神经系统评估是全身系统评估中重要的组成部分，各器官、系统评估的基础是在病人意识状态清晰状态下完成的。12对脑神经的评估与各系统评估关系紧密，常常在各系统评估同时完成；运动功能和感觉功能的评估更多是焦点评估，与局部功能异常有关；神经反射是本节重点，一般独立实施。神经系统评估对于神经系统疾病病人、病人创伤后的行为改变和其他损伤后后续问题评估，以及护士识别病人危险因素进行健康教育十分必要。

(张立力　杨红霞)

复习思考题

1. 列举12对脑神经评估的内容。
2. 对不同级别肌力如何评估？肌力不到5级的病人其临床意义是什么？
3. Babinski征的病理意义有哪些？
4. 脑膜刺激征包括哪些项目？其阳性的临床意义是什么？

第十四节　全身系统评估

一、全身系统评估的基本要求

在分段学习各系统、各器官评估之后，面对临床病人完整的个体，学会对具体病例进行从头到足、全面系统、井然有序的全身系统评估(complete physical examination)，也是将所学知识和技能融会贯通、综合利用，提高身体评估质量的重要步骤。具体要求如下：

1. 为减少病人的不适和不必要的体位变换，同时也方便护士的体检操作，检查过程按一定的全身系统的评估顺序进行：①卧位病人：一般状态、生命体征→头部→颈部→胸部肺、心→(坐位)后背部肺、脊柱、肾区、骶部→(卧位)腹部→四肢→神经系统→(必要时)肛门直肠外生殖器；②坐位病人：一般状态、生命体征→上肢→头部→颈部→(坐位)后背部肺、脊柱、肾区、骶部→(卧位)胸部心、肺→腹部→下肢→神经系统→(必要时)肛门直肠外生殖器。

2. 评估过程动作轻柔，准确规范，善于思考，综合分析，推理判断，培养临床护理思维。

3. 合理把握时间，一般在30～40分钟内完成，以免给病人造成不适。

其他要求详见第二章第二节“健康评估的方法”。

二、全身系统评估的项目和内容

(一) 评估前的准备

1. 准备和清点器械常用有体温表、血压计、听诊器、叩诊锤、软尺、直尺、手电筒、消毒棉签、压舌板、标记笔以及记录本等。

2．自我介绍 包括介绍姓名、职责，并向病人解释评估目的、注意事项，希望病人予以配合，使其对内容清楚，同时加强并融合护患关系。

3．清洁双手。

（二）一般情况/生命体征

4．视诊发育、营养、面容、表情、体位和意识状态。

5．测量体温（腋温，10分钟）。

6．触诊桡动脉至少15秒。

7．视诊呼吸频率至少60秒。

8．测量右上肢血压。

（三）头颈部

9．视诊头部外形、毛发分布、有无异常运动。

10．触诊头颅。

11．视诊颜面和双眼。

12．检测双眼近视力。

13．检查下睑结膜、球结膜和巩膜。

14．检查上睑结膜、球结膜和巩膜。

15．观察双侧瞳孔大小和形状。

16．检查瞳孔直接与间接对光反射。

17．检查双侧角膜反射。

18．视诊双侧外耳、耳廓及耳后区。

19．触诊双侧乳突。

20．检查双耳粗听力。

21．视诊鼻外形。

22．检查左右鼻道通畅情况。

23．观察鼻前庭。

24．检查双侧额窦、筛窦、上颌窦有无压痛。

25．视诊口唇。

26．借助压舌板检查颊黏膜、牙齿、牙龈、舌、硬腭、口底和口咽部包括软腭、腭垂、扁桃体和咽后壁等。

27．暴露颈部。

28．视诊颈静脉和颈动脉。

29．触诊双侧耳前、耳后、枕后、颌下、颏下、颈前、颈后及锁骨上淋巴结。

30．配合吞咽动作，视诊甲状腺侧叶。

31．配合吞咽动作，触诊甲状腺侧叶。

32．触诊气管位置。

（四）前、侧胸部

33．暴露胸部。

34．视诊胸部外形、对称性、皮肤和呼吸运动。

35. 视诊乳房。
36. 触诊左右乳房和乳头(左乳房按顺时针顺序、右乳房按逆时针顺序)。
37. 触诊双侧腋窝淋巴结。
38. 触诊双侧胸廓扩张度。
39. 触诊双侧肺部语音震颤(上、中、下,双侧对比)。
40. 间接叩诊双侧前胸和侧胸(自上而下,由外向内,双侧对比)。
41. 听诊双侧前胸和侧胸(自上而下,由外向内,双侧对比)。
42. 听诊双侧语音共振(上、中、下,双侧对比)。
43. 切线方向视诊心尖、心前区搏动。
44. 触诊心尖、心前区搏动。
45. 叩诊左侧心脏相对浊音界。
46. 叩诊右侧心脏相对浊音界。
47. 听诊二尖瓣区(频率、节律、心音、杂音、摩擦音)。
48. 听诊肺动脉瓣区(心音、杂音、摩擦音)
49. 听诊主动脉瓣区(心音、杂音、摩擦音)。
50. 听诊主动脉瓣第二听诊区(心音、杂音、摩擦音)。
51. 听诊三尖瓣区(心音、杂音、摩擦音)。

(五)背部

52. 请病人坐起,充分暴露背部。
53. 视诊脊柱、胸廓外形及呼吸运动。
54. 触诊胸廓扩张度。
55. 触诊双侧肺部语音震颤(肩胛间区、肩胛下区)。
56. 病人双上肢交叉。
57. 直接叩诊双侧后胸部。
58. 间接叩诊双侧后胸部。
59. 肩胛线上叩诊双侧肺下界及肺下界移动范围。
60. 听诊双侧后胸部。
61. 听诊双侧语音共振。
62. 触诊脊柱有无畸形、压痛。
63. 检查脊柱叩击痛。
64. 检查肋脊角叩击痛。

(六)腹部

65. 病人取仰卧位,正确暴露腹部。
66. 视诊腹部外形、皮肤、腹壁静脉及呼吸运动等。
67. 听诊肠鸣音至少 1 分钟。
68. 叩诊移动性浊音。
69. 肝脏叩击痛检查。
70. 病人屈膝,双上肢置于躯干两侧,平静呼吸。
71. 自左下腹开始,逆时针至脐部浅触诊全腹。

72. 自左下腹开始，逆时针至脐部深触诊全腹。
73. 训练病人作加深的腹式呼吸2～3次。
74. 右锁骨中线上单手法触诊肝脏。
75. 前正中线上单手法触诊肝脏。
76. 检查肝-颈静脉回流征。
77. 胆囊点触痛检查。
78. 双手法触诊脾脏。
79. 单手触诊膀胱。

（七）上肢

80. 充分暴露上肢。
81. 视诊上肢皮肤、关节、指甲等。
82. 检查指关节、腕关节、肘关节、肩关节运动。
83. 检查上肢肌张力。
84. 检查屈肘、伸肘的肌力。
85. 检查肱二头肌反射。
86. 检查肱三头肌反射。

（八）下肢

87. 充分暴露下肢。
88. 观察双下肢外形、皮肤、趾甲等。
89. 触诊腹股沟淋巴结，有无肿块、疝等。
90. 检查跖趾关节、踝关节、膝关节、髋关节运动。
91. 检查下肢肌张力。
92. 检查屈膝、伸膝肌力。
93. 检查下肢有无水肿。
94. 触诊双侧足背动脉。
95. 检查膝腱反射。
96. 检查跟腱反射。
97. 检查 Babinski 征。
98. 检查 Oppenheim 征。
99. 检查 Kernig 征。
100. 检查 Brudzinski 征。

（九）步态与腰椎运动

101. 请病人站立行走。
102. 观察步态。
103. 检查腰椎屈、伸、左右侧弯及旋转运动。

（十）结束

104. 整理用物。
105. 洗手。
106. 向病人道别　如病人对评估方式和评估结果有疑问或担心，作必要的解释和安慰，消除病人的思想顾虑和紧张情绪，鼓励战胜疾病的信心。如评估结果正常，一般应向病人说明。

三、特殊情况下全身系统评估

结合临床实践的全身系统的评估，应考虑在全面系统基础上重点突出，在结合具体的实际病例情况应有所侧重。如临床上遇到一些特殊情况而不能完全按照常规全身系统评估进行，这些特殊情况受客观条件或体位限制等，所以应该针对不同的情况，采取灵活、变通的检查方式进行。

1. 病重或生理缺陷病人　检查顺序应酌情调整，以减轻患者病痛为原则。还应特别耐心和细致，同一体位的检查内容集中进行，尤其要注意重点检查与主诉、现病史有关的器官系统，避免检查时间过长，尽量减少患者翻身、起坐、抬起和变换体位，以免加重病情。如对完全不能坐起的卧床病人，检查肺部、肾脏、脊柱时，需有助手帮助其翻身，以侧卧位完成背面和侧面的视诊、触诊、叩诊与听诊。针对轮椅上的病人，应采用坐位或卧位能进行检查的项目，可在轮椅上进行检查头颅、心、肺、上下肢等，腹部、直肠、外生殖器、臀部等部位的检查，则应转移至床上进行。

2. 智力障碍、情绪障碍及精神病病人

(1) 智力障碍病人：智力障碍病人常常不能配合检查，护士此时应特别和蔼、耐心，让病人亲近的一位家人或熟悉人在场，减少病人的顾虑和紧张，使之配合护士的检查。检查顺序也应有所调整，将可能引起恐惧感、疼痛不适的项目安排在最后完成。检查手法要轻柔、速度要慢，如不能一次完成可分步完成。

(2) 情绪障碍病人：可能因对检查充满敌意常不予合作，此时护士要与家人配合，安抚失控病人的情绪，以分散注意力来借机完成检查项目。

(3) 重精神病病人：必要时进行重点体检前可在镇静剂或适当约束后进行检查。

3. 医院外场地的急救病人　护士在医院外的场合，如意外紧急情况，需要对危及生命和需救援的病人进行护理体检时，应保持冷静、果断、行动迅速。尽可能在好的场地，光线尽量充足，最好有助手或家人帮助。检查最重要、最首要的是生命体征，同时一边抢救一边抓紧时机检查重要器官。应重点检查：脉搏、呼吸、神志状态、瞳孔大小、对光反射、四肢活动度、创伤部位、口唇皮肤色泽等；根据创伤、出血情况初步判断血压状况。及时发现与生命相关或创伤部位有关的体征、准确评估，急救检查处理后要及时送到医院进一步诊疗抢救。

学习小结

全身系统评估是在各系统、器官评估基础上内容综合、评估顺序逻辑衔接的过程。需要评估者有问有查、手脑并用、综合分析和判断，才能顺利完成。实施时应根据病人的不同体位，采取合理、规范的逻辑顺序十分重要。同时，遇到情况特殊的病人，及时变通，采取灵活策略；面对复杂病情的病人，要有针对性采取重点评估。所以全身系统评估训练有助于提高护士诊断思维能力。

（张立力）

复习思考题

1. 试概括全身系统评估的基本要求。
2. 卧位病人全身系统评估的内容和顺序如何？
3. 如何为一位坐位病人实施全身系统评估？
4. 你在临床上如果遇到一位悲伤过度的病人，你如何进行全身系统评估？

第四章

功能性健康型态

第一节　健康感知-健康管理型态

学习目标

识记：

1. 能简述健康感知-健康管理型态的评估重点。
2. 能正确概括健康感知-健康管理型态的评估方法。

理解：

能比较健康、健康促进、健康维护的概念，说明它们之间的异同点。

运用：

能运用学过的理论知识，结合临床实际，运用有效沟通技巧，对病人健康感知-健康管理型态进行评估，并能给予准确的护理诊断。

案例

张某，女，39岁，到某医院进行常规健康体检。身高160cm，体重70kg，请问，如何对其健康感知-健康管理型态进行问诊、评估？

健康感知-健康管理型态（health perception and health management pattern）是有关个体的健康感知以及如何管理自己的健康问题，主要涉及个体对自身健康状况的感知、为维护自身健康所采取的健康照顾行为和计划，如疾病预防、对医嘱或护嘱的依从性等。

一、概　述

（一）健康概念

健康的概念是在不断发展和完善，传统的健康观是“无病即健康”，即只注重个体的生理健康。随着社会的发展，健康的概念不断完善，WHO早在1948年提出，健康不仅是躯体没有疾病，还要具备心理健康、社会适应良好和道德健康。所以，健康是指个体在不断适应内外环境变化过程中所维持的生理、心理、情绪、精神、智力及社会等方面的动态平衡状态；疾病则指个体某方面功能失衡的状态。从健康到疾病是一个动态的连续过程。

（二）健康维护

健康维护（health maintenance）是指个体为维持理想的健康状态所采取的规律锻炼、控制压力、按期预防接种、平衡膳食等各种活动。不同的个体对健康的理解和感知不同，个体在不同的成长发展阶段对其理解和感知也不相同。个体的健康管理能力是影响个体维护健康活动的另一个重要因素，同时健康管理能力受个体的年龄、各系统的完整性等因素的影响。

（三）健康促进

健康促进（health promotion）是指促进行为和环境向有益于健康方向改变的活动，包括帮助个体开发内外资源以维持或增进生理、心理和社会健康的活动。健康促进的特点有：①涉及整个人群的健康和人们生活的各个方面，而不仅仅是疾病或危险因素；②直接作用于影响健康的健康史、或危险因素的活动或行为；③除卫生领域外，还涉及社会其他领域，需多部门、多学科、多专业的广泛合作；④强调个体和组织积极有效地参与。

健康促进的措施主要针对人和环境。前者旨在促进个体和群体行为与生活方式的改变，如促使戒烟行为的发生、防止肥胖等；后者旨在促进环境的改变，确保人们的生活和工作环境符合卫生安全标准，如公共场所禁止吸烟、做好辐射防护的工作等。

健康促进概念

目前最受公认的健康促进定义是《渥太华宪章》：“健康促进是促使人们维护和改善他们自身健康的过程。”而世界卫生组织前总干事布伦特兰在2000年第五届全球健康促进大会上则作了更为清晰的解释：“健康促进就是要使人们尽一切可能让他们的精神和身体保持在最优状态，宗旨是使人们知道如何保持健康，在健康的生活方式下生活，并有能力作出健康的选择。”美国健康促进杂志的最新表述为：“健康促进是帮助人们改变其生活方式以实现最佳健康状况的科学（和艺术）。”

来源：王健. 健康教育. 北京：高等教育出版社，2004.

（四）疾病预防

根据疾病自然史的不同阶段，疾病预防可分为三级：

1. 一级预防（primary prevention） 是指在疾病尚未发生时针对健康史采取的措施，包括健康促进与健康保护两方面，如免疫接种、食盐加碘等。

2. 二级预防（secondary prevention） 是指在疾病潜伏期，为阻止或延缓疾病发展而采取的措施，包括早期发现、早期诊断和早期治疗。如女性的宫颈癌筛查、乳房自检等。

3. 三级预防（tertiary prevention） 是指在疾病临床期，为减少疾病危害而采取的措施，主要包括治疗、护理、康复及病情监测。

（五）健康危险因素

健康危险因素（health risk factors） 是指使疾病或伤害发生率增高的因素，包括人体内、外环境中各种现存的或潜在的有害因素，如年龄、生物学、遗传、心理、生活方式及环境因素等。

二、评估内容与方法

健康感知与健康管理的评估基于对健康维护、健康促进、疾病预防及危险因素的理解。评估内容包括对个体外貌的观察，评估健康习惯、自我照顾能力、健康危险因素、自我检查的技巧等。其重点在于确认个体对健康的理解及对自己健康状态的感知；生物、环境、生活方式等方面影响健康状态的危险因素；维持和促进健康的有利或不利因素；个体自我护理和自我检查的能力。评估方法有交谈、身体评估和辅助检查等。

（一）交谈

问诊的重点内容是个体对健康的感知、健康感知-健康管理型态的影响因素、疾病危险因素及自我护理能力。

1. 健康感知　询问个体对健康的理解以及对自己健康状况的评价。如：①你认为什么是健康？②你感觉现在的健康状况如何？③近一年来你的健康状况如何？④总体说来，你感觉你的健康状况如何？⑤与你身边的人（同龄的人、同事、朋友、家人）相比，你认为你的健康状况如何？

将个体对自己健康状况的判断与护士的观察、健康史、因病误工、误学或卧床的时间，及实验室检查的客观结果与个体的健康感知相比较，对其健康感知作出评价。如病人自我感觉健康状态良好，但实验室检查结果提示病人有高血压、高血脂，从而提示病人存在健康感知障碍。

2. 健康感知-健康管理型态的影响因素

（1）健康价值观：健康价值观主要涉及个体对健康重要性的认识及有关健康控制的观念。评估主要从两个方面进行。

1）个体对健康重要性的认识：可以通过询问病人，了解个体对健康重要性的认识，并予以评价，询问的问题如：你认为健康是否重要？重要程度如何（健康、事业、家庭等相比较，其排序如何）？

2）个体的健康控制观：通过询问下列问题了解个体的健康控制观。如：你的健康状况由谁决定？谁应当承担你所需要的健康照顾？如果有人认为人们应对自己的健康负全部责任，你如何看待？如果有人认为健康与否是天命，你如何看待？

健康控制观的类型及特点

健康控制观一般分为内控型和外控型。内控型控制观者认为健康与否在于自己的细心照顾，自己应对自身的健康负责并担负起健康照顾的责任，因此，内控型控制观者可以通过调控自己的饮食、身体锻炼等恢复和促进健康；而外控型控制观者认为自己的健康受他人或神灵控制，并应由他人解决自己的健康问题，被动对待健康的恢复和促进。所以，内控型控制观者多能较好地执行自己的健康管理。

来源：王健．健康教育．北京：高等教育出版社，2004．

（2）健康咨询资源：个体健康咨询资源能影响其健康感知 - 健康管理型态，可以通过询问以下问题来获得评估资料。如：当健康受到威胁时，常会寻求谁的帮助？当健康受到威胁时，常采用何种方式来解决这个问题？通常，个体都会到医院求医、询问家人和朋友、到互联网上查阅或翻阅书籍来解决健康问题。

3．危险因素

（1）生物遗传因素：询问个体有无高血压、心脏病、糖尿病及癌症等家族史，并检查病人各感官的功能情况是否在正常范围，如有感觉缺陷、认知障碍等，则容易造成意外发生。

（2）生活方式：询问个体是否吸烟、酗酒或吸毒，是否认为自己是饮酒、吸烟过量，是否想戒烟、戒酒或者戒毒。询问个体的饮食情况，是否油脂、食盐过量并能否意识到自己的饮食习惯的优缺点，并将个体的饮食情况与标准的膳食进行比较。询问个体睡眠的质量、体育锻炼的方式及程度。

（3）环境因素：应询问并观察个体所处的工作、家庭或医院环境中是否存在危险健康的因素。如空间狭小、地面湿滑、存在障碍物、照明不良、噪音超标、通风不良、湿度或温度不适宜、电线裸露、环境有辐射、锐器或重物放置不稳、饮水不符合卫生标准以及有毒物品放置不妥等。

4．个体自我护理和自我检查能力的评估

（1）一般能力：询问个体为维持健康所采取的措施，并了解其有利条件、困难或特殊限制。如可询问个体采取哪些措施来维持健康；在维持健康方面，当前有哪些目标；准备做哪些改变；哪些因素有利于个体遵从健康指导；哪些因素妨碍个体遵从健康指导；能否理解健康指导手册之类的书籍等。

（2）自我检查能力：询问个体进行自我检查的意识及能力水平。常用的自我检查项目包括测量体温、血压、尿糖、血糖，乳房自检和口腔自检。询问的重点因人而异，对于成年女性，重点询问其能否进行乳房自检，多长时间进行一次；高血压病人，应重点询问其自测血压的能力和频率；糖尿病病人，则应询问其自测尿糖、血糖的能力和频率。通过分析检查结果，判断个体的健康管理情况，如血细胞计数下降、血清清蛋白下降、血胆固醇升高、骨折等均提示个体没有实施良好的健康管理。

（3）预防疾病及保持健康方面的评估：如每隔多长时间参加一次健康检查；最后一次健康检查是什么时候；是否按计划接受免疫接种等。

（二）身体评估

通过观察个体的一般健康状况，并与个体的感知相比较，判断其健康感知的准确性。观察个体的外表和个人卫生，如四肢是否健全、头发是否清洁无异味、衣服是否清洁合体、指甲和胡子是否修剪干净及皮肤是否清洁无破损等；观察个体的身高和体重，从而判断有无肥胖或消瘦；观察个体的认知功能和情绪状态，如个体的逻辑思维能力、判断力及情绪，有无紧张焦虑甚至痛苦；观察个体的躯体活动度，有无躯体移动障碍、关节肿痛等。

（三）辅助检查

根据对个体健康感知、健康管理、危险因素的评估，考虑和分析实验室及其辅助检查的结果，从而对个体的健康感知与健康管理进行一个综合的评估。

理论与实践

该病人入院后，护士主要通过交谈、身体评估、辅助检查等方法对病人健康感知-健康管理型态评估，如：你感觉你现在的健康状况如何？近一年来你的健康状况如何？你认为健康是否重要？重要程度如何？是否吸烟？你的饮食是否油脂过量？观察个体，如体重和身高、肢体运动、表情等，该案例有些肥胖。另外，结合一些辅助检查，如血脂、血糖、尿常规、妇科检查等，从而对案例的健康感知-健康管理型态进行综合评估。

三、常见护理诊断

健康维护无效（ineffective health maintenance）
自我健康管理无效（ineffective self health management）
持家能力障碍（impaired home maintenance）
寻求健康行为（特定的）（health-seeking behaviors，specify）
有受伤的危险（risk for injury）
有窒息的危险（risk for suffocation）
有中毒的危险（risk for poisoning）
有外伤的危险（risk for trauma）
有感染的危险（risk for infection）
有误吸的危险（risk for aspiration）
执行治疗方案有效：个人（effective management of therapeutic regimen，individual）
执行治疗方案无效：个人（ineffective management of therapeutic regimen，individual）
执行治疗方案无效：社区（ineffective management of therapeutic regimen：community）
执行治疗方案无效：家庭（ineffective management of therapeutic regimen：families）
不合作（特定的）（noncompliance，specify）

学习小结

通过本章的学习，首先要理解健康感知-健康管理型态、健康、健康维护、健康促进概念的内涵。其次在健康感知-健康管理型态的评估方法和内容部分，要理解并灵活运用评估的方法，在实践中牢记评估内容，并在循证理念的指导下，在评估方法和内容上保持与时俱进。最后经过实践，能运用以上的知识和技能为个体作出护理诊断。

（刘　蕾）

复习思考题

1. 如何理解健康、健康维护、健康促进、疾病预防概念的内涵？

2. 简述健康感知-健康管理型态的评估重点。

3. 个体自我护理和自我检查能力的评估除了书中例子中提到的疾病，自己举例分析其他病例如何进行评估？

4. 查阅国内外文献，关于健康感知-健康管理型态的护理诊断有无新进展？

第二节 营养-代谢型态

学习目标

识记：

1. 简述营养-代谢型态的评估重点。

2. 能正确概括营养-代谢型态的评估方法。

理解：

能理解营养、体液平衡、组织完整性和体温调节4个方面之间的联系。

运用：

能运用学过的理论知识，结合临床实际，运用有效沟通技巧，对病人营养-代谢型态进行评估，并能给予准确的护理诊断。

案例

李某，女，48岁。近6个月出现多饮、多尿、多食且消瘦，喜欢甜食、肥肉、水果，常常感到疲倦，体型肥胖。

营养-代谢型态(nutrition-metabolism pattern)主要涉及与机体代谢需求相关的食物、液体的摄取与利用，以及生理、心理及社会等可能影响食物摄取与利用的因素。主要包括4个方面内容：营养、体液平衡、组织完整性和体温调节。这4个方面互相关联，共同维持机体的营养代谢。

一、概 述

(一) 营养

营养是指机体摄取、消化、吸收和利用食物中的营养素以维持生命活动的整个过程。协助病人保持良好的营养状态能促进健康和预防疾病，并提供对疾病消耗的支持。

1. 人体对营养的需求 人体需要多种营养素供应，维持生命和生长发育及从事各种活动。营养物质主要来源于食物，主要包括蛋白质、脂肪、糖类、各种矿物质、维生素和水6类。合理的营养能促进身体生长发育并维持良好的健康状态。某种营养素长期摄入不足或摄入过量均可导致相应的营养不足或营养过剩。为避免营养摄入不均衡，我国营养学家对脂肪、蛋白质、糖类三大营养素的分配百分比提出建议：成人脂肪功能占总能量的20%～25%，糖类功能占总能量的55%～65%，蛋白质功能占总能量的10%～14%。每日胆固醇摄入量宜在300mg以下。

2. 平衡膳食（well-balanced diet）　指由多种食物构成，各种营养素之间比例合理，能满足人体对热能和营养素需要的膳食。为了给个体提供平衡膳食，卫生部委托中国营养学会组织专家，制定了《中国居民膳食指南》(2011版)，主要包括以下内容：①食物多样，谷类为主，粗细搭配；②多吃水果和蔬菜；③每天吃奶类、大豆或其制品；④常吃适量的鱼、禽、蛋和瘦肉；⑤减少烹调油用量，吃清淡少盐膳食；⑥食不过量，天天运动，保持健康体重；⑦三餐分配要合理，零食要适当；⑧每天足量饮水，合理选择饮料；⑨如饮酒要限量；⑩吃新鲜卫生的食物。

中国居民平衡膳食宝塔

中国营养学会根据中国居民的特点，绘制了中国居民平衡膳食宝塔。宝塔共分为5层，最底层的为谷类食物，每人每天应吃300～500g，是膳食中能量的重要来源，主要有面粉、大米、小米、高粱、玉米等。第二层为水果和蔬菜，每人每天应吃100～200g和400～500g。第三层为鱼、禽、肉、蛋等动物性食物，每人每天应吃125～200g。第四层为奶类和豆类，每天应吃奶类和奶制品100g，豆类及豆制品50g。第五层为油脂类，每天不应超过25g。

来源：蔡东联. 临床营养学. 北京：人民军医出版社，2004.

（二）体液平衡

体液平衡包括体液量、电解质和代谢性酸碱平衡。体液平衡是由摄入量、排出量和激素等所调节，是人体赖以维持生命活动的最基本要求。水是体液中最主要的成分，也是维持生命最重要的营养素之一，正常人每天液体的摄入量和排出量处于动态平衡状态。若体内液体量过多或过少均会影响组织器官功能，甚至危及生命。

1. 水的摄入与排出　人体水的摄入主要有饮水、食物水和代谢水。一般来说，成人一天的总入量为2000～2500ml，分别为：饮水量1000～1500ml，食物中的水约为700ml，代谢水量约为300ml。水的排出途径有泌尿系统、呼吸系统、皮肤、胃肠道。大部分通过肾脏排出，成人每天排出1000～1500ml，经呼吸蒸发约350ml，经皮肤不显性蒸发约500ml，随粪便排出约150ml。正常人每日水的摄入与排出处于平衡状态，机体通过口渴感控制水的摄入，依赖抗利尿激素、醛固酮等调节水的代谢。当发生疾病时，可发生水、电解质、酸碱平衡的失调，如严重的肾脏疾病、腹泻等。

2. 人体水需求的影响因素　高温、剧烈运动、大量出汗、腹泻、发热、多尿时，人体对水的需求量增加；少尿、水肿时，人体对水的需求量减少。同样，年龄、性别、活动量等也影响人体对水的需求量。

（三）组织完整性

皮肤黏膜是人体的天然屏障，既是局部正常营养代谢状况的外在表现，又是体内组织细胞正常代谢功能的保证。皮肤是人体免受外界伤害的第一道防线，也是人体散热的重要器官，通过辐射、对流、传导和蒸发调节人体体温在正常范围内。皮肤的功能有赖于皮肤的完整性，而其完整性与机体的营养状态和局部血液循环状况密切相关。任何影响营养、局部血循环或体液平衡的因素均可导致皮肤完整性受损。

（四）体温调节

体温调节指机体将其内在体核温度调节在一个较窄范围内的能力。

1. 体温的形成　脂肪、蛋白质、糖类三大营养素在机体内氧化时释放能量，能量的 50% 转化为热能，维持机体的体温，并不断散发到体外。

2. 体温的调节　机体在正常情况下通过调节产热与散热间的平衡，将体温维持在一个相对恒定的状态。体温升高时，皮肤血管扩张，显性出汗增加，散热增加；体温下降时，皮肤血管收缩，散热减少，热量得以保存。机体发生疾病时，产热与散热失衡，机体会发热或体温过低，如感染性发热、颅脑外伤等。

二、评估内容与方法

营养与代谢评估是收集有关个体营养摄入的合理性、营养的危险因素，异常营养状态和营养异常对机体影响的资料。评估的重点内容有食物与液体摄入的合理性；营养失调与体液失衡的危险因素；营养与体液平衡状态；营养失调或体液失衡的类型；体温以及皮肤黏膜的完整性。评估方法包括问诊、膳食评估、体格检查和实验室检查及辅助检查。

（一）问诊

1. 体重　询问个体近 6 个月有无体重的增减，体重增减的程度及其原因。体重在 6 个月内减轻达到原来体重的 5% 以上即为有意义的体重减轻。

2. 饮食知识　询问个体是否熟悉食物的类型、每类食物所包含的食物品种及其在膳食中的重要性、每日推荐摄入量。如询问个体巧克力、油煎荷包蛋、动物脑、豆类食品属于含有哪种营养素比较高的食物；对于需要治疗性饮食的病人，应询问其是否了解自己的饮食方案，是否知道如何具体实施；如糖尿病病人，其饮食如何挑选和搭配，其禁忌食物有哪些；询问个体饮食知识的来源，如是从医护人员的健康教育中得知，还是从电视广告、宣传画等媒体中获得。

3. 饮食习惯　了解个体的宗教信仰和文化背景，如素食主义者会以自己的价值观选择食物。询问个体的进餐规律，每天就餐的时间、次数、就餐的环境等，个体有无饮食嗜好，喜爱的食物和不喜爱的食物类型。独自在家就餐者，尤其是老年人，食物的质量和数量常不能达标，应着重评估其饮食习惯。

4. 备餐和进食能力　了解个体的备餐和进食能力，有无备餐能力丧失、咀嚼和吞咽功能障碍，若有，应进一步询问发生的时间、原因和程度，以详细了解其营养状态。

5. 每日出入液量　询问个体每天的摄水量、出汗量和尿量，以评估每天的出入液量情况。病情需要时，记录每日出入液量，同时记录当天的体重和水肿情况，以便能全面准确地评估个体的液体平衡状况。必要时测尿比重，同时检查病人有无水肿或脱水征，如皮肤有无弹性下降、干燥和粗糙、静脉塌陷，有无虚弱、嗜睡或意识改变，脉搏是否增快，是否伴有口渴、恶心、食欲缺乏，是否有尿量减少、少尿或无尿。

6. 活动量　询问个体是否进行体育锻炼，锻炼的强度、时间、方式等。适当的活动可使能量消耗增加，促进腹肌力量和消化道的功能；心情愉快、精神饱满，从而促进体内消化吸收过程。适当的活动对消化不良、便秘等均有积极辅助治疗作用。不活动或卧床休息不仅可影响情绪而降低食欲，还可使体内代谢发生变化，如引起负氮平衡。负氮平衡可导致食欲下降、摄入减少，从而引起由于营养不良而导致的一系列并发症。

7. 疾病史　询问个体有无罹患与影响营养摄入、消化、吸收、代谢有关的疾病，如甲状腺功能亢进、神经性厌食、酒精成瘾、胃肠手术、抑郁症、糖尿病、进食障碍、神经性厌食或贪食、肝硬化、腹泻、肠道寄生虫病等。有无食物过敏现象，如对海鲜、牛奶等食物过敏，从而出现哮喘、腹泻、荨麻疹等。

8. 用药史　询问个体的用药史，有些药物可降低食欲，如非肠溶性红霉素；有的药物引起恶心呕吐，如抗肿瘤药物、甲硝唑等；有的药物会影响维生素的吸收，如 H_2 受体拮抗剂影响维生素 B_{12} 的吸收；有的药物可导致脱水，如退热药。

9. 心理 - 社会状况　询问个体最近的心情，心理问题或精神创伤可影响食欲，引起进食过少、偏食、厌食等；愉悦的心情则会促进食欲。询问个体最近的心情引起食欲的什么变化，与正常进食比较，是亢进还是减退。收入的多少直接决定了营养的摄入，询问个体对食物购买的承担能力。但不是购买能力低就会有营养不良的情况，反而，有些营养摄入过多的个体，会导致营养过剩及一些疾病，如高血脂、高血压、高血糖。另外，个体受教育程度也会影响个体对食物的选择。

（二）膳食评估

膳食评估可以帮助了解个体自食物中摄取的热能以及各种营养素的质和量，确认其膳食的合理性。收集的资料必须与平衡膳食或特殊膳食标准进行比较，以发现有无某类食物摄取量的过多或过少。最简便的评估方法是通过询问了解个体每日主食、蔬菜、水果、奶制品、肉类、豆类、鱼类和脂肪的摄入情况。其他评估方法还有：① 24 小时回顾法：由个体回忆并记录前 24 小时内所进的全部食物的种类和量，包括正餐、点心及饮料；②食物摄取频率法：由个体回顾并记录某类食物在一定期间，如 1 周或 1 个月内摄取的次数；③饮食日记：由个体记录 3～7 天内的食物摄取情况，记录的内容包括进食时间、地点、食物的种类和量、是否与他人共同进餐、进食时的情绪和每日体重。将记录期间的总营养素除以天数，即可得每日平均摄取量；④食物摄取观察法：食物摄取观察法是由测试者在餐前记录所有食物的种类和重量，并于餐后称量剩余食物，两者相减，即可得个体实际的进食量。

对于母乳喂养的婴儿应定期定时测量体重，观察大便的次数及量，以评估母乳是否充足，喂养是否有效。符合同龄组婴儿的体重和体重增长规律者为有效。对于混合喂养和人工喂养的婴儿也要观察其体重和身高的增长情况，评估喂养的有效性。

（三）体格检查与一般状况

内容详见第三章第一节“一般状态评估”。

1. 体温　体温与机体的营养代谢状态密切相关。高热因代谢率增高及退热时大量出汗，为营养失调和体液不足的高危状态；长期低热多伴有营养不良；体温过低可见于极度营养不良。评估时询问病人有无导致体温失调的危险因素，其体温是高于或低于正常范围，还是经常波动，有无皮肤发冷、温热、潮红、面色苍白等。

2. 其他　评估皮肤的颜色、弹性、光泽度、温度及有无出血、水肿、溃疡（压疮）、发红和破损，询问病人有无感觉麻痹，注意其有无皮肤黏膜干燥、弹性差或皮肤绷紧发亮等。指甲有无苍白易断裂，头发是否稀疏、干燥无光泽、易脱落。口腔有无异味，评估口唇、口腔黏膜、舌、牙龈及牙齿的情况。评估病人的甲状腺、心血管系统、骨骼系统、淋巴系统等。

（四）实验室检查

体内蛋白质缺乏时，可出现血清总蛋白、清蛋白、转铁蛋白及总铁结合力的降低。严重的血清总蛋白和清蛋白降低常伴严重水肿。营养不良时，总淋巴细胞计数下降。血清总胆固醇升高、高密度脂蛋白降低和低密度脂蛋白升高有损心血管系统，应及时修订饮食方案。

理论与实践

该案例入院后，护士主要通过交谈、膳食评估、体格检查、实验室及辅助检查等方法对病人营养-代谢型态评估，如：你近6个月有无体重的增减，增减的程度。你是否熟悉食物的类型，饮食知识的来源。你每天进餐的次数和环境及习惯。你都用过什么药物，有无药物食物过敏，最近心情如何。观察个体，如体重和身高，个体皮褶厚度14mm，该病人体重指数为26，实验室检查血清总胆固醇升高，空腹血糖为10mmol/L。

三、常见护理诊断

营养失调：低于机体需要量（imbalanced nutrition: less than body requirements）

营养失调：高于机体需要量（imbalanced nutrition: more than body requirements）

营养失调：高于机体需要量的危险（risk for imbalanced nutrition: more than body requirements）

无效性婴儿喂养型态（ineffective infant feeding pattern）

有体液失衡的危险（risk for imbalanced fluid volume）

体液不足（deficient fluid volume）

体液过多（excess fluid volume）

组织完整性受损（impaired tissue integrity）

皮肤完整性受损（impaired skin integrity）

有皮肤完整性受损的危险（risk for impaired skin integrity）

体温过低（hypothermia）

体温过高（hyperthermia）

体温调节无效（ineffective thermoregulation）

有感染的危险（risk for infection）

有乳胶过敏反应的危险（risk for latex allergy response）

学习小结

通过本章的学习，首先要理解营养、体液平衡、组织完整性、体温调节的内涵。其次在营养-代谢型态的评估方法和内容部分，要理解并灵活运用评估的方法，在实践中牢记评估内容，并在循证理念的指导下，在评估方法和内容上保持与时俱进。最后经过实践，能运用以上的知识和技能为个体作出护理诊断。

（刘　蕾）

复习思考题

1. 如何理解水的摄入和排出如何保持平衡？
2. 简述平衡膳食的内容。
3. 如何对不同年龄、病情、性别的病人进行营养-代谢型态的评估？

第三节　排泄型态

学习目标

识记：

1. 能简述排泄型态的评估重点。
2. 能正确概括排泄型态的评估方法。

理解：

能比较健康、健康促进、健康维护的概念，说明它们之间的异同点。

运用：

能运用学过的理论知识，结合临床实际，运用有效沟通技巧，对病人健康感知-健康管理型态进行评估，并能给予准确的护理诊断。

案例

姜某，女，70岁，半侧肢体瘫痪，喜食肉类，不喜水果和蔬菜，经常便秘，伴有内外痔，近2个月排便更加困难，请问，如何评估该病人，该病人主要的护理诊断有哪些？

排泄型态（elimination pattern）主要指肠道和膀胱的功能，即排便和排尿，包括个体自觉的排泄功能状态，排泄时间、方式、量和质的改变或异常，以及轻泻剂或排泄控制辅助装置的使用情况。

一、概　　述

（一）排便

1. 排便　排便是指粪便自肠道排出体外的过程。其功能主要是在下消化道完成，下消化道包括盲肠、结肠、直肠和肛管。其功能有吸收水分、电解质和维生素，利用肠内细菌制造维生素，形成粪便并排出体外。大肠的运动有以下几种：袋状往返运动、分节或多袋推进运动、蠕动和集团蠕动。粪便的形成和排放有赖于肠道正常的功能、运动和神经反射。各种神经反射包括胃结肠反射、十二指肠反射和排便反射。一般成人每天排便1～3次，婴幼儿每天排便3～5次。

2. 异常排便　主要包括便秘、腹泻、排便失禁、肠胀气等。便秘是指排便次数减少、排出过干过硬的粪便，且排便不畅、困难。便秘者常表现为腹胀、腹痛、食欲缺乏、排出的粪便干硬、腹部膨胀。腹泻是指排便次数增多，频繁排出松散稀薄的粪便甚至是水样便。腹泻者表现为腹痛、恶心、呕吐、肠鸣音亢进、有急于排便的需要和难以控制的感觉。排便失禁是指肛门括约肌不受意识控制而不自觉排便，主要表现为不自主的排出粪便。肠胀气是指胃肠道内有过量气体积聚，不能排出。表现为腹部膨隆、腹部痉挛性疼痛、呃逆等。

3. 影响排便的因素　排便可受诸多因素的影响，如年龄、食物与液体的摄入、活动、个人排泄习惯、社会文化因素、心理因素、疾病、药物、治疗和检查等。如婴幼儿神经肌肉发育不完善，未建立正常的排便反射而不能控制排便；老年人由于腹壁肌肉张力下降、胃肠蠕动减慢等原因导致肠道控制能力下降而出现便秘；多摄入富含纤维的食物，可提供必要的粪便容积，加速食糜通过肠道，减少水分的回吸收，使大便容易排出；个体经常有意识的抑制便意，则会使直肠失去对粪便压力刺激的敏感性而发生便秘；情绪紧张、焦虑刺激迷走神经，肠蠕动增加，导致腹泻。

（二）排尿

1. 排尿　泌尿系统由肾脏、输尿管、膀胱及尿道组成。肾脏的主要生理功能是产生尿液、排泄人体代谢的终末产物（如尿素、肌酐、尿酸等含氮物质）、过剩盐类、有毒物质和药物，同时调节水、电解质及酸碱平衡，从而维持人体内环境的相对稳定。此外，肾脏还是一个内分泌器官，可合成和分泌促红细胞生成素、前列腺素和激肽类物质等。输尿管的功能是通过输尿管平滑肌的蠕动刺激和重力作用，将尿液由肾脏输送至膀胱。膀胱用来储存尿液，正常成人的膀胱容量是300～500ml，最大可达800ml。尿道将尿液从膀胱排出体外。正常成人白天排尿3～5次，夜间0～1次。

2. 异常排尿　异常排尿主要包括尿频、尿急、尿痛、尿潴留、少尿、无尿、多尿和尿失禁等。膀胱刺激征的主要表现为尿频、尿急、尿痛，病人表现为单位时间内排尿次数增多，排尿有急迫感，排尿时膀胱区及尿道疼痛感。尿潴留是指尿液大量存留在膀胱内不能自主排出。表现为膀胱高度膨隆，可至脐部。病人感觉下腹胀痛，排尿困难。尿失禁是指排尿失去意识控制或不受意识控制，尿液不自主地流出。正常成人24小时尿量为1000～2000ml，超过2500ml为多尿，24小时尿量少于400ml或每小时尿量少于17ml称为少尿，24小时尿量少于100ml或12小时无尿者称为无尿。

3. 影响排尿的因素　排尿可受诸多因素的影响，如心理因素、个人习惯、文化教育、液体和饮食的摄入、气候变化、治疗和检查、疾病、年龄与性别等。个体处于过度紧张和焦虑的情形下，有时候会出现尿频、尿急，有时也会出现尿潴留；人们通过文化教育形成了一种行为规范，即在隐蔽的场所排尿，若无合适的排尿环境，排尿活动受大脑皮质的抑制而无法正常进行；液体摄入多，循环血量增多，肾小球滤过增多，则排尿增多，反之则排尿减少。摄入液体的种类也影响排尿，如咖啡、茶、酒类等有利尿作用；婴幼儿因大脑发育不完善，排尿不受意识控制，2～3岁后才能自我控制；老年人则由于受机体各系统的变化如肾脏适应能力的减弱及相应伴随病变的影响，可能会出现尿频、夜尿、排尿困难等；妇女在妊娠期，可因子宫增大压迫膀胱致使排尿增多；某些检查，如膀胱镜检查可造成尿道损伤、水肿与不适，导致排尿形态的改变；泌尿系统肿瘤、结石或狭窄可导致排尿障碍，出现尿潴留。

二、评估内容与方法

排泄型态的评估主要是评估排便、排尿的功能和模式，找出影响排泄的因素，为预防排泄异常制定最佳健康促进方案，并为排泄异常者选择合适的干预措施提供依据。评估的重点内容包括个体的排泄型态（排尿排便的频率、量、性状和习惯）、个体在排泄方面的自理能力和知识水平、排泄异常的类型及其严重程度、引起排泄异常的原因和危险因素。评估方法包括问诊、体格检查和实验室检查及辅助检查。

（一）交谈

1. 排便型态　注意个体日常的排便型态及对排便异常危险因素的描述，如不合理的膳食结构、活动少、使用影响肠功能的药物、神经系统功能紊乱和慢性疾病等。

（1）个体排便型态：询问个体每日排便次数、量、颜色、性状及近来有无改变，每日排便的次数和时间因人而异，了解个体对便秘的界定有助于对其排便型态作准确评估。

（2）个体在排便方面的自理能力：评估个体预防和处理排便异常所采取的措施：①饮食：个体日常的饮食情况，每日膳食的种类和量。便秘者重点评估膳食纤维和液体的摄入情况，腹泻者重点评估其饮食有无刺激性，是否易消化。肠胀气者重点评估是否过多进食产气多的饮食，如大豆、碳酸饮料。若发生排便异常，是否改变饮食，如何改变。②活动与运动：询问个人活动的类型、强度、频率。适当的活动有助于增强腹肌力量，防止便秘。日常生活中，有无主动增加活动或改变活动方式来防止排便异常。③药物使用情况：询问个人是否使用通便剂及其他影响排便的药物。了解所使用药物的名称、使用频率、使用条件及副作用，判断使用的合理性。④排便异常的处理：询问个体，发生排便异常时，是就医还是自行处理。

（3）排泄异常的类型及其严重程度：询问个体有无便秘、腹泻、排便失禁、肠胀气等排便异常的情况，如有无直肠胀满感、直肠胀痛、腹胀、腹痛、排便费力、排出羊粪状粪便或便中带血、腹绞痛、稀便、排便急迫感。有无腹部膨隆、肠鸣减弱或增强，是否可触及粪块。并帮助确定排便异常的类型和严重程度。

（4）引起排便型态改变的原因和危险因素：①是否存在影响排便型态的疾病如肠道疾病、甲状腺功能亢进、脊柱损伤、脑血管意外、脑损伤及肠道、腹部的手术等；②询问有无因躯体活动能力下降或认知功能障碍导致如厕能力减退；③询问个人习惯，如锻炼、饮食、睡眠习惯、出差、排便方式改变、工作繁忙等均可影响排便型态；④心理方面，注意询问病人最近是否有压力、精神紧张、焦虑、恐惧或烦躁不安、自卑、愤怒或抑郁，是否由于压力而使排便型态发生改变。

2. 排尿型态 了解个体的排尿型态，有无排尿异常、排尿异常的类型及其自理行为是否合理。

(1) 个体的排尿型态：询问个体每天排尿次数、量、颜色、性状以及近来有无尿频、尿急、尿痛、夜尿增多、排尿困难、尿失禁及尿滴沥等排尿型态的改变。

(2) 个体在排尿方面的自理能力：评估个体预防和处理排尿异常所采取的措施：①液体的摄入：询问个体每日的液体摄入量及种类。②活动与运动：询问个体活动的类型、强度、频率。是否了解并进行盆底肌肉练习。日常生活中，有无主动增加活动或改变活动方式来防止排尿异常。③排便异常的处理：询问个体，发生排尿异常时，是就医还是自行处理。有无尿路感染，在发生感染时，能否采取以下措施预防或处理尿路感染，如增加饮水量、多吃酸性食物酸化尿液、保持良好的个人卫生；有无尿潴留，若发生尿潴留，能否采取以下措施促进排尿，如正确使用Crede受压法促进排尿，即双手拇指置于髂嵴处，其余手指置于下腹部膀胱区，用力向膀胱压迫，促使尿液流出；有无尿失禁，若发生尿失禁，能否采取以下措施自我护理，如规定饮水时间、量和如厕时间，使用棉垫保持干燥，间断性自我导尿、排空膀胱，进行盆底肌练习。

(3) 引起排尿型态改变的原因和危险因素：①询问有无导致排尿型态改变的疾病，如尿路感染、尿路结石、膀胱或尿道肿瘤、尿道外伤、前列腺肥大、中枢神经系统疾病、糖尿病以及活动受限等；②有无使用影响排尿的药物；③询问有无因躯体活动能力下降或认知功能障碍导致如厕能力减退；④心理方面，注意询问病人最近是否有压力、精神紧张、焦虑、恐惧或烦躁不安、自卑、愤怒或抑郁。

（二）体格检查

1. 一般状态 注意个体的表情，有无紧张、焦虑和恐惧，或者自卑、抑郁和愤怒；走近个体时，注意其身上有无异味，是否使用尿垫或导尿管；观察躯体活动能力，有无活动受限或行动迟缓；观察手的灵巧性，注意其能否及时解脱衣服。

2. 腹部 注意检查病人腹部的情况，一般来说，便秘者腹部膨隆，肠鸣音减弱，有时可触及粪块；腹泻者肠鸣音增强；尿潴留者下腹膨隆，耻骨上区可触及圆形、张力较高的囊性物，不能推动，叩诊浊音。

3. 泌尿生殖系统 注意检查泌尿生殖系统的结构有无异常，男性有无前列腺肥大，女性有无子宫脱垂、膀胱脱垂或直肠脱垂，女性阴道黏膜是否干燥、发红或变薄。阴道黏膜的上述变化提示机体雌激素水平降低，激素水平降低可引起尿道括约肌松弛。

4. 直肠、肛门 观察肛门及其周围有无异常如痔疮、肛裂等，并通过直肠指检了解肛门括约肌的紧张度以及直肠内有无粪便嵌顿、肿块或触痛。

5. 神经系统 观察个体的意识和精神状态。意识障碍或认知功能受损者常可发生排便和排尿失禁。

（三）实验室及其他检查

尿量和尿液性质的检查可反映排尿型态；肾盂造影可显示肾盂、输尿管和膀胱的功能结构，显示膀胱颈有无梗阻；残余尿检查可用于评估膀胱的排尿功能，膀胱剩余尿量小于50ml为正常，超过200ml为异常。50～200ml应结合临床表现具体分析。腹部平片、钡剂灌肠或纤维结肠镜可用于检查便秘或腹泻的原因。

三、常见护理诊断

便秘(constipation)
有便秘的危险(risk for constipation)
感知性便秘(perceived constipation)
腹泻(diarrhea)
排便失禁(bowel incontinence)
排尿障碍(impaired urinary elimination)
尿潴留(urinary retention)
功能性尿失禁(functional urinary incontinence)
反射性尿失禁(reflex urinary incontinence)
急迫性尿失禁(urge urinary incontinence,)
有急迫性尿失禁的危险(risk for urinaryurge incontinence)
压力性尿失禁(stress urinary incontinence)

理论与实践

该案例入院后，护士主要通过交谈、体格检查、实验室及辅助检查等方法对病人排泄型态评估，如：你最近排便次数、性状，有无排便型态的改变。发生便秘时，能否自我用药或者就医。你是否因病情而感到焦虑。观察个体，因偏瘫不能进行足够的运动，且因躯体活动能力下降导致如厕能力减退，饮食缺乏水果和蔬菜，都是造成便秘的因素。该病人的护理诊断可有便秘。

学习小结

通过本章的学习，首先要理解便秘、排便失禁、尿潴留、膀胱刺激征、尿失禁等常见排尿型态异常。其次在排泄型态的评估方法和内容部分，要理解并灵活运用评估的方法，在实践中牢记评估内容，并在循证理念的指导下，在评估方法和内容上保持与时俱进。最后经过实践，能运用以上的知识和技能为个体作出护理诊断。

（刘　蕾）

复习思考题

1. 如何理解各种常见排便异常型态？

2. 简述影响排便(尿)的因素。

3. 如何评估排泄型态?

第四节 活动-运动型态

学习目标

识记:

1. 能简述活动-运动型态的评估重点。
2. 能正确概括活动-运动型态的评估方法。

理解:

能理解记忆常见活动的METs值。

运用:

能运用学过的理论知识,结合临床实际,运用有效沟通技巧,对病人活动-运动型态进行评估,并能给予准确的护理诊断。

案例

王某,56岁,于3年前劳动时出现胸闷、心悸等表现,休息后有所缓解,曾去医院诊治,确诊为风湿性心脏病。近1个月内,出现双下肢水肿,食欲缺乏。稍微活动,如下地走路即感到心慌、胸闷。

活动-运动型态(activity-exercise pattern)是有关个体日常生活活动、个体锻炼、休闲娱乐的方式,主要包括个体活动与运动的类型、强度、活动量以及个体进行活动或运动的能力。

一、概　　述

(一)活动-运动的生理学基础

人体的活动-运动型态不仅涉及个体完成各种活动、运动休闲娱乐的方式、类型、强度、活动量,还包括完成这些活动所需的机体各相关系统功能的活动情况,如运动系统、神经系统、消化系统、心血管系统、呼吸系统及血液系统等。运动系统中良好的骨骼和肌肉状态是人体活动运动的基础,肌肉运动受神经支配,活动时所需要能量来源于消化系统摄取的营养和呼吸系统、心血管系统的有氧代谢。

(二)活动与运动的能量测定

代谢当量(metabolic equivalents, METs)是测定活动相对能量代谢水平的度量衡。1METs等于静息状态下机体的摄氧量,约为3.5ml/(kg·min)。其他活动均可与之比较获得相应的代谢当量值。健康人至少可以完成10METs的活动而无任何不适。常见活动的METs值见表4-4-1,此表可用于评估病人的活动强度及指导病人的康复活动。在实际评估中应考虑个体的身体状况、活动或运动的熟练程度、情绪、环境温度、湿度以及活动强度对需氧量的影响。

表 4-4-1 常见活动的 METs 值

日常生活活动	METs	家务活动	METs	娱乐活动	METs	职业活动	METs
卧床休息	1	用手缝纫	1	绘画	1.5	修表	1.5
坐位	1	扫地	1.5	弹钢琴	2	绕线团	2
立位	1	机器缝纫	1.5	驾驶汽车	2	机器缝纫	2.5
进食	1	擦拭家具	2	划船	2.5	装配收音机	2.5
穿脱衣	2	削土豆皮	2.5	骑马慢行	2.5	泥瓦工	3.5
轮椅前行	2	立位擦拭	2.5	滚木球戏	3.5	拖拉机耕地	3.5
洗手、洗脸	2	洗衣服	2.5	游泳 18.3m/min	4	手推车[52kg/(km•h)]	4
步行		揉面团	2.5	跳舞	4.5	用马耕地	5
(4km/h)	3	擦玻璃	3	园艺	4.5	木工	5.5
淋浴	3.5	铺床	3	网球	6	用手修剪草坪	6.5
床上用便	4	立位烫衣服	3.5	骑马小跑	6.5	伐木	6.5
盆		拖地板	3.5	滑雪	8.5	刨工	7.5
下楼	5.5	用手拧衣服	3.5	自行车 20.8km/h	9	炉前工	8.5
用拐杖走	6.5	悬挂衣服	3.5			携物上楼 10kg/m•min	13.5
		敲打地毯	4				

(三)日常生活活动能力

日常生活活动(activities of daily living, ADL)是指个体在独立生活中反复进行的最基本的活动,包括衣、食、住、行和个人卫生。ADL 能力高低主要取决于个体的活动耐力和躯体活动功能,同时受成长发育水平、价值观、信念、认知水平、文化背景的影响。

二、评估内容与方法

活动与运动评估的内容包括个体活动与运动的形式、日常生活活动能力、活动耐力及识别影响活动耐力的因素。评估的重点内容包括个体的活动与运动方式;机体的生理功能能否满足日常生活活动的需要;个体的活动耐力;影响活动耐力的因素。评估方法包括问诊、体格检查、量表评定和实验室检查及辅助检查。

(一)交谈

1. 活动与运动形式 要求个体描述一般情况下每日的活动量,包括日常生活活动、休闲娱乐活动和锻炼,若可能,让其记活动日记,以获取更为准确的资料。若个体无休闲娱乐活动或常规锻炼,应究其原因,如是否缺乏兴趣、没有时间、疲乏或为疾病所致等。常规锻炼者,则应详细了解运动的类型、频度、持续时间及其强度。强度多以运动前后的心率变化或个体的主观感觉来衡量。心率变化可以最大推荐心率为参照,对于能耐受者,运动时心率达到与年龄相应的最大心率的 65%~80% 对健康促进最为合适。

2. 活动耐力 活动耐力是指个体对活动与运动的生理或心理的耐受力。为评估病人的活动耐力,询问病人在日常活动中是否出现疲乏、胸闷、胸痛、呼吸困难、心悸、头昏、冷汗、四肢和腰背痛等症状。病人的心率或血压在活动后是否有异常增快或增高的现象,呼吸是否困难。由于心脏功能是影响活动耐力的主要因素,其损害程度与活动耐力下降程度相一致。因而活动耐力可根据心功能情况分为 4 级(又称心脏功能分级):

Ⅰ级：活动量不受限制，一般活动不引起症状。

Ⅱ级：体力活动稍受限制，一般活动下可出现疲乏、心悸、呼吸困难或心绞痛等症状。

Ⅲ级：体力活动明显受限，一般轻体力活动即可引起上述症状。

Ⅳ级：体力活动能力完全丧失，休息时亦可出现心力衰竭的症状。

3. ADL 能力　询问病人能否自我照顾生活常规活动，如进食、沐浴或卫生，穿着、修饰和如厕等。也可直接观察个体实际生活中活动完成情况及是否需要协助，从而进行评价。若自理能力受限，应进一步对 ADL 级别等进行评估。

（1）分级评定：根据完成动作的自理程度将相应的自理能力分为 5 级：

0 级：能够独立完成。

1 级：需借助辅助用具才能完成。

2 级：需有他人帮助才能完成。

3 级：需有他人帮助，并借助辅助用具才能完成。

4 级：自己不能完成，完全依赖他人帮助。

（2）评定量表评定：可用量表对个体的 ADL 能力进行综合评估，其中以巴氏量表（Barthel Index）最常用，见表 4-4-2。

表 4-4-2　巴氏 ADL 量表

项目	完全依赖	需极大帮助	需部分帮助	完全自理
1. 进食		0	5	10
2. 转位（从床上或椅子上坐起或站起）	0	5	10	15
3. 洗漱（洗脸、刷牙、梳头、刮胡子）			0	5
4. 如厕		0	5	10
5. 洗澡			0	5
6. 行走	0	5（需轮椅）	10	15
7. 上下楼梯		0	5	10
8. 穿衣		0	5	10
9. 排便控制		0（失禁）	5（偶尔失禁）	10
10. 排尿控制		0（失禁）	5（偶尔失禁）	10

注：评价标准：良：>60 分，有轻度功能障碍，能独立完成部分日常活动，需部分帮助

中：41～60 分，有中度功能障碍，需要极大帮助才能完成日常活动

差：<40 分，有重度功能障碍，多数日常活动不能完成或需人照料

4. 影响活动的不利因素　个人的健康、心理状况、生活方式、价值观与信念等均会对活动产生影响，评估时注意是否存在不利因素。

（1）健康状况：观察个体是否存在活动受限的疾病或异常情况，如偏瘫、骨折、重症肌无力、术后等。肌肉有无萎缩、关节活动是否有障碍，能在床上活动还是下床活动。病人在医院中能否满足日常的娱乐爱好活动。病人出院后，是否需要帮助以维持家庭正常运转。

（2）心理 - 社会状况：询问病人的心理状况，紧张、焦虑、抑郁等负面情绪往往会减少病人的活动量。反之，开朗、积极向上的心境有利于病人活动的完成和病情的恢复。评估病人的心理状况并查找原因。

（二）体格检查

1. 外表　观察个体的表情，若表情冷漠、悲伤忧郁，则提示病人可能活动减少。观察个体

的姿势和步态，异常的姿势和步态提示病人的活动功能异常。皮肤黏膜苍白、发绀伴有杵状指提示病人的心肺功能下降，多伴有活动耐力降低。

2．生命体征　于运动前、运动结束即刻和运动结束休息3分钟后，各测一次生命体征。正常指标为：运动前脉率为60～100次/分，规则有力，血压<140/90mmHg，呼吸<20次/分；运动结束即刻脉率加快，脉搏增强，收缩压升高，呼吸加深加快；运动结束后3分钟脉搏恢复到接近运动前水平，与运动前脉率相差<6次/分。异常指标为：运动前脉率>100次/分，或不规律，或波形异常，血压>140/90mmHg，呼吸>20次/分，运动后脉搏细弱或不规则，收缩压降低或无变化，呼吸过快或减慢，运动结束后3分钟后脉率未能恢复到接近运动前水平，与运动前脉率相差>7次/分。

3．呼吸功能　评估病人的通气与换气功能，肺部叩诊音、呼吸音和语颤的改变常提示不同程度的肺通气或换气功能障碍。肺部评估时应注意病人胸廓外形、呼吸运动、语颤、肺部叩诊音和呼吸音。严重胸廓畸形可致胸廓扩张受限，影响肺通气。桶状胸见于严重肺气肿。浅快呼吸使肺通气量减少。观察血气分析的结果，是否有动脉血氧分压下降或二氧化碳分压升高的现象。肺功能检查有利于对机体摄氧能力的评估。

4．心血管功能　心功能状态与活动耐力密切相关。应询问病人有无心血管疾病病史，注意有无导致心排血量减少的原因和表现，如心律不齐、颈静脉怒张、水肿、四肢发凉、脉弱、血压低等。肢体循环情况主要观察内容为有无周围动脉阻塞或静脉曲张等征象，若肢体循环异常，可导致肢体血供不足和疼痛，从而使活动耐力下降。通过有关心血管系统功能的检查如血细胞计数、血脂及血清酶的测定、心脏X线、心电图、超声心动图和负荷试验及心导管检查和动脉造影等，可了解心脏的功能状态，有助于评估机体的活动耐力。

5．婴儿行为　是否存在先天发育畸形，如先天性心脏病、脑发育不全、吸收不良综合征、内分泌紊乱、先天性肢体残缺。是否伴有影响其生长发育的各种急、慢性疾病。婴儿的各种生理指标，如心率、呼吸、血压等有无变化，对视觉、听觉的刺激是否缺乏反应，睡眠状况如何，婴儿周围环境中的刺激（包括各种操作）是否过多。

（三）实验室及辅助检查

1．实验室检查

（1）血细胞计数、血红蛋白、红细胞比容：这些检查项目数值减少说明血液的携氧能力下降，机体活动耐力降低。

（2）血脂（血清胆固醇、甘油三酯、高密度脂蛋白、低密度脂蛋白）：高血脂是动脉粥样硬化和冠心病的危险因素，也是影响机体活动耐力的因素。

（3）血清酶：血清磷酸肌酸激酶（CKP）、乳酸脱氢酶（LDH）、天门冬氨酸氨基转移酶（AST）升高见于心肌梗死，提示心功能受损，从而影响机体活动耐力。

（4）血气分析：动脉血气分析包括动脉血氧分压、动脉二氧化碳分压、血氧饱和度及血液pH值等的测定，可反映肺换气功能情况。

2．辅助检查

（1）非侵入性心血管检查：心电图、24小时心电图、超声心电图、X线检查等。

（2）侵入性心血管检查：心导管检查和动脉造影。

（3）肺功能检查：肺活量、最大通气量和用力肺活量测定可反映肺通气功能状况。

理论与实践

该病人入院后，护士主要通过交谈、体格检查、实验室及辅助检查等方法对病人活动 - 运动型态评估，如：你每日都进行什么活动，使用自评费力量表对病人进行测评，得分为 17 分，活动过程中伴有胸闷、心悸等症状，其心脏功能分级为Ⅳ级。该病人下肢水肿，下地走路即心慌，说明其活动耐力降低，实验室检查，乳酸脱氢酶升高，血氧分压降低，二氧化碳分压升高。

三、常见护理诊断

活动无耐力（activity intolerance）

有活动无耐力的危险（risk for activity intolerance）

娱乐活动缺乏（deficient diversional activity）

持家能力障碍（impaired home maintenance management）

躯体移动障碍（impaired physical mobility）

床上活动障碍（impaired bed mobility）

有废用综合征的危险（risk for disuse syndrome）

疲乏（fatigue）

自理能力缺陷：特定的（进食、沐浴 / 卫生、穿衣 / 修饰、如厕）（self-care deficit（specify）：（feeding，bathing/hygiene，dressing/grooming，toileting）

生长发育异常（impaired growth and development）

清理呼吸道无效（ineffective airway clearance）

不能维持自主呼吸（inability to sustain spontaneous ventilation）

低效性呼吸型态（ineffective breath pattern）

气体交换受损（impaired gas exchange）

心排出量减少（decreased cardiac output）

组织灌注量无效的危险：特定的（肾、脑、心、肺、胃肠、周围血管）（risk for ineffective tissue perfusion，（specific）：（renal，cerebral，cardiopulmonary，gastrointestinal，peripheral）

学习小结

通过本章的学习，首先要理解评估病人活动 - 运动型态的各种量表。其次在活动 - 运动型态的评估方法和内容部分，要理解并灵活运用评估的方法，在实践中牢记评估内容，并在循证理念的指导下，在评估方法和内容上保持与时俱进。最后经过实践，能运用以上的知识和技能为个体作出护理诊断。

（刘　蕾）

复习思考题

1. 如何理解代谢当量、自评费力量表、巴氏ADL量表？
2. 简述自理能力的分级和心脏功能分级。
3. 如何评估活动-运动型态？
4. 查阅国内外文献，了解关于活动-运动型态的护理诊断有无新进展。

第五节　睡眠-休息型态

学习目标

识记：

1. 能简述睡眠-休息型态的评估重点。
2. 能正确概括睡眠-休息型态的评估方法。

理解：

能理解记忆睡眠的分期及各期的特点。

运用：

能运用学过的理论知识，结合临床实际，运用有效沟通技巧，对病人睡眠-休息型态进行评估，并能给予准确的护理诊断。

案例

王某，女，50岁，绝经已经2年，近2年来入睡困难，易醒，容易出汗，爱发脾气。

睡眠-休息型态（sleep-rest pattern）是有关个体的睡眠、休息和放松，主要包括个体在24小时内睡眠与休息的质和量、精力、日常睡眠行为，以及促进睡眠的辅助手段或催眠药的使用情况。

一、概　　述

（一）休息

广义的休息包括睡眠和放松休息。狭义的休息仅指工作活动之后的放松休息，为一段时间内个体相对地减少体力或脑力活动，使身体各部分放松，没有紧张、焦虑，处于一种良好的心理状态，以恢复精力和体力的过程。休息可以是从重体力劳动如搬运、砌砖等转换为静止不动如坐下、躺在床上，也可以是从脑力劳动如长时间伏案写作、使用电脑等转换为起身适当活动躯体。休息有助于机体消除疲劳，恢复体力和精力。

（二）睡眠

睡眠是周期发生的知觉的特殊状态，由不同时相组成，对周围的环境可相对的不作出反应，但这种状态可被作用于人体内外感受器的各种刺激唤醒，如噪音、温度变化、便意、尿意、疼痛等。对人类来说，睡眠是必不可少的生命运动，它有助于脑力和体力的恢复，增强免疫，促进生长，延缓衰老。人通过睡眠可以维持正常生命活动的自然休息，保持大脑皮层细胞免于衰竭，补充并恢复消耗的能量，以便在觉醒时更好地维持大脑皮层的兴奋性，从事学习工作。人丧失睡眠24小时，即有沉重瞌睡感；丧失睡眠48小时，则呈极度的瞌睡状态，出现幻觉和定向障碍，警觉、记忆、反应、思维、判断力均受到影响。

（1）睡眠的分期：根据睡眠发展过程中脑电波变化和机体活动功能的表现，将睡眠分为慢波睡眠（非快速眼球运动睡眠）和快波睡眠（快速眼球运动睡眠）。①慢波睡眠：在慢波睡眠中，机体的耗氧量下降，但脑的耗氧量不变，腺垂体分泌生长激素明显增多。因此，慢波睡眠有利于促进生长和体力恢复。②快波睡眠：在快波睡眠中，脑的耗氧量增加，脑血流量增多且脑内蛋白质合成加快，但生长激素分泌减少。快波睡眠能促进学习记忆和精力恢复，平衡个体的精神和情绪。

（2）睡眠需求量：个体的睡眠需求量因人而异，随着年龄的增长，睡眠的需求量减少。一般情况下，新生儿每天的睡眠时间在16小时以上，婴儿为14～15小时，幼儿为12～14小时，学龄儿童为10～12小时，青少年为8～9小时，成人一般为7～8小时，有些成人需10小时睡眠而有些成人仅需3小时睡眠，每个人睡眠量不同的确切原因尚不清楚。此外，不同的生理状态对睡眠时间的需求也不同，如妊娠、疲劳、手术或疾病状态下，所需要的睡眠一般会增多。

（三）影响睡眠的因素

1. 环境因素　睡眠环境的变化可以改变睡眠状况，如大部分人在陌生的环境下难以入睡。住院病人入睡时间延长，快波睡眠减少，觉醒次数增加，睡眠质量下降。

2. 心理-社会状况　正常人由于工作、学习上的压力而造成紧张和焦虑或感情上的痛苦等都会干扰原有的睡眠状态。住院病人由于对疾病的诊断、治疗感到焦虑、不安或恐惧，而产生心理压力，这些都会影响其睡眠。

3. 疾病及用药情况　任何引起疼痛、不适、焦虑或抑郁的疾病都能导致睡眠障碍，如甲状腺功能亢进症、肺气肿、冠心病、夜尿多及疼痛未能及时缓解等。长期服用安眠药者，停药后往往会加重其睡眠障碍。其他如利尿药、麻醉剂、抗抑郁药和中枢兴奋药等均可影响睡眠，应注意个体的用药史。

4. 其他　如年龄、个人睡眠习惯的打乱、食物、内分泌变化及体育锻炼等均可影响睡眠。

（四）睡眠障碍

1. 失眠　失眠是最常见的睡眠障碍，是指睡眠的始发或维持发生障碍，从而使睡眠的质和量不能满足机体生理需求的一种主观体验。失眠的原因很多，可分为原发性失眠和继发性睡眠。如精神、心理、躯体、环境、药物、疾病等因素均可导致失眠。

2. 嗜睡　是指日间，尤其在安静或单调的环境下，经常困乏思睡，可不分场合和时机，甚至在需要十分清醒的情况下也出现不同程度、不可抗拒的入睡。

二、评估内容与方法

睡眠与休息评估的目的在于了解个体的睡眠型态、习惯以及与睡眠相关的行为，识别影响睡眠与休息的危险因素及睡眠与休息型态紊乱的原因，并评估其对机体正常功能的影响。评估的重点内容包括个体对睡眠与休息的时间和质量的感知，影响睡眠与休息的各种因素，睡眠与休息型态紊乱的症状和体征，睡眠与休息型态紊乱的原因，睡眠与休息型态紊乱对机体生理、心理和认知功能的影响。评估方法包括问诊、观察、量表评定和辅助检查。

（一）交谈

1. 日常睡眠型态　评估个体日常睡眠与觉醒的时间和节律，了解睡眠时数、睡眠时段、入睡时间、夜间觉醒次数以及白天小睡的时间和方式等。如询问个体每天有无午睡；白天小睡的次数和时间；每次睡眠过后，是否感觉精力充沛；若有可能，可让个体记录睡眠日记，以获得更为准确的资料。

2. 失眠　询问个体对睡眠的感受，如感觉睡眠时间是否充足，有无夜间入睡困难、多醒或早醒，次日日间有无困乏、精神萎靡、注意力减退、定向力减退、思维迟钝或烦躁等表现，若存在失眠，应进一步评估失眠的原因，如询问有无更换睡眠环境、日夜倒班工作、长期夜间工作、时差反应、是否食用影响睡眠的饮食和药物、高噪音、环境温度过高或过低以及床褥不舒适等。对失眠表现的评估可询问下列问题：①晚上何时睡觉；一般多久才能入睡；1周有几次入睡困难；②入睡后有无经常觉醒和惊醒；醒后能否继续入睡；一般需多久才能继续入睡；③早晨几点醒来；早醒后能否再入睡；④每夜总的睡眠时间有多少；⑤日间有何不适的感觉。

3. 嗜睡　询问个体日间保持觉醒状态有无困难，日间在无强刺激作用下，是否很容易入睡？如果个体确实存在嗜睡，应进一步了解其发生原因。常见的原因包括睡眠剥夺、失眠及睡眠呼吸暂停综合征等。睡眠剥夺指由于各种人为因素引起的睡眠减少或睡眠时间严重不足。睡眠呼吸暂停综合征为睡眠过程中发生呼吸暂停或低通气的临床综合征，主要表现为习惯性打鼾、嗜睡、困乏和头痛、头昏等症状，伴记忆力下降、注意力不集中、警觉性和思维判断能力下降等认知功能障碍。通过询问个体有无睡眠剥夺、严重失眠及有无习惯性打鼾、睡眠呼吸暂停等现象，可在一定程度上确认嗜睡的原因。此外，也可采用嗜睡自评量表对其是否存在嗜睡及其程度进行评估。常用的有Epworth嗜睡量表（表4-5-1）。

表4-5-1　Epworth嗜睡量表

项目	打瞌睡的可能			
1. 静坐或阅读时	0	1	2	3
2. 看电视时	0	1	2	3
3. 在观剧或开会等公共场所静坐不动时	0	1	2	3
4. 乘车1小时不休息时	0	1	2	3
5. 午后卧床休息时	0	1	2	3
6. 与他人共坐对话时	0	1	2	3
7. 午后（未曾饮酒）静坐时	0	1	2	3
8. 汽车发生塞车坐在车中时	0	1	2	3

评分标准：0—从不瞌睡，1—有时瞌睡，2—经常瞌睡，3—极易发生瞌睡

评价标准：正常值为5.9±2.2

睡眠剥夺

睡眠剥夺是历史悠久的酷刑，可追溯至公元1世纪罗马帝国迫害基督教徒时期。罗马士兵在逮捕犯人后，以水滴或毒液迫使被害者无法合眼成眠或溃烂无法闭眼，持续数十天被害者即脑卒中身亡。

睡眠完全剥夺200小时，可能会导致人的情感不稳定，易激惹、注意力涣散、记忆减退、思维迟钝和偏执状态。大鼠实验中，迫使大鼠不能睡眠，完全剥夺失眠5～23天，会使之变得非常虚弱，运动不协调甚至死亡。因此，睡眠对于人的身心健康是十分重要的。

来源：刘端海．护理心理学．武汉：华中科技大学出版社，2012．

4．其他 询问个体睡前习惯有无被打乱，如睡前阅读报纸、喝热牛奶、听音乐等；有无进食影响睡眠的食物，有无喝咖啡及含有咖啡因的饮料，有无使用影响睡眠的药物；睡眠环境是安静或嘈杂、无亮光或强光、温度和湿度是否适宜或存在过冷、过热现象、对环境是否熟悉、被褥和枕头是否清洁舒适等；有无影响睡眠的疾患，如疼痛、瘙痒、呼吸困难、肢体麻木、抑郁等都能影响休息与睡眠。

（二）观察

与个体谈话的过程中，观察有无睡眠不足的行为表现，如不断打哈欠、揉眼睛、头低垂、身体松弛、易激惹和无精打采等。面部有无特征性表现如面部无表情、淡漠、眼结膜充血、眼睑下垂、黑眼圈和轻度眼球震颤等。说话时是否出现言语不清、发音错误或措辞不当。有无认知功能减退，如警觉性下降，注意力不集中，定向力减退，记忆、思维和判断力下降等。

（三）辅助检查

睡眠脑电图和多导睡眠图的监测有助于对个体睡眠质量的评估。

理论与实践

该案例入院后，护士主要通过交谈、观察、实验室及辅助检查等方法对病人睡眠-休息型态评估，如：你近2年入睡需要多长时间，1周有几次这种情况发生，夜间觉醒次数，白天有无小睡及其时间和方式，每次夜间睡眠过后精力是否充沛。对失眠的感受，使用Epworth嗜睡量表测得病人得分为18分，该病人曾使用过安眠药，交谈过程中可发现病人不断打哈欠、无精打采、黑眼圈。

三、常见护理诊断

睡眠型态紊乱（disturbed sleep pattern）

睡眠剥夺（sleep deprivation）

失眠（insomnia）

学习小结

通过本章的学习，首先要理解休息和睡眠定义的内涵及评估病人睡眠 - 休息型态的量表。其次在睡眠 - 休息型态的评估方法和内容部分，要理解并灵活运用评估的方法，在实践中牢记评估内容，并在循证理念的指导下，在评估方法和内容上保持与时俱进。最后经过实践，能运用以上的知识和技能为个体作出护理诊断。

（刘　蕾）

复习思考题

1. 如何理解休息、睡眠的定义？
2. 如何评估活动 - 运动型态？
3. 查阅国内外文献，了解关于睡眠 - 休息型态的护理诊断有无新进展。

第六节　认知 - 感知型态

学习目标

识记：

1. 能简述认知 - 感知型态的评估重点。
2. 能正确概括认知 - 感知型态的评估方法。

理解：

能理解记忆认知及感知的内涵。

运用：

能运用学过的理论知识，结合临床实际，运用有效沟通技巧，对病人认知 - 感知型态进行评估，并能给予准确的护理诊断。

案例

李某，男，79 岁，诊断为慢性阻塞性肺疾病，1 周前因神志不清入院，其表现为乱语躁动，不能识别自己的亲人。

认知-感知型态(cognition-perception pattern)指个体的神经系统对外界刺激的感受能力以及大脑对接收到的各种刺激的反应和判断能力,是反映神经系统功能的主要指标。认知主要包括视觉、听觉、味觉、嗅觉、触觉和痛觉,感知主要包括思维能力、语言能力、定向力和意识状态等。

一、概　　述

(一)感知

感知是个体将来源于视、听、味、嗅、触及本体等各种感官的刺激输入加以解释和组合,转换为有意义的方式的过程,是客观世界在人脑中的主观映像,是认识客观世界的开始。个体的感知功能主要包括视觉、听觉、味觉、嗅觉、触觉以及痛觉。

1. 视觉　眼是视觉的外周器官。光作用于视觉器官,使其感受细胞兴奋,其信息经过视觉神经系统加工后产生视觉。通过视觉,可以感知外界物体的大小、明暗、颜色、运动等,获得对机体生存具有重要意义的各种信心。常见的视觉改变有近视、远视、散光、色盲、色弱等。

2. 听觉　耳是听觉的外周器官,分为耳、中耳和内耳。声波作用于听觉器官,使其感受细胞兴奋并引起听神经的冲动发放传入信息,经各级听觉中枢分析后引起的感觉。听觉是仅次于视觉的重要感觉通道。

3. 味觉　舌是味觉的外周器官。味觉是食物在人的口腔内对味觉器官化学感受系统的刺激并产生的一种感觉。食物刺激味蕾产生4种基本味觉:酸、甜、苦、咸。

4. 嗅觉　鼻是嗅觉的外周器官。鼻黏膜中的嗅细胞将感受到的化学气味转化为神经信息,经嗅神经传至大脑皮质的嗅觉投射区,产生嗅觉。

5. 痛觉　痛觉是感觉神经系统的功能,是机体受到伤害性刺激所产生的感觉,具有重要的生物学意义,能引起机体的防御性反应,具有保护作用,但是强烈的疼痛可以引起机体生理功能紊乱,甚至休克。

(二)认知功能

认知是人们根据听觉、视觉等感知到的刺激与信息,推测和判断客观事物的心理过程,是在过去的经验及对有关线索进行分析的基础上形成的对信息的理解、分类、归纳、演绎以及计算。

1. 思维　是人脑对客观现实间接的、概括的反应,是认识事物本质特征及内部规律的理性认知过程。在思维过程中,人们凭借已有的知识、经验或其他食物作为媒介来理解或把握那些没有直接感知过的或根本不可能感知到的事物,以推测事物过去的进程,认识事物现实的本质,预测事物未来的发展。思维过程具有连续性,当这种连续性丧失时,即出现了思维障碍,此时思想就不再被他人理解。

(1)抽象思维:又称为逻辑思维,是以注意力、记忆、理解、概念、判断、推理的形式反映事物的本质特征与内部联系的精神现象。

1)记忆:是经历过的事物在人脑中的反映,是人脑积累经验的功能表现。可分为长时记忆和短时记忆。

长时记忆和短时记忆

短时记忆是指一分钟以内的记忆。短时记忆的容量很小。短时记忆的广度一般来说是7个，可以是7个无意义的音节，7个毫无关联的字、词等，单位可以不同。一个字母可以是一个单位，一个词、一句话、一件事都可以是一个单位。每一个单位就是一块。

长时记忆是指从一分钟以上直到许多年甚至终身保持的记忆。与短时记忆相比，长时记忆的能量非常大。其实，长时记忆是对短时记忆反复加工的结果。也就是说，对短时记忆进行重复，短时记忆就会成为长时记忆。

来源：刘端海. 护理心理学. 武汉：华中科技大学出版社，2012.

2）注意：是心理活动对一定对象的指向和集中。分无意注意和有意注意两种。无意注意又称不随意注意，是指没有预定目的，也无须做意志努力的注意，如强烈异味、巨大声响等引起的不由自主的注意。有意注意又称为随意注意，是指有预定目标的、需做一定努力的注意。有意注意是人类特有的注意方式，受意识的调节与支配，是人们生活、学习、工作不可缺少的认知能力之一。

3）概念：是人脑反映客观事物本质特征的思维形式。

4）理解：是指评估对象对所接受到的语言信息进行解码并接纳的过程。

5）推理：是由已知判断推出新判断的思维过程，包括演绎、归纳两种形式。

(2) 洞察力：是识别与理解客观事物真实性的能力，与精确的自我感知有关。洞察力的高低与阅历、年龄、受教育水平和社会环境等因素有关，个体间具有较大的差异。

(3) 判断力：是指人们比较和评价客观事物及其相互关系并作出结论的能力。

2. 语言能力　语言是人们进行思维的工具和手段，是思维的物质外壳。语言可分为接受性语言和表达性语言两种，前者是指理解语句的能力，即抽象思维中的理解力，后者为传递思想、观点、情感的能力，即沟通能力。

3. 定向力　是人们对现实的感觉，对过去、现在、将来的察觉以及对自我存在的意识，包括时间定向、地点定向、空间定向以及人物定向。

4. 意识状态　是大脑功能活动的综合表现，即对环境的知觉状态。

二、评估内容与方法

感知与认知评估范围广泛，包括个体感觉器官、神经、思维、精神等方面功能的评估。评估的重点内容包括视觉、听觉、味觉和嗅觉等感知功能状态；思维能力、语言能力、定向力以及意识状态；由于感知与认知功能改变而面临的危险；对感知与认知功能改变的反应。认知和感知功能评估方法有问诊、观察、体格检查和量表测评等。

（一）感知方面

结合问诊与视力、听力测定等综合评估病人的各种感知功能状态。感知功能评估包括对个体的视觉、听觉、味觉、嗅觉、触觉及痛觉等的评估。

1. 视觉　可询问个体是否觉得最近视力有变化；有无夜间视物困难；视力的变化对工作

生活是否有影响；是否戴眼镜或隐形眼镜及时间；如何清洁和保养隐形眼镜；有无眼睛疼；是否患过眼疾，做过眼睛手术；并结合视力测定及眼部体检综合评估。

2. 听觉 可询问个体是否觉得听力有问题；有耳鸣、耳痛等现象存在否；是否戴助听器；听力对其的生活有何影响；需要哪些帮助等，并结合听力测定及耳部体检综合评估。

3. 味觉和嗅觉 可询问个体最近味觉、嗅觉是否有变化；能否辨别气味；能否尝出食物味道；并进行嗅觉检查。

4. 痛觉 痛觉是一种复杂的生理心理反应，是病人的主观体验，因此，除了解病人是否诉说疼痛和疼痛持续时间外，还应该注意收集客观资料，例如：①疼痛的生理反应：痛苦面容、大汗、血压升高，呼吸、心率增快，面色苍白，恶心、呕吐，睡眠障碍，剧烈疼痛者应注意有无休克的表现；②伴随症状与体征：如头痛病人是否伴剧烈呕吐、视乳头水肿，胸痛者是否伴咳嗽、咳痰或咯血，上腹疼痛是否伴有腹肌紧张、压痛、反跳痛；③疼痛的行为反应：如痛苦面容、呻吟、哭泣、强迫体位等；④影响正常的生活、工作及社交活动，产生疼痛的情绪反应，如焦虑、恐惧、抑郁、愤怒等；⑤实验室检查有利于对疼痛健康史的确认和护理措施的合理制订。另外，还可以使用疼痛可视化标尺技术进行综合评定。

（二）认知方面

认知功能评估包括对个体的意识状态、思维能力、语言能力以及定向力的评估。

1. 思维能力 可通过抽象思维功能、洞察力和判断力三方面进行评估。

(1) 抽象思维能力：评估病人短时记忆能力时，可以让其重复刚刚说过的话，长时记忆可让病人描述孩童时代的事情；评估有意注意力的方法为让病人完成一些任务，如叙述自己入院之前的治疗经过；对病人的概念力的评估可在数次健康教育之后，请其总结概括所患疾病的自我护理知识；对病人的理解力，可以让病人关门、将右手放在左手手心里，观察其能否理解和执行。

(2) 洞察力：可让病人描述其所处的情形，再与实际情形相比，之间有无差异。

(3) 判断力：可询问病人如出院后准备如何争取别人的帮助等。

2. 语言能力 可通过提问、复述、自发性语言、命名、阅读和书写等检测个体的语言表达及对文字符号的理解。如注意病人能否复述他应遵循的治疗和处理方法。是否主诉有眩晕、健忘等情况。若存在语言障碍，应进一步明确其类型，如为失语或是构音困难所致。

3. 定向力 主要包括时间、地点、空间和人物定向力。如询问个体，今天是星期几；现在几点了；家住在哪里；能否说出自己的名字；能否说出最亲近人的名字；指出现场某个物品或人物的位置等。定向力障碍者不能将自己与时间、空间、地点联系起来，定向力障碍的先后顺序依次为时间、地点、空间和人物。

理论与实践

该案例入院后，护士主要通过交谈、观察、实验室及辅助检查等方法对病人评估，发现该病人无法进行沟通，且定向力发生障碍，因此可以判断为感知-认知型态失常。

三、常见护理诊断

感知紊乱（特定的）：（视、听、运动、味、触、嗅觉）（disturbed sensory/perception（specify）（visual，auditory，kinesthetic，gustatory，tactile，olfactory）

不舒适（uncomfort）

急性疼痛（acute pain，）

慢性疼痛（chronic pain）

有误吸的危险（risk for aspiration）

恶心（nausea）

急性意识障碍（acute confusion）

慢性意识障碍（chronic confusion）

有急性意识障碍的危险（risk for acute confusion）

知识缺乏（deficient knowledge）

有知识增进的趋势（readiness for enhanced knowledge）

记忆力受损（impaired memory）

有决策能力增强的趋势（readiness for enhanced decision-making）

活动计划无效（ineffective activity planning）

语言沟通障碍（impaired verbal communication）

有沟通增强的趋势（readiness for enhanced communication）

学习小结

通过本章的学习，首先要理解感知和认知的内涵。其次在感知 - 认知型态的评估方法和内容部分，要理解并灵活运用评估的方法，在实践中牢记评估内容，并在循证理念的指导下，在评估方法和内容上保持与时俱进。最后经过实践，能运用以上的知识和技能为个体作出护理诊断。

（刘　蕾）

复习思考题

1. 如何理解认知和感知的内涵？
2. 简述定向力障碍都包括哪些内容？
3. 查阅国内外文献，了解关于感知 - 认知型态的护理诊断有无新进展。

第七节 自我概念型态

学习目标

识记：

1. 简述自我概念的定义。
2. 说出自我概念的组成。

理解：

1. 自我概念紊乱的临床表现。
2. 自我概念评估内容。

运用：

1. 能根据病人自我概念的临床表现，作出正确判断。
2. 能运用恰当的方法对病人的自我概念型态进行评估，并作出相应的护理诊断。

案例

周某，女，46岁，公务员，文化程度：本科。以"体检时发现乳房肿块2周"为主诉入院，诊断为"乳腺癌"，在全麻下行一侧乳腺癌根治术，辅以化学治疗。

自我概念型态（self concept pattern）涉及个体对自己的个性特征、社会角色、和身体特征的认识和评价，并受价值观、信念、人际关系、文化、他人对个体评价的影响。

一、概　　述

1. 自我概念（self-concept）的定义　是指人们通过感知与体验自己的内外在特征以及他人的反应所形成的对自我的认识与评价，是个体在与其心理社会环境相互作用过程中形成的动态的、评价性的"自我肖像"。自我概念在个体的人格结构中处于核心地位，是其心理健康的重要标志，自我概念紊乱可极大地影响个体维持健康的能力和康复能力。

2. 自我概念的组成　Kim 和 Moritz 认为护理专业中的自我概念包括人的体像、社会认同、自我认同和自尊。

（1）体像（body image）：是自我概念的主要组成部分之一，是个体对自己身体外形以及身体功能的认识与评价。体像是自我概念中最不稳定的部分，依据体像自我期望或自我认知偏差是否引起个体心理问题，将个体的体像心理状态分为三种类型：正常体像心理、体像烦恼、体像障碍。

（2）社会认同（social identity）：是个体对自己的社会人口特征如年龄、性别、人种、民族、收入及社会名誉、地位的认识与感受。

（3）自我认同（personal identity）：是个体对自己智力、能力、性情、道德水平等的认识与判断。个体的自我认同在现代社会越来越成为一个突出的问题，如人们在日常生活中时刻会有焦虑、怀疑等情绪体验。

(4) 自尊(self esteem)：是个体具有积极意义的品质，是个体尊重自己、维护自己的尊严与人格，不容他人任意歧视、侮辱的一种心理意识和情感体验。自尊是通过社会比较形成的，是个体对其社会角色进行自我评价的结果。基于对体像、社会认同、自我认同的正确认识，自尊是对自我价值、能力和成就的恰当估价。

自我概念的分类

自我概念的分类方法较多，国内外较为认可的是 Rosenberg 分类法。具体分类如下：①真实自我：是自我概念的核心，是人们对其自身内外在特征及社会状况的如实感知与评价，包括社会认同、自我认同、体像等方面；②期望自我：为人们对"我成为一个怎样的人"的感知，既包括个体期望得到的外表和生理方面的特征，也包括个体希望具备的个性特征、心理素质以及人际交往与社会方面的属性，是人们获取成就、达到个人目标的内在动力；③表现自我：是自我概念最富于变化的部分，指个体对真实自我的展示与暴露。

来源：吕探云，孙玉梅. 健康评估. 第3版. 北京：人民卫生出版社，2012.

3. 自我概念紊乱的表现　自我概念紊乱可有生理、心理、行为等方面表现。

(1) 生理方面：可有心悸、食欲缺乏、睡眠质量降低、反应缓慢及其他生理功能的减退。

(2) 心理方面：可有注意力无法集中、容易暴躁、肌肉紧张、神经质动作、神志恍惚等焦虑的表现；或者有情绪低落、心境悲观、自我感觉低沉、感觉生活枯燥无味、伤感等抑郁的表现。

(3) 行为方面：可通过个体的语言和非语言行为表现出来。语言行为可有"我很没用"、"看来我是没有希望了"等；非语言行为可有不愿见人、不愿与人交往、不愿照镜子、不愿看到身体外形改变等。

二、评估内容与方法

1. 交谈

(1) 体像：通过询问被评估者最关注身体哪些部位、最喜欢身体哪些部位、最不喜欢身体哪些部位、最希望自己的外表在什么地方有所改变、他人希望你什么地方有所改变、体像的改变对你有哪些影响、这些改变是否能够影响他人对你的看法等问题，获得体像的相关信息。

(2) 社会认同：通过询问被评估者目前的职业、职务、是否参加学术团体活动、有无担任角色、是否满意目前的工作、家庭与工作单位情况、最引以为豪的个人成就等问题，获得社会认同的相关信息。

(3) 自我认同与自尊：通过询问被评估者对自己的评价、周围人群对自己的评价、对自己是否满意、是否常有"我还不错"的感觉等问题，获得自我认同与自尊的相关信息。

2. 身体评估

(1) 面部表情的观察：面部表情是一种很重要的非语言交流手段，观察被评估者眼神、眉宇间肌肉皱纹、口形、鼻子、面部肌肉松弛等面部表情，可了解其心理活动状况。

(2) 身体动作的观察：身体动作受个体情绪、感觉、兴趣的支配和驱使，是内心状态的外部表现，观察被评估者的身体动作可以透视其心理活动变化，如顿足代表生气；搓手表示焦虑；捶胸代表痛苦等。

(3) 语言语调的观察：在交谈中，交谈者可通过语言语调的变化，表达不同的情感与含义。观察被评估者的语音、语调、语速、口音和音量的变化，可了解其心理活动状况。

(4) 医学检测：通过检测被评估者有无心悸、睡眠障碍、尿频、体重下降等问题，获得其相关的生理反应。

3. 量表测评：评估自我概念常用的量表有：核心自我评价量表（表 4-7-1）、Rosenberg 自尊量表（表 4-7-2）、Piers-Harris 儿童自我意识量表、Michigan 青少年自我概念量表、Coopersmith 青少年自尊量表等。因每个量表都有其特定的适用范围，应用时应仔细斟酌。核心自我评价量表是一个单维度自评量表，由 10 个项目组成，采用五级计分法，从 1 到 5 分分别表示"完全不同意"到"完全同意"，总分值范围是 10～50 分，分数越高说明被测者核心自我评价水平越高。Rosenberg 自尊量表采用李科特（Likert）四点计分，从 1 到 4 分分别表示"很不符合"到"非常符合"，得分越高表明自尊水平越高。

表 4-7-1 核心自我评价量表

指导语：请您根据下面的陈述符合您情况的程度，在题后给出的 5 个选项中进行选择，并在相应的数字上打"√"。

	完全不同意	不同意	不能确定	同意	完全同意
1. 我相信自己在生活中能获得成功	1	2	3	4	5
*2. 我经常感觉到情绪低落	1	2	3	4	5
*3. 失败时，我感觉自己很没用	1	2	3	4	5
4. 我能成功地完成各项任务	1	2	3	4	5
*5. 我觉得自己对工作（学习）没有把握	1	2	3	4	5
6. 总的来说，我对自己满意	1	2	3	4	5
*7. 我怀疑自己的能力	1	2	3	4	5
*8. 我觉得自己在事业上的成功没有把握	1	2	3	4	5
9. 我有能力处理自己的大多数问题	1	2	3	4	5
*10. 很多事情我都觉得很糟糕、没有希望	1	2	3	4	5

注：* 代表反向计分

表 4-7-2 Rosenberg 自尊量表（RSES）

指导语：下面是一些关于我们对自己看法的句子，请根据你的实际情况在相应的数字上打"√"。

	很不符合	不符合	符合	非常符合
1. 我感到我是一个有价值的人，至少与其他人在同一水平上	1	2	3	4
2. 我感到我有许多好的品质	1	2	3	4
*3. 归根到底，我倾向于觉得自己是一个失败者	1	2	3	4

续表

	很不符合	不符合	符合	非常符合
4. 我能像大多数人一样把事情做好	1	2	3	4
*5. 我感到自己值得自豪的地方不多	1	2	3	4
6. 我对自己持肯定的态度	1	2	3	4
7. 总的来说，我对自己是满意的	1	2	3	4
*8. 我要是能看得起自己就好了	1	2	3	4
*9. 我确实时常感到自己毫无用处	1	2	3	4
*10. 我时常认为自己一无是处	1	2	3	4

注：* 代表反向计分

理论与实践

该病人在接受第二次化疗期间，护士发现病人整日愁眉苦脸，食欲缺乏，不愿与医护人员和病友过多交谈，很少到病房外走动。于是护士尝试与病人交谈并探寻原由，经过多次接触和交谈得知病人特别担心乳腺癌会复发，担心乳房切除后会影响今后的工作与生活，交谈过程中护士还发现病人刻意的用胳膊遮挡被切除乳房的一侧，且不停地往下拉自己的帽子，护士询问是不是很在意别人的眼光，病人告诉护士很害怕别人看到她被切除的乳房和脱发现象。通过对病人生理、心理和行为方面的综合评估，护士判断当前病人存在的主要护理问题为自我概念紊乱。

三、常见护理诊断

有个人尊严受损的危险（risk for compromised human dignity）
无望感（hopelessness）
自我认同紊乱（disturbed personal identity）
有孤独的危险（risk for loneliness）
有能力增强的趋势（readiness for enhanced power）
无能为力感（powerlessness）
有无能为力感的危险（risk for powerlessness）
有自我概念改善的趋势（readiness for enhanced self-concept）
情境性低自尊（situational low self-esteem）
长期性低自尊（chronic low self-esteem）
有情境性低自尊的危险（risk for situational low self-esteem）
体像紊乱（disturbed body image）

学习小结

通过本节学习，首先应理解自我概念的内涵和组成部分。同时，应掌握自我概念紊乱在生理、心理及行为方面的表现，它能帮助护士及时发现自我概念紊乱的病人。另外，临床实践中护士应运用合适的方法判断病人有无自我概念紊乱倾向及其原因，并根据评估结果作出相应的护理诊断。

复习思考题

1. 简述自我概念的定义及组成。
2. 简述自我概念紊乱的临床表现。
3. 简述自我概念型态的评估内容与方法。
4. 结合本节中的临床表现，思考平时在临床护理工作中是否遇到该类功能型态紊乱的病人？针对这类病人，思考应该采用何种方法进行评估？反思当时采取的评估方法的优点和不足。

（张彩虹）

第八节 角色-关系型态

学习目标

识记：
1. 说出角色、沟通、家庭、社会交往的定义。
2. 简述角色、角色适应不良的类型。

理解：
1. 理解病人角色适应不良的类型、家庭结构，妨碍沟通、社会交往的因素。
2. 理解角色-关系型态常用评估量表的使用目的。

运用：
1. 能根据病人不同的角色适应的临床表现，作出正确判断。
2. 能运用恰当的方法对病人的角色-关系型态进行评估，并作出相应的护理诊断。

案例

王某，男，76岁，退休职工，大学文化。以“胸闷伴心前区疼痛2年余”为主诉入院，诊断为“冠状动脉粥样硬化”。在全麻浅低温体外循环下行“冠状动脉搭桥术”。病人为术后第15

天，已经从ICU转入普通病房12天，中午护士发现病人出现烦躁的情况，在病床上大吼"我的病已经好了，我现在能吃能喝能动，为什么还让我待在这里"；住院20天后，当医生通知病人可以办理出院时，病人总是找出各种理由拒绝出院。

角色-关系型态(role-relationships pattern)是个体对自身所扮演角色或他人所描述的角色行为期望的评价和感知，包括个体的需要，与同事、家人和社会互动的情形。

一、概 述

(一) 角色

1. 角色(role)的定义　角色又称身份，是个体在特定的社会关系中的身份，以及社会期待的、在相应社会关系位置上的行为规范与行为模式的综合。社会要求一个人按照自己的角色行事，护士角色必须符合护士的要求，教师角色也必须符合教师的标准。在社会生活中，处于一定社会地位的人扮演着多种角色。角色可以是暂时的，也可以是长期的。

2. 角色的分类　以"生长发育理论"为基础，可将角色分为基本角色、一般角色、独立角色三大类。①第一角色(primary role)：也称基本角色。它决定个体的主体行为，是由每个人的年龄、性别所赋予的角色，如儿童、妇女、老人等。②第二角色(secondary role)：又称一般角色。是个体所必须承担的、由所处的社会情形和职业所规定的角色，如教师角色、护士角色、军人角色等。③第三角色(tertiary role)：也称独立角色。是为完成某些暂时性发展任务而临时承担的角色。角色大多是可选择的，但病人角色是不可选择的。角色的分类是相对的，可在不同情况下相互转化。如一位教师因患病住院，则其社会角色暂时转化为病人角色；当疾病痊愈出院后，其角色身份也随之转换为原来的教师角色。

3. 病人角色适应不良的类型　个体在进入或者脱离病人角色过程中，常常会发生角色适应不良，常见类型如下：

(1) 病人角色冲突：指个体在适应病人角色过程中与其病前的常态角色发生心理冲突和行为矛盾。病人角色冲突与个体原有社会角色的心理定势和行为习惯有关，多见于承担较多社会或家庭责任，而且事业心、责任心较强的人。

(2) 病人角色缺如：指个体患病后没有进入病人角色，不承认自己有病或对病人角色感到厌倦，由于对疾病持否定态度，可能会导致拒医、贻误治疗时机，使病情进一步恶化。多见于年轻人、初诊为癌症或其他预后不良的病人。

(3) 病人角色消退：指个体已经适应病人角色后，由于家庭、工作环境的变化对其提出新的角色要求，从而导致个体从病人角色中退出。如家属突发急病，工作单位发生事故等均可导致病人角色消退。

(4) 病人角色强化：指个体由病人角色向常态角色转变时仍然安于病人角色，对自己的能力表示怀疑，对承担原来的社会角色感到恐惧不安的状况。表现为对所患疾病过分关心，过度依赖医院环境，不愿承认病情好转或治愈，不愿脱离医护人员的帮助等。

(5) 病人角色行为异常：个体患病后不能正确认识和接受疾病，或受病痛折磨感到悲观、失望，从而导致行为异常，如不遵从医嘱，对医务人员的攻击性言行，病态固执、抑郁、厌世、甚至自杀等。

理论与实践

病人在术后出现“我的病已经好了”时，护士判断病人对疾病感知缺失而出现病人角色缺如表现，经过解释说明搭桥术后临床观察的重要性及病人当前病情，病人逐渐安静，并积极配合治疗与护理。

出院时，病人总是找出各种理由不愿意出院，经多次沟通后，了解到病人担心冠心病在家复发来不及救治所以不愿出院，确定当前主要护理问题为病人角色强化，经与病人及家属解释搭桥术的预后及效果，该病人欣然同意出院。

（二）沟通

1. 沟通(communication)的定义　沟通是人与人之间、人与群体之间思想与感情的传递和反馈的过程，以求达成思想的一致和感情的通畅。按照沟通的方式不同可将沟通分为语言沟通和非语言沟通两种形式，前者是指使用语言、文字、或符号进行的沟通形式；后者不使用词语，而是通过身体语言传递信息的沟通形式。

2. 妨碍有效沟通的因素　由于个体生理、心理、认知状态的差异，有可能会产生众多影响有效沟通的因素。如在沟通过程中沟通双方不能够将文字、声音、肢体语言进行有效的融合；缺乏有感情的、真诚的沟通；不能够对沟通对象进行“身份确认”；不能够做到有效的聆听等都会影响有效沟通。

自我沟通

自我沟通是指一个人自己与自己进行的信息、知识、思想和情感等方面的交流，也可以理解为“自己跟自己约会、交流”。自我沟通包括自我独立思考、自我反省、自我控制、自我激励、自我监督与管理等。自我沟通的方法因人而异，如有人喜欢采用成熟的量表自测；有人偏爱写日记、学习与工作心得；有人喜欢静思、自我聊天等。

来源：郭文臣. 管理沟通. 北京：清华大学出版社. 2010.

（三）家庭

1. 定义　家庭(family)是伴随婚姻制度而出现的最古老、最持久和最普遍的社会基本单位，其内涵随着社会经济文化的发展而发生变化。传统意义上的家庭是指在同一处居住的，靠血缘、婚姻或收养关系联系在一起的两个或更多的人组成的单位。1997 年 Murray 和 Zentner 提出了现代家庭的定义：家庭是指通过血缘、婚姻、收养关系联系在一起的，或通过相互的协定而生活在一起的两个或更多人组成的一个社会系统，家庭成员通常共同分享义务、职责、种族繁衍、友爱及归属感。

2. 家庭结构(family structure)　指家庭内在的构成和运作机制，反映了家庭成员之间的相互作用和相互关系。家庭结构包括家庭人口结构、权利结构、角色结构、沟通过程和价值观。

(1) 家庭人口结构：即家庭类型(family form)，又称家庭规模，指家庭的人口组成。根据家庭成员数量及相应的人口特征将家庭结构分为核心家庭、主干家庭、单亲家庭、重组家庭、无子女家庭、同居家庭、老年家庭7个类型。

（2）家庭权利结构（family power structure）：指家庭中夫妻间、父母与子女间在影响力、控制权和支配权方面的相互关系。家庭权利结构的基本类型有：①传统权威型：指由传统习俗继承而来的权威，如父系社会，父亲被视为家庭的主要权威人物；②工具权威型：指由养家能力、经济权利决定成员的权威；③分享权威型：指家庭成员彼此协商，根据各自能力和兴趣分享权利；④感情权威性：指由在感情生活中起决定作用的一方决定。

（3）家庭角色结构（family role structure）：家庭角色结构指家庭对每个占有特定位置的家庭成员所期待的行为和规定的家庭权利、责任和义务。如父母有抚养未成年子女的义务，也有要求成年子女赡养的权利。

（4）家庭沟通过程（family communication process）：指家庭成员之间传递信息的过程，其形式最能反映家庭成员间的相互作用与关系。家庭沟通是家庭成员间交换信息、沟通感情和行为调控的有效手段，也是家庭和睦和家庭功能正常的保证。

（5）家庭价值观（family values）：指家庭成员对家庭活动的行为准则与生活目标所持的共同态度和基本信念。家庭价值观决定着每个家庭成员的行为方式和对外界干预的感受与反应，并可影响家庭的权力结构、角色结构和沟通方式。

3．家庭功能（family function） 家庭的主要功能表现在保持家庭的完整性，满足家庭及其成员的需要，实现社会对家庭的期望等方面。家庭功能具体包括生育、经济、情感、社会化、健康照顾等方面的功能。即生儿育女使家族得以延续、社会持续存在；满足家庭成员衣、食、住、行、育、乐等方面的基本生活需求；建立家庭关爱气氛；培养家庭成员的社会责任感，社会交往意识与技能，促进健全人格发展；维持家庭成员的安全与健康，为健康状态不佳的成员提供良好的支持与照顾。

（四）社会交往

1．社会交往（social interaction）定义 社会交往是指在一定历史条件下，人与人之间相互往来，进行物质、精神交流的社会活动。社会交往过程中建立的关系称为社会关系，如家庭关系、朋友关系、宗教关系、网友关系等。

2．妨碍社会交往因素 社会交往的形式多种多样，交往的效果受多种因素影响因人而异，如个人的语言素养、道德修养、生活态度、父母个性特征及与周围人群的关系等均是妨碍社会交往的因素。

二、评估内容与方法

1．交谈 通过询问被评估者的角色数量与任务、角色感知状态、角色满意度、是否存在角色紧张等，对其角色进行评估；询问被评估者表达能力和阅读能力，对其沟通能力进行评估；询问被评估者家庭人口、角色、权力结构以及沟通过程、家庭价值观、家庭功能情况，对其家庭进行评估；询问被评估者个体和家庭的社会关系网络及各种关系的性质与强度、对自己和家庭社会关系的满意程度等，对其社会交往进行评估。

2．身体评估 通过观察与医学检测，评估被评估者有无角色适应不良的表现，如焦虑、抑郁、恐惧、疲乏、头痛、心悸、缺乏对治疗、护理的依从性等身心行为反应；观察被评估者与人沟通的方式、有无妨碍有效沟通的因素；观察被评估者家庭居住条件、家庭氛围、家庭成员间的亲密程度、家庭沟通过程等；观察被评估者是否存在影响社会交往的心理因素，如性格孤僻、自卑等；从而评估其角色关系型态。

3．量表测评　评估角色 - 关系型态常用的量表有：家庭亲密度和适应性量表中文版(FACESII-CV)（表 4-8-1）、肖水源的社会支持量表、Smilkstein 的家庭功能量表、Procidano 和 Heller 的家庭支持量表、儿童受虐筛查表、社交回避及苦恼量表、社会适应不良量表等。家庭亲密度和适应性量表中文版包括亲密性和适应性两个分量表，共计 30 个条目，采用五级评分，从“不是”到“是”分别记 1～5 分。被评估者在亲密度和适应性上的各自实际感受得分减去理想得分的差的绝对值为别评估者的不满意程度，差异越大，不满的程度越大。

表 4-8-1　家庭亲密度和适应性量表中文版(FACESII-CV)

指导语：这里有 30 个家庭关系和活动的问题，该问卷所指的家庭是指与您共同食宿的小家庭。请按照您家庭目前的实际情况来回答，回答时，请在右侧五个不同的答案中选一个您认为适当的答案，并在相应的数字上打“√”。

	不是	偶尔	有时	经常	总是
1. 在有难处的时候，家庭成员都会尽最大的努力相互支持	1	2	3	4	5
2. 在我们的家庭中每个成员都可以随便发表自己的意见	1	2	3	4	5
3. 我们家的成员比较愿意与朋友商讨个人问题而不太愿意与家人商讨	1	2	3	4	5
4. 每个家庭成员都参与作出重大的家庭决策	1	2	3	4	5
5. 所有家庭成员都聚集在一起进行活动	1	2	3	4	5
6. 晚辈对长辈的教导可以发表自己的意见	1	2	3	4	5
7. 在家里，有事大家一起做	1	2	3	4	5
8. 家庭成员一起讨论问题，并对问题的解决感到满意	1	2	3	4	5
9. 家庭成员与朋友的关系比家庭成员之间的关系更亲密	1	2	3	4	5
10. 在家庭中，我们轮流分担不同的家务	1	2	3	4	5
11. 家庭成员之间都熟悉每个成员的亲密朋友	1	2	3	4	5
12. 家庭状况有变化时，家庭平常的生活规律和家规很容易有相应的改变	1	2	3	4	5
13. 家庭成员自己要作决策时，喜欢与家人一起商量	1	2	3	4	5
14. 当家庭中出现矛盾时，成员间相互谦让取得妥协	1	2	3	4	5
15. 在我们家，娱乐活动都是全家一起去做的	1	2	3	4	5
16. 在解决问题时，孩子们的建议都能够被接受	1	2	3	4	5
17. 家庭成员之间的关系是非常密切的	1	2	3	4	5
18. 我们家的家教是合理的	1	2	3	4	5
19. 在家中，每个成员习惯单独活动	1	2	3	4	5
20. 我们家喜欢用新方法去解决遇到的问题	1	2	3	4	5
21. 家庭成员都能按家庭所作的决定去做事	1	2	3	4	5

续表

	不是	偶尔	有时	经常	总是
22. 在我们家，每个成员都分担家庭义务	1	2	3	4	5
23. 家庭成员喜欢在一起度过业余时间	1	2	3	4	5
24. 尽管家里人有这样的想法，家庭的生活规律和家规还是难以改变	1	2	3	4	5
25. 家庭成员都很主动和家里其他人谈自己的心里话	1	2	3	4	5
26. 在家里，家庭成员可以随便提出自己的要求	1	2	3	4	5
27. 在家庭中，每个家庭成员的朋友都会受到极为热情的接待	1	2	3	4	5
28. 当家庭发生矛盾时，家庭成员会把自己的想法藏在心里	1	2	3	4	5
29. 在家里，我们更愿意分开做事，而不太愿意和全家人一起做	1	2	3	4	5
30. 家庭成员可以分享彼此的兴趣和爱好	1	2	3	4	5

三、常见护理诊断

照顾者角色紧张（caregiver role strain）

有照顾者角色紧张的危险（risk for caregiver role strain）

家庭运作过程失常（dysfunctional family processes）

有家庭运作过程改善的趋势（readiness for enhanced family processes）

父母角色冲突（parental role conflict）

无效性角色行为（ineffective role performance）

社会交往障碍（impaired social interaction）

学习小结

通过本节学习，首先应理解角色、沟通、家庭、社会交往的内涵及其相互关系。同时，应掌握角色适应不良的类型、妨碍有效沟通的因素、家庭功能、妨碍社会交往的因素，以及时发现角色-关系型态异常的病人。另外，临床实践中应学会运用合适的方法正确判断病人是否出现了角色-关系型态异常及原因。

（张彩虹）

复习思考题

1. 简述妨碍有效沟通的因素。
2. 简述患者角色适应不良的表现。

3. 简述角色-关系型态的评估内容与方法。

4. 结合本节中的临床表现，思考平时在临床护理工作中是否遇到该类功能型态紊乱的病人？针对这类病人，思考应该采用何种方法进行评估？反思当时采取的评估方法的优点和不足。

第九节　性-生殖型态

学习目标

识记：

1. 简述性别认同、性别角色、性健康的定义。
2. 说出性健康的组成内容。

理解：

理解性健康的内涵。

运用：

1. 能根据病人性-生殖型态紊乱的临床表现，作出正确判断。
2. 能运用恰当的方法对病人的性-生殖型态进行评估，并作出相应的护理诊断。

案例

李某，男，20岁，高中肄业，欲做变性手术至医院咨询。

性（sexuality）是一种复杂的现象，涉及生理、心理、文化和社会等各个方面，是性别特征在行为方面的表现。对性-生殖型态（sexuality-reproductive pattern）的评估，可帮助个体表达出其对性和生殖的关切，找出需要解决的问题，促进个体的性健康。

一、概　述

1. 性别认同（gender identity）　是对一个人在基本生物学特征上属于男或女的认知和接受，即理解性别。包括正确使用性别标签、理解性别的稳定性、坚定性和生物发生学基础，知道男女生理学上的差别。性别认同会受到各种社会结构的影响，包括个人的道德立场、工作地位、信仰、家庭等。

2. 性别角色（sex role）　是人类种系发展过程中形成的重要角色，是在生理差异基础之上，通过社会文化对其个体的不同期待，而逐渐形成的性别社会化定型。它反映着个体的社会性别，是社会规范和他人期望所要求男女两性的行为模式，如传统男性应表现为强壮、果敢、坚强、好胜，并承担重体力劳动、养家糊口等责任；而传统女性应表现为温柔、娇弱、细心、敏感，并承担照顾家人、抚育孩子等责任。

性别角色的发展

性别角色发展是指个体不断理解和获得性别角色标准的过程，具体包括3个阶段：第一，性别角色的萌芽及其形成阶段。主要表现在幼儿期，儿童能选择符合自己性别的玩具、衣服、游戏和其他物品。第二，性别角色的扩大和发展阶段。主要表现在儿童期，儿童的行为更加符合社会规定的性别化行为标准，逐渐与成年人的性别接近。第三，性别角色的重新形成阶段。主要表现在青春期，伴随着第二性征的出现，男、女之间性别角色差异更加明显。

来源：桑标. 儿童发展心理学. 北京：高等教育出版社，2009.

3. 性健康（sex healthy） 是指具有性欲的人在躯体上、感情上、知识上、信念上、行为上和社会交往上健康的总和，表达为积极健全的人格，丰富和成熟的人际交往，坦诚与坚贞的爱情和夫妻关系。它包括以下4个方面的内容：①根据社会道德和个人道德准则享受性行为和控制生殖行为的能力；②消除能抑制性反应和损害性关系的诸如恐惧、羞耻、罪恶感以及虚伪的信仰等不良心理因素；③没有器质性障碍、各种生殖系统疾病及妨碍性行为与生殖功能的躯体缺陷；④具有预防艾滋病和其他性传播疾病的能力。

二、评估内容与方法

1. 交谈 通过询问被评估者有关性和性别角色的观念和感受，评估性别认同与性别角色；询问对性与生殖知识的了解程度及存在的疑问，评估性与生殖的相关知识；询问对性的满意度，有无不洁性行为，评估性行为与满意度；询问在儿童时期或者成年后是否遭受过性虐待，评估性隐私；询问男性有无生殖系统手术史，女性月经史、生育史、家族史等问题，评估生育史和生育能力。

2. 身体评估 通过对性传播疾病高危人群、不孕者的实验室检查、宫颈癌和子宫癌高危人群的筛查、乳房疾病高危人群的普查，评估生殖系统功能。

3. 量表评定 常用的评估性 - 生殖型态的量表有：Bem性别角色量表（表4-9-1）、高度女性气质量表、病态性心理量表、性欲低下诊断量表、性兴奋障碍诊断量表等。Bem性别角色量表一共由60个形容词或短语组成，包括男性分量表，女性分量表和中性干扰量表，各20项。要求被试按照自己的实际情况在7点量表上从最不符合（1分）到最符合（7分）作自我评定。依据被评估者在男性化、女性化项目上的平均得分，以4.9分为界，男性化得分高属于男性化类型，女性化得分高属于女性化类型。男性化和女性化项目得分都高属于双性化类型，男性化项目和女性化项目得分都低属于未分化类型。

表 4-9-1 Bem 性别角色量表

指导语：请根据自己的实际情况，在相应的数字上打“√”。

	完全符合	中等符合	轻微符合	不确定	轻微不符合	中等不符合	完全不符合
1. 自我信赖	1	2	3	4	5	6	7
2. 柔顺	1	2	3	4	5	6	7
3. 乐于助人	1	2	3	4	5	6	7

续表

	完全符合	中等符合	轻微符合	不确定	轻微不符合	中等不符合	完全不符合
4. 维护自己的信念	1	2	3	4	5	6	7
5. 快活的	1	2	3	4	5	6	7
6. 忧郁的	1	2	3	4	5	6	7
7. 独立的	1	2	3	4	5	6	7
8. 害羞的	1	2	3	4	5	6	7
9. 诚心诚意	1	2	3	4	5	6	7
10. 活跃的	1	2	3	4	5	6	7
11. 情意绵绵	1	2	3	4	5	6	7
12. 夸耀的	1	2	3	4	5	6	7
13. 武断的	1	2	3	4	5	6	7
14. 值得宠爱的	1	2	3	4	5	6	7
15. 幸福的	1	2	3	4	5	6	7
16. 坚强的个性	1	2	3	4	5	6	7
17. 忠诚的	1	2	3	4	5	6	7
18. 不可捉摸的	1	2	3	4	5	6	7
19. 强劲有力的	1	2	3	4	5	6	7
20. 女性的	1	2	3	4	5	6	7
21. 可信赖的	1	2	3	4	5	6	7
22. 善于分析的	1	2	3	4	5	6	7
23. 表示同情的	1	2	3	4	5	6	7
24. 嫉妒的	1	2	3	4	5	6	7
25. 具有领导能力的	1	2	3	4	5	6	7
26. 对他人的需求敏感	1	2	3	4	5	6	7
27. 诚实的	1	2	3	4	5	6	7
28. 乐于冒险的	1	2	3	4	5	6	7
29. 有理解力的	1	2	3	4	5	6	7
30. 守口如瓶的	1	2	3	4	5	6	7
31. 易于作出决策的	1	2	3	4	5	6	7
32. 有同情心的	1	2	3	4	5	6	7
33. 笃实的	1	2	3	4	5	6	7
34. 自足的	1	2	3	4	5	6	7
35. 乐于安抚受伤的感情	1	2	3	4	5	6	7
36. 自高自大	1	2	3	4	5	6	7
37. 有支配力的	1	2	3	4	5	6	7
38. 谈吐柔和的	1	2	3	4	5	6	7
39. 值得喜欢的	1	2	3	4	5	6	7
40. 男性的	1	2	3	4	5	6	7
41. 温和的	1	2	3	4	5	6	7
42. 庄严的	1	2	3	4	5	6	7

续表

	完全符合	中等符合	轻微符合	不确定	轻微不符合	中等不符合	完全不符合
43. 愿意表明立场的	1	2	3	4	5	6	7
44. 温柔	1	2	3	4	5	6	7
45. 友好	1	2	3	4	5	6	7
46. 具有侵犯性	1	2	3	4	5	6	7
47. 轻信的	1	2	3	4	5	6	7
48. 无能的	1	2	3	4	5	6	7
49. 像个领导的	1	2	3	4	5	6	7
50. 幼稚的	1	2	3	4	5	6	7
51. 适应性强的	1	2	3	4	5	6	7
52. 个人主义的	1	2	3	4	5	6	7
53. 不讲粗俗话的	1	2	3	4	5	6	7
54. 冷漠无情的	1	2	3	4	5	6	7
55. 具有竞争心的	1	2	3	4	5	6	7
56. 热爱孩子的	1	2	3	4	5	6	7
57. 老练得体的	1	2	3	4	5	6	7
58. 雄心勃勃	1	2	3	4	5	6	7
59. 温文尔雅	1	2	3	4	5	6	7
60. 保守	1	2	3	4	5	6	7

注：(a)1、4、7、10、13、16、19、22、25、28、31、34、37、40、43、46、49、52、55、58 项的平均分为男性化得分；(b)2、5、8、11、14、17、20、23、26、29、32、35、38、41、44、47、50、53、56、59 项的平均分为女性化得分；(c)3、6、9、12、15、18、21、24、27、30、33、36、39、42、45、48、51、54、57、60 为中性干扰项

理论与实践

经观察发现该病人穿着打扮严重女性化，经沟通得知，病人从小就被当做女孩抚养，并且坚信自己是另一性别的人，强烈要求改变自己的性解剖结构，矫正自己的性别。护士经过对病人进行性-生殖型态方面的评估，初步判断由于家庭环境因素，造成该病人在性别认同和性别角色上存在问题，因此首先建议病人进行心理咨询或治疗。

三、常见护理诊断

性功能障碍（sexual dysfunction）

无效性性生活型态（ineffective sexuality patterns）

有生育进程改善的趋势（readiness for enhanced childbearing process）

有母体与胎儿双方受干扰的危险（risk for disturbed maternal/fetal dyad）

学习小结

通过本节学习，首先应理解性别认同、性别角色、性健康的内涵和组成部分。同时，应掌握性健康的标准，以及时发现性-生殖型态异常的病人。另外，临床实践中应学会运用合适的评估方法正确判断病人是否出现了性-生殖型态异常及其原因。

（张彩虹）

复习思考题

1. 简述性健康的标准。
2. 简述影响性生活的因素。
3. 简述性-生殖型态的评估内容与方法。
4. 结合本节中的临床表现，思考平时在临床护理工作中是否遇到该类功能型态紊乱的病人？针对这类病人，思考应该采用何种方法进行评估？反思当时采取的评估方法的优点和不足。

第十节　压力-应对型态

学习目标

识记：

1. 简述压力、压力源、压力应对定义。
2. 说出压力源的类型。

理解：

1. 理解压力反应的不同表现力、压力源、压力应对的评估方法。
2. 理解不同人面对同样压力时应对方式的选择。

运用：

1. 能根据病人压力-应对型态紊乱的临床表现，作出正确判断。
2. 能运用恰当的方法对病人的压力-应对型态进行评估，并作出相应的护理诊断。

案例

王某，女，28岁，初中文化。因车祸导致高位截瘫，辅助呼吸。护士护理该病人时发现，病人时常眼角溢满泪水，血压、心率经常处于不稳定状态。

压力-应对(stress coping pattern)型态涉及个体面临的压力源、应对方式、应对有效性、应对有效因素等方面，对应对-应对型态的评估，可以帮助个体有效的减缓压力。

一、概　述

1. 压力(stress)　目前普遍认为，压力是个体对作用于自身的内外环境刺激作出认知评价后引起的一系列非特异性的生理及心理紧张性反应状态的过程。压力是现代社会人们最普遍的心理和情绪上的体验。适度的压力有利于提高机体的适应能力，是一切生命生存和发展必不可少的，但是过度的压力可能会导致一系列生理、心理功能的紊乱。

2. 压力源(stressor)　又称应激源或紧张源，指一切使机体产生压力反应的内外环境中的刺激。压力源存在于生活的方方面面，现代生活中每个人都有所体验，能否引起压力反应，不仅与刺激因素的强度、类型和本身特性有关，还与个体对刺激因素的认知评价有关。心理学家在研究中对造成压力的各种生活事件进行分析，提出了4种类型的压力源。

(1) 躯体性压力源：是指通过对人的躯体直接发生刺激作用而造成身心紧张状态的刺激物，包括物理的、化学的、生物的、生理的刺激物，如冷、热、噪音、放射线物质、过强或过暗的光线、药物、空气污染、水源污染、病原微生物感染、饥饿、疲劳、外伤等。

(2) 心理性压力源：是指来自人们头脑中的紧张信息，如心理冲突与挫折、不切实际的愿望、不祥预感以及与工作责任有关的压力与紧张等。

(3) 社会性压力源：主要指造成个体生活方式上的变化，并要求个体对其作出调整和适应的情境与事件，如社会地位、经济实力、生活条件、财务问题、住房问题、就业问题等。社会性压力源是人类生活中最为普遍的压力源，它与人类的许多疾病有着密切联系。

(4) 文化性压力源：是指因文化环境改变而产生的刺激，最常见的是文化性迁移，即从一种文化环境进入到另外一种新的文化环境后，由于陌生的生活环境、风俗习惯，不同生活方式、语言、宗教信仰等而产生的压力。文化性压力源对个体的影响持久而深刻。

老年人的心理压力

随着人口老龄化加剧，经济社会发展，老年人面临着一系列的心理压力，值得引起全社会的重视与关爱。老年人的心理压力主要有：①代沟：主要为老年人与年轻人之间的代沟；②害怕：如担心失去适当的身体功能，对死亡的恐惧等；③缺少爱的线索：缺少面部表情、触摸等非语言爱的线索容易导致老年人退缩；④自我心像改变：如记忆力减退、疲倦、认知混乱等；⑤失落：社会角色、家庭角色的改变等可造成老年人的失落感；⑥搬迁：搬迁随子女居住，面对一种新的环境就会产生文化性压力源；⑦性功能改变：老年人可通过积极适度的性生活，拥有幸福的晚年。

来源：王世俊. 老年护理学. 第4版. 北京：人民军医出版社，2007.

3. 压力反应(stress response)　压力反应是指压力源作用于机体引起非特异性适应反应，包括生理反应、认知反应、情绪反应、行为反应。

(1) 生理反应：加拿大蒙特利尔大学教授汉斯赛雷指出在压力状态下机体反应分为三个渐进阶段：警戒反应、拒抗阶段、衰竭阶段。当压力出现时，由于刺激的突然出现而产生情绪的紧张和注意力的提高，体温和血压下降，肾上腺素分泌增加，进入应激状态。如果压力持续存在，机体就进入第二个阶段，拒抗阶段，此时机体内出现复杂的神经生理变化，腺体分泌大量的激素，抵抗能力下降，甚至出现“适应性疾病”。如果慢性压力持久存在，机体会因长期抵抗而资源耗竭，进入衰竭阶段，身体防御系统崩溃，适应能量耗尽，最终导致机体因损伤而患病，甚至死亡。

(2) 认知反应：压力引起的认知反应包括积极和消极两种。适度压力使机体更加机警、积极、足智多谋；中度的压力会造成生活的混乱；而压力过大则可出现感知混乱、判断失误、思维迟钝麻木、非现实性想象、行为失控、自我评价丧失等一系列消极的认知反应。

(3) 情绪反应：情绪是个体的一种内心体验，具有被动性，且因人而异。主要的情绪反应包括喜、悲、恐、怒、惊等。生活中有些事件不以人的意志而转移，个体可通过有效的“情绪管理”，对合适的对象进行恰如其分的情绪表达和宣泄。

(4) 行为反应：在压力作用下，个体的行为随着生理、心理活动的变化可出现相应的改变，如无目的性动作、行为混乱、无次序，行为方式与当时的时间、地点及人物不符等。常见的行为反应有逃避与回避、退化与依赖、敌对与攻击、无助与自怜、物质滥用等，这些行为可影响个体的社会适应性。

理论与实践

经观察发现病人时常眼角溢满泪水，血压、心率不稳定，初步判断病人存在压力事件，通过多种方式与病人沟通得知病人最想念家人，于是联系家人，进而获悉该病人的车祸肇事者逃逸，病人在外打工，家境贫寒，尚有3岁的儿子需要抚养。该病人的主要压力源包括躯体压力源、心理压力源和社会压力源。

4. 压力应对(stress coping) 是指个体面对压力时所采用的认知和行为方式，是压力过程的另一中间变量，对身心健康起着重要的作用。如病人为减轻住院的紧张、焦虑，采用看电视、与病友或者家人聊天等方式转移思想和注意力，就是应对的方式之一。

在现实生活中，每个人都不可避免地承受着各种压力情境，然而是否会导致机体内、外环境的紊乱，就取决于个体应对方式的不同。人们将常用的应对方式归纳为情感式应对和问题式应对两类(表 4-10-1)。其中情感式应对方式常用于处理由压力所致的情感问题；问题式应对方式则多用于处理导致压力的情境本身。

表 4-10-1 应对方式表

情感式应对方式	问题式应对方式
希望事情会变好	努力控制局面
进食，吸烟，嚼口香糖	进一步分析研究所面临的问题
祈祷	寻求处理问题的其他方法
紧张	客观地看待问题
担心	尝试并寻找解决问题的最好方法

续表

情感式应对方式	问题式应对方式
向朋友或家人寻求安慰和帮助	回想以往解决问题的办法
独处	试图从情景中发现新的意义
一笑了之	将问题化解
置之不理	设立解决问题的具体目标
幻想	接受现实
做最坏的打算	和相同处境的人商议解决问题的方法
疯狂，大喊大叫	努力改变当前情形
睡一觉，认为第二天事情就会变好	能做什么就做些什么
不担心，任何事到头来终会有好结果	让他人来处理这件事
回避	
干些体力活	
将注意力转移至他人或他处	
饮酒	

5. 有效应对（effective coping）　不管采用什么应对方式，包括健康或不健康的、有意识或无意识的，只要能提高机体对压力的适应水平和耐受性，就可以说是有效应对。

（1）有效应对的判断标准：①压力反应维持在可控制的限度内；②希望和勇气被激发；③自我价值感得到维持；④人际、社会以及经济处境改善；⑤生理功能得以促进。

（2）有效应对的影响因素：应对的有效性因人而异，但是还受多种因素的影响：①应激源数量：当个体面对多种压力源时，易导致危机；②家庭、社会、经济资源的丰富程度：拥有良好家庭、社会、经济资源的人通常更能够有效的处理压力；③压力源的强度与持续时间：压力源强度越大，持续时间越长，所产生的压力反应越难应对；④压力应对经验：有成功应对经验的人再次面临压力时，应对压力的能力会增强；⑤个体的个性特征：意志顽强、勇于接受挑战、自信的人会努力适应并正确的处理压力，而过于敏感和依赖的人则容易高度紧张诱发疾病的发生。

二、评估内容与方法

1. 交谈　通过询问被评估者：目前感到有压力或紧张焦虑的事情有哪些、近来生活有哪些改变、日常生活中感到有压力和烦恼的事情有哪些、是否为所处的环境紧张不安或烦恼、是否感到工作压力很大、经济状况及与家人的关系、这件事意味着什么，是否有能力应付、通常采取哪些措施减轻压力、措施是否有效等问题了解病人面临的压力源、压力感知、压力应对方式以及压力缓解情况。

2. 身体评估　通过观察病人有无失眠、多食、胃痛、疲乏、头痛、睡眠过多等生理反应；有无注意力分散、思维混乱、解决问题能力下降等应激所致的认知反应；有无焦虑、恐惧、抑郁等情绪反应；有无行为退化或敌对、自杀或暴力倾向等行为反应；检测被评估者的体温、脉搏、呼吸、血压、皮肤的温湿度与完整性、肠鸣音、肌张力与身体活动情况等对压力与压力应对进行评估。

3. 量表测评　评估应对 - 应对型态常用的量表有：简易应对方式问卷（表 4-10-2）、妊娠压力量表、生活事件量表、威特莱氏应激量表、大学生恋爱心理压力源量表、医学应对问卷、老年应对问卷、应付方式问卷等。简易应对方式问卷包括积极应对和消极应对两个部分，共计 20 个条目，采用四级评分法，从“不采取”到“经常采取”分别记 0～4 分，应对倾向是积极应对标准分减去消极应对标准分，应对倾向大于 0，提示该被评估者在应激状态时主要采用积极的应对方式，小于 0 时提示被评估者在应激状态时更习惯采用消极的应对方式。

表 4-10-2　简易应对方式问卷

说明：以下列出的是当你在生活中经受到挫折打击，或遇到困难时可能采取的态度和做法。请仔细阅读每一项，然后在右边适合你本人情况的数字上打“√”。

遇到挫折打击时可能采取的态度和方法	不采取	偶尔采取	有时采取	经常采取
1. 通过工作学习或一些其他活动解脱	0	1	2	3
2. 与人交谈，倾诉内心烦恼	0	1	2	3
3. 尽量看到事物美好一面	0	1	2	3
4. 改变自己的想法，重新发现生活中什么重要	0	1	2	3
5. 不把问题看得太重	0	1	2	3
6. 坚持自己的立场，为自己想得到的奋斗	0	1	2	3
7. 找出几种不同的解决问题的方法	0	1	2	3
8. 向亲戚朋友或同学寻求建议	0	1	2	3
9. 改变原来的一些做法或自己的一些问题	0	1	2	3
10. 借鉴他人处理类似困难情境的方法	0	1	2	3
11. 寻求业余爱好，积极参加文体活动	0	1	2	3
12. 尽量克制自己的失望、悔恨、悲伤或愤怒	0	1	2	3
13. 试图休息或休假，暂时把问题（烦恼）抛开	0	1	2	3
14. 通过吸烟、喝酒、服药或吃东西来解除烦恼	0	1	2	3
15. 认为时间会改变现状，唯一要做的便是等待	0	1	2	3
16. 试图忘记整个事情	0	1	2	3
17. 依靠别人解决问题	0	1	2	3
18. 接受现实，因为没有其他办法	0	1	2	3
19. 幻想可能会发生某种奇迹改变现状	0	1	2	3
20. 自己安慰自己	0	1	2	3

注：积极应对包括 1～12 题，消极应对包括 13～20 题

三、常见护理诊断

焦虑（anxiety）

有威胁健康的行为(risk-prone health behavior)
应对无效(ineffective coping)
有家庭应对增强的趋势(readiness for enhanced family coping)
恐惧(fear)
悲伤(grieving)
压力负荷过重(stress overload)
自主性反射失调(autonomic dysreflexia)

学习小结

通过本节学习，首先应理解压力的内涵、压力源的类型、压力应对的方式。同时，应掌握压力反应在生理、认知、情绪、行为方面的表现，以及时发现压力-应对型态紊乱的病人，另外，临床实践中应学会运用合适的评估方法正确判断病人是否出现了压力-应对型态紊乱及其原因。

(张彩虹)

复习思考题

1. 简述压力源的种类。
2. 简述机体对压力反应的表现。
3. 试述压力-应对型态相评估内容与方法。
4. 结合本节中的临床表现，思考平时在临床护理工作中是否遇到该类功能型态紊乱的病人？针对这类病人，思考应该采用何种方法进行评估？反思当时采取的评估方法的优点和不足。

第十一节 价值-信念型态

学习目标

识记：

1. 说出文化、价值观、信念与信仰，习俗的定义。
2. 简述文化的特征。

理解：

1. 阐明文化要素与个体健康之间的关系。
2. 理解文化休克的内涵。

运用：

1. 能根据病人价值-信念型态紊乱的临床表现，作出正确判断。
2. 能运用恰当的方法对病人的价值-信念型态进行评估，并作出相应的护理诊断。

案例

王某，女，20岁，大学本科。以“发热、咳嗽、咳痰1天”为主诉入院，诊断为“上呼吸道感染”。该病人住院期间，饮食起居由班里的同学轮流照顾。某日中午，同学为其送来午餐，病人看到饭菜后瞬时面色改变，但又不好意思不吃，于是告诉同学说自己还不饿，一会儿再吃。

价值-信念型态(value-belief pattern)是文化的核心要素，并在很大程度上影响着个体的健康决策、健康行为及在治疗护理中的行为。对价值-信念型态的评估可以了解个体的文化、价值观、信念与信仰、习俗对健康和行为的影响。

一、概 述

1. 文化(culture)的定义 文化是一种社会现象，是人们长期创造形成的产物，同时文化又是一种历史现象，是社会历史的积淀，即特定人群为适应社会环境和物质环境而共有的行为和价值模式，包括价值观、语言、知识、信仰、艺术、法律、风俗习惯、风尚、生活态度及行为准则，以及相应的物质表现形式。

2. 文化的特征 文化是一个内涵丰富、外延广泛的复杂概念，具有以下特征：

(1) 民族性：文化具有鲜明的民族特色、民族风格和民族气派，是维系民族生存与发展的精神纽带。如中华文化的民族性表现为自强不息精神、爱国主义精神、宽容和谐精神、崇尚道德精神。

(2) 继承性与发展性：继承是发展的必要前提，发展是继承的必然要求。在继承的基础上发展文化，在发展的过程中继承文化，所以文化连绵不断，世代相传，人类生息繁衍，向前发展。

(3) 获得性：文化不是通过遗传天生具有的，而是人们学而知之，后天学习获得的。如语言、习惯、风俗、道德，以及科学知识、技术等都是后天学习得到的。

(4) 共享性：是指文化具有为一个群体，一个社会乃至全人类共享的特性。文化是共有的，是人类共同创造的社会性产物，通过共享，使更多的人获得信息，给更多的人带来价值，最终促进社会生产力的发展。

(5) 整合性：是指相异的或矛盾的文化特质在相互理解、融通、交汇后形成的一种相互适应、和谐一致的文化模式。它不是简单的各种文化的机械相加，而是吸收、融化产生新的文化，一种文化只有不断地吸取其他文化的长处，生命力才会旺盛，经得起历史的考验。

(6) 双重性：文化既含有理想的成分，又含有现实的成分。如促进社会和谐进步是许多国家制定法律法规的出发点，但是战争动乱、犯罪现象还是会经常发生。

3. 文化要素　文化要素有知识、艺术、价值观、法律、习俗技能、社会关系等。其中价值观、信念与信仰、习俗是文化要素的核心，与个体健康密切相关。

(1) 价值观（values）：是指社会或群体中的人们在长期社会化过程中通过后天学习逐步形成和共有的对于区分事物的好与坏、对与错、符合或违背人的愿望、可行与可不行的观点、看法与准则。人的价值观一旦确立，便具有相对稳定性，决定着个体对现实的取向与选择，也在一定程度上反映了个体的世界观和价值观。然而不同时代、不同社会环境中形成的价值观是不同的，所以不同的人、社会、民族有不同的价值观。

价值观与个体的健康密不可分，主要表现在：①影响个体对健康问题的认识及决策，如东方人的饮食习惯"不干不净吃了没病"、"吃米带点糠，营养又健康"，而西方人注重精细化饮食；②影响个体对治疗手段、医疗保密措施的选择，如某些国家病人可以申请安乐死，然而在中国安乐死一直是备受争议的话题；③影响个体对疾病治疗、护理的态度。受传统观念的影响，人们希望男孩在疼痛、出血方面表现出比女孩坚强，如"男子汉大丈夫这点痛算什么"、"男儿流血不流泪"。

(2) 信念与信仰：信念（belief）是个体认为可以确信的看法以及在自身经历中积累起来的认识的原则，是与个性和价值观相联系的一种稳固的生活理想。如"穷且益坚，不坠青云之志"、"不戚戚于贫贱、不汲汲于富贵"。信仰（faith）则是指人们对某种事物或思想、主义的极度尊崇和信服，并把它作为自己的精神寄托和行为准则。信仰是人们灵魂的标注，信仰的东西往往超脱现实，如宗教信仰。

信念与信仰对个体的健康有着重要的影响，不同的个体对健康信念的理解和认识也大相径庭。目前公认吸烟与肺癌密切相关，有人认为吸烟导致肺癌要到六七十岁才发生，或者认为吸烟不会导致肺癌；有人相信吸烟会导致肺癌，就会戒烟或者从不吸烟。人的信仰多种多样，其中宗教信仰与健康关系较为密切。宗教信仰通过倡导健康合理的生活方式、社团成员的关怀，培养美好的道德和促进精神的健康，可能会帮助个体形成积极的生活方式，有益于身心健康。

(3) 习俗（custom）：是指一个群体或民族在生产、居住、饮食、沟通、婚姻与家庭、医药、丧葬、节日、庆典、礼仪等物质文化生活上的共同喜好、习尚与禁忌，世代相沿，并在一定程度上体现各民族的生活方式、历史传统和心理情感。在文化的各要素中，习俗最容易被观察到。如饮食习俗、社交习俗、迎娶习俗等。

理论与实践

护士经评估得知该病人信奉伊斯兰教，因而了解其饮食禁忌，于是提醒该同学并特意为其到清真食堂定制了一份午餐。由此可见，不同的信仰和习俗导致病人出现不同的饮食或行为习惯，应注重病人价值-信仰型态的评估。

儒家“食不厌精”的饮食追求

在中国，烹饪不仅是一门技术，还是一门艺术。儒家文化在古代可以说是中国的主导文化，儒家重视饮食养生之道，“食不厌精，脍不厌细”是典型的儒家文化的饮食追求。孔子主张食物要清洁，腐败变质的食物不能吃；食物要美观，如肉要切得方方正正，如果切得歪歪斜斜，孔子是不吃的；饮食要适量，如喝酒不能过度；注意保健养生，每次吃饭，孔子都要吃一点姜。

来源：宣炳善. 民间饮食习俗. 北京：中国社会出版社，2006.

4. 文化休克（culture shock）　又称为文化震撼、文化震惊。由美国人类学家奥博格（Kalvero Oberg）在1958年提出，特指生活在某一种文化环境中的人初次进入另一种不熟悉的文化环境，因失去自己熟悉的社会交流的符号与手段所产生的思想混乱与心理上的精神紧张综合征。

5. 文化休克的表现　由于文化的民族性，导致文化休克的原因各种各样，主要表现在以下6个方面：①由于不断进行必要的心理调整引起的疲惫；②由于失去朋友、地位、职业、财产而引起的失落感；③不能接受新文化的成员或者（以及）被这些成员拒之门外；④有关角色的期望、价值观念、感情和自我认同方面受到的混乱；⑤在觉察到文化差异后感到惊奇、焦虑甚至厌恶和气愤；⑥由于不能应对新环境而产生无能为力的感觉。

二、评估内容与方法

1. 交谈　通过询问被评估者属于哪一个民族、遇到困难是如何看待、如何应对的、健康观念及对所患疾病的看法等，评估其价值观；询问被评估者对健康的认识、健康的价值、对健康影响因素的认知等以评估其健康信念；询问被评估者有无宗教信仰及类型，平时参加哪些宗教活动，宗教信仰对住院、检查、治疗、饮食等方面有无特殊限制等问题，评估其宗教信仰情况；询问被评估者喜欢的称谓、认为哪些食物对健康有益、哪些食物对健康有害等问题，评估其习俗。

2. 身体评估　通过观察被评估者与他人交流的时的表情、眼神、手势、坐姿等，对其非语言沟通文化进行评估；观察被评估者是否偏食、定时定量进餐、有无暴饮暴食、嗜烟酒和辛辣食物，以及一些饮食卫生习惯，如是否饭前、便后洗手、是否饭后漱口和散步、餐具是否清洁干净等，评估其饮食习俗；观察被评估者的外表、服饰，有无宗教信仰活动及其宗教信仰的改变，获取有关宗教信仰的信息。

3. 量表评定　常用的评估价值-信念型态量表有：M•罗克奇的价值观调查表（表4-11-1）、G•奥尔波特等人的价值观研究、M•莫里斯的生活方式问卷等。罗克奇价值观调查表由18个工具性价值观和18个终极性价值观的术语或短语构成，受试者根据其重要程度对每一个序列的18个项目进行排序。

表 4-11-1 罗克奇价值观调查表

指导语：在测试时，请您按其对自身的重要性对两类价值系统（两类词语）分别排列顺序，将最重要的排在第 1 位，次重要的排在第 2 位，依此类推，最不重要的排在第 18 位。

终极价值观	工具价值观
1. 舒适的生活（富足的生活）	1. 雄心勃勃（辛勤工作、奋发向上）
2. 振奋的生活（刺激的、积极的生活）	2. 心胸开阔（开放）
3. 成就感（持续的贡献）	3. 能干（有能力、有效率）
4. 和平的世界（没有冲突和战争）	4. 欢乐（轻松愉快）
5. 美丽的世界（艺术和自然的美）	5. 清洁（卫生、整洁）
6. 平等（兄弟情谊、机会均等）	6. 勇敢（坚持自己的信仰）
7. 家庭安全（照顾自己所爱的人）	7. 宽容（谅解他人）
8. 自由（独立、自主的选择）	8. 助人为乐（为他人的福利工作）
9. 幸福（满足）	9. 正直（真挚、诚实）
10. 内在和谐（没有内心冲突）	10. 富于想象（大胆、有创造性）
11. 成熟的爱（性和精神上的亲密）	11. 独立（自力更生、自给自足）
12. 国家的安全（免遭攻击）	12. 智慧（有知识、善思考）
13. 快乐（快乐的、休闲的生活）	13. 符合逻辑（理性的）
14. 救世（救世的、永恒的生活）	14. 博爱（温情的、温柔的）
15. 自尊（自重）	15. 顺从（有责任感、尊重的）
16. 社会承认（尊重、赞赏）	16. 礼貌（有礼的、性情好）
17. 真挚的友谊（亲密关系）	17. 负责（可靠的）
18. 睿智（对生活有成熟的理解）	18. 自我控制（自律的、约束的）

三、常见护理诊断

有希望增强的趋势（readiness for enhanced hope）
有精神安适增进的趋势（readiness for enhanced spiritual well-being）
抉择冲突（decisional conflict）
道德困扰（moral distress）
宗教信仰受损（impaired religiosity）
精神困扰（spiritual distress）
有精神困扰的危险（risk for spiritual distress）

学习小结

通过本节学习，首先应理解文化的内涵和文化的特征。同时，应掌握价值观、信念与信仰、习俗、文化休克的表现形式，以及时发现价值 - 信念型态紊乱的病人。另外，临床实践中应学会运用合适的评估方法正确判断病人是否存在价值 - 信念型态紊乱及其发生原因。

（张彩虹）

复习思考题

1. 简述文化的要素。

2. 简述文化休克的表现。

3. 试述价值-信念型态评估的内容与方法。

4. 结合本节中的临床表现，思考平时在临床护理工作中是否遇到该类功能型态紊乱的病人？针对这类病人，思考应该采用何种方法进行评估？反思当时采取的评估方法的优点和不足。

第五章

特殊人群的评估

第一节　孕产妇的评估

学习目标

识记：

知道孕产妇会经历妊娠、分娩、产褥3个不同阶段。

理解：

1. 比较孕、产妇身心变化特点。
2. 归纳孕、产妇评估要点和注意事项。

运用：

能运用所学知识并结合临床实际对孕产妇进行正确评估。

案例

刘某，女，31岁。孕32周，初次妊娠，来医院做围产期保健。护士为其心理评估时了解到刘某已为孩子起好名字、买好衣服、睡床、玩具等，非常关心孩子的喂养和生活护理等方面知识。且随着妊娠月份的增加，该孕妇急切盼望分娩日期的到来，常因婴儿将要出生而感到愉快，但又因对分娩将产生的痛苦而焦虑，担心能否顺利分娩、分娩过程中母儿安危、胎儿有无畸形，婴儿性别能否被家人接受等。

孕产妇会经历妊娠、分娩、产褥3个重要阶段。妊娠指胚胎和胎儿在母体发育成熟的过程，共40周，280天。成熟卵子受精是妊娠的开始，胎儿及其附属物自母体排出是妊娠的终止。妊娠全过程可分为3期：早期妊娠（妊娠12周末以前）、中期妊娠（妊娠13周～28周末）、晚期妊娠（妊娠第28周以后）。分娩指妊娠满28周及以上，胎儿及其附属物从临产开始到全部从母体娩出的过程，可分为3期，也称为3个产程：第一产程为宫颈扩张期，第二产程为胎儿娩出期，第三产程为胎盘娩出期。产褥期指从胎盘娩出至产妇全身各器官除乳腺外恢复至未孕状态所需的一段时期，一般为6周。

一、孕产妇的身心特点

（一）孕妇的身心特点

妊娠后，为满足胎儿生长发育和娩出的需要，孕妇在生殖系统、循环系统、泌尿系统、呼吸系统、消化系统等都会发生一定变化，同时为胎儿出生后的喂养打下基础，乳房也发生相应变化。

1. 生理变化

（1）生殖系统

1）子宫：妊娠后子宫体增大变软，由妊娠前 7cm×5cm×3cm 增大至足月时的 35cm×22cm×25cm，容量由 5～10ml 增大到 5000ml 左右，重量从 50g 增长为 1000g。子宫体增生、肥大，黏液分泌增多，形成稠厚的黏液栓，可保护子宫腔免受外来感染。临产时，宫颈变短，并有轻度扩张，利于分娩。子宫峡部也在妊娠 12 周后逐渐伸长变宽，在妊娠后期形成子宫下段，由孕前的 1cm 变长为 7～10cm，临产前成为软产道的一部分。

2）卵巢和输卵管：卵巢增大，输卵管伸长。

3）阴道：阴道变软，伸张性增强，为胎儿娩出创造条件。pH 降低，约为 3.5～6.0，不利于细菌生长。

4）外阴：外阴色素沉着，可有静脉曲张，大阴唇内血管增多，结缔组织变软，伸展性增强，有利于胎儿娩出。

（2）乳房：乳房增大，浅静脉明显可见，乳头及乳晕变大并着色，出现蒙氏结节。

（3）血液及循环系统：血容量增加，整个孕期约增加 35%，平均增加约 1500ml，其中血浆增加多于红细胞增加，血液呈稀释状态，红细胞数和血红蛋白量下降，可出现生理性贫血。妊娠后期由于膈肌升高，心脏向左、上、前移位，静脉压明显增大。

（4）呼吸系统：耗氧量增加约 10%～20%，肺通气量增加 40%，以胸式呼吸为主。上呼吸道黏膜充血水肿，局部抵抗力下降，容易发生上呼吸道感染。

（5）消化系统：妊娠早期，约有半数妇女可出现晨起恶心、呕吐等早孕反应，症状轻重因人而异，一般于妊娠 12 周左右自行消失。

早孕反应

早孕反应是指在妊娠早期，孕妇体内绒毛膜促性腺激素（HCG）增多，胃酸分泌减少及胃排空时间延长，导致头晕、乏力、食欲缺乏、喜酸食物或厌油腻、恶心、晨起呕吐等一系列反应。早孕反应是一种正常的生理现象，一般不需特殊处理，通常出现在停经 6 周以后，持续到怀孕 3 个月。妊娠 12 周后随着体内 HCG 水平的下降，症状多自然消失，食欲恢复正常。早孕时孕妇注意饮食应以富含营养、清淡可口、容易消化为原则。在口味方面，尽可能照顾孕妇的饮食习惯和爱好。

来源：郑修霞. 妇产科护理学. 第 5 版. 北京：人民卫生出版社，2012.

（6）泌尿系统：由于孕妇及胎儿代谢产物增加，肾脏负担加重。仰卧位时尿量增加。肾脏血流量和肾小球滤过率增加30%～50%，而肾小管对糖的吸收不能相应增加，故约15%的孕妇餐后可出现糖尿。代谢产物排出增加，血中尿素、肌酐的浓度低于非孕妇。孕早期由于增大的子宫压迫膀胱，可出现尿频。妊娠12周后子宫体高出盆腔，压迫膀胱的症状消失。到孕晚期，由于胎先露进入盆腔，孕妇再次出现尿频。

(7) 神经及内分泌系统：自主神经系统功能不稳定，容易出现嗜睡、头昏等症状。内分泌腺体，如甲状腺、脑垂体、肾上腺等均有不同程度增大，功能加强，可出现相应症状。

(8) 骨骼、关节和韧带：可出现关节、韧带松弛，严重者有关节疼痛症状。

(9) 皮肤：色素沉着，尤其在乳头、乳晕、腹中线、外阴等处明显。面部可有棕褐色蝴蝶斑（妊娠斑），可于产后逐渐消失。腹壁因局部皮肤弹力纤维断裂，出现不规则的紫色或淡红色条纹（妊娠纹），多见于初产妇，产后颜色逐渐变浅，但一般不会消失。

2. 心理-社会状况　随着原有生活方式调整、角色转变等，导致孕妇心理产生一系列变化，常见的心理反应有矛盾、接受、自省、情绪激动等，有些孕妇还可出现焦虑、抑郁等不良心理状态，如不能加以调适和恰当应对，可能会影响孕期母子的健康甚至家庭生活。

(1) 矛盾（contradiction）：对怀孕喜忧相兼。无论是否为计划内怀孕，大多数夫妻，特别是妻子都会认为自己尚未做好充分准备，工作、学习、生活等各方面似乎都未安排好，自己也未做好当母亲的准备，认为怀孕的时期不佳，表现为矛盾、犹豫的心理，在情绪上可能出现焦虑、情绪低落，郁郁寡欢等。

(2) 接受（acceptance）：妊娠早期，孕妇对妊娠的感受仅仅是停经后的各种不适反应，并未真实感受到胎儿的存在。随着妊娠进展，尤其是胎动的出现，孕妇真正感受到孩子的存在，并逐渐接受孩子。

(3) 自省（introspection）：孕妇可能会对以前的兴趣爱好失去兴趣，开始喜欢独处和安静休养，对一些问题做认真的思考，反省以前的生活，想象未来的景象。

(4) 情绪波动：妊娠期大多数孕妇心理反应不稳定，变得比较敏感、易激动，特别是对丈夫的言行。无名的怨气、悲伤往往使丈夫不知所措，有时还会导致家庭不和谐。

(5) 为人母的心理：在接受怀孕事实后，孕妇多会寻求各种信息，逐渐完成角色转换，做好各项准备工作，并努力安排好家庭生活，迎接家庭新成员的到来。

(6) 家庭支持系统：常见有3种类型：①支持不足：表现在情感、经济、日常生活照顾等方面缺乏应有的支持；②支持恰当：表现为家庭能给予恰当照顾，孕妇在干自己力所能及的事情时能保持良好的情绪状态，并感到生活幸福；③支持过分：孕妇是家庭的中心，受到重点关注，可能会造成孕妇营养过剩、活动过少、情绪乖张等，不利于母子身心健康发展。

（二）产妇的身心特点

产妇经过10个月妊娠分娩后，各器官系统也发生了一系列变化，表现为：

1. 生理变化

(1) 生殖系统

1) 子宫：子宫体逐渐缩小，子宫内膜再生，残存的蜕膜厚薄不一，表层蜕膜逐渐变性、坏死，随恶露自阴道排出，形成新的子宫内膜。产后4周，子宫颈完全恢复至正常形态。初产妇的子宫颈外口由产前的圆形（未产型），变为产后的“一”字型横裂（已产型）。产后由于子宫下段收缩，逐渐恢复至非孕时的子宫峡部。宫内出血逐渐减少至停止，如在胎盘附着面被新生的内膜修复期间，因复旧不良出现血栓脱落，可引起晚期产后出血。

2）阴道：分娩后，阴道腔扩大，阴道壁松弛，肌张力低下，黏膜皱襞减少甚至消失。产褥期阴道腔逐渐缩小，阴道壁肌张力逐渐恢复，黏膜皱襞约在产后3周重新出现，但阴道于产褥期结束时不能完全恢复至未孕时的紧张度。

3）外阴：轻度水肿，产后2～3日自行消退。会阴部若有轻度撕裂或会阴切口缝合后，于产后3～4日愈合。处女膜因在分娩时撕裂形成残缺痕迹称处女膜痕。

4）盆底组织：盆底肌及其筋膜过度扩张导致弹性减弱，常伴有肌纤维部分断裂。坚持做产后健身操，盆底肌有可能恢复接近未孕状态。若盆底肌及其筋膜发生严重断裂造成骨盆底松弛，加之产褥期过早参加重体力劳动或剧烈运动，可导致阴道壁脱垂，甚至子宫脱垂等。

（2）乳房：开始泌乳，婴儿吸吮是保持不断泌乳的关键，不断排空乳房，也是维持泌乳的重要条件。此外，乳汁的分泌还与产妇的营养、睡眠、情绪及健康状况密切相关，故必须保证产妇的休息、睡眠、饮食、避免精神刺激。哺乳有利于产妇生殖器官及有关器官组织更快地恢复，对母儿均有益处。

（3）血液及循环系统：早期红细胞计数及血红蛋白逐渐增多，中性粒细胞和血小板增多，淋巴细胞稍减少，一般于产后1～2周恢复至正常水平。红细胞沉降率于产后3～4周降至正常。产后2～3周血容量恢复至未孕状态，特别是产后24小时，心脏负担加重，产妇此时极易发生心力衰竭。产妇血液于产后仍处于高凝状态，有利于胎盘面形成血栓，减少产后出血量，纤维蛋白原、凝血酶、凝血酶原于产后2～3周降至正常。

（4）消化系统：产后1～2日内常感口渴，因分娩能量消耗以及体液大量流失，喜进流食或半流饮食，但食欲差，以后逐渐好转。产后1～2周胃肠肌张力、蠕动及胃液中盐酸分泌逐渐恢复正常。产妇因卧床时间长，缺少运动，腹肌及盆底肌肉松弛加之肠蠕动减弱，容易发生便秘和肠胀气。

（5）泌尿系统：产后最初1周尿量增多，因妊娠期体内潴留的大量水分在产褥早期主要由肾脏排出，妊娠期发生的肾盂及输尿管生理性扩张，约需产后2～8周恢复正常。分娩过程中，因膀胱受压，导致黏膜水肿、充血及肌张力降低，会阴伤口疼痛、不习惯卧床排尿等原因，产妇容易发生尿潴留。

（6）内分泌系统：逐渐恢复至未孕状态，雌激素、孕激素水平至产后1周已降至未孕水平。产褥期恢复排卵时间与月经复潮时间受哺乳影响，不哺乳产妇一般在产后6～10周月经复潮，哺乳期产妇月经复潮延迟，平均在产后4～6个月恢复排卵。哺乳期产妇首次月经复潮前多有排卵，因此哺乳期产妇月经未来潮前仍有受孕的可能。

（7）腹壁：腹壁皮肤部分弹力纤维断裂，产后腹壁明显松弛，其紧张度约需产后6～8周恢复，色素沉着逐渐消退。

2．心理－社会状况　产后，产妇需要从妊娠期和分娩期的不适、疼痛、焦虑中慢慢恢复，需要有一段接纳新成员及新家庭的心理调适期，此期产妇的心理状态处于脆弱和不稳定状态。主要表现为2个方面：确立家长与孩子的关系和承担母亲角色的责任，根据Rubin研究，产褥期妇女的心理调适过程一般会经历3个时期：

（1）依赖期（dependent period）：产后前3日。表现为产妇的很多需要需通过别人来满足，如对孩子的关心、喂奶、沐浴等，同时产妇喜欢用语言表达对孩子的关心，较多地谈论自己妊娠和分娩的感受。

（2）依赖－独立期（dependent- independent period）：产后3～14日。产妇表现出较为独立

的行为，开始注意周围的人际关系，主动参与活动，学习和练习护理自己的孩子，亲自喂奶并不需要帮助。但这一时期容易产生压抑，表现为哭泣，对周围漠不关心，停止应该进行的活动等。

(3) 独立期(independent period)：产后2周至1个月。此期是产妇、家人和婴儿成为一个新的生活形态的完整系统。夫妇两人共同分享欢乐和责任，开始恢复分娩期家庭生活包括夫妻生活。在这一时期，产妇及其丈夫会承受更多的压力，如兴趣与需要、事业与家庭间的矛盾，哺育孩子、承担家务及维持夫妻关系中各种角色的矛盾等。

二、评估要点与注意事项

(一) 评估要点

对孕产妇的评估，特别是首次评估时，应全面评估孕产妇的身体、心理社会状况，以及时发现影响正常妊娠过程的各种因素。

1. 健康史

(1) 怀孕史：既往妊娠情况，评估本次孕期的健康状况、用药情况、饮食习惯是否改变，有何改变，早孕反应对孕妇饮食的影响程度，了解过去的饮食习惯，过去史、月经史、家族史、丈夫健康状况等，有无食物和药物过敏等。

(2) 生产史：胎次、足月情况、出生日期、分娩方式及分娩过程是否顺利等情况。

(3) 喂养史：出生后何时开始喂养、喂养方式、对产妇身心的影响等。

2. 身心评估　孕产妇在妊娠、分娩、产褥过程中，全身各系统尤其是生殖系统发生了较大的生理变化，同时，伴随着胎儿的成长、新生儿的出生，其本人及家庭经历着较大的心理和社会适应过程，护士在健康评估中要关注其特殊性。具体评估要点详见孕产妇身心特点部分。

3. 功能性健康型态评估

(1) 健康感知-健康管理型态：由于我国实行计划生育，多数孕妇为首次妊娠，缺乏妊娠的相关知识，对孕期健康的感知能力相对较差。在健康感知方面应重点评估孕妇对怀孕过程、胎儿发育过程的认识和感受。如怀孕的反应，营养、休息、活动、性生活的合理性，胎儿的活动信息，怀孕的心情和精神压力等。健康管理方面应重点评估孕妇的健康管理能力，如孕期知识、安全措施知识、日常保健措施、自护能力等。此外，还应评估是否存在影响孕产妇健康的危险因素，如详细询问孕妇的工作中是否接触有害物质、工作环境是否为高温或高湿、有无不良嗜好、妊娠期间有无用药等。

(2) 营养-代谢型态：半数以上孕妇有早孕反应，约在妊娠3个月左右消失。此外，妊娠期因胃排空时间延长，胃酸及胃蛋白酶分泌减少，可引起孕妇消化不良、食欲减退，而胎儿的生长发育需要大量的营养物质，母体需增加摄入以满足其需要。一般情况下，整个妊娠期的体重平均增加12.5kg。应重点评估孕产妇的饮食是否正常、饮食习惯、有无偏食、体重变化是否在正常范围、是否有下肢水肿等。

(3) 排泄型态：妊娠期由于肠蠕动减慢，孕妇容易出现腹胀和便秘。输尿管松弛扩张、蠕动减慢，尿流缓慢，容易出现肾盂肾炎。应评估孕产妇有无排泄型态改变、尿路感染征象。

(4) 活动-运动型态：妊娠早期活动基本不受限制，随着胎儿的增大，尤其是多胎妊娠的情况下，活动会受到一定影响。应评估孕产妇目前的活动情况、活动耐力程度、生活自理情况。

(5) 睡眠-休息型态：评估孕产妇睡眠与休息质量，了解影响睡眠和休息的各种因素。可询问睡眠是否充足、休息后是否精力充沛等。

（6）认知 - 感知型态：孕产妇的认知和感知一般不会受到影响。评估时注意询问有无感觉异常，听力、视力等是否正常，观察孕产妇的语言表达能力。

（7）自我感知 - 自我概念型态：评估孕产妇能否正确、恰当地理解、处理怀孕期间生活、学习、工作中的各种问题。评估孕产妇对自己身体变化的认识及情绪变化，有无焦虑、恐惧、无能为力等异常心理现象。

（8）角色 - 关系型态：因为妊娠，孕妇的角色及角色关系会发生变化。应评估孕产妇角色是否能正常转换，是否做好做母亲的准备，有无失落感和角色紊乱，家庭关系是否良好，与配偶、亲友的沟通是否有效，家庭资源的利用，如家庭经济支持、情感支持、对本次怀孕的看法等。

（9）性 - 生殖型态：询问孕产妇月经史、妊娠次数、生产次数、是否有过流产（流产原因、存活子女数），既往分娩方式、有无并发症等，是否为计划内生育，有无异常孕产情况。

（10）应对 - 应激耐受型态：妊娠可造成孕产妇的应激反应。压力源常有角色改变、身体变化、经济问题、家庭问题等。评估压力源及孕产妇应对、应激耐受能力，了解孕产妇的心理应激反应，如有无紧张、焦虑、抑郁、无助感或过度依赖。询问孕产妇能否接受怀孕的事实及应对方式等。

（11）价值 - 信念型态：评估妊娠对孕产妇信仰、信念、价值观的影响。了解孕产妇对生活的态度及看法等。

（二）注意事项

1. 评估要全面，包括生理、心理和社会三方面内容，缺一不可。

2. 在生理评估中要考虑孕产妇的个体情况，不能一概而论地用正常值、正常反应去衡量。

3. 注意孕产妇的心理反应，了解孕产妇对妊娠的看法、态度和感受，有无异常的心理反应，如焦虑、抑郁、淡漠等。

4. 评估孕产妇及家庭成员相关知识的水平，寻求健康指导的态度、动力和接受能力，健康管理能力。

5. 了解孕产妇的日常生活状况，包括生活方式、饮食情况、活动与休息、个人卫生状况等。

6. 注意妊娠各时期的特别反应和变化。

理论与实践

该案例功能性健康型态评估结果如下：

健康感知 - 健康管理型态：孕妇已为孩子起好名字、买好衣服、睡床、玩具等，非常关心孩子的喂养和生活护理等方面知识，对孕期健康的感知和管理能力相对较好。

角色 - 关系型态：孕妇角色已转换，已做好做母亲的准备。

应对 - 应激耐受型态：孕妇心情喜忧相兼，既有因婴儿将要出生感到愉快，又有对分娩将产生的痛苦而焦虑，担心等。

该案例的主要护理诊断 / 问题：

焦虑　与分娩将产生的痛苦，担心胎儿有无畸形等有关。

知识缺乏：缺乏妊娠、分娩等相关知识。

学习小结

通过本节的学习应知道孕产妇会经历妊娠、分娩、产褥3个重要阶段，在这3个阶段中孕产妇在生理、心理、社会等方面都会发生一系列变化，评估时一方面应详细了解妊娠后身体发生的变化，这些变化是否在正常范围。另一方面还应关注孕产妇的心理、社会反应，如有无压力、焦虑、矛盾等心理反应，程度如何，社会支持情况等。

（刘腊梅）

复习思考题

1. 简述孕产妇的生理变化特点。
2. 简述产褥期妇女的心理调适过程。
3. 简述孕妇家庭可能出现的家庭支持系统。
4. 请针对孕产妇"自我感知-自我概念"这一功能性健康型态进行评估。
5. 简述孕产妇评估时的注意事项。

第二节　儿童的评估

学习目标

识记：

知道儿童生长发育分为6个阶段。

理解：

1. 比较儿童不同生长发育阶段身心变化特点。
2. 归纳儿童评估要点和注意事项。

运用：

能运用所学知识并结合临床实际对儿童进行正确评估。

案例

患儿，男，8个月。因"腹泻、呕吐伴发热4天，加重1天"入院就诊。患儿于入院前3天开始腹泻，呈黄色稀水样便，每日5～6次，量中等。有时呕吐，为胃内容物，呈非喷射状，量少。1天前大便次数增多，每日10余次，量多，呈水样，呕吐频繁，为胃内容物。发病后患儿食欲减退，精神萎靡，尿量稍少。患儿是足月顺产，混合喂养，6个月添加换乳期食物。

儿童（child）处于不断生长发育的动态变化过程中，各系统组织器官逐渐长大和发育完善，功能亦愈趋成熟。根据儿童解剖、生理和心理特点，将儿童年龄划分为 7 个时期：①胎儿期（fetal period）：从受精卵形成至胎儿娩出止为胎儿期，共 40 周；②新生儿期（neonatal）：自胎儿娩出脐带结扎至生后 28 天为新生儿期；③婴儿期（infancy）：出生后到满 1 周岁；④幼儿期（early childhood）：自满 1 周岁到 3 周岁；⑤学龄前期（preschool）：自满 3 周岁到 6～7 岁；⑥学龄期（prepuberal）：自 6～7 岁到进入青春期前；⑦青春期（adolescence）：以性发育为标志进入青春期。各期之间既有区别，又有联系。评估时应充分考虑儿童生长发育的特点，结合心理、社会等内容全面进行。

一、儿童的身心特点

（一）体格生长特点

1. 体重　是反映儿童生长和营养状况的最易获得的敏感指标。新生儿出生体重与其胎次、胎龄、性别和宫内营养状况有关。我国 2005 年九市城区调查结果显示男婴出生平均体重（3.3±0.4）kg，女婴为（3.2±0.4）kg，与世界卫生组织的参考值一致。体重增长为非匀速增长，年龄越小，增长速率越快。第一个增长高峰为出生至 6 足月。3 足月的婴儿体重约为出生时的 2 倍（6kg），1 岁时婴儿体重约为出生时的 3 倍（9kg）。出生第 2 年体重增加 2.5～3.5kg，2 岁后到青春前期体重稳步增长，年增长值约 2～3kg。进入青春期后体格生长再次加快，呈现“第二个生长高峰”。

2. 身高　3 岁以内儿童立位测量不易准确，应仰卧位测量，称身长。3 岁以后立位测量，称身高。卧位与立位测量值相差 0.7～1cm。身高（长）增长多与种族、遗传、内分泌、营养、运动和疾病等因素有关，年龄越小，增长越快。新生儿出生时身长平均为 50cm，生后第 1 年平均增长约 25cm，其中前 3 个月约增长 11～13cm，约等于后 9 个月的增长，故 1 岁时身长约 75cm。第 2 年增长速度减慢，平均增长 10cm 左右，到 2 岁时身长约 85cm。2 岁以后身高（长）稳步增长，平均每年增加 5～7cm。至青春期出现第 2 个增长加速期。2～12 岁身高（长）的估算公式为：身高（cm）= 年龄（岁）×7+77。

3. 身体各部的生长

（1）头围：是反映脑发育和颅骨生长的一个重要指标。胎儿时期脑发育居各系统的领先地位，故出生时头围相对较大，平均 33～34cm。头围在 1 岁以内增长较快，前 3 个月和后 9 个月都约增长 6～7cm，故 1 岁时头围约 46cm。1 岁以后头围增长明显减慢，2 岁时约 48cm。15 岁时 54～58cm，基本同成人。故头围测量在 2 岁以内最有价值。

（2）胸围：反映肺和胸廓的发育。出生时胸围比头围小 1～2cm，约 32cm。1 岁时胸围约等于头围，出现头围、胸围生长曲线交叉。1 岁以后胸围发育开始超过头围，1 岁至青春前期胸围超过头围的厘米数约等于儿童年龄（岁）减 1。

（3）上臂围：反映上臂骨骼、肌肉、皮下脂肪和皮肤的发育水平。常用以评估儿童营养状况。生后第 1 年内上臂围增长迅速，1～5 岁期间增长缓慢。在测量体重、身高不方便的地区，可测量上臂围以普查 5 岁以下儿童的营养状况。评估标准为：>13.5cm 为营养良好；12.5～13.5cm 为营养中等；<12.5cm 为营养不良。

（4）上、下部量：是判断头、脊柱和下肢等各部分比例是否适当的指标。初生婴儿上部量>下部量（中点在脐上），随着下肢长骨的增长，中点下移，2 岁时在脐下。

(5) 坐高：坐高代表头颅与脊柱的发育。3 岁以下取仰卧位测量，称顶臀长。由于下肢增长速度随年龄增长而加快，坐高占身高的百分数随年龄而下降，由出生时的 67% 降至 14 岁时的 53%。此百分数显示了身体上、下部比例的改变，反映了身材的匀称性，比坐高绝对值更有意义。

(6) 指距：反映上肢长骨的生长，是两上肢水平伸展时两中指尖的距离，正常人指距值略小于身高值，如指距值较身高值大 1～2cm，则可能有长骨生长异常。

(7) 牙齿：人一生有两副牙齿，即乳牙（共 20 颗）和恒牙（共 32 颗），出生时在颌骨中已有骨化的乳牙牙孢，被牙龈覆盖，生后 4～10 个月乳牙开始萌出，约 2～2.5 岁出齐，2 岁以内乳牙的数目约为月龄减 4～6 颗，但乳牙的萌出时间也存在较大个体差异，12 个月后未出牙为乳牙萌出延迟。恒牙的骨化从新生儿时期开始，6 岁左右开始出第一颗恒牙即第一磨牙，长于第二乳磨牙之后，又称为 6 龄齿。6～12 岁乳牙按萌出先后逐个被同位恒牙代替，其中第一、二前磨牙代替第一、二乳磨牙。12 岁左右出现第二磨牙；18 岁以后出第三磨牙（智齿），但也有人终身不出此牙。恒牙一般在 20～30 岁时出齐。

(8) 骨龄：是一个独立的生长指标。通过 X 线检查长骨骨骺骨化中心的出现时间、数目、形态变化及融合时间，可判断骨骼发育情况。

（二）心理 - 社会状况

1. 新生儿期　不具有心理现象，待条件反射形成即标志着心理活动发育的开始，且随着年龄增长，心理活动不断发展。

2. 婴儿期　此期感觉发育速度很快，而知觉发育较慢。6 个月能辨认陌生人，明显表现出对母亲的依恋及分离性焦虑情绪；7～8 个月，能发出爸爸、妈妈等语音；10 个月，能有意识地叫爸爸、妈妈。1～1.5 岁能通过视觉、触觉、体位感与听觉的联系，逐渐理解一些日常用品的名称，如奶瓶、汽车，并逐渐发展为从讲简单的句子到复杂的句子，表达心情。语言、动作及心理发育有明显进步。

3. 幼儿期　开始独立行走，活动范围渐广，接触周围事物增多，故智力发育较快，语言、思维和社会适应能力增强，自主性和独立性不断发展，但对各种危险的识别能力和自我保护能力不足。

4. 学龄前期　智力发育日趋完善，对周围事物产生强烈兴趣，好奇、多问、模仿性强，语言和思维能力进一步发展，自理能力增强，个性开始形成，能有意识地控制自己的情感。

5. 学龄期　智能发育较前更成熟，理解、分析、综合能力逐步增强，求知欲望强。从这期开始，儿童从原来以游戏活动为主导的生活过渡到以学习为主导的校园学生生活，具备了言语和情感的表达能力，智力有明显增长，想象力有了很大提高，意志活动已经形成。

6. 青春期　儿童接触社会增多，外界环境对其影响越来越大，心理适应能力加强但容易波动，在感情问题、伙伴问题、职业选择、道德评价和人生观等问题上处理不当时易发生性格变化。

二、评估要点与注意事项

（一）评估要点

1. 健康史

(1) 母亲怀孕史：如母亲怀孕时的健康状况、孕期保健检查、用药情况、既往妊娠情况、有无吸毒等情况。

（2）生产史：新生儿的胎次、足月情况、出生体重、身长、出生后 Apgar 评分情况等。

Apgar 评分标准

Apgar 评分用于评估新生儿窒息程度，内容包括心率、呼吸、对刺激的反应，肌张力和皮肤颜色等 5 项，每项 0～2 分，总分 10 分，评分越高，表示窒息程度越轻；0～3 分为重度窒息；4～7 分为轻度窒息。一般新生儿出生后，分别做 1 分钟、5 分钟及 10 分钟的 Apgar 评分，以便观察新生儿窒息情况的有无及其变化，以此决定是否需要做处理，以及做相应处理后，评价新生儿的恢复情况。

（3）喂养史：出生后何时开始喂养，喂养方式，喂养种类、量、次数，辅食添加的月龄，饮食习惯，是否有偏食。

（4）预防接种史：是否按时接种，有无出现异常情况。

（5）其他：休息、睡眠、排泄、活动等情况。

2. 身体评估

（1）一般状况：注意观察儿童的营养发育情况，神志、表情、语言能力、对事物的反应，皮肤颜色、体位或行走姿势等。在询问病史过程中以自然状态下所得较为真实的资料，可正确判断儿童的神志状况、发育、营养和病情轻重。

（2）一般测量：包括体温、脉搏、呼吸、血压、身长、体重、头围、胸围、腹围等。

1）体温：可根据儿童的年龄和病情选用口腔测温法、肛门测温法及腋下测温法。口腔测温法适用于神志清楚能配合的 6 岁以上儿童，准确且方便，测试 3 分钟，正常范围为 36～37.2℃。肛门测温法适用于 1 岁以下儿童、不合作或昏迷、休克患儿，测温时间短且准确，儿童取侧卧位，下肢屈曲，将已涂润滑油的肛表水银头轻轻插入肛门内 3～4cm，测温 2 分钟，正常范围为 36～37.5℃。腋温测量安全、方便，但测试时间较长，将消毒的体温表水银头放在儿童腋窝下，使上臂压紧腋窝，测试 4～5 分钟，正常范围为 36～37℃。

2）脉搏、呼吸：在安静状态下进行评估，评估时注意脉搏的速率、节律、强弱及紧张度；通过听诊或观察腹部起伏评估儿童呼吸情况；也可用少量棉花纤维置于儿童鼻孔边缘，观察棉花纤维摆动次数，并注意呼吸频率、节律及深浅，各年龄段儿童呼吸、脉搏（表 5-2-1）。

表 5-2-1 各年龄段儿童呼吸、脉搏情况

年龄	脉搏（次/分）	呼吸（次/分）	脉搏:呼吸
新生儿	120～140	40～45	3:1
<1 岁	110～130	30～40	3～4:1
2～3 岁	100～120	25～30	3～4:1
4～7 岁	80～100	20～25	4:1
8～14 岁	70～90	18～20	4:1

3）血压：量血压时应根据不同年龄选择不同宽度的袖带。新生儿和小婴儿可用多普勒超声监听仪测定收缩压。儿童血压随年龄增长而逐渐升高，正常值可用以下公式推算：收缩压

(mmHg)=(年龄×2)+80，收缩压的2/3为舒张压。正常时下肢血压比上肢血压高约20mmHg。收缩压超出标准20mmHg者为高血压，低于标准20mmHg者为低血压。

4）体重：临床上可按以下公式粗略估计体重：

可选公式：1～6个月：体重(kg)=出生体重+月龄×0.7

7～12个月：体重(kg)=6+月龄×0.25

2岁至青春前期：体重(kg)=年龄+7(或8)

或用公式 3～12个月：体重(kg)=(月龄+9)/2

1～6岁：体重(kg)=年龄(岁)×2+8

7～12岁：体重(kg)=[年龄(岁)×7−5]/2

5）身长及身体各部生长：详见本节前文“体格生长特点”部分。

(3）皮肤和皮下组织：应在自然光线下评估，并注意在保暖情况下仔细评估身体各部位，观察皮肤色泽，有无苍白、发绀、黄染、潮红、皮疹、瘀点(斑)、脱屑、色素沉着，毛发有无异常，触摸皮肤弹性情况、皮下组织有无水肿等。一般采用测量腹部皮褶厚度，观察皮下脂肪判断营养状态，其测量方法为在腹部脐旁乳头线上，以拇指和示指相距3cm处，与皮肤表面垂直成90°角，将皮脂层捏起，然后用皮褶厚度计测量皮褶捏起点下方1cm处厚度，测量3次，取中间值，并判断营养情况：①Ⅰ度营养不良时，腹部皮褶厚度多为0.4～0.8cm。②Ⅱ度营养不良时，腹部皮褶厚度<0.4cm。③Ⅲ度营养不良时，皮下脂肪几乎消失。

(4）浅表淋巴结：评估时注意大小、数目、活动度、质地、有无粘连、压痛等，特别是颈部、耳后、枕部、腋窝、腹股沟处。

(5）头部

1）头颅：观察其大小、形状，必要时测量头围，注意前囟有无紧张感、凹陷或隆起。应注意婴儿有无枕秃、颅骨软化、血肿或颅骨缺损。

2）面部：有无特殊面容、眼距大小、鼻梁高低，双耳位置和形状等。如唐氏综合征患儿有眼距宽、鼻梁低平、眼裂小、眼外侧上斜等特殊面容。

3）眼、耳、鼻：有无眼睑水肿、下垂、眼球突出、斜视、结膜充血、分泌物、角膜混浊以及瞳孔大小、形状、对光反应。检查外耳道有无分泌物、局部红肿及外耳牵拉痛。观察鼻形、注意有无鼻翼扇动、鼻腔分泌物及通气情况。

4）口腔：口唇有无发绀、苍白、干燥、口角糜烂、疱疹。口腔内颊黏膜、牙龈、硬腭有无充血、溃疡、黏膜斑、鹅口疮、腮腺开口处有无红肿及分泌物。牙齿数目及龋齿数。舌质、舌苔颜色。咽部评估放在最后进行，观察扁桃体是否肿大，有无充血、分泌物、脓点、假膜及咽部有无溃疡、充血、滤泡增生、咽后壁肿胀等情况。

(6）颈部：有无斜颈、短颈或颈畸形，颈椎活动情况，甲状腺有无肿大，气管有无移位，颈静脉充盈及搏动情况，有无颈项强直等。

(7）胸部

1）胸廓和肺：观察有无佝偻病的体征，胸廓两侧是否对称，心前区有无隆起，有无桶状胸、肋间隙饱满、凹陷、增宽或变窄等。肺的评估采用视诊、触诊、听诊和叩诊法，视诊应注意呼吸频率和节律有无异常，有无呼吸困难和呼吸深浅改变。触诊幼儿可在啼哭或说话时进行。儿童胸部叩诊时用力要轻(因其胸壁薄，叩诊反响较强)，也可用直接叩诊法，用两个手指直接叩击。听诊时应尽量保持儿童安静，或在儿童啼哭后深呼吸时听诊容易闻及细湿啰音。肺炎时腋下、肩胛间区及肩胛下区较易听到湿啰音，故应特别注意这些部位有无异常。

2）心脏：视诊时注意心前区有无隆起，心尖搏动位置、强弱和搏动范围，触诊心尖搏动的位置及有无震颤，并注意震颤出现的部位和性质。叩诊心界的大小，各年龄儿童心脏浊音界略有不同（表 5-2-2）。在安静环境下听诊心音、心率、心律，了解有无心脏杂音，杂音部位、性质、时期、响度及传导方向等对诊断先天性心脏病有重要价值。

表 5-2-2　各年龄儿童心脏浊音界

年龄	右界	左界
新生儿	沿右胸骨旁线	左乳线外 1～2cm
2～5 岁	右胸骨旁线与右胸骨线之间	左乳线外 1cm
5～12 岁	接近右胸骨线	左乳线上或乳线内 0.5～1cm
>12 岁	右胸骨线	左乳线内 0.5～1cm

（8）腹部：视诊腹部有无肠型或蠕动波，应注意脐部有无分泌物、出血、炎症、脐疝。触诊时应尽量争取儿童合作，可让其躺在母亲怀里或在哺乳时进行，护士的手应温暖、动作轻柔，通过观察儿童的表情反应评估有无压痛，而不能完全依靠儿童回答。听诊有无肠鸣音亢进、血管杂音。

（9）脊柱和四肢：脊柱是否对称，有无脊柱侧弯、强直，有无脊柱裂、脊膜膨出。观察四肢有无畸形、佝偻病体征，如“O”形或“X”形腿、手镯、脚镯样变、脊柱侧弯等。观察手指、足趾有无杵状指，多指（趾）畸形等。

（10）会阴、肛门和外生殖器：观察有无畸形，如尿道下裂、两性畸形、肛裂等；女孩有无阴道分泌物、畸形；男孩有无隐睾、包皮过长、过紧、鞘膜积液和腹股沟疝等。

（11）神经系统：观察儿童神志、精神状态、面部表情、动作语言能力、反应灵敏度、有无行为异常等；了解神经反射、生理反射等情况。

3．功能性健康型态评估

（1）健康感知 - 健康管理型态：随着年龄的增长，儿童健康感知和健康管理能力逐渐加强，青春期接近或达到成人水平。重点评估儿童对健康是否有一定的认识、有无良好的习惯。青少年对影响健康的危险因素，特别是对环境因素认识不足，常常发生交通事故、溺水、触电、中毒等意外。应对儿童有关安全措施的知识进行评估。儿童的健康管理一定程度是依靠父母、老师、抚养者，在生长发育过程中，逐渐过渡到生活自理，故应评估家庭对儿童健康的影响。

（2）营养 - 代谢型态：评估儿童生长发育情况，如身高、体重是否正常，评估喂养情况、食欲，有无偏食，食物种类、质、量、营养要素是否均衡，观察有无过度肥胖及运动量。

（3）排泄型态：评估排泄物颜色、性状、次数，随着年龄的增长，婴幼儿排泄控制能力增强，评估有无与年龄不符的现象，如夜尿、退行现象。

（4）活动 - 运动型态：儿童的活动、运动发育遵循一定规律，婴幼儿期应评估儿童的粗动作、细动作。粗动作（包括平衡）发育可归纳为：“二抬四翻六会坐，七滚八爬周会走”（数字代表月龄）；细动作如玩手、捏、敲、用匙等。学龄儿童、青少年应重点评估运动的兴趣、爱好、运动量、耐力及有无影响运动的因素。

(5) 睡眠型态：入睡是否困难，睡眠是否安稳，有无惊醒、哭闹、梦游、睡眠的次数和时间。

(6) 认知 - 感知型态：了解认知、感觉的发育情况，如视觉、听觉、味觉、嗅觉、触觉以及智力、思维、知觉等能力。可参照瑞士心理学家皮亚杰（Jean Piaget）儿童认知发展阶段学说进行判断。

1）感觉运动期（0～2 岁）：通过与周围事物的感觉运动性接触，如吸吮、咬、抓、握、触摸、敲打等行动认识世界。

2）运筹前期（2～7 岁）：开始使用语言符号来记忆和贮存信息，但还不具备逻辑思维能力。① 2～4 岁看待事物以自我为中心，不能理解他人观点；② 4～7 岁对因果关系的推理往往是不现实或错误的。

3）具体运筹期（学龄期）：以具体形象思维方式理解问题，但不能演绎推理。

4）形式运筹期（青春期）：能应用综合、分析、分类、比较等思维方法，达到最终思维形式或思维成熟即成人水平。

(7) 自我感知 - 自我概念型态：人对自己的身体在婴幼儿期就有一定感知，随着年龄的增长，逐步完善并形成自我概念。评估儿童与生长发育相适应的自我感知能力，如问婴幼儿手在哪里、脚在哪里等；学龄前期儿童对自己性别的认识；学龄期儿童在学习、游戏中的性格、角色、地位、自尊；青少年的总体外貌、身体语言、价值观。

(8) 角色 - 关系型态：评估儿童的角色意识，行为是否与年龄相符；有无角色紊乱；儿童与父母的关系如何，家庭能否满足儿童身体、情感需要，有无受虐现象；能否与周围人沟通。

(9) 性 - 生殖型态：青春期第二性征发育情况，如月经初潮年龄、乳房发育、遗精、男孩声音改变、对异性的态度等。

(10) 应对 - 应激耐受型态：评估应对、应激耐受能力是否与年龄相符；患病后有无心理、行为改变；生活中遇到困难时是否有情绪不安、过度烦躁等现象；参加大型考试是否有出汗、心动过速、呼吸加快、恶心、颤抖等症状；有无对他人进行攻击的企图。

(11) 价值 - 信念型态：信仰、信念和价值是个体在后天长期的学习中逐步形成的，因此，未成年人一般没有稳定的信念、信仰和价值观。评估的目的在于了解较大儿童的文化、精神、价值、信念及其对健康和行为的影响。

（二）注意事项

1. 评估儿童生长发育时，应充分考虑儿童的个体差异，如语言、运动能力的差异。

2. 护士在收集主诉资料时，注意沟通技巧，要根据实际情况，巧妙引导家长或儿童本人叙述。新生儿、婴幼儿不能运用语言，应由母亲或亲密接触的照顾者代述。在询问病史时应采用微笑、表扬、鼓励或抚摸等方法与患儿建立良好的关系，运用游戏式交流方法与幼儿进行沟通，也可用听诊器或其他玩具逗其玩耍以消除患儿恐惧感，取得信任与合作，并可借此观察儿童精神状态，智力及对外界的反应情况。

3. 保持儿童身体的舒适和温暖。较大的儿童，注意采取适当的隐蔽措施，保护儿童的自尊心与隐私。

4. 对婴幼儿评估时，应有父母在身边，使孩子有安全感，语言要温和、慈爱，不要恐吓。

5. 根据儿童年龄特点及耐受程度，适当调整检查程序。一般开始接受评估时较安静，可先进行心肺听诊，心率、呼吸次数和腹部触诊等易受哭闹影响的项目；口腔、咽部等不易接受的部位放在最后评估；皮肤、四肢躯干骨骼、全身浅表淋巴结等容易观察的可随时检查。如果某一部位有疼痛，该处评估也应放在后面。

6. 由于儿童语言表达能力有限，临床观察和客观检查特别重要。

理论与实践

该案例功能性健康型态评估结果如下：

健康感知-健康管理型态：患儿8个月，对健康没有认识，健康管理依靠其父母。

营养-代谢型态：患儿体重8kg，属于正常体重。但患病后食欲减退，有腹泻、呕吐、发热等症状，皮肤稍干、弹性稍差、口唇黏膜稍干、前囟及眼窝稍凹陷说明患儿有脱水表现。

排泄型态：患儿大便次数增多，每日10余次，量多，呈水样，呕吐频繁，为胃内容物，尿量稍少，有排泄型态的改变。

应对-应激耐受型态：患儿患病后体温增高，脉搏加快，呼吸急促，精神萎靡。

该案例的主要护理诊断/问题：

腹泻　与感染、喂养不当、肠道功能紊乱等有关。

体液不足　与腹泻、呕吐致体液丢失过多和摄入不足有关。

体温过高　与肠道感染有关。

学习小结

通过本节的学习首先要知道儿童期分为胎儿期、新生儿期、婴儿期、幼儿期、学龄前期、学龄期和青春期7个不同阶段，每个年龄阶段的生理、心理特点均与另一年龄阶段不同，与成人更有明显不同。其次要知道评估时除应熟悉儿童的正常发育规律，了解身心变化特点外，还应根据儿童的个体情况有针对性地进行评估。

（刘腊梅）

复习思考题

1. 简述儿童年龄划分的7个时期。

2. 简述儿童体格生长特点。

3. 简述儿童的一般测量包括哪些内容。

4. 简述青春期儿童心理社会特点。

5. 简述儿童认知-感知评估包括哪些内容（参照瑞士心理学家皮亚杰儿童认知发展阶段学说评估）。

第三节 老年人的评估

学习目标

识记:

知道老年人的年龄划分标准。

理解:

1. 叙述老年人身心变化特点。

2. 归纳老年人评估要点和注意事项。

运用:

能运用所学知识并结合临床实际对老年人进行正确评估。

案例

刘某，男，78岁，农民。因多食、多饮、消瘦2个月就诊。病人2个月前无明显诱因食量逐渐增加，由原来的每天450g到每天550g，最多达800g，而体重却逐渐下降，2个月内体重减轻了3kg以上，同时出现口渴，喜欢多喝水，尿量增多。

体格检查：体温36℃，血压120/80mmHg，心率80次/分，呼吸18次/分。

实验室检查：Hb 120g/L，WBC 7.6×10^9/L，PLT 267×10^9/L；尿常规(-)，尿糖(++)，空腹血糖10.8mmol/L。

老年是生命过程中器官老化、退化和生理功能衰退的时期。世界卫生组织(WHO)对老年人的年龄划分有两个标准：发达国家将65岁以上的人群定义为老年人；发展中国家(特别是亚太地区)则将60岁以上的人群称为老年人。

我国关于年龄的划分界限自古以来说法不一，民间多用三十而立，四十而不惑，五十而知天命，六十花甲，七十古稀，八十为耋，九十为耄。现阶段我国老年人按时序年龄分期的划分标准如下：45～59岁为老年前期，60～89岁为老年期，90岁以上称为长寿期。

一、老年人的身心特点

(一)身体特点

1. 一般外形 ①身高下降：成年以后身高随增龄而逐渐降低，女性常比男性更明显。身高下降原因主要为骨质疏松、椎间盘萎缩、脊柱前弯、脊柱椎体压缩、下肢弯曲及机体组织萎缩性改变等。②体重减轻：大多数老年人体重逐渐下降，常因机体各脏器的组织和细胞萎缩及水分减少有关。但部分老年人因活动过少、营养过剩，体重甚至增加。③体型：老年人脊柱短且弯曲，出现驼背，女性变化尤为突出。随着衰老进展，脂肪组织逐渐减少，肌肉萎缩，屈腹弓背，步履缓慢，行走颤抖。④体表面积：逐渐减少，女性更为明显。

2．皮肤　①毛发变白、稀少。②皱纹：以面部最明显，首先出现在前额和外眼角。③皮肤松弛：是衰老的突出特征。与老年人皮肤水分减少、皮下脂肪萎缩、结缔组织老化及弹力纤维减少等有关。④老年斑：可分布于全身，常见于面部、颈、手背、前臂等暴露部位。⑤老年疣：又称脂溢性角化症或基底细胞乳头瘤，好发于面部、颈部、手背、躯干上部等处。⑥老年性白斑：呈点片状散在分布在胸、背、腹等处。

3．头部器官　老年人眼裂随增龄逐渐狭窄，出现角膜老年环、晶状体混浊，视力下降。中耳听骨退行性变，内耳听觉感受细胞退变，数目减少、耳蜗动脉血液供血减少等原因出现老年性耳聋，甚至听力丧失。鼻黏膜萎缩干燥易出血，嗅觉减退。唾液腺分泌减少，口腔黏膜干燥，味蕾萎缩，数量减少，功能退化，味觉减退。牙龈萎缩，牙根外露，牙齿松动，牙齿间隙增大，易脱落，导致唇部及颊部凹陷，颧骨和下颌骨下缘突出而呈典型的老年貌。

4．颈部　结构无明显变化，与成年人相似。

5．胸部

（1）乳房：随着年龄增长，女性乳房变平坦，乳腺组织减少。如发现肿块，要高度疑为癌症。男性如有乳房发育，常因体内激素改变或药物不良反应所致。

（2）胸廓及肺：胸腔前后径增大，横径缩小，扩张能力减弱，呼吸音减弱。

（3）心前区：心脏下移，心尖搏动可出现在锁骨中线旁，幅度减小。主动脉瓣、二尖瓣钙化、纤维化、脂质堆积，导致瓣膜僵硬和关闭不全。

6．腹部　皮下脂肪堆积、腹壁肌肉松弛。

7．脊柱、四肢　脊柱后弯、肌肉萎缩、骨关节疼痛等。

8．泌尿生殖系统　老年男性前列腺增生，排尿阻力增大，出现排尿困难；阴毛变稀、变灰，阴茎、睾丸变小。老年女性阴毛稀疏，呈灰色；阴唇皱褶增多，阴蒂变小；阴道变窄，阴道壁干燥苍白，皱褶不明显。子宫及卵巢缩小。

9．神经系统　神经传导速度变慢，对刺激反应时间延长。记忆力减退，易疲劳，注意力不集中，反应变慢，动作不协调，生理睡眠缩短。

老年人的功能变化

老年人由于各器官功能衰退，可出现一系列功能变化，如视力、听力下降，记忆力减退，皮肤弹性降低，瞳孔对光反射迟钝，收缩压升高，肠蠕动减少、肠鸣音减弱，性器官萎缩，前列腺增大，肌肉萎缩，骨关节改变等。但各器官都有一定的储备功能，故对老年人日常生活无明显影响，但也可出现不适的感觉如气促、身体衰弱、易疲劳且不易恢复等。当老年人处于高度应激状态时，容易出现一个或多个器官功能降低甚至功能不全。老年人常见疾病有：动脉硬化、冠心病、糖尿病、高血压等。妇女由于雌激素水平的下降，可能产生更年期综合征。

来源：化前珍．老年护理学．第3版．北京：人民卫生出版社，2012．

（二）心理-社会状况

老年期因大脑中枢和周围神经系统发生变化，脑细胞减少，脑组织萎缩，容积缩小，脑血流量减少，脑功能下降，从而发生一系列心理改变。

1. 记忆 老年人的远事记忆力良好，近事记忆力较差。如老年人对多年以前，甚至童年时代的事情仍可记忆犹新，因此喜欢念叨往事，留恋过去；对刚发生的事情却可能全然忘记，对近期发生的事件常常遗忘，表现为丢三落四，甚至常会发生随记随忘、转身即忘的现象。老年人理解记忆良好，机械记忆差；自由记忆良好，限速记忆差；再认保持良好，新近识记差。老年人记忆衰退出现时间早晚、速度快慢、程度轻重不一，与老年人的身体健康状况、情绪状态、自我暗示及营养状况有很大关系。

2. 思维 思维随年龄增长出现衰退较晚，感知和记忆衰退较为明显，在概念、逻辑推理和问题解决方面的能力均有所减退，尤其是思维的敏捷性、流畅性、灵活性、独特性及创造性比中青年时期要差，表现为说话不利落、话到嘴边说不出来或翻来覆去讲同样的话。老年期思维能力的弱化在每个老年人身上表现的程度不同，有些高龄老人思维仍很敏捷，而有些年龄不大的老人却有严重的思维障碍。

3. 智力 智力分为液态智力和晶态智力。液态智力主要与神经系统的生理结构和功能有关，包括知觉整合能力、近事记忆能力、思维敏捷度，以及与注意力、反应速度有关的能力；晶态智力主要指积累知识和经验的后天学习能力，如对常识、词汇的理解能力、抽象概括能力及分析问题和解决问题的能力。液态智力一般在成年早期达到高峰，以后随着年老而递减；晶态智力是老年人的优势，50～70 岁不仅不衰退，对于常用脑的人来说，还会有所发展，只有在 70 岁或 80 岁以后才会略有减退。

4. 人格 进入老年期后，老年人的人格会逐渐发生一些变化，如因各种能力的减退而变得保守，因把握不住现状而变得怀旧和牢骚，因交往减少而产生孤独感，因对健康和经济过分关注与担心而产生不安与焦虑感等。根据不同的人格模式，老年人有不同的社会适应型态，表现为：①整合良好型：大多数老年人属于此类型，他们以高度的生活满意感、成熟感正视新的生活，有良好的认知能力和自我评价能力。②防御型：这类老年人年高志不减，刻意追求目标，对衰老完全否认，表现为退而不休、老有所为，或热衷于养生锻炼，保持自己的躯体外观形象。③被动依赖型：这种类型的老年人有两种表现，一种是从外界寻求援助，获得心理支持，以维持其生活的满足感；另一种是对生活无目标，与他人不来往，对任何事物都不关心，几乎不参与任何社会活动。④整合不良型：这类老年人通常有明显的心理障碍，需要在家庭照料和社会组织帮助下才能生活，是老年期生活最差的一种人格模式。

二、评估要点与注意事项

（一）评估要点

1. 健康史 评估老年人的过去史，有无手术、外伤等，有无食物、药物过敏史等；评估其参与日常生活及社会活动的能力；评估目前的身体状况，有无急、慢性疾病，发生的时间，主要的症状有哪些，其进程发展和疗效情况，目前疾病的严重情况以及对日常生活、社会活动的影响等；评估社会支持情况，如家属对老年人关注及照顾情况等；评估老年人的经济支持能力等情况。

2. 身体评估

(1) 一般状况：包括生命体征、意识状态、营养状态、体位、步态等。

1）生命体征：老年人生命体征特点有：①基础体温和最高体温相对较低，若下午体温比清晨高 1℃以上，应视为发热。②脉搏接近正常成年人。③呼吸次数比正常成人稍增多。④血压升高，且以收缩压升高为主。血压检查最好进行双臂检查，包括坐位、卧位，以了解循环代偿功能。

2）意识状态：主要反映老年人对周围环境的认识和对自身所处状况的自我识别能力，有助于判断有无颅内病变及代谢性疾病。通过评估老年人的记忆力和定向力，有助于早期痴呆的诊断。

3）营养状态：营养状态与老年人食物的摄入、消化、吸收和代谢等因素有关，并受心理、社会和文化等因素的影响，是评估老年人健康和疾病严重程度的指标之一。可依据皮肤、毛发、皮下脂肪、肌肉情况，并结合老年人的年龄、身高和体重进行综合判断。正常人从 50 岁起身高可缩短，男性平均缩 2.9cm，女性平均缩 4.9cm。由于肌肉和脂肪组织的减少，80～90 岁的老年人体重明显减轻。

4）体位和步态：老年人因健康状态的不同，所采取的体位和表现的步态也有所不同。如心、肺功能不全的老年病人，可出现强迫坐位。步态的类型对疾病的诊断也有一定帮助，如慌张步态见于帕金森病，醉酒步态见于小脑病变。

（2）皮肤黏膜：包括颜色、弹性、毛发等。老年人皮肤干燥、弹性减低，可见色素斑（老年斑），毛发稀疏无光泽，并有脱发。

（3）头面部：检查听力、视力，耳廓有无痛风石，牙的情况等。

（4）颈部：有无颈部强直、颈部血管杂音、颈静脉充盈及程度，了解有无甲状腺异常。

（5）胸部：①女性乳腺癌多发于 40～60 岁，应每年进行一次乳房检查；②听诊肺部，有无干、湿啰音；③听诊心脏情况，如注意第一心音是否有增强或减弱等，往往是老年人的疾病信号。

（6）腹部：消瘦的老年人腹壁变薄松弛，了解便秘情况，有无胀痛、触痛、腹部肿块、血管杂音等。

（7）脊柱四肢：了解关节及其活动范围、水肿及动脉搏动情况等。注意有无脊柱后弯、肌肉萎缩、骨关节疼痛等。

（8）泌尿生殖系统：了解老年人性生活情况，评估老年男性有无排尿困难等。

（9）神经系统：检查应包括颅神经、运动功能、感觉功能及精神状态。检查上、下肢肌力，了解各种反射是否正常。

3. 功能性健康型态

（1）健康感知 - 健康管理型态

1）健康感知：老年人对健康的感知能力相对较差，主观认识与客观情况常有较大差距，表现在：①身体存在许多健康问题，但自我感觉良好，认为自己健康；②身体基本情况是好的，却怀疑自己有多种疾病，精神压力很大。评估中要注意老年人各感觉器官的功能是否在正常范围，感知是否准确。

2）健康管理：评估老年人的健康管理能力，如健康知识、安全措施知识、日常保健措施、自护能力。可根据奥瑞姆自理理论，确定其完全补偿、部分补偿、支持 - 教育的护理方式。

3）影响健康的危险因素：评估危险因素的目的在于预防健康问题的发生，而不只是处理已经发生的问题。老年人由于身体功能衰退、感觉缺陷，容易发生意外事件而改变健康状况，如跌倒导致骨折、脑卒中等。通过评估找出老年人疾病、生活方式、环境（物理环境、社会环境)中的危险因素。

(2) 营养-代谢型态:评估老年人进食有无困难,如缺牙、咀嚼或吞咽困难、偏瘫病人自理能力丧失不能自行进食;老年人长期的饮食习惯不容易改变,应注意有无不良饮食习惯和嗜好;体重是否正常;长期卧床、营养不良、昏迷、瘫痪、水肿的病人,应注意有无压疮。

(3) 排泄型态:老年人由于消化功能及排泄功能减退,容易引起便秘、尿潴留、尿频、尿急、尿失禁等现象,男性前列腺增生可引起排尿困难。评估有无排泄型态的改变,改变的原因及采取的辅助措施。

(4) 活动-运动型态:老年人的活动与运动是否正常与年龄密切相关。评估目前活动情况,活动耐力的程度;有无引起运动障碍的疾病,如肺源性心脏病、哮喘、冠心病、心功能不全等;日常生活活动,如穿衣、进食、沐浴、如厕、大小便控制等,可使用 Katz 日常生活能力评估表进行评估(表 5-3-1)。

表 5-3-1 Katz 日常生活功能指数评价量表

生活能力	项目	分值
进食	进食自理无需帮助	2
	需帮助备餐,能自己进食	1
	进食或经静脉给营养时需要帮助	0
更衣(取衣、穿衣、扣扣、系带)	完全独立完成	2
	仅需要帮助系鞋带	1
	取衣、穿衣需要协助	0
沐浴(擦浴、盆浴或沐浴)	独立完成	2
	仅需要部分帮助(如背部)	1
	需要帮助(不能自行沐浴)	0
移动(起床、卧床、从椅子上站立或坐下)	自如(可以使用手杖等辅助工具)	2
	需要帮助	1
	不能起床	0
如厕(如厕大、小便自如,便后能自洁及整理衣裤)	无需帮助,或能借助辅助器具进出厕所	2
	需帮助进出厕所,便后清洁或整理衣裤	1
	不能自行进出厕所完成排泄过程	0
控制大、小便	能完全控制	2
	偶尔大小便失控	1
	排尿、排便需别人帮助,需用导尿管或大、小便失禁	0

(5) 睡眠-休息型态:老年人睡眠时间缩短,但某些疾病可使病人处于嗜睡或昏睡状态。评估睡眠与休息的质量,影响睡眠、休息的因素,睡眠后精力恢复情况。可询问有无服用安眠药等。

(6) 认知-感知型态:老年人认知、感知能力处于衰退阶段,语言能力、记忆力、判断力、定向力、计算力和推理力有不同程度下降,甚至出现老年痴呆、思维混乱等。评估以上现象下降的程度,有无疼痛,疼痛的性质、部位、程度、持续时间等。老年人认知的评估包括思维能力、语言能力以及定向力 3 个方面,可使用简易智力状态检查表进行评估(表 5-3-2)。

表 5-3-2 简易智力状态检查

	正确	错误
1. 今年的年份	1	5
2. 现在是什么季节	1	5
3. 今天是几号	1	5
4. 今天是星期几	1	5
5. 现在是几月份	1	5
6. 你能告诉我现在我们在哪里	1	5
7. 你住在什么区(县)	1	5
8. 你住在什么街道	1	5
9. 我们现在是第几楼	1	5
10. 这儿是什么地方	1	5

11. 现在我要说三种物品的名称，在我讲完之后，请你重复说一遍(请仔细说清楚，每一种物品1秒钟)："皮球"、"国旗"、"树木"

	正确	错误	拒绝回答
皮球________	1	5	9
国旗________	1	5	9
树木________	1	5	9

12. 现在请你从100减去7，然后从所得的数目再减去7，如此一直计算下去，把每一个答案告诉我，直到我说"停"为止(若错了，但以下答案都是对的，只记一次错误)

	正确	错误	说不会做	其他原因不做
93________	1	5	7	9
86________	1	5	7	9
79________	1	5	7	9
72________	1	5	7	9
65________	1	5	7	9
停止				

13. 现在请你告诉我，刚才我要你记住的三样东西是什么

	正确	错误	说不会做	拒绝回答
皮球________	1	5	7	9
国旗________	1	5	7	9
树木________	1	5	7	9

14. 请问这是什么(护士手指手表)

	正确	错误	拒绝回答
手表________	1	5	9

请问这是什么(护士手指铅笔)

	正确	错误	拒绝回答
铅笔________	1	5	9

15. 现在我要说一句话，请清楚地重复一遍，这句话是："四十四只石狮子"(只说一遍，咬字清楚记1分)

	正确	错误	说不会做	拒绝回答
四十四只石狮子______	1	5	7	9

续表

16. 请按照卡片上的要求做（护士把写有“闭上您的眼睛”的卡片交给被护士）					
	有	没有	说不会做	拒绝	文盲
闭眼睛____	1	5	7	9	8
17. 请用右手拿这张纸，再用双手把纸对折，然后将纸放在你的大腿上					
	正确	错误	说不会做	拒绝回答	
用右手拿纸____	1	5	7	9	
把纸对折____	1	5	7	9	
放在大腿上____	1	5	7	9	
18. 请你说一句完整的，有意义的句子（句子必须有主语，动词）					
记录所诉句子的全文____					
句子合乎标准____				1	
句子不合乎标准____				5	
不会做____				7	
拒绝____				9	
19. 照这种图把它画出来（对：两个五边形的图案，交叉处形成一个四边形）					
正确____				1	
错误____				5	
不会做____				7	
拒绝____				9	

(7) 自我感知 - 自我概念型态：评估总体外貌与实际年龄是否相符；了解老年人能否正确认识自己，有无焦虑、恐惧、绝望、无能为力等心理现象；有无消极态度、情感淡漠、自我形象紊乱、自尊紊乱及其影响因素等。

(8) 角色 - 关系型态：老年人由于退休、地位、家庭中的责任和支配权的改变，尤其是长期住院的老人，角色及角色关系变化会出现系列的情绪反应。应注意评估其有无失落感和角色紊乱，角色关系变化对行为和健康的影响；评估家庭关系是否良好，与家属、朋友间的沟通是否有效；评估家庭资源的利用，如家庭经济支持、情感支持等；评估社交活动是否正常。

(9) 性 - 生殖型态：了解老年人性生活情况。

(10) 应对 - 应激耐受型态：对长期病重、卧床不起的老年人，应了解其压力状况，如经济问题、家庭问题、角色改变、身体衰老等压力源情况。评估老年人的压力应对、应激耐受能力，有无紧张、焦虑、抑郁、无助感或过度依赖。一般来说，随着年龄的增长，疾病的发展，老年人的应对、应激耐受能力日趋降低，角色关系、角色责任也随之改变。评估中应充分考虑年龄和衰老因素。

(11) 价值 - 信念型态：信仰、信念和价值观一般来说是比较稳定的，但在衰老、疾病的影响下，可能会引起质的变化，评估有无精神困扰、对生命的意义产生怀疑、对信仰和崇拜的对象表示不满、愤慨、厌世等现象。

（二）注意事项

1. 尊重　老年人有丰富的人生阅历和稳定的人生观，在评估中，对他们应特别表示尊重，语言中应力戒轻率和无礼。

2. 耐心　老年人行动和思维的反应比较迟钝，在交谈或身体检查时，应保持耐心，有些老年人的话比较多，应耐心地聆听，注意沟通技巧的应用。

3. 回避"死亡"话题 非必须的情况下，避免谈论死亡话题，应多谈一些健康、长寿，使人愉悦的话题。

4. 注重临床观察 老年人往往过高估计自己的能力，评估身体功能状况时，应细心观察，如通过直接观察老人进食、穿衣、如厕等进行综合判断，以避免主观判断中的偏差。

5. 采取保护性措施 为避免坠床、跌倒等危险，注意安装床栏和跌倒预防标示牌，并提醒病人和家属注意，昏迷等有躁动情况的病人向家属说明情况后应酌情使用约束带。

6. 积极给予帮助 在评估或治疗中，要多给予老年人照顾，如帮助穿衣、搀扶走路、端茶倒水等。

理论与实践

该案例功能性健康型态评估结果如下：

健康感知 - 健康管理型态：应重点评估该病人对糖尿病的认知情况，自护能力，日常保健措施，是否存在导致病情加重的危险因素。

营养 - 代谢型态：病人食量增加，但体重下降，喜欢喝水，尿量增多，病人有代谢型态的改变。

排泄型态：病人排泄型态改变，表现为尿量增多。

睡眠 - 休息型态：应评估病人有无因尿量增多而影响睡眠。可进一步询问病人睡眠是否充足，是否服用安眠药等。

应对 - 应激耐受型态：应评估病人对疾病的应对情况，有无紧张、焦虑、抑郁、无助感或过度依赖。

该案例的主要护理诊断 / 问题：

营养失调：低于机体需要量 与胰岛素分泌不足所致糖、蛋白质、脂肪代谢异常有关。

活动无耐力 与糖代谢障碍、蛋白质过多分解消耗有关。

有感染的危险 与血糖高、机体抵抗力降低有关。

学习小结

通过本节的学习要知道老年期是人生过程的最后阶段。该阶段的特点是身体各器官组织出现明显的退行性变化，心理方面也发生相应改变，衰老现象逐渐明显。评估时应熟悉老年人各器官、系统的变化特点及相应的功能改变，了解老年人心理变化特点，区分这些变化是否属于正常的老化，重视老年人常见疾病和危险因素的评估，积极预防和治疗各种疾病，维持和促进老年人的身心健康。

（刘腊梅）

复习思考题

1. 简述老年人的身心特点。
2. 简述老年人一般状态的评估内容。
3. 简述老年人社会适应型态包括几种类型。
4. 简述老年人认知-感知型态的评估内容及方法。
5. 简述老年人评估时应注意的事项。

第四节　临终病人的评估

学习目标

识记：

知道临终病人的概念。

理解：

1. 叙述临终病人身心变化特点。
2. 归纳临终病人评估要点和注意事项。

运用：

能运用所学知识并结合临床实际对临终病人进行正确评估。

案例

单某，男，75岁。近2个月出现上腹部不适伴纳差、反酸、腹胀，食欲减退、厌油腻，间断胀痛感。因肝区不适、腹胀加重，右肩及后背疼痛加重入院就诊。自诉有慢性胆囊炎病史近30年，曾长期口服药物，具体不详，但控制效果不佳。临床诊断为原发性肝癌晚期。病人预感到自己病情严重，表现出惊恐不安，经常发脾气，常逼问医务人员自己有无希望治愈。有时不配合治疗，甚至拒食，并经常抱怨医护人员无能为力。

临终（deathbed）指病人已接受治疗性和姑息性的治疗后，虽然意识清楚，但病情加速恶化，各种迹象表明生命即将终结。这其中的"即将"究竟是多长的时限，目前尚无明确而统一的界定标准。如美国将临终定为病人只能存活6个月以内；日本则定为2个月至6个月；英国为1年或不到1年等。

临终病人（deathbed patient）指患有在医学上已经判明在当前医学技术水平条件下治愈无望的疾病、估计在6个月内将要死亡的晚期病人。常见的临终病人包括：①患晚期恶性肿瘤者；②衰老并伴有多种慢性疾病、全身情况极度衰竭即将死亡者；③脑卒中偏瘫并发危及生命疾病人；④严重心肺疾病失代偿期病情危重者；⑤多脏器衰竭病情危重者；⑥其他处于濒死状态者，如艾滋病病人。

一、临终病人的身心特点

由于临终病人疾病各异，因而其临终表现也不尽相同，以下所列为临终病人常出现的身体、心理及社会特点。

（一）身体特点

1. 肌肉张力改变　由于胃肠道蠕动逐渐减弱可表现为恶心、呕吐、食欲缺乏、腹胀、便秘、脱水、口干等。肌肉张力丧失时可表现为大小便失禁，吞咽困难，无法维持良好舒适的功能体位，肢体软弱无力，不能进行自主躯体活动，脸部外观呈希氏面容（面部消瘦、呈铅灰色、眼眶凹陷、双眼半睁半滞、下颌下垂、嘴微张）。

2. 循环功能减退　表现为皮肤苍白、湿冷，在肢端、耳鼻处较为明显。大量出汗，四肢发绀，脉搏快而弱、不规则或测不出，血压降低或测不出，心尖搏动常最后消失。由于血液循环减慢可引起肾衰竭的表现，如尿液颜色的改变或尿量减少。

3. 呼吸功能减退　表现为呼吸频率由快到慢，呼吸深度由深变浅，出现鼻翼扇动、张口呼吸、潮式呼吸或临终呼吸（双吸气、叹气、点头样呼吸等），最终呼吸停止。由于分泌物在支气管内潴留，可出现痰鸣音及鼾声呼吸。

4. 感知觉、意识改变　视觉首先减退，由视觉模糊发展到只有光感，最后视力消失。各种深浅反射逐渐消失，最终瞳孔对光反射、吞咽反射和听力完全消失。听觉常是人体最后消失的一个感觉。意识改变可表现为嗜睡、意识模糊、昏睡、昏迷等。

5. 疼痛　表现为烦躁不安，不寻常的姿势及疼痛面容等。

（二）心理-社会状况

临终病人的心理特点依据其病情、年龄、性别、个性、认知风格和文化环境差异等的不同表现各异。心理学家罗斯博士（Dr.Elisabeth Kulber-Ross）通过对临终病人深入、系统的研究，将临终病人的心理过程概括为5个阶段，即否认期、愤怒期、协议期、忧郁期、接受期。以上各阶段过渡转变所需的时间依据病人的生活经历及个性不同，可从几分钟至数个月不等。

1. 否认期　当得知即将面临死亡时，病人常不承认病情恶化的事实，极力否认，并怀着侥幸的心理四处求医，希望是误诊，同时千方百计去打探疾病和预后。此期一般比较短暂，但也有些病人会持续否认至死亡。

2. 愤怒期　当病人知道自己病情预后不佳，表现出不能理解，愤怒情绪，拒绝接受各种治疗，常迁怒、训斥他人，以宣泄愤怒情绪。

3. 协议期　病人经过一段时间的心理适应后，开始接受临终的事实，心理上转为平静。为了延长生命，有些病人许愿，希望借此延缓死亡，有些病人对过去做错的事表示悔恨。此期的病人对自己的病情抱有希望，能积极地配合治疗。

4. 忧郁期　病人发现生命已垂危，任何努力都无法阻止死亡来临，会产生失落感，情绪极为伤感，病人不但要忍受生理上的病痛，在心理上更要忍受即将与亲人永别的痛苦。此期的病人十分想念亲人和朋友，开始交代后事。

5. 接受期　病人已进入生命的最后阶段，此期病人面对死亡，不会心灰意冷，更不会抱怨命运，对即将来临的死亡有所准备，表现得很平静但十分虚弱，对周围事情不感兴趣，认为自己不需要治疗与照顾，希望一个人安静地离开人世。

临终老人的心理护理

(1) 否认期：与老人坦诚沟通，不要轻易揭露老人的防卫机制，耐心倾听老人的诉说，维持老人适当的希望，并经常陪伴老人。

(2) 愤怒期：尽量让老人表达其愤怒，以宣泄内心的不快，充分理解患者的痛苦，加以安抚和疏导，并注重保护其自尊心。

(3) 协议期：主动关心老人，鼓励其说出内心的感受，尽可能满足老人提出的各种要求，创造条件，实现老人的愿望。

(4) 抑郁期：护士应多给予同情和照顾，让其家人陪伴，允许老人表达其失落、悲哀的情绪，尽可能帮助老人实现愿望，并加强安全保护。

(5) 接受期：提供安静、舒适的环境，不要强求有护患的互动行为，尊重其选择，并继续陪伴老人，不断地给予适当的支持。

来源：孟宪武. 临终关怀. 天津：天津科学技术出版社，2002.

二、评估要点与注意事项

（一）评估要点

由于造成临终状态的原因非常多，如疾病、合并症、外伤、意外、自杀、谋杀等，护理评估的重点也应随着造成因素的不同而改变，评估的重点在于收集病人的生理行为变化、精神、心理及病人家庭情况等方面的资料。

1. 健康感知 - 健康管理型态　病人是否了解自己的病情，对治疗的期望如何，过去何种方式可支持或帮助病人维持较好的身心状态。

2. 营养 - 代谢型态　病人对食物有无特别嗜好、或有无特别不喜欢的食物，病人有无厌食、恶心、呕吐、腹胀、吞咽困难等，家属是否因病人的濒死而忽略了饮食、营养的摄取，是否存在食物、液体摄取不当，有无因脱水而致口干及轻度发热。

3. 排泄型态　病人最近的排泄情形（包括频率、性质、量等）如何，是否使用任何协助排便的方法，效果如何。

4. 活动 - 运动型态　病人目前活动状况及活动耐力程度如何，病人现有的运动型态，执行主动运动或被动运动是否软弱、无力，能否维持身体适当的姿势。

5. 睡眠 - 休息型态　目前病人的睡眠习惯、睡眠时间，病人是否觉得得到足够的休息，家属是否得到充足的睡眠及休息。

6. 认知 - 感知型态　病人是否有疼痛，疼痛的部位、程度、性质、持续的时间，病人的疼痛是否被控制，使用何种疼痛控制方式。病人是否存在视觉模糊、眼睛干燥、分泌物增多、喜爱光亮的房间、意识程度改变（昏睡、昏迷等）、听觉消失等。家属对病人的病情、治疗措施是否知晓。

7. 自我感知 - 自我概念型态　哪个事件或成就会带给病人最大的满足感，哪些事是病人在死亡前最想完成的。注意病人心理反应的特点，并判断病人处于心理反应的哪个阶段。家属是否曾抱怨无法面对病人濒死的情况，是否主诉焦虑、害怕或气愤。

8. 角色 - 关系型态　谁是病人的重要关系人，病人是否跟重要关系人谈论自己的濒死或死亡事件，家属（包括重要关系人）如何应付目前的状况，病人与家属之间关系如何，是否有冲突存在。

9. 性 - 生殖型态　病人是否因濒死而造成性生活的干扰，家属对病人失去性能力的态度。

10. 应对 - 应激耐受型态　病人是否知道自己的病况，知道后是如何应对的，何种方式或资源可帮助病人应对目前的情况，病人对濒死事件产生压力耐受的程度。注意病人有无临近死亡的体征，如各种反射逐渐消失，瞳孔扩大、固定，肌张力减退或丧失，脉搏快或弱，血压降低，呼吸急促、困难、出现潮式呼吸，皮肤湿冷等。

11. 价值 - 信念型态　病人的信仰或精神寄托是什么，病人所认为的死亡是什么，家属对病人的病情有无不正确的信念。

（二）注意事项

护士在评估临终病人时，应做到工作认真、细致，依据每个病人的具体情况，尽可能保证所收集的资料全面、完整、准确。同时由于临终病人身体衰弱、心理情绪多很消沉，护士评估时应特别注意运用正确、有效的沟通与交流技巧，如耐心倾听、积极引导、开放式交流和细致持续性的观察；必要时要争取病人家属的配合，以获取更全面、真实的资料。

理论与实践

该案例功能性健康型态评估结果如下：

健康感知 - 健康管理型态：病人预感到自己病情严重，不知道是否会治愈。

营养 - 代谢型态：病人上腹部不适伴纳差、反酸、腹胀，食欲减退、厌油腻。

认知 - 感知型态：病人有右肩、后背疼痛症状，曾长期口服药物，但控制效果不佳。

应对 - 应激耐受型态：病人预感到自己病情严重，表现为惊恐不安，经常发脾气，常逼问医务人员自己有无希望治愈。有时不配合治疗，甚至拒食，并经常抱怨医护人员无能为力，处于心理反应的愤怒期。

该案例的主要护理诊断 / 问题：

疼痛：肝区疼痛　与肿瘤增长迅速，肝包膜被牵拉有关。

营养失调：低于机体需要量　与长期消耗及化疗致白细胞减少、抵抗力减弱有关。

焦虑 / 恐惧　与担心疾病预后有关。

学习小结

通过本节的学习要知道临终是生命过程的最后阶段，生理特点主要表现为肌张力减弱或丧失，呼吸、循环功能减退，感、知觉减退或消失，意识障碍，疼痛等；心理特点主要分为否认、愤怒、协议、忧郁、接受5个阶段。评估时应全面评估临终病人的生理、心理、社会特点，为提供恰当、正确的整体护理提供依据，使临终病人安详、舒适地走完人生的最后旅程。

（刘腊梅）

复习思考题

1. 简述临终、临终病人的概念。
2. 简述临终病人的身体、心理特点。
3. 简述临终病人的评估要点和注意事项。

第六章

临床检验

学习目标

识记：

1. 能描述血液、尿、粪便标本的采集方法和注意事项。
2. 能指出临床常见血生化检查项目的参考值及异常改变的临床意义。
3. 说出血糖监测的主要检测指标及异常改变的临床意义。
4. 能描述大便潜血试验标本留置前病人的准备。
5. 描述渗出液与漏出液的区别。
6. 能指出反映肾小球功能及肾小管功能状态的敏感项目。
7. 能指出反映肝细胞损害的敏感项目。
8. 能说出血清蛋白、转氨酶测定的参考值范围。
9. 能描述免疫球蛋白增高或降低的临床意义。
10. 能指出 CH_{50}、血清补体 C3、血清补体 C4 增高或降低的临床意义。
11. 能说出乙型肝炎病毒标志物阳性的临床意义。
12. 能说出院内感染的特点。

理解：

1. 能解释血、尿、粪便三大常规检验的目的及临床意义。
2. 理解急性化脓性感染时白细胞核象的变化。
3. 理解贫血病人贫血程度的判断。
4. 能阐述肝、肾功能检验的临床意义。
5. 理解肝、肾功能损害与蛋白饮食指导的意义。
6. 能理解各种转氨酶在急性肝功能损害时的变化。
7. 理解不同类型黄疸病人血清胆红素变化的趋势。
8. 理解病毒性肝炎各指标改变的临床意义。

运用：

1. 能在工作中正确采集、保管和送检血液、尿液、粪便标本。
2. 能结合病人临床资料，初步解读常规血液、尿液、粪便检验指标对疾病诊断、治疗和护理的意义。

3. 能结合病人临床资料，初步解读肝功、肾功、病毒性肝炎检验指标对疾病诊断、治疗和护理的意义。

4. 能指导病人完成大便潜血实验、OGTT、内生肌酐清除率标本留置前的准备。

5. 能根据不同的疾病或症状，指导出院病人选择有针对性的检验项目。

病例

李某，男，36岁，农民，因"咽痛3周，发热伴出血倾向1周"入院。

临床检验是指运用物理、化学及生物学等实验室技术和方法，通过感官、试剂反应、仪器分析和动物试验等手段，对病人血液、体液、分泌物、排泄物以及组织细胞等标本进行检验，以期获得反映机体功能状态、病理变化或病因等的客观资料。并与其他临床资料结合进行综合分析，对协助诊断疾病、观察病情变化、制定护理措施、判断预后等均有重要意义。因此，临床检验也是对病人进行健康评估的一个重要组成部分，是健康评估时的重要客观资料之一，可以协助和指导护理人员观察、判断病情，作出护理诊断。

第一节 血液学检验

一、概 述

（一）实验室检验的主要内容

1. 临床血液学检验 主要是对起源于血液或造血组织的原发性血液病，以及非造血组织疾病所致血液学变化的检验。

2. 排泄物、分泌液、体液的检验 是对尿、粪、各种体液，以及胃液、胆汁等的理化性状、有形成分进行的检验。

3. 临床生物化学检验 是对组成机体的生理成分、代谢功能、重要脏器的生化功能、毒物分析及药物浓度监测等的检验。

4. 临床免疫学检验 包括免疫功能检测、感染免疫检测、肿瘤标志物检测、自身免疫抗体检测、移植免疫检测及其他免疫检测等的检验。

5. 临床微生物学检验 主要利用微生物学的方法对各种病原体及其抗原抗体的检验。

6. 临床遗传学检验 主要针对遗传性疾病染色体及基因的检验。

（二）实验室检验与临床护理

实验室检验是健康评估的重要组成部分，与临床护理有着十分密切的关系。首先，了解为什么要对病人进行该项检验，即熟悉该项检验的主要临床意义及其与护理的关系，取得被检验者的信任和配合；其次实验室检验的标本大部分需由护士采集，护士也必须熟悉临床常用实验室检验的有关事项，掌握各项标本正确的采集方法，熟悉标本的保管和送检的要求，以及标本的采集和处理过程中影响检验正确性的因素及避免措施。最后，实验室检验结果的客观资料可为观察和分析病情、作出护理诊断、制定护理措施提供一定的有价值的依据。

（三）影响实验室检验结果的主要因素

实验室检验除可有一般的技术或人为误差的影响外，还有很多影响和干扰因素。

1. 被检验者状况的个体差异　包括人种、民族、年龄、性别、月经周期和妊娠、精神状态、采血时间等生理因素，以及运动、体位、进食或禁食、饮酒和咖啡等生活因素的影响。此外，居住条件、居住地区和海拔高度等环境因素也会产生影响。

2. 标本采集和处理的影响因素

（1）标本采集前的因素

1）进食：可使血液某些化学成分改变从而影响检验结果，饮食对检验结果的影响主要取决于饮食的成分和进食的时间。除急诊或其他特殊原因外，一般要求空腹 8～12 小时以后采血。

2）情绪：检验前紧张、恐惧或焦虑可使血液内多种成分发生变化从而影响检验结果，尤其是肾上腺素、血气分析等项目。检验前应对被检验者作必要的解释、安慰和指导，使其处于比较平静的情绪状态。

3）运动：剧烈活动可使许多血液生化成分发生变化，标本采集前应嘱被检验者注意休息，避免剧烈活动。门诊被检验者建议静坐 30 分钟以后再采血。

4）体位：在卧位或站立位等不同体位下采集血液标本可影响某些检验的结果。应建议被检验者在接受血清清蛋白、酶、甘油三酯、胆固醇、钙和铁等易受体位影响的检验项目标本采集前不要长久站立，对同一被检验者最好每次都取相同的体位采集标本，以利前后比较。

5）药物：激素、解热镇痛药、抗肿瘤药和抗生素等多种药物可影响检验结果。通常采血前 1 日起尽可能避免使用任何药物，被检验者在应用某种可影响检验结果的药物时应提醒医生注意，并作出必要的安排，如停药或推迟给药，直至完成检验。不能停用的药物应在检验单上注明，以便解释结果时参考。

6）检验申请单填写质量：检验申请单填写错误可从多方面影响检验结果。完整和正确地填写检验申请单的内容，被评估者姓名、性别、年龄、住院号、病区病床号、医生姓名、申请日期、标本采集时间、标本类型、检验项目、临床诊断和用药情况等。

（2）标本采集过程中的因素

1）标本采集错误：标本采集前因未仔细核对受检者而错误地采集了他人的标本，其结果可导致错误的结论，甚至引起严重的后果。采集标本前必须认真核对被评估者的姓名、年龄、性别、病历号、病房号和临床诊断等资料，在合适的标本采集容器上做好条形码或手工标记。

2）止血带应用对静脉血液标本的影响：应用止血带可使血液成分发生改变从而影响检验结果，采集静脉血液标本时应尽量缩短止血带结扎的时间，最好在采血针头进入静脉的同时立即松开止血带。

3）标本溶血：血液标本离心后上层液体外观呈深或浅的红色，提示标本发生溶血，系红细胞破坏过多所致，可严重干扰检验结果。标本溶血的常见原因为：采血用的注射器或试管潮湿；静脉穿刺血流不顺利；穿刺处消毒所用酒精未干即采血；注射器和针头连接不紧；采血时有空气进入或产生泡沫；混匀含添加剂的试管时用力过猛或运输时动作过大；相对试管中的添加剂来说采血量不足，导致渗透压改变；皮肤穿刺时，为增加血流而挤压穿刺部位或从皮肤上直接取血；盛血试管质量粗糙；运输过程中挤压红细胞等。采血时避免上述各种可致标本溶血的因素可防止溶血。

4）标本污染：以输液时采集血液标本所致的标本污染最常见。应避免采集正在输液的被评估者的血液标本，尤其是用于葡萄糖或电解质测定检查时。若必须检测血液标本，应在输液对侧的肢体采集。如果双侧肢体均因静脉输液或静脉输液对侧肢体的血管太细或有血肿不适合穿刺，可自静脉输液侧肢体的远端采血。

（3）标本采集后的因素：主要涉及标本采集后的处理和送检，标本采集当时或采集以后，应按各检验项目的特点和要求进行相应处理，以达到保持标本完整性的目的，标本一经采集后要尽快送检，不能及时送检亦应按要求予以适当处理。

3．药物的影响　药物的体内作用对检验结果的影响。影响检验结果的常用药物包括：抗凝剂、降糖药、兴奋剂、激素、抗癫痫药、降压药、镇痛药、抗感染药及某些中药等。

（四）血液标本的采集与处理

检验标本的采集是否合理和正确，以及标本的送检、检测和保管等处理是否按要求进行，是保证检验质量的一个重要环节。因此，标本采集的基本要求是要保持标本的完整性和保证标本新鲜。

1．血液标本的种类

（1）全血：主要用于临床血液学检验，如血细胞计数和分类计数，以及血细胞形态学检查等。也有用于病原生物学检查和细胞遗传学检查。

（2）血浆：主要用于止血与血栓的检验和少数生物化学项目的检验，如内分泌激素的检测。

（3）血清：主要用于临床生物化学和临床免疫学检验。

2．采血部位

（1）毛细血管采血：又称皮肤穿刺采血，成人常在指端，婴幼儿可在踇趾或足跟。采血部位应无炎症和水肿。采血时穿刺深度要适当，切忌用力挤压。

（2）静脉采血：是最常用的采血方法。多在手臂浅表静脉采血，婴幼儿可在颈外静脉采血。采血所用注射器和容器必须干燥，采血时避免产生大量气泡，采血后应先取下针头，将血液沿容器壁徐徐注入容器。

（3）动脉采血：常用于血气分析。采集的标本必须与空气隔绝，立即送检。

3．采血时间　常因检验的目的不同对采血的时间有不同的要求。

（1）空腹采血：是指在禁食8小时后空腹采取的血液标本，一般多在晨起早餐前采血。常用于临床生物化学检验。

（2）特定时间采血：因人体生物节律昼夜的周期变化，所以一天之内不同时间所采集的标本其检测结果是不同的，如葡萄糖耐量实验、激素以及药物疗效的监测等。

（3）急诊采血：不受时间限制。检验单上应标明急诊和采血的时间，以利解释检验结果的临床意义。

4．采血后的处理

（1）抗凝剂：采用全血或血浆标本时，采血后应立即将血液标本注入含适当抗凝剂的试管中，并充分摇匀。如用肝素抗凝，则在抽血前先用肝素湿润注射器。常用的抗凝剂有草酸盐（草酸钾、草酸钠等）、枸橼酸钠、肝素及乙二胺四乙酸（EDTA）盐等。

（2）及时送检及检测：血液标本采集后应尽快送检验室并及时检测，因血液离体后可产生一些变化，如血细胞的代谢活动仍在继续进行，部分葡萄糖分解成乳酸，血糖含量降低，乳酸含量增高；CO_2 散逸，使血液 pH 值增高；Cl^- 从细胞内向血浆移动等，从而影响检验结果。

（3）细菌培养的血标本：采血后应立即注入血培养皿中送检，并防止标本被污染。

5．采血容器　目前广泛使用的是真空定量采血系统，由穿刺针和真空试管两部分组成。采用国际通用的试管帽和标签颜色显示采血管内添加剂的种类和检测用途，可根据需要选用（表 6-1-1）。

表 6-1-1　真空采血管内所含试剂及其主要用途

采血管帽颜色	添加剂	主要用途
红色	促凝剂	生成血清，用于大多数生化和免疫学检查
黄色	促凝剂 / 分离胶	生成血清，用于大多数生化和免疫学检查
绿色	肝素	生成血浆，用于大多数生化和免疫学检查
紫色	EDTA	血细胞计数
蓝色	枸橼酸钠	凝血试验
黑色	枸橼酸钠	血沉测定
灰色	氟化钠 / 草酸钾	葡萄糖、乳酸测定

二、血液一般检验

血液一般检验是指血液检验项目中最基础及最常用的检验，主要包括手工或仪器血细胞计数及相关参数测定、血细胞形态学检查、最常用凝血试验、交叉配血等。随着科学技术的发展，自动化仪器已应用到血液一般检验工作中，使血液一般检验测定快速、项目扩展、参数增多。因此，血液一般检验能及时、准确、随机、全面反映机体的基本功能状况。血液一般检验取材容易，检测便捷，仍然是筛检疾病、遴选其他实验检查的首要程序。

（一）红细胞检验

红细胞是血液中数量最多的有形成分，其主要生理功能是作为携氧或二氧化碳的呼吸载体和维持酸碱平衡等。临床可通过各项红细胞参数检验和红细胞形态观察对贫血和某些疾病进行诊断或鉴别诊断。

常用的红细胞检查项目有：红细胞计数、血红蛋白测定、红细胞形态观察、红细胞平均参数计算、网织红细胞计数、嗜碱性点彩红细胞计数和红细胞沉降率测定等。

1．红细胞计数和血红蛋白浓度测定

【标本采集】

非空腹采血。血液分析仪法：静脉采血 2ml，EDTA 抗凝；手工法：末梢采血。

【参考值】

成年男性：红细胞数计数（4.0～5.5）$\times10^{12}$/L；血红蛋白 120～160g/L。

成年女性：红细胞数计数（3.5～5.0）$\times10^{12}$/L；血红蛋白 110～150g/L。

新生儿：红细胞数计数（6.0～7.0）$\times10^{12}$/L；血红蛋白 170～200g/L。

【临床意义】

（1）红细胞和血红蛋白增多

1）相对性增多：见于因血浆容量减少，血浆中水分丢失，血液浓缩，使红细胞容量相对增加，如严重呕吐、大面积烧伤、糖尿病酮症酸中毒、甲状腺功能亢进等。

2）绝对性增多：①生理性增多：见于新生儿、高原地区居民或剧烈运动等；②病理性增多：见于严重的心、肺疾病，真性红细胞增多症等。

（2）红细胞及血红蛋白减少：以血红蛋白为标准，成年男性血红蛋白<120g/L，成年女性血红蛋白<110g/L，即为贫血（anemia）。临床上根据血红蛋白降低的程度将贫血分为4级，轻度：低于正常，但>90g/L；中度：60～90g/L；重度：30～60g/L；极重度<30g/L。血红蛋白减少依发生的原因分为：①生理性减少：见于发育期的儿童、老年人及妊娠中、晚期的孕妇；②病理性减少：见于各种原因的贫血，如再生障碍性贫血、缺铁性贫血、失血性贫血等。

2．血细胞比容测定　血细胞比容（hematocrit，HCT；packed cell volume，PCV）是指一定体积的全血（毛细血管或静脉血）中红细胞所占体积的相对比例。HCT的高低与红细胞数量及平均体积、血浆量有关，主要用于贫血、真性红细胞增多症和红细胞增多的诊断、血液稀释和血液浓缩变化的测定、计算红细胞平均体积和红细胞平均血红蛋白浓度等。

【参考值】 男性：0.40～0.50L/L；女性：0.37～0.48L/L。

【临床意义】 HCT的临床意义与红细胞计数相似。HCT减低是诊断贫血的指标，若红细胞数量正常，血浆量增加，为假性贫血；HCT增加可因红细胞数量绝对增加或血浆量减少所致。HCT的主要应用价值为：

（1）临床补液量的参考：各种原因导致脱水时，HCT都会增高，补液时可监测HCT，HCT恢复正常表示血容量得到纠正。

（2）红细胞平均指数计算的基础数据：红细胞各项平均值可用于贫血的形态学分类。

（3）血液流变学指标 HCT增高表明红细胞数量偏高，可导致全血黏度增加，严重者表现为高黏滞综合征，易引起微循环障碍、组织缺氧。HCT与其他血液流变学指标联合应用，可对一些血栓前状态进行监测。

3．红细胞平均值参数　红细胞平均值参数包括红细胞平均体积（mean corpuscular volume，MCV）、平均红细胞血红蛋白含量（mean corpuscular hemoglobin，MCH）和平均红细胞血红蛋白浓度（mean corpuscular hemoglobin concentration，MCHC）。红细胞平均值参数有助于深入认识红细胞特征，为贫血的鉴别诊断提供线索。

【参考值】 MCV：80～100fl；MCH：26～32pg；MCHC：320～360g/L。

【临床意义】 红细胞平均指数可用于贫血形态学分类（表6-1-2）及提示贫血的可能原因。

（1）MCV可将红细胞按平均体积分为正细胞、小细胞和大细胞。

（2）MCH常用于贫血分类。在大多数贫血中，MCH与MCV相关；小细胞贫血与低色素相关，正细胞与正色素相关，很少有MCH增高而MCV不增高的情况。

（3）MCHC反映了红细胞中血红蛋白的浓度，在许多造血系统疾病中，MCHC仍保持恒定。

表6-1-2　贫血形态学分类及临床意义

贫血形态学分类	MCV	MCH	MCHC	临床意义
正常细胞性贫血	正常	正常	正常	急性失血、急性溶血、再生障碍性贫血、白血病等
大细胞性贫血	增高	增高	正常	叶酸、维生素 B_{12} 缺乏或吸收障碍
单纯小细胞性贫血	降低	降低	正常	慢性炎症、尿毒症
小细胞低色素性贫血	降低	降低	降低	铁缺乏、维生素 B_6 缺乏、珠蛋白生成障碍性贫血、慢性失血等

4. 红细胞体积分布宽度　红细胞体积分布宽度（red blood cell volume distribution width，RDW）是反映红细胞体积异质性的参数，用所测得的红细胞体积大小的变易系数来表示。

【参考值】 11.5%～14.5%。

【临床意义】

（1）用于缺铁性贫血的诊断和鉴别诊断：缺铁性贫血病人 RDW 明显升高，而珠蛋白生成障碍性贫血病人 RDW 多正常。

（2）结合 MCV 用于贫血的细胞形态学分类。

（3）动态监测缺铁性贫血的治疗效果：缺铁性贫血早期 RDW 就可增高，而 MCV 和 MCH 等仍可正常。

5. 网织红细胞计数

【参考值】 百分数：成人 0.5%～1.5%，新生儿 3%～6%。

【临床意义】 网织红细胞（reticulocyte）直接反映骨髓的造血功能，两者成正比。

（1）网织红细胞增多：表示骨髓的造血功能旺盛，如溶血性贫血时网织红细胞可高达 40%；急性失血性贫血时网织红细胞明显增高；缺铁性贫血及巨幼细胞贫血经治疗 3～5 天后可见网织红细胞在红细胞恢复之前增高，7～10 天达高峰，2 周左右网织红细胞逐渐降低而红细胞及血红蛋白逐渐增高，此为网织红细胞反应，是判断贫血疗效的指标。

（2）网织红细胞减少：表示骨髓的造血功能减低，常见于再生障碍性贫血，也见于骨髓病性贫血。

6. 外周血红细胞形态　各种原因可作用于红细胞生理进程的不同阶段，从而引起红细胞相应的病理变化，导致某些类型贫血的红细胞发生形态学的变化。这些变化包括红细胞大小、形状、染色性质和内涵物的异常，因此红细胞形态检查常作为追踪贫血线索的一项重要检查内容，其与血红蛋白浓度测定、红细胞计数结果及其他参数相结合可以推断贫血的性质，对贫血的诊断和鉴别诊断有重要的临床价值。

【临床意义】

（1）正常红细胞形态：正常红细胞呈双凹圆盘形，细胞大小均一，平均直径 7.5μm（6～9μm）；瑞特染色后为四周呈浅橘色，中央部位为生理性淡染区，大小约为直径的 1/3；胞质内无异常结构。正常红细胞形态虽见于健康人，但也可见于急性失血性贫血、部分再生障碍性贫血等。正常红细胞可自然退化变性，即使是高质量的血涂片和染色，在正常血涂片上也可见到变形或破碎的细胞，但数量很少，分布极为局限。

（2）异常红细胞形态：在排除人为因素后，若血涂片中出现异常形态红细胞且数量增多，往往提示病理性改变。常见红细胞异常形态传统上可分为红细胞大小、形状、血红蛋白含量、结构和排列异常。

7. 红细胞沉降率　红细胞沉降率（erythrocyte sedimentation rate，ESR）简称血沉，指红细胞在一定条件下沉降的速率，主要与红细胞数量和形状改变及血浆蛋白成分有关。①血浆蛋白质成分的改变：血浆纤维蛋白原、球蛋白、胆固醇、甘油三酯增多或清蛋白减少时，红细胞形成缗钱状聚集，血沉加快。②红细胞的改变：红细胞减少时，血沉加快；红细胞增多时血沉减慢；红细胞直径越大血沉越快；球形红细胞不易聚集成缗钱状，血沉越慢。

【标本采集】 顺利抽取静脉血，与抗凝剂（32g/L 枸橼酸钠）按 4∶1 的比例混匀后送检。如采用真空采血系统抽血时，使用黑色管帽的真空采血管采血。

【参考值】男性 0～15mm/1h 末；女性 0～20mm/1h 末。

【临床意义】

（1）血沉增快：生理性增快见于 12 岁以下的儿童或 60 岁以上的老年人、妇女月经期或妊娠 3 个月以上。病理性增快见于：①炎症性疾病：如急性细菌性炎症、风湿热、结核病活动期；②组织损伤及坏死：如血沉在急性心肌梗死时增快；③恶性肿瘤：恶性肿瘤时增快，良性肿瘤时多正常；④血浆球蛋白增高的疾病：如慢性肾炎、肝硬化、系统性红斑狼疮；⑤其他：贫血、动脉粥样硬化、糖尿病、肾病综合征等。

（2）血沉增快：临床意义较小。

（二）白细胞检验

外周血白细胞（leukocyte）起源于骨髓的造血干细胞（hematopoietic stem cell，HSC），在骨髓多种造血生长因子的调控下，最终分化、发育、成熟并释放到外周血液。包括粒细胞（granulocyte，GRAN）、淋巴细胞（lymphocyte，L）和单核细胞（monocyte，M）三大类。其中粒细胞又分为中性分叶核粒细胞（neutrophilic segmented granulocyte，Nsg）、中性杆状核粒细胞（neutrophilic stab granulocyte，Nst）、嗜酸性粒细胞（eosinophil，E）和嗜碱性粒细胞（basophil，B）。

根据细胞动力学的原理，粒细胞分化、发育和成熟的过程被划分为干细胞池、成熟池、贮存池、循环池、边缘池。贮存池的杆状核及分叶核粒细胞仅有约 1/20 释放到外周血中，大部分保存在贮存池内以便不断补充损耗及应激使用。成熟粒细胞进入血液后约 50% 运行于血循环之中，构成循环池，另一半则附着于血管内壁而形成边缘池。因此，白细胞计数结果仅反映了循环池的粒细胞数量变化。边缘池及循环池的粒细胞之间保持着动态平衡，一旦打破这种平衡，可导致白细胞计数结果呈大幅度波动，并影响各种类型白细胞的比例。

外周血白细胞检验是临床血液一般检验的重要项目之一，以下情况可以检查白细胞：①感染、炎症、组织损伤或坏死、中毒、贫血；②结缔组织病、骨髓抑制（电离辐射、细胞毒药物、免疫抑制剂、抗甲状腺药物等）；③恶性肿瘤、白血病、骨髓增殖性疾病和淋巴组织增殖性疾病等。计数外周血的白细胞数量、检查染色条件下各种白细胞的形态并分类计数，是诊断疾病，尤其是对恶性血液病进行初步诊断和评估疗效的基本指标。

1. 白细胞计数　白细胞计数（white blood cell count）是指测定单位容积的外周血各种白细胞的总数。

【参考值】 成人（4～10）×10^9/L；新生儿（15～20）×10^9/L；6 个月至 2 岁（11～12）×10^9/L。

2. 白细胞分类计数　见表 6-1-3。

表 6-1-3　5 种白细胞正常百分数和绝对值

细胞类型	百分数（%）	绝对值（×10^9/L）
中性粒细胞（N）		
杆状核	1%～5%	0.04～0.5
分叶核	50%～70%	2～7
嗜酸性粒细胞（E）	0.5%～5%	0.02～0.5
嗜碱性粒细胞（B）	0～1%	0～0.1
淋巴细胞（L）	20%～40%	0.8～4
单核细胞（M）	3%～8%	0.12～0.8

【临床意义】 白细胞数高于 $10\times10^9/L$ 为白细胞增多。白细胞数低于 $4\times10^9/L$ 为白细胞减少(leukopenia)。粒细胞绝对值低于 $1.5\times10^9/L$ 为粒细胞减少症。而粒细胞缺乏症是指白细胞计数大多低于 $0.5\times10^9/L$ 时。白细胞数的增减主要受中性粒细胞的影响,因此白细胞数的增减及其临床意义主要是指中性粒细胞的增减及其临床意义。

(1) 中性粒细胞

1) 中性粒细胞(neutrophil, N)增多: 生理性粒细胞增多多为一过性的。常见于新生儿、妊娠及分娩时、寒冷、饱餐、剧烈运动后。病理性粒细胞增多常见于: ①急性感染: 是引起中性粒细胞增多最常见的原因,尤其是化脓球菌感染。极重度感染时,白细胞计数反而降低。②广泛的组织损伤或坏死: 如严重外伤、心肌梗死。③急性大出血: 1～2 小时内白细胞数及中性粒细胞百分数明显增高。④急性溶血: 如血型不合的输血。⑤急性中毒: 如急性铅、安眠药中毒。⑥恶性肿瘤: 如急性或慢性粒细胞白血病,白细胞计数可达数万至数十万。

2) 中性粒细胞减少: 见于: ①感染性疾病: 如伤寒、疟疾; ②血液系统疾病: 常见于再生障碍性贫血等; ③理化损伤: 物理因素如放射线,化学物质如苯,药物如抗甲状腺药物及免疫抑制剂; ④单核吞噬细胞系统功能亢进: 如脾功能亢进; ⑤自身免疫性疾病: 如系统性红斑狼疮。

3) 中性粒细胞的核象变化: 是指粒细胞的分叶状况,它标志着粒细胞的成熟程度。正常周围血液中的中性粒细胞以 3 叶的分叶核占多数,可见少量杆状核,杆状核与分叶核的正常比值为 1∶13。比值增大,或出现晚幼粒、中幼粒、早幼粒称核左移。周围血液中 5 叶以上的粒细胞超过 3% 时称核右移。中性粒细胞核象的变化对疾病及其预后的判断有一定参考价值。中性粒细胞增多伴核轻度左移,提示感染轻或处于感染早期; 伴核明显左移示感染加重; 中性粒细胞减少伴核左移及中毒性改变常提示感染极为严重。若伴核右移则是造血功能减退或造血物质缺乏的表现。

4) 中性粒细胞形态中毒性改变: 在各种化脓性感染、恶性肿瘤、中毒等病理情况下,中性粒细胞可发生毒性和退行性变化。表现为大小不均、中毒颗粒、空泡形成、核变性。

(2) 嗜酸性粒细胞

1) 嗜酸性粒细胞增多: 主要见于: ①变态反应性疾病: 如支气管哮喘; ②寄生虫病: 如肺吸虫、蛔虫病; ③皮肤病: 如湿疹等; ④血液病: 如慢性粒细胞白血病等; ⑤恶性肿瘤: 上皮细胞肿瘤如肺癌。

2) 嗜酸性粒细胞减少: 临床意义较小,急性传染病大多减少,见于伤寒等。

(3) 嗜碱性粒细胞

1) 嗜碱性粒细胞增多: 见于: ①变态反应性疾病,药物等所致超敏反应; ②血液病: 如慢性粒细胞性白血病; ③恶性肿瘤; ④其他: 如糖尿病等。

2) 嗜碱性粒细胞减少无临床意义。

(4) 淋巴细胞

1) 淋巴细胞增多: 生理性增多,见于出生后 4～6 天的婴儿至 6～7 岁的儿童。病理性增多,见于: ①感染性疾病: 主要为病毒感染如风疹、病毒性肝炎,某些杆菌感染如结核病; ②血液病: 如急、慢性粒细胞性白血病、淋巴瘤等; ③其他: 自身免疫性疾病、肿瘤等。

2) 淋巴细胞减少: 主要见于应用肾上腺皮质激素、先天性或获得性免疫缺陷综合征。

(5) 单核细胞: 生理性增多,见于婴幼儿及儿童。病理性增多见于: ①感染性疾病: 如感染性心内膜炎; ②某些血液病: 如单核细胞性白血病。单核细胞减少一般无临床意义。

(三)血小板检验

血小板计数

【参考值】 (100～300)×10^9/L。

【临床意义】

(1)血小板(platelet, PLT)减少:血小板低于100×10^9/L称血小板减少。见于:①造血功能障碍:如再生障碍性贫血、急性白血病等;②血小板破坏或消耗过多:如原发性血小板减少性紫癜、弥散性血管内凝血(DIC)等;③血小板分布异常:如肝硬化。

(2)血小板增多:血小板超过400×10^9/L称血小板增多。见于:①骨髓增生性疾病和恶性肿瘤:如真性红细胞增多症、原发性血小板增多症和慢性粒细胞性白血病慢性期等;②反应性增多:如急性感染、某些恶性肿瘤等。

三、溶血性贫血常用实验室检验

溶血性贫血是指由于红细胞过早、过多地破坏而发生的贫血。红细胞破坏主要有两种方式,一是在血液中被破坏,为血管内溶血,又称细胞外溶血;正常衰老红细胞有10%～20%以此方法破坏。二是由于红细胞膜表面的变化,被肝脏和脾脏的巨噬细胞辨认捕捉,在巨噬细胞内破坏,称血管外溶血,又称细胞内溶血;正常衰老红细胞80%～90%以此方法破坏。

溶血性贫血的实验室检查主要分为两步,首先是通过一般检查确定有无溶血,随后再通过特殊检查确定导致溶血性贫血的主要原因。

(一)溶血性贫血的一般检验

血管内溶血时,大量血红蛋白游离至血浆中,致血浆游离血红蛋白定量增高。血浆中的游离血红蛋白需与结合珠蛋白结合后被输送至肝分解,故使血浆结合珠蛋白减低。通常每升血液中的结合珠蛋白的含量可以结合1.3g游离血红蛋白。当血浆中增高的游离血红蛋白量超过结合珠蛋白的结合能力时,血浆中结合珠蛋白已经消耗殆尽。剩余的游离血红蛋白有小部分与血浆中的血结素结合,使血结素减低。一部分剩余的游离血红蛋白可转变为高铁血红蛋白,与血浆中清蛋白结合形成高铁血红素清蛋白,在血浆中出现。大部分剩余的游离血红蛋白可通过肾排出(血红蛋白肾阈为1.3g/L),形成血红蛋白尿。从肾小球排出的血红蛋白经过肾小管时被再吸收,在肾小管上皮细胞内转变为含铁血红素。这种肾小管上皮细胞脱落随尿排出即为含铁血黄素尿。溶血性贫血的一般检验主要涉及有无红细胞破坏增加、寿命缩短及代偿性增生3个方面的筛检项目。

1. 血浆游离血红蛋白测定

【参考值】 <40mg/L。

【临床意义】 血管内溶血时血浆游离血红蛋白增高。血管外溶血时血浆游离血红蛋白正常。

2. 血清结合珠蛋白测定

【参考值】 0.5～1.5g/L。

【临床意义】 各种溶血时血清结合珠蛋白均有减低,以血管内溶血减低为显著。严重血管内溶血,血浆中游离血红蛋白超过1.3g/L时,甚至可测不出。肝脏疾病、传染性单核细胞增多症、先天性无结合珠蛋白血症等也可减低或消失。感染、创伤、恶性肿瘤、系统性红斑狼疮、类固醇治疗、肝外阻塞性黄疸等可有结合珠蛋白增高。

3. 血浆高铁血红素清蛋白测定

【参考值】 阴性。

【临床意义】 阳性结果表示严重血管内溶血，此时结合珠蛋白已消耗殆尽。

4. 尿含铁血黄素试验 含铁血黄素的铁离子在酸化的低铁氰化钾溶液中作用，成为呈蓝色的低铁氰化铁，即普鲁士蓝反应。如尿液中脱落的肾小管上皮细胞中含有含铁血黄素，在显微镜下观察尿沉渣中有呈深蓝色物质者即为阳性。

【参考值】阴性。

【临床意义】 慢性血管内溶血可呈阳性，并持续数周。常见于阵发性睡眠性血红蛋白尿。在溶血初期，肾小管上皮细胞尚未充分将再吸收的血红蛋白转变为含铁血黄素以及含有含铁血黄素的上皮细胞尚未衰老脱落，因此本试验暂可呈阴性。

（二）溶血性贫血特殊检验

确定为溶血性贫血后，再结合病史、红细胞形态学观察以及特殊试验，进一步分析引起溶血的原因。

1. 红细胞渗透脆性试验 红细胞在低渗氯化钠溶液中，水分透过细胞膜进入细胞内，使红细胞逐渐膨胀甚至破裂而溶血。本试验是测定红细胞对不同浓度低渗氯化钠溶液的抵抗力。这种抵抗力即为红细胞的渗透脆性，它与红细胞膜面积和细胞容积的比值有关。

【参考值】 开始溶血：0.42%～0.46%（氯化钠溶液）；完全溶血 0.32%～0.36%（氯化钠溶液）。

【临床意义】

(1) 红细胞脆性增高：主要见于遗传性椭圆形细胞增多症、遗传性椭圆形细胞增多症等。

(2) 红细胞脆性减低：常见于地中海贫血。也可见于缺铁性贫血、某些肝硬化及阻塞性黄疸等。

2. 高铁血红蛋白还原试验 葡萄糖-6-磷酸脱氢酶在戊糖旁路中使6-磷酸葡萄糖变为6-磷酸葡萄糖酸，同时催化氧化型辅酶Ⅱ形成还原型辅酶Ⅱ，使呈暗棕色的高铁血红蛋白还原为红色的血红蛋白。

【参考值】还原率>75%。

【临床意义】还原率降低，见于葡萄糖-6-磷酸脱氢酶缺乏症。

3. 抗人球蛋白试验又称 Coombs 试验 本试验是检查温反应性抗体（不完全抗体）敏感的方法，是诊断自身免疫性溶血性贫血的重要试验。Coombs 利用抗球蛋白抗体作为第二抗体，连接与红细胞表面抗原结合的特异抗体，使红细胞凝集。

【参考值】 正常人直接与间接试验均为阴性。

【临床意义】 阳性见于新生儿溶血病、自身免疫性溶血性贫血、药物免疫性溶血性贫血、同种免疫性溶血性贫血及溶血性输血反应。阴性有时并不能完全排除自身免疫性溶血性贫血。

四、出血、血栓与止血检验

（一）常用筛查试验

1. 束臂试验 又叫毛细血管脆性试验（capillary fragility test，CFT）、毛细血管抵抗试验

(capillary resistance test，CRT)。毛细血管的完整性与其本身的结构、功能，血小板的质、量，以及一些体液因素有关。用加压的方法来部分阻止静脉血液回流，可以根据一定范围内新出血点的数目及大小来估计毛细血管的脆性。

【参考值】 阴性：5cm 直径圆圈中的出血点数男性少于 5 个；女性及儿童少于 10 个。

【临床意义】 新出血点超过正常为阳性，见于血管壁的结构和（或）功能缺陷，如遗传性毛细血管扩张症、血管性血友病；血小板的量、功能异常，如血小板减少症、血小板功能缺陷症。

2．出血时间测定 测定皮肤受特定条件的外伤后，出血自然停止所需的时间即为出血时间（bleeding time，BT）。

【参考值】 出血时间测定器法（template bleeding time，TBT）：2.5～9.5 分钟，超过 10 分钟为延长。

【临床意义】 BT 延长见于原发性或继发性血小板减少性紫癜、DIC、药物性出血等。BT 缩短可见于血栓前状态及血栓性疾病。

3．凝血时间测定

【参考值】 4～12 分钟。

【临床意义】 凝血时间（clotting time，CT）测定是了解内源性凝血机制有无异常。

（1）凝血时间延长：见于：①凝血因子Ⅷ、Ⅸ、Ⅺ明显减少，如血友病甲、乙；②凝血酶原、纤维蛋白原严重减少，如纤维蛋白原减少症；③纤溶亢进；④应用肝素、口服抗凝药或循环抗凝物增加，如类肝素物质增多等。

（2）凝血时间缩短：见于高凝状态。

4．活化部分凝血活酶时间测定 在乏血小板血浆中加入部分凝血活酶、钙离子及接触因子的激活剂观察凝固的时间即活化部分凝血活酶时间（activated partial thromboplastin time，APTT），是内源性凝血系统较灵敏和最常用的筛选试验。

【参考值】 30～45 秒，与正常比较，延长 10 秒以上为异常。评价结果时需注意该项检测因所用试剂盒仪器等的不同，参考范围可有较大差异。

【临床意义】

（1）APTT 延长：意义同 CT，也是临床监测肝素应用的首选指标。

（2）APTT 缩短：见于 DIC 高凝期及其他血栓性疾病等。

5．血浆凝血酶原时间测定

【参考值】 11～14 秒。检测结果超过正常对照 3 秒以上有意义。

【临床意义】

（1）血浆凝血酶原时间（prothrombin time，PT）延长：见于：①先天性凝血因子Ⅰ、Ⅱ、Ⅴ、Ⅶ、Ⅹ缺乏；②后天性凝血因子缺乏，如纤溶亢进、DIC 等。

（2）PT 缩短：见于高凝状态，如 DIC 早期。

6．血浆纤维蛋白降解产物 纤维蛋白原降解产物和纤维蛋白降解产物统称为纤维蛋白（原）降解产物（fibrinogen and fibrin degradation products，FDP）。FDP 对血液凝固和血小板的功能均有一定的影响。

【参考值】 定性：阴性。定量：低于 5g/L。

【临床意义】 增高见于：①原发性纤溶；②继发性纤溶：DIC，恶性肿瘤，急性早幼粒细胞白血病，肺血栓栓塞，深静脉血栓形成，心、肝、肾疾病，溶栓治疗等所致的继发性纤溶亢进时

FDP 含量升高。

7. D 二聚体 血浆 D 二聚体（D-Dimer，DD）测定是继发性纤维蛋白溶解的标志物。但该试验的影响因素很多，结果判断时须加以考证。

【参考值】 定性：阴性。定量：小于 0.3mg/L。

【临床意义】 增高或阳性见于继发性纤维蛋白溶解功能亢进，如高凝状态、DIC、肾脏疾病、器官移植排斥反应、溶栓治疗等。

（二）弥散性血管内凝血实验室检验

弥散性血管内凝血（disseminated intravascular coagulation，DIC）指一组在许多疾病基础上，凝血及纤溶系统被激活，全身微血栓形成，凝血因子大量消耗并继发纤溶亢进，引起全身出血及微循环衰竭的临床综合征。急性 DIC 病人病情十分危重，实验室检验是确诊 DIC 的关键，常用的指标有：

1. 血小板计数 血小板常 $<100\times10^9$/L 或进行性下降。

2. PT PT 时间比正常对照延长 3 秒以上或呈动态变化。

3. 纤维蛋白原 纤维蛋白 <1.5g/L 或进行性下降。

4. FDP 和 DD 测定 FDP>20mg/L，肝病时需 >60mg/L。DD 测定 >0.5mg/L。两者在 DIC 时呈进行性增高。

5. APTT APTT 延长 10 秒以上，呈进行性延长。

6. 血片中破碎红细胞比例超过 2%。

诊断 DIC 的实验室检查指标很多，但并非必须都做，应根据病人病情进行选择。分析实验室检查结果时也必须紧密与临床结合，综合分析与判断结果，必要时动态监测。

五、血 型 检 验

（一）血型鉴定和交叉配血

1. ABO 血型系统（blood group） 是目前临床输血和治疗中十分重要的血型系统。其基本表型有 O 型、A 型、B 型、AB 型。输血前必须进行交叉配血试验（cross-match compatibility test），其目的主要是进一步验证供者与病人的 ABO 血型鉴定是否正确，以避免血型鉴定错误而导致输血后严重溶血反应。为避免输血反应必须坚持同型输血，而交叉配血则是保证输血安全的关键措施。

2. Rh 血型系统 Rh 血型是与 ABO 血型系统无关的另一血型，目前临床上除 ABO 血型系统为输血必检血型外，Rh 血型系统也是必检的。Rh 血型形成的天然抗体极少，主要是由于 Rh 血型不合输血或通过妊娠所产生的免疫性抗体。含 Rh 抗原者称为 Rh 阳性，不含 Rh 抗原者称为 Rh 阴性。

3. 人类白细胞抗原系统 人类血液中除红细胞有血型外，白细胞也有血型，称为人类白细胞抗原（human leukocyte antigen，HLA），其主要功能是自我识别、参与免疫耐受和免疫应答的免疫调节，对机体的免疫能起着重要的控制和调节作用。HLA 不仅存在于白细胞上，人体的组织细胞上的 HLA 也是相同的。因此通过对 HLA 的检查，在输血、器官移植、骨髓移植、亲子鉴定、个体识别、遗传等方法都有重要意义。例如：进行器官移植时，若供体与受体的 HLA-A、B、D、DR 完全相同则存活率明显高于不同者。

【标本采集】 取静脉血 20ml 置于无抗凝试管送检。

【临床意义】 见本节"血型检验的临床意义"。

（二）血型检验的临床意义

1. 输血　输血前必须准确鉴定供血者与受血者的血型，选择同型血，并经交叉配血试验，证明完全相配时才可使用。如果输异型血，则可引起严重的溶血反应，甚至会危及生命，因此必须坚持输同型血。Rh 血型系统一般不存在天然抗体，故在第一次输血时，不会出现 Rh 血型不合。Rh 阴性的受血者接受了 Rh 阳性血液输入后可产生免疫性抗 Rh 抗体，如再次输入 Rh 阳性血液时，便出现溶血性输血反应，以高胆红素血症为特征。若 Rh 阴性妇女曾孕育过 Rh 阳性的胎儿，当输入 Rh 阳性血液时也会发生溶血反应。

2. 新生儿溶血病　是指母亲血与胎儿血型不相合引起血型抗原免疫反应所致的一种溶血性疾病。我国最多见的是 ABO 血型系统引起的溶血病，其次为 Rh 血型系统。ABO 溶血病多发生于母亲为 O 型而孕育的胎儿为 A 型或 B 型者。母亲与胎儿的 Rh 血型不合，典型的病例为胎儿的父亲为 Rh 阳性，母亲为 Rh 阴性，胎儿为 Rh 阳性。通常发生于第二次妊娠时。

3. 器官移植　ABO 抗原是一种强移植抗原，如供者与受者 ABO 血型不合可加速对移植物的排斥，特别是皮肤和肾移植。

4. 其他　ABO 血型检查还可用于亲缘鉴定，可疑血迹、精斑、毛发等的鉴定。

六、临床常用生物化学检验

（一）血清电解质测定

1. 血清钾

【参考值】 3.5～5.5mmol/L。

【临床意义】

（1）血清钾增高：血清钾>5.5mmol/L 为高钾血症。常见于：①体内钾排出减少：如急、慢性肾衰竭无尿期、少尿期；②钾摄入过多：如输入大量库存血；③细胞内钾外移：如重度溶血反应、输入大量库存血；④血液中 pH 值的影响：pH 值降低时血钾增高。

（2）血清钾降低：血清钾<3.5mmol/L 为低钾血症。常见于：①钾排出过多：如呕吐、腹泻；②钾摄入量不足：如胃肠功能紊乱；③细胞外钾内移：如碱中毒、甲亢等。

2. 血清钠

【参考值】 135～145mmol/L。

【临床意义】

（1）血清钠增高：血清钠>145mmol/L 为高钠血症。见于：①水丢失过多：如长期呕吐、腹泻所致脱水、大量出汗、大面积烧伤及糖尿病性多尿、尿崩症等；②水摄入不足：如长时间干渴无水摄入、不能进食等。

（2）血清钠降低：血清钠<135mmol/L 为低钠血症。见于：①摄取不足：长期低盐饮食等；②胃肠道丢失：如幽门梗阻、呕吐；③肾失钠：如肾小管病变、反复使用利尿剂；④皮肤性失钠：如大面积烧伤；⑤大量引流浆膜腔积液；⑥酸中毒。

3. 血清氯化物

【参考值】 95～105mmol/L。

【临床意义】

(1) 血清氯化物增高：血清氯化物>105mmol/L 为高氯血症。见于：①摄入过多；②排出减少：如急性肾小球肾炎无尿者；③脱水：如腹泻、呕吐；④过度换气：如呼吸性碱中毒；⑤肾上腺皮质功能亢进。

(2) 血清氯化物降低：血清氯化物<95mmol/L 为低氯血症。见于：①排出过多：如严重呕吐；②摄入不足：如饥饿、营养不良；③转移过多：如急性肾炎；④呼吸性酸中毒。

4. 血清钙

【参考值】 血清总钙 2.25～2.58mmol/L；离子钙 1.12～1.23mmol/L（约占总钙的 50%）。

【临床意义】

(1) 血清钙增高：血清总钙>2.58mmol/L 为高钙血症。见于：①摄入过多：如静脉用钙过多；②溶骨作用增强：如原发性甲状腺功能亢进；③钙吸收作用增强：如维生素 A 或 D 摄入过多；④肾脏功能损害：如急性肾衰竭。

(2) 血清钙降低：血清总钙<2.25mmol/L 为降低。见于：①摄入不足或吸收不良：如阻塞性黄疸；②成骨作用增强：如甲状旁腺功能减退；③钙吸收作用减弱：如佝偻病；④肾脏疾病：如急、慢性肾衰竭；⑤其他：如坏死性胰腺炎。

5. 血清无机磷

【参考值】 成人 0.97～1.61mmol/L，儿童 1.29～1.94mmol/L。

【临床意义】

(1) 血磷降低：见于：①摄入不足或吸收不良：如佝偻病；②丢失：如呕吐、腹泻；③转入细胞内：如静脉注射葡萄糖或胰岛素、甲状腺功能亢进；④其他：如酒精中毒。

(2) 血磷增高：见于：①内分泌疾病：如甲状旁腺功能减退；②肾排泄受阻：如慢性肾炎晚期；③维生素 D 过多；④其他：如肢端肥大症。

（二）血清脂质和脂蛋白测定

血液中所有脂质总称为血脂，包括总胆固醇（total cholesterol，TC）、甘油三酯（triglyceride，TG）、磷脂和游离脂肪酸。血浆脂质 95% 以上以脂蛋白（lipoprotein，LP）的形式存在并运转，脂蛋白为血浆脂质与载脂蛋白（apolipopoteint，Apo）结合的复合物。根据不同密度可将 LP 分为乳糜微粒（chylomicron，CM）、低密度脂蛋白（low density lipoprotein，LDL）和高密度脂蛋白（high density lipoprotein，HDL）等。载脂蛋白的主要功能为构成脂蛋白、激活或抑制脂蛋白代谢有关的酶及与脂蛋白代谢有关的特异性受体结合，与许多疾病的发生、发展，尤其是动脉粥样硬化和由其引起的心脑血管疾病有密切的关系，成为这些疾病的危险因素，所以血脂检查对于动脉粥样硬化及心脑血管疾病的诊断、治疗和预防都有重要意义。

1. 血清总胆固醇测定

【参考值】 成人 2.82～5.95mmol/L；儿童 3.12～5.20mmol/L。

【临床意义】

(1) 总胆固醇增高：见于：①生理性：主要取决于饮食性质、性别和年龄；②病理性：如甲状腺功能减退、糖尿病。

(2) 总胆固醇降低：见于：急性重型肝炎、肝硬化等。

2. 血清甘油三酯测定

【参考值】 0.56～1.7mmol/L。

【临床意义】

(1) 甘油三酯增高：见于：①生理性：如高脂肪饮食、运动不足、肥胖；②病理性：如高脂血症、肾病综合征。

(2) 甘油三酯减低：见于甲状腺功能减退、严重肝病等。

3. 血清脂蛋白胆固醇测定

(1) 低密度脂蛋白胆固醇测定：低密度脂蛋白的主要功能是将胆固醇自肝脏运向周围组织细胞，使动脉内膜下沉积大量的脂质，促进动脉粥样硬化的形成，低密度脂蛋白胆固醇（low density lipoprotein cholesterol，LDL-C）也是测定 LDL 中胆固醇量以表示 LDL 水平。

【参考值】 LDL-C：2.7～3.2mmol/L。

【临床意义】 LDL-C 为动脉粥样硬化发生发展的主要脂类危险因素。LDL-C 每升高 1mg 冠心病的危险性增加 1%～2%。LDL-C 增高，多见于Ⅱ型高脂蛋白血症。

(2) 高密度脂蛋白胆固醇测定：高密度脂蛋白胆固醇（high density lipoprotein cholesterol，HDL-C）表示的是与 HDL 结合的总胆固醇，一般以测定 HDL-C 的含量来估计 HDL 水平。

【参考值】 HDL-C：1.03～2.07mmol/L。

【临床意义】 HDL-C 对诊断冠心病有重要价值。HDL-C 与冠心病的发病呈负相关。

(1) HD L-C 增高：生理性增高见于饮酒等；病理性增高见于原发性胆汁性肝硬化。

(2) HDL-C 减低：生理性减低见于高糖、素食饮食；病理性减低见于动脉粥样硬化、肾病综合征等。

（三）血糖及其代谢产物的测定

1. 空腹血糖测定

【标本采集】 推荐用含氟化钠的灰色管帽真空采血管采血，可抑制糖酵解途径中酶活性，采血前 12～14 小时内禁止进食、吸烟，停用胰岛素和降血糖药物，避免精神紧张和剧烈运动。标本采集过程中防止标本溶血，采集后尽快送检。

【参考值】 酶法：3.9～6.1mmol/L。

【临床意义】

(1) 血糖增高：①轻度增高：血糖 7.0～8.4mmol/L；②中度增高：血糖 8.4～10.1mmol/L；③重度增高：血糖>10.1mmol/L；④血糖超过肾糖阈值（9mmol/L）可出现尿糖。血糖增高的常见原因有：①内分泌及代谢性疾病：最多见于糖尿病。其他如甲状腺功能亢进、肾上腺皮质功能亢进等。②生理性：见于饱食、高糖饮食、剧烈运动、紧张情绪。③应激性高血糖：如颅内高压症、心肌梗死、急性感染、外伤。④药物影响：如口服避孕药。⑤其他：见于妊娠呕吐、严重脱水、全身麻醉、窒息等。

(2) 血糖降低：引起血糖降低的常见原因有：①胰岛素过多：如胰岛素用量过多、口服降糖药过量、胰岛 B 细胞瘤；②缺乏抗胰岛素激素：如肾上腺皮质激素、生长激素；③肝糖原贮存缺乏疾病：如重症肝炎、肝硬化、肝癌；④其他：如饥饿、急性酒精中毒、长期营养不良。

2. 口服葡萄糖耐量试验 与正常人相比，短时间内不能恢复至原水平者为糖耐量减低，口服葡萄糖耐量试验（oral glucose tolerance test，OGTT）适用空腹血糖正常或稍高，诊断不明确者。

【标本采集】

(1) 空腹血糖已有明显增高者（指多次空腹血糖>7.0mmol），不宜做此试验。

（2）试验前3日每日碳水化合物摄入量不少于200g，受试前晚餐后禁食10～16小时，同时停服所有影响试验的药物，可维持正常的活动。试验日清晨空腹采血1ml后，将75g葡萄糖溶于300ml水中，于5分钟内饮完。口服葡萄糖后30分钟、1小时、2小时及3小时采集静脉血标本各1ml，采血的同时留取尿标本，分别测定血糖和尿糖。注意采血时取坐位姿势，整个试验过程不能吸烟、饮茶或咖啡。

【参考值】 空腹血糖<6.1mmol/L；服糖后30分钟至1小时血糖达峰值，峰值<11.1mmol/L（一般为7.8～9.0mmol/L）；2小时血糖<7.8mmol/L；3小时应恢复至空腹血糖水平；各检测时间点尿糖均为阴性。

【临床意义】

（1）诊断糖尿病：两次空腹血糖分别≥7.8mmol/L，本试验2小时血糖≥11.1mmol/L；随机血糖≥11.1mmol/L，且伴有尿糖阳性；或有口渴、多饮、多尿等症状可确诊。

（2）糖耐量降低：空腹血糖<7.8mmol/L；2小时血糖在7.8～11.1mmol/L，多见于2型糖尿病、痛风、肥胖症、甲亢、皮质醇增多症等。

（3）低血糖现象：肝糖原低血糖，空腹血糖常低于正常，口服糖后血糖高峰提前出现并超过正常，2小时后不能降至正常，尿糖出现阳性。功能性低血糖病人，空腹血糖正常，服糖后血糖高峰也在正常范围，但服糖后2～3小时可发生低血糖。

3．糖化血红蛋白测定　血红蛋白中两条β链N端的缬氨酸和葡萄糖经非酶促反应结合成糖化血红蛋白（glycosylated hemoglobin，GHb），血红蛋白A_1包括HbA_{1a}、HbA_{1b}、HbA_{1c}，HbA_{1c}为血红蛋白与葡萄糖结合的产物，通常临床上测定的是HbA_{1c}。

【标本采集】 EDTA抗凝全血，用紫色管帽真空采血管采血。

【参考值】 HbA_{1c}：3%～6%。

【临床意义】 糖尿病诊断和长期监控的指标，可反映检测前2个月左右血糖的平均水平，是监测糖尿病血糖控制情况的指标之一，尤其是对一些血糖波动较大的被评估者更为合适。鉴别糖尿病性高血糖及应激性高血糖，糖尿病性高血糖GHb水平多增高，应激性高血糖者多正常。

（四）心肌酶和心肌蛋白的测定

1．血清肌酸激酶及其同工酶测定　肌酸激酶（creatine kinase，CK）主要存在于骨骼肌、心肌和平滑肌及脑组织中，由两种不同亚基M和B组成二聚体，所以CK有CK-MM、CK-MB和CK-BB 3种同工酶，其中CK-MB主要存在于心肌。

【参考值】 因测定方法不同而异。CK总酶：男性38～174U/L，女性26～140U/L；免疫抑制法：CK-MB<10U/L。

【临床意义】

（1）CK增高：见于：①急性心肌梗死，CK是急性心肌梗死早期诊断的较敏感的指标，病程中如再增高，表示有新的梗死发生；②病毒性心肌炎引起CK明显升高；③多发性肌炎等。

（2）CK-MB增高：见于：①急性心肌梗死：对急性心肌梗死早期诊断敏感性高于CK；②其他心肌损伤：如心绞痛；③肌病骨骼肌损伤。

2．心肌肌钙蛋白的测定　肌钙蛋白T和肌钙蛋白I存在于心肌和骨骼肌，心肌中的肌钙蛋白称为心肌肌钙蛋白（cTn）包括心肌肌钙蛋白C（cTnC）、心肌肌钙蛋白I（cTnI）和心肌肌钙蛋白T（cTnT），对心肌的收缩起重要作用，心肌损伤时，肌钙蛋白从心肌细胞释放入血，利用单克隆抗体可识别其特异的抗原决定簇，测定血清中肌钙蛋白的浓度可了解心肌损伤的程度。其释放的量与心肌细胞损伤的数量有关，是反映心肌损伤灵敏度和特异性很好的指标。

【标本采集】 血清或全血标本测定，血清用黄色或红色管帽真空采血管采血，全血标本用紫色管帽真空采血管采血，主要用于床旁检查。

【参考值】 cTnT<0.08ng/L; cTnI<0.03～0.3ng/L。

【临床意义】 急性心肌梗死时 cTnI 和 cTnT 明显升高，急性心肌梗死发病后 3～8 小时开始升高，且具有较宽的诊断窗：cTnT 5～14 天，cTnI 4～10 天；不稳定型心绞痛 cTnI 和 cTnT 也可升高；提示小范围心肌梗死的可能可用于溶栓疗效的判断，溶栓治疗后 90 分钟 cTn 明显升高，提示再灌注成功；其他微小心肌损伤，如钝性心肌外伤、心肌挫伤、甲状腺功能减退者心肌损伤、药物心肌毒性、严重脓毒血症和脓毒血症导致的左心衰竭时 cTn 也可升高。疑为急性心肌梗死的病人，建议入院时、入院 6 小时和 12 小时各测定一次 cTn。

3．肌红蛋白　肌红蛋白（myoglobin，Mb）广泛存在于心肌和骨骼肌，正常人血清中含量甚微，当心肌或骨骼肌受损时，可从受损肌细胞中释放入血，所以血清 Mb 测定常被用作急性心肌梗死的早期诊断指标。

【标本采集】 血清或全血标本测定。血清用黄色或红色管帽真空采血管采血，全血标本用紫色管帽真空采血管采血。主要用于床旁检查。

【参考值】 10～80ng/L。

【临床意义】 急性心肌梗死发病后 1～3 小时血中浓度迅速上升，4～12 小时达峰值，18～30 小时内可完全恢复到正常水平，若胸痛发作后 6～12 小时不升高，有助于排除急性心肌梗死的诊断，所以血清 Mb 是早期诊断急性心肌梗死的标志物。骨骼肌损伤、肾功能不全时 Mb 也升高，Mb 是溶栓治疗中判断有无再灌注的较敏感而准确的指标。

第二节　尿液检验

尿液是具有重要意义的排泄物，尿液成分的变化可以反映泌尿系统及其他组织器官的病变，其检验结果的准确性直接关系到疾病的诊断与治疗。尿液标本正确、合理、规范化的采集和处理，是尿液分析（urinalysis）前质量保证的主要内容；不合格的尿液标本，其检测结果并不反映病人的实际状态，即使用质量最优的试剂、最好的仪器设备、最具经验的检验人员，也无法弥补标本采集、转运过程中的差错。

一、尿液标本采集与保存

1．尿液标本的种类

（1）晨尿：晨尿（first morning urine）指清晨起床、未进早餐和做运动之前排出的尿液。通常晨尿在膀胱中的存留时间达 6～8 小时，各种成分较浓缩，已达检测或培养所需浓度。可用于肾浓缩功能的评价、绒毛膜促性腺激素测定以及血细胞、上皮细胞、管型及细胞病理学等有形成分分析。住院病人最适宜收集晨尿标本，然而在标本采集前 1 天，应提供病人尿采集容器和书面采集说明，如外阴、生殖器清洁方法、留中段清洁尿的注意事项等。晨尿采集后在 2 小时内送检，否则应采取适当防腐措施。需注意，晨尿中高浓度的盐类冷却至室温可形成结晶，干扰尿液的形态学检查。第2次晨尿是指收集首次晨尿后2～4小时内的尿液标本，要求病人在前晚起至尿收集标本止，只饮水200ml，以提高细菌培养和有形成分计数灵敏度。

(2) 随机尿：随机尿（random urine）指病人无需任何准备、不受时间限制、随时排出的尿液标本。如病人摄入大量液体或剧烈运动后可影响尿液成分，因而随机尿不能准确反映病人状况。随机尿标本新鲜、易得，最适合于门诊、急诊病人的尿液筛检试验。

(3) 计时尿：计时尿（timed collection urine）指采集规定时段内的尿液标本，如收集治疗后、进餐后、白天或卧床休息后3小时、12小时或24小时内的全部尿液。准确的计时和规范的操作（包括防腐方法、食物或药物禁忌等）是确保计时尿检验结果可靠的重要前提。计时尿常用于物质的定量测定、肌酐清除率试验和细胞学研究。

1）3小时尿：一般收集上午6～9时的尿液，多用于检查尿液有形成分，如1小时尿排泄率检查，衣原体、支原体培养等。

2）餐后尿：通常收集午餐后2～4小时内的尿液，有利于检出病理性尿胆原（为最大分泌时间）、糖尿、蛋白尿。

3）12小时尿：即从晚上8时开始到次晨8时终止的12小时内全部尿液。女性留尿前要清洗外阴，夏天则要先加40%甲醛1ml防腐。检验当天，除正常饮食外不再饮水，以利尿液浓缩（因低渗会使部分红细胞与管型溶解）。12小时尿还可用于微量清蛋白、球蛋白排泄率测定。

4）24小时尿：24小时尿主要用于肌酐清除率试验、儿茶酚胺、17-羟皮质类固醇（17-羟）、17-酮类固醇（17-酮）、总蛋白质（total protein，TP）、尿糖、电解质等化学物质定量或结核杆菌检查等。要规范采集此类尿标本最为困难，最常见的问题是未能采集到全部24小时内的尿量。因此，要求病人密切配合。收集方法时必须明确告知病人尿标本采集具体步骤，并提供书面说明：①容器：容量最好大于4L，清洁，无化学污染，并预先加入合适的防腐剂；②方法：在开始标本采集的当天（如晨8时），病人排尿并弃去尿液，从此时间开始计时并留取尿液，将24小时的尿液全部收集于尿容器内；③在结束留取尿液标本的次日（如晨8时），病人排尿且留尿于同一容器内；④测定尿量：准确测量并记录总量；⑤混匀标本：全部尿液送检后，必须充分混匀，再从中取出适量（一般约40ml）用于检验，余尿则弃去；⑥避免污染：儿童24小时尿标本采集过程中，应特别注意避免粪便污染。

5）尿三杯试验：病人一次连续排尿，分别留取前段、中段、末段的尿液，分装于3个尿杯中。第1、3杯各留尿10ml，第2杯（尿杯容量宜大些）留其余大部分尿。此试验多用于泌尿系统出血部位的定位和尿道炎诊断等。

6）尿红细胞形态检查：病人清洁外阴，保持正常饮食习惯，不要饮大量水，清晨5～6时排去第1次尿，留取晨尿第2次的中段尿10ml，倒入一次性锥形刻度离心管中，1500r/min水平离心10分钟，弃上清液留取0.25ml尿沉渣备用。主要用于泌尿系统出血部位的判断。

7）浓缩稀释试验：病人普通饮食，不再另外饮水。晨8时排尿弃去，自10时起至20时止，每隔2小时收集尿1次，此后至次晨8时合并留1次，共7次尿液，测量并记录每次尿量与比重。

8）酚红排泄试验：试验前2小时禁止饮水，开始试验时饮水300～500ml，以利排尿。20分钟后排尿弃去，准确地静脉注射1ml酚红注射液，记录时间。注射后第15分钟、30分钟、60

分钟及120分钟分别收集尿液，每次均排空膀胱，记录每次尿量，用于比色测定。

9）中段尿（midstream urine）：留尿前先清洗外阴，女性应清洗尿道旁的阴道口，男性应清洗龟头；再用0.1%清洁液（如苯扎氯铵等）消毒尿道口，但不可用抗生素和肥皂等清洗尿道口，以免影响细菌生存力。在排尿过程中，弃去前、后时段排出的尿液，以无菌容器收集中间时段的尿液，主要可避免生殖道和尿道远端细菌的污染。中段尿一般用于细菌培养，但衣原体、支原体应留取前段尿，且应憋尿3小时以上。

10）导管尿和耻骨上穿刺尿（catheterized urine and suprapubic aspiration urine）：主要用于尿潴留或排尿困难时的尿液标本采集（2岁以下小儿慎用），但要征得病人或家属同意。以无菌术采集尿液标本。

2. 尿液标本的采集方法

（1）病人告知：尿液标本采集，首先应告知病人关于尿液标本采集的目的，以及以口头和书面的形式具体指导尿液标本留取的方法。尿液标本采集的一般要求：①病人应处于安静状态，按平常生活饮食；②用于细菌培养的尿标本须在使用抗生素治疗前采集，以有利于细菌生长；③运动、性生活、月经、过度空腹或饮食、饮酒、吸烟及姿势和体位等可影响某些检查的结果；④清洁外生殖器、尿道口及周围皮肤，女性病人应特别避免阴道分泌物或经血污染尿液；⑤如采用导尿标本或耻骨上穿刺尿标本，一般应由医护人员先告知病人及家属有关注意事项，然后由医护人员进行采集。采集婴幼儿尿，应由儿科医护人员指导，用小儿专用尿袋收集。

（2）容器：应具备以下特点：①一次性使用，材料与尿液成分不发生反应，洁净（菌落计数小于10 000CFU/L）、防渗漏；②容积50～100ml，圆形开口且直径至少4～5cm；③底座宽而能直立，有盖可防止倾翻时尿液溢出，如尿标本需转运，容器还应为安全且易于启闭的密封装置；④采集时段尿（如24小时尿）容器的开口更大，容积至少应达2～3L，且能避光；⑤用于细菌培养的尿标本容器应采用特制的无菌容器，对于必须储存2小时以上才能检测的尿标本，同样建议使用无菌容器；⑥儿科病人尿液采集使用专用的清洁柔软的聚乙烯塑料袋。

（3）避免污染：一般采用中段尿，不可混入粪便。女性病人避免混入阴道分泌物或经血，男性病人避免混入前列腺液和精液。

（4）送检及检验：标本应及时送检及检验，夏天不应超过1小时，冬天不应超过2小时。

（5）标本保存：尿液不能及时检验，需作适当保存，常用的方法为4℃冷藏。24小时尿标本应根据检测内容的不同，选用不同的防腐剂保存。

（6）明确标记：在尿液采集容器和检验申请单上，应准确标记病人姓名、性别、年龄、留尿日期和时间、尿量、标本种类等信息，或以条形码做唯一标识。

3. 尿液标本的保存　尿标本应在采集后2小时内分析完毕，对不能及时检验的尿标本，必须进行适当处理或以适当的方式保存，可降低因标本送检延时引起的尿液理化性状改变。

（1）冷藏（refrigeration）：冷藏（4℃）保存尿液标本是最简便的方法，一般可保存6小时，但要避光加盖。在24小时内均可抑制细菌生长，但有尿酸盐和磷酸盐沉淀可影响显微镜检查，因此，不推荐在2小时内可完成检测的尿标本进行冷藏。也可根据检验项目采用相应的防腐剂。主要用于尿电解质、肌酐、葡萄糖、总蛋白、清蛋白、重金属、药物筛查、促卵泡激素、雌三醇等检查。

（2）防腐：尿液常规筛查尽量不要使用防腐剂（preservative），然而对定时尿标本和在标本收集后2小时内无法进行尿液分析或要分析的尿液成分不稳定，可加入特定的化学防腐剂，同时，尿液仍需冷藏保存。

1）甲醛（formaldehyde）：又称福尔马林（formalin）。对尿液细胞、管型等有形成分有固定作用。每100ml尿加入40%甲醛0.5ml。因甲醛具有还原性，不适于尿糖等化学成分检查。

2）甲苯（toluene）：当甲苯足够量时，可在尿液标本表面形成一层甲苯薄膜，阻止尿液与空气的接触，达到防腐效果。每100ml尿中加入甲苯0.5ml。常用于尿糖、尿蛋白等化学成分的定性或定量分析。

3）麝香草酚（thymol）：尿液标本中加入麝香草酚，不但能抑制细菌生长，起防腐作用，同时又能较好地保存尿液中的有形成分。一般每100ml尿液中加麝香草酚小于0.1g，可用于尿液显微镜检查，尤其是尿浓缩结核杆菌检查，以及化学成分检验的标本保存。

4）浓盐酸（hydrochloric acid）：用于定量测定17-羟皮质类固醇、17-酮类固醇、儿茶酚胺、草酸盐、钙、磷等测定的尿标本防腐，每升尿液加10ml浓盐酸。浓盐酸具有极强的腐蚀性，常温下又容易挥发，所以容器要耐腐蚀、耐压。务必告知使用者小心，以免烧灼皮肤、衣物，使用时一定要收集第1次尿液以后再加防腐剂。

5）氟化钠（sodium fluoride）：氟化钠能防止尿糖酵解，适于葡萄糖测定的尿标本防腐。

6）硼酸（boric acid）：在24小时内可抑制细菌，只干扰常规尿液筛检的酸碱度，适用于保存蛋白、尿酸等检测的尿标本防腐。

7）冰乙酸（glacial acetic acid）：用于醛固酮、儿茶酚胺、雌激素等检测的尿标本防腐。

二、尿液一般性状检验

（一）尿量

1．正常尿量　正常成人尿量为一昼夜1000～2000ml。

2．尿量异常

（1）多尿：每昼夜尿量>2500ml为多尿。暂时性多尿：见于饮水过多、应用利尿剂、输液过多等。病理性多尿：见于垂体抗尿激素分泌不足所致的低比重多尿；糖尿病尿糖过多引起的溶质性利尿，特点为尿比重增高。

（2）少尿：尿量<400ml/24h或<17ml/h为少尿，<100ml/24h为无尿。临床上在诊断少尿之前，必须首先排除膀胱尿潴留（假性少尿）。少尿见于：①肾前性：如休克等；②肾性：如急性肾小球肾炎、急性肾衰竭少尿期等；③肾后性：如各种原因所致尿路梗阻；④假性少尿：如前列腺肥大或神经源性膀胱所致排尿功能障碍。

（二）外观

1．正常尿液外观　正常尿液为淡黄色或枯黄色透明液体，颜色的深浅与某些食物、药物的摄入和尿量多少有关。

2．异常尿液外观

（1）无色：见于尿量增多，如尿崩症、糖尿病。

（2）血尿：当每升尿中含血量超过1ml时即为肉眼血尿，由于尿含血量不同而呈淡红色、红色、洗肉水样或混有血凝块。镜下血尿是指仅靠显微镜检查所见的血尿，平均每高倍视（HP）红细胞数≥3个。见于肾结核、肾或泌尿道结石、肾肿瘤、急性肾小球肾炎、泌尿系统感染、出血性疾病等。

(3) 血红蛋白尿：为浓茶色或酱油色，见于血型不合的输血反应、阵发性睡眠性血红蛋白尿等。

(4) 脓尿：云雾状混浊、尿液静置后不下沉为菌尿；静置后下沉，形成白色云絮状沉淀为脓尿。见于泌尿系统感染如肾盂肾炎、膀胱炎等。

(5) 胆红素尿：深黄色振荡后泡沫呈黄色，胆红素定性试验阳性者为胆红素尿，见于阻塞性黄疸及肝细胞性黄疸。服用呋喃唑酮等药物后尿色也可呈深黄色，但尿泡沫不黄。

(6) 乳糜尿：为乳白色，主要见于丝虫病。

(三) 气味

1. 正常气味　呈特殊芳香气味，可受食物、饮料影响，久置后可出现氨臭味。

2. 异常气味　糖尿病因尿中含有大量酮体呈烂苹果味。蒜臭味见于有机磷农药中毒。如刚排出的尿液即有氨味，为慢性膀胱炎或尿潴留。

(四) 酸碱反应

正常人普通摄食情况下，尿液酸碱度大多在 5.5～6.0，与血液相比显著酸化，这是由于普通摄食(碳水化合物和蛋白质为主)时能量代谢的终末产物以酸性为主所致。大量摄食水果与蔬菜 2 小时后，尿液可出现一过性碱潮。肾脏是调节酸碱平衡的主要器官，所以尿液酸碱度的变化与血液酸碱度变化的具有如下组合关系：①摄入大量酸性或碱性物质(如药物)后，正常的肾脏将及时酸化或者碱化尿液，维持血液酸碱度不发生显著变化；②非肾脏因素引起的代谢性酸碱平衡紊乱时，肾脏发挥其调节作用，引起尿液发生相应的酸化与碱化反应；③肾脏因素引起代谢性酸碱平衡紊乱时，尿液酸碱度变化趋势与血液相反，例如肾小管性酸中毒时，尿液 pH 经常维持在 6.0 以上；④判断尿液酸碱度变化的临床意义时，要注意食物和药物对肾脏酸化功能的影响。

【参考值】 正常尿液一般为弱酸性，pH 6.5 左右。

【临床意义】

1. 尿酸度增高　见于酸中毒、发热、服用氯化铵、维生素 C 等药物后及低钾性代谢性碱中毒。

2. 尿碱度增高　见于碱中毒、膀胱炎、肾小管性酸中毒及服用碱性药物后。

(五) 比密

【参考值】 正常尿比密在 1.015～1.025 之间。

【临床意义】

1. 尿比密增高　见于脱水、高热、周围循环衰竭等所致血容量不足的肾前性少尿等。

2. 尿比密降低　见于急性肾衰竭的少尿期及多尿期等。

三、尿液化学检验

(一) 尿蛋白定性、定量检验

正常人不仅肾小球滤过膜有完美的结构屏障与电荷屏障，而且肾小管还有重吸收蛋白质的功能，所以正常人尿液中几乎没有血浆蛋白出现，终尿出现的微量(<100mg/24h)的蛋白也是由于髓袢升支肾小管上皮细胞分泌所致。尿蛋白定性试验呈阴性反应。尿蛋白定性试验呈阳性反应时称蛋白尿。定量检验一般指对 24 小时尿液中蛋白含量的测定。

【参考值】 定性检验用阴性(-)、阳性(+)表示。同时用(+)～(++++)表示尿蛋白阳性的程度变化。

定量检验正常一般为20～80mg/24h尿。尿蛋白质>100mg/L，或尿蛋白含量达150mg/24h尿，称为蛋白尿。

【临床意义】

1. 生理性　尿蛋白定性一般不超过(+)，定量测定不超过0.5g/24h，见于剧烈活动、发热、受寒或精神紧张时。

2. 病理性　见于肾小球器质性病变。①肾小球性蛋白尿：由于肾小球滤过膜的滤过屏障受损所致，尿蛋白排泄量可多可少，单纯电荷屏障受损时表现为选择性白蛋白尿，结构屏障受损时则出现大分子蛋白尿；肾小球性蛋白尿见于各种原因引起的肾小球疾病。②肾小管性蛋白尿：由于近端肾小管上皮细胞受损所致，极少量的血浆小分子蛋白被透过肾小球滤过膜后，肾小管不能有效地重吸收；所以，肾小管蛋白尿以小分子尿蛋白和轻度蛋白尿为特征，并可伴有肾小管功能障碍的其他表现，如尿液浓缩功能障碍。③混合性蛋白尿：病变同时累及肾小球和肾小管，通常尿蛋白排泄量较大，大、中、小分子蛋白都有出现。④溢出性蛋白尿：血浆中出现大量容易透过肾小球滤过膜的小分子蛋白，如血管内溶血时的血红蛋白、挤压综合征的肌红蛋白以及M蛋白病的M蛋白，这些蛋白被肾小球滤过膜滤过，部分蛋白质分子逃过肾小管上皮细胞的重吸收从尿中排泄。⑤组织性蛋白尿：见于泌尿系统感染、肿瘤、出血等疾病。⑥假性蛋白尿：最常见于前列腺液及白带污染。

（二）尿糖定量检验

虽然分子量很小的葡萄糖在血液中大量存在，但是在正常情况下，被肾小球滤过的葡萄糖分子又被肾小管上皮细胞全部重吸收，所以终尿中只有微量的葡萄糖排泄。

【参考值】定性：阴性。定量：0.56～5.0mmol/24h尿。

【临床意义】尿糖增高超过正常值称糖尿。

1. 血糖增高性糖尿　各种原因引起的血糖浓度显著升高（胰岛素分泌减少、升糖激素分泌增多、输注葡萄糖），使得单位时间内肾小球滤过葡萄糖的量超过肾小管重吸收能力（血糖浓度>肾糖阈），最常见于糖尿病，其他如内分泌疾病及肝功能不全等。

2. 血糖正常性糖尿　即肾小管性糖尿，由肾小管上皮细胞受损，重吸收葡萄糖的功能下降所致，又称肾性糖尿。见于慢性肾小球肾炎等。

3. 暂时性糖尿　①摄入性糖尿；②应激性糖尿；③新生儿糖尿；④妊娠性糖尿；⑤药物性糖尿。

4. 非葡萄糖性糖尿　体内的乳糖、半乳糖以及果糖等非葡萄糖的肾糖阈很低，血糖中稍有出现即可从尿中排泄，如妊娠末期及哺乳期的乳糖尿、肝功能不全时的果糖尿或半乳糖尿、大量摄食水果后的果糖尿等。

（三）尿酮体检验

酮体（ketone body）是指大量动员脂肪又未能彻底氧化分解产生的中间产物——β羟丁酸、乙酰乙酸和丙酮。酮体生成增多主要见于：胰岛素分泌不足、长时间饥饿（常见于妊娠呕吐、手术后禁食）、乙醇中毒以及严重肝脏功能不全。

【参考值】阴性。

【临床意义】

1. 糖尿病性酮尿　尿酮体（urine ketone body）测定是糖尿病酮症酸中毒昏迷早期指标。

2. 非糖尿病性酮尿　见于高热、严重呕吐、禁食、妊娠呕吐。

（四）尿胆红素与尿胆原检验

【参考值】 尿胆红素定性：阴性。尿胆原定性：阴性～弱阳性。

【临床意义】 用于黄疸的鉴别，尿胆红素阳性见于急性黄疸性肝炎或阻塞性黄疸。尿胆原阳性见于肝细胞性黄疸。

（五）尿 β_2 微球蛋白检查

β_2 微球蛋白是体内多种细胞膜上的小分子糖蛋白，分子量 11 800，可自由透过肾小球滤过膜，正常人每日其生成量与肾脏清除量相等，血液浓度保持不变。肾小球滤过的 β_2 微球蛋白几乎全部被近端肾小管上皮细胞重吸收后分解为氨基酸，终尿排泄量甚微。

【参考值】 阴性。

【临床意义】 尿 β_2 微球蛋白排泄量增高见于：①各种原因引起的近端肾小管损伤；②感染、风湿病、肿瘤等疾病引起 β_2 微球蛋白排泄量显著增加，使得单位时间内肾小球滤过量超过肾小管重吸收的能力。

（六）尿本周蛋白的测定

本周蛋白（Bence-Jones protein）又称凝溶蛋白，是免疫球蛋白轻链在尿中大量排泄时出现的一种特殊现象：在酸性环境中加热至 40～60℃凝固沉淀，继续加热则又重新溶解。现在可用免疫法或电泳法进行微量定量检查。正常人血液中有微量存在。

【参考值】 阴性。

【临床意义】 血和尿本周蛋白都显著升高，提示 M 蛋白病（多发性骨髓瘤、巨球蛋白血症）；单纯尿本周蛋白排泄量增多则见于肾小管损伤性疾病。

四、显微镜检验

【参考值】 红细胞：玻片法 0～3 个 /HP；白细胞：玻片法 0～3 个 /HP；肾小管上皮细胞：无；鳞状上皮细胞：少量；透明管型：0～1 个 /LP；生理性结晶：可见磷酸盐、草酸钙、尿酸等结晶。

1. 上皮细胞　正常尿液中可有少量扁平上皮细胞和移行上皮细胞，罕有肾小管上皮细胞存在。肾小管间质病变时，成其急性炎症性病变时，尿中可出现肾小管上皮细胞。肾小管上皮细胞对肾小管间质性病变具有重要的定位诊断与定性诊断价值。如尿路感染时尿沉渣出现肾小管上皮细胞，可诊断为肾盂肾炎；肾移植后尿沉渣出现肾小管上皮细胞可能是排斥反应的表现。尿中出现较多或成片脱落移行上皮细胞时，提示肾盂到尿道有炎性或坏死性病变。

2. 白细胞　尿白细胞主要是中性粒细胞，见于泌尿系感染。离心尿沉渣显微镜检查，平均每个高倍视野白细胞数≥5 个，且白细胞发生变性者称为脓尿。多见于泌尿系统炎症疾病，生殖系统炎症病变时也可污染尿液，引起脓尿。

3. 红细胞　离心尿沉渣显微镜检查，平均每个高倍视野红细胞数≥3 个为镜下血尿尿红细胞。除了泌尿系统本身的疾病以及凝血系统疾病可引起血尿之外，泌尿系统邻近的器官（子宫、直肠、前列腺、盆腔）发生炎症或占位性病变也可引起血尿。肉眼血尿进行尿“三杯”试验可大致区分尿路出血的部位。启动排尿过程后，在尿流不中断的情况下，将尿流的起始段、中段以及末段分别留入第一、第二和第三环，确保尿流的第一滴留入第一杯，最后一滴留入第三杯。起始段血尿提示病变在尿道；终末段血尿提示病变在膀胱颈部、三角区或后尿道的前列腺和精囊腺；全程（三段）血尿提示血尿来源于肾脏或输尿管。尿红细胞进行相差显微镜检查，可区分肾小球源性和非肾小球源性血尿。由肾小球滤出的红细胞，因为受到肾小球滤过膜的挤压、尿 pH、渗透压的影响，多呈形态变异，表现为棘形、环形或碎片样，统称为变形红细胞。而非肾小球性红细胞形态大多均一。

4. 管型　管型是在肾小管和集合管腔中基质成分（清蛋白和髓袢升支粗段上皮细胞分泌的 Tamm-Horsfall 蛋白）凝固而成的圆柱状体。管型形成过程中如果伴有肾小球出血、白细胞渗出或肾小管上皮细胞脱落，当管型中细胞及其碎片的含量超过管型体积的 1/3 时称为细胞管型。其临床意义与尿液中相应细胞增多的意义一致，但出现细胞管型是肾实质损害的最可靠的试验诊断依据之一。红细胞管型提示肾脏出血；白细胞管型提示肾实质内炎症反应；肾小管上皮细胞管型提示肾小管间质损害。管型中的细胞颗粒变性形成颗粒量超过管型体积的 1/3 时称为颗粒管型，多见于慢性肾小球肾炎等。颗粒管型脂肪变性和淀粉变性则形成蜡样管型，提示肾小管病变严重，预后差。慢性肾衰竭时，一部分肾单位萎缩、另一部分肾单位的小管系统则代偿性肥大，在肥大扭曲的肾小管集合管中形成的管型称为肾衰竭管型。正常只有在高度浓缩和酸化尿液中才可见到少量透明管型；尿中出现大量透明管型或其他形态的管型都是病理性，除了具有重要的定位诊断意义之外，大量透明管型还提示显著蛋白尿或小管间质性病变引起 Tamm-Horsfall 蛋白分泌增多，见于急、慢性肾小球肾炎等。

5. 结晶体　正常尿液有时有盐类结晶体析出，常见的结晶体有：①碱性尿液中的结晶；②酸性尿液中的结晶；③其他结晶，如磺胺类药物结晶。尿中常见的结晶体如磷酸盐、尿酸及草酸钙结晶一般无临床意义。若持续出现于新鲜尿中并伴有较多红细胞，应疑有结石。急性重型肝炎时尿液中可见亮氨酸和酪氨酸结晶。胆固醇结晶见于肾盂肾炎、膀胱炎、脓尿和乳糜尿内。尿中磺胺类药物结晶易在酸性尿中形成，诱发泌尿系统结石及肾损伤，因此用药时嘱病人多饮水并采取碱化尿液的措施，必要时应停药。

五、细胞计数

1. Addis 尿沉渣计数　指留取病人夜间 12 小时尿标本，定量检验沉渣中有机物的数量。

【参考值】 红细胞<50 万 /12 小时；白细胞<100 万 /12 小时。管型<5000/12 小时。

【临床意义】 同尿显微镜检查。

2. 尿的细菌定量培养　尿的细菌定量培养法：凡菌落计数>10^5/ml 为尿路感染；菌落计数<10^4/ml 为污染，为假阳性；菌落计数在>10^4～10^5/ml 者不能排除感染。若有多种细菌生长，即使菌落计数>10^5/ml，也要考虑污染。对 L 型菌株、真菌、厌氧菌应采用相应的特殊培养基进行培养计数。

第三节　粪便检验

正常粪便主要由消化后未被吸收的食物残渣、消化道分泌物、大量细菌和无机盐及水等组成。粪便检查的主要目的是：①了解消化道有无炎症、出血、寄生虫感染、恶性肿瘤等情况；

②根据粪便的性状、组成，间接判断胃肠、胰腺、肝胆系统的功能状况；③了解肠道菌群分布是否合理，检查粪便中有无致病菌以协助诊断肠道传染病。

一、粪便标本采集与保存

粪便标本的采取直接影响结果的准确性，通常采用自然排出的粪便，标本采集时注意事项如下：

1. 粪便检验应取新鲜的标本，盛器应洁净，不得混有尿液，不可有消毒剂及污水，以免破坏有形成分，使病原菌死亡和污染腐生性原虫。

2. 采集标本时应用干净的竹签选取含有黏液、脓血等病变成分的粪便；外观无异常的粪便须从表面、深处及粪端多处取材，其量至少为指头大小。

3. 标本采集后应于1小时内检查完毕，否则可因pH及消化酶等影响导致有形成分破坏分解。

4. 查痢疾阿米巴滋养体时应于排便后立即检查。从脓血和稀软部分取材，寒冷季节标本传送及检查时均需保温。

5. 检查日本血吸虫卵时应取黏液、脓血部分，孵化毛蚴时至少留取30g粪便，且须尽快处理。

6. 检查蛲虫卵须用透明薄膜拭子于晚12时或清晨排便前自肛门周围皱襞处拭取并立即镜检。

7. 找寄生虫虫体及作虫卵计数时应采集24小时粪便，前者应从全部粪便中仔细搜查或过筛，然后鉴别其种属；后者应混匀后检查。

8. 做化学法隐血试验时，应于前3日禁食肉类及含动物血食物并禁服铁剂及维生素C。

9. 做粪胆原定量时，应连续收集3天的粪便，每天将粪便混匀称重后取出约20克送检。

10. 做细菌学检查的粪便标本应采集于灭菌有盖的容器内立即送检。

11. 无粪便排出而又必须检查时，可经肛门指诊或采便管拭取标本，灌肠或服油类泻剂的粪便常因过稀且混有油滴等而不适于做检查标本。

12. 粪便检验后应将纸类或塑料标本盒投入焚化炉中烧毁。搪瓷容器应泡于消毒液中（如过氧乙酸、煤酚皂液或苯扎氯铵等）24小时，弃消毒液后，流水冲洗干净备用。所用载玻片需用5%煤酚皂液浸泡消毒。

二、粪便一般性状检验

1. 量　正常人每天排便1～2次，排便量约100～300g。

2. 颜色与性状　正常粪便为黄褐色成形便，婴儿略呈金黄。病理情况时常有：①糊状或汁状稀便：见于各种感染性腹泻或非感染性腹泻，如急性肠炎；②黏液便：见于细菌性痢疾、阿米巴痢疾、溃疡性结肠炎等；③米泔样便：见于霍乱、副霍乱；④胶冻样便：粪便呈胶冻状、纽带状或膜状，常见于过敏性肠炎及慢性菌痢；⑤柏油样便：见于上消化道出血；⑥硬结便：球形干硬，多见于便秘者；⑦白陶土样便：见于阻塞性黄疸或钡餐造影术后；⑧鲜血便：见于痔疮、肛裂以及直肠下部癌症破溃。

3. 显微镜检验

【参考值】 红细胞: 无; 白细胞: 无或偶见; 巨噬细胞: 无。

【临床意义】

(1) 细胞: ①红细胞: 见于肠道下段炎症或出血，如息肉，阿米巴痢疾等; ②白细胞: 主要为中性粒细胞，常见于细菌性痢疾等; ③巨噬细胞: 见于细菌性痢疾、溃疡性结肠炎等; ④肠黏膜上皮细胞: 见于肠道炎症; ⑤肿瘤细胞: 见于大肠癌，以直肠部位为多见。

(2) 寄生虫: 肠道寄生虫主要依靠显微镜检验粪便中是否存在虫卵、原虫滋养体及包囊等来判断。原虫主要是阿米巴滋养体及其包囊。

(3) 食物残渣检验: 正常粪便中的食物残渣已被充分消化，一般无定形细小颗粒，而经显微镜检验能发现的是未经充分消化的食物残渣。①淀粉颗粒: 见于慢性胰腺炎; ②脂肪颗粒: 见于急、慢性胰腺炎等。

(4) 细菌检验: ①正常菌群: 如婴幼儿粪便中主要有双歧杆菌、肠杆菌; 成人粪便中主要有双歧杆菌、大肠埃希菌、厌氧菌、葡萄球菌。②肠道菌群失调: 正常菌群突然消失或比例失调，表现为粪便中除球菌/杆菌比值变大外，有时还可见白色假丝酵母菌。

三、粪便化学检验

1. 隐血试验　粪便隐血是指粪便外观改变也无镜下红细胞的微量出血。粪便隐血试验(occult blood test，OBT)主要用于可发生微量出血的消化道溃疡、肿瘤、炎症以及寄生虫疾病的诊断。如果用化学法检查，要注意排除饮食(动物血、肉、生蔬菜等)和药物(维生素 C、铁剂、铋剂)的影响。

【正常值】 阴性。

【临床意义】 多见于消化性溃疡、消化道癌症等。

2. 胆色素检验

【参考值】 粪胆红素阴性; 粪胆素阳性。

【临床意义】 粪胆素减少或消失见于胆道梗阻。不完成性梗阻时表现为弱阳性，完全梗阻呈阴性。粪胆红素阳性见于婴幼儿粪便、成人。

第四节　体液检验

一、脑脊液检验

脑脊液(cerebrospinal fluid，CSF)是存在于脑室及蛛网膜下腔内的一种无色透明液体。约 70% 的脑脊液是在脑室的脉络丛通过主动分泌和超滤形成，约 30% 是在大脑和脊髓的细胞间隙形成的细胞间质液。人体脑脊液在 4～8 小时更新一次，正常情况下每分钟产生 0.3～0.4ml，每日分泌量平均不超过 400～500ml。

脑脊液具有提供浮力保护脑和脊髓免受外力震荡损伤; 调节颅内压力; 供给脑、神经系统细胞营养物质，并运走其代谢产物; 调节神经系统碱贮量，保持 pH 在 7.31～7.34 之间等作用。

此外脑脊髓液还通过转运生物胺类物质影响垂体功能，参与神经内分泌调节。

由于血脑屏障（blood-brain barrier）的存在，脉络从上皮细胞对血浆各种物质的滤过具有选择性。氯、钠、镁离子及乙醇等最易通过；清蛋白、葡萄糖、乳酸、钙离子、氨基酸、尿素和肌酐次之；而大分子如纤维蛋白原、补体、抗体、毒物和某些药物以及胆红素、胆固醇等则极难或不能通过。

中枢神经系统任何部位发生器质性病变时，如感染、炎症、肿瘤、外伤、水肿和阻塞等都可引起脑脊液成分的改变。通过对脑脊液压力、一般性状、显微镜、化学成分、微生物、免疫学的检查，结合临床就可对疾病作出诊断和鉴别诊断，并对疾病的治疗和预后判断提供有力依据。因此，脑脊液的检查对于神经系统疾病的诊断和治疗具有重要意义。

（一）脑脊液穿刺的适应证和禁忌证

1. 适应证　凡有以下条件之一者，为进行脑脊液穿刺检查的适应证：①有脑脊膜刺激症状时；②疑有颅内出血，不能作 CT 检查者；③有剧烈头痛、昏迷、抽搐或瘫痪等症状和体征而原因不明者；④疑有脑膜白血病者；⑤中枢神经系统疾病进行椎管内给药治疗、手术前腰麻、造影等。

2. 禁忌证　要严格掌握禁忌证：①凡疑有颅内压升高者必须做眼底检查，如有明显视乳头水肿或有脑疝先兆者，禁忌穿刺；②凡病人处于休克、衰竭或濒危状态以及局部皮肤有炎症、颅后窝有占位性病变或伴有脑干症状者；③开放性颅脑损伤或有脑脊液漏者。均禁忌穿刺。

（二）标本采集

脑脊液由临床医师进行腰椎穿刺采集，必要时可从小脑延脑池或侧脑室穿刺获得。穿刺后应先作压力测定，正常人脑脊液压力卧位为 0.78～1.76kPa（80～180mmH_2O），儿童为 0.4～1.0kPa（40～100mmH_2O）。任何病变使脑组织体积或脑脊液量增加时，脑脊液压力均可升高。待压力测定后将脑脊液分别收集于 3 个无菌试管中，第 1 管可能含有少量红细胞，可作细菌培养，第 2 管作化学分析和免疫学检查，第 3 管作一般性状及显微镜检查。每管收集 1～2ml。脑脊液标本必须及时送检，一般不能超过 1 小时，因为放置时间过久会导致细胞破坏、葡萄糖分解、细菌自溶及凝块形成等而影响检查结果。

（三）一般性状检查

1. 颜色　正常脑脊液是无色透明的液体。但无色并不能排除神经系统疾病，如结核性脑膜炎、病毒性脑膜炎、梅毒性神经炎等也可呈无色透明。在病理情况下，脑脊液可呈不同颜色改变。

(1) 红色：常因混入血液所致，此时应鉴别是穿刺引起的出血还是病理性出血。前者脑脊液开始为红色，以后流出的脑脊液红色越来越淡至无色，离心后上清液仍为无色，隐血试验多为阴性。后者脑脊液各管均为红色，经离心后上清液多为红色或黄色，隐血试验往往为阳性。

(2) 黄色：多由出血、黄疸、梗阻、淤滞、药物等引起，又称黄变症（xanthochromia）。①出血性黄变症：脑或脊髓出血引起，因血红蛋白分解，胆红素增加；②淤滞性黄变症：颅内静脉血液循环和脑脊液循环淤滞，红细胞从血管渗出；③梗阻性黄变症：椎管梗阻（如髓外肿瘤、吉兰 - 巴雷综合征），蛋白升高>1.5g/L 可出现黄变，黄变程度与脑脊液中蛋白的含量成正比。④黄疸性黄变症：重症肝炎、胆道梗阻、新生儿溶血性疾病等。

(3) 白色或灰白色：多因白细胞增多所致，见于各种化脓菌引起的化脓性脑膜炎。急性化脓性脑膜炎时由于脑脊液中含有大量白细胞，常呈乳白色，甚至呈米汤样混浊。结核性脑膜炎白细胞中度增多，可呈毛玻璃样混浊。

(4) 微绿色：见于绿脓杆菌、肺炎双球菌、甲型链球菌等感染所致的脑膜炎。

(5) 褐色或黑色：常见于脑膜黑色素瘤。

2. 透明度 正常脑脊液应清晰透明。病毒性脑炎、梅毒性神经炎等疾病的脑脊液也可呈透明外观。脑脊液中白细胞如超过 $300\times10^6/L$ 时可变为混浊，如化脓性脑膜炎时，白细胞大量增加，可呈脓样乳白混浊；结核性脑膜炎时，脑脊液内的白细胞中度增多，可呈轻度毛玻璃样混浊。蛋白质含量增加或含有大量细菌、真菌等也可使其混浊。

3. 凝块或薄膜 正常脑脊液因不含纤维蛋白原，放置 24 小时后不会形成薄膜及凝块。脑膜炎时，由于毛细血管通透性增加，纤维蛋白原进入脑脊液，使得标本容易出现凝块或薄膜。急性化脓性脑膜炎时，脑脊液放置 1～2 小时即可出现凝块。结核性脑膜炎时，脑脊液静置 12～24 小时后可在液面形成纤细的薄膜，取此膜涂片检查结核杆菌，阳性率较高。蛛网膜下隙梗阻时，由于阻塞，远端的脑脊液蛋白质含量常高达 15g/L 以上，此时脑脊液呈黄色胶冻状。

4. 比密 可用折射仪法测定脑脊液的比密。正常脑脊液比密为 1.006～1.008。

(四) 化学检查

1. pH 试纸法

正常脑脊液 pH 比动脉血低。目前认为 CO_2 易通过血脑屏障，使脑脊液 PCO_2 比动脉血高 0.5～1.5kPa（4～11mmHg），而 HCO_3^- 不易通过血脑屏障，脑脊液中浓度一般比动脉血低。脑脊液 pH 比较恒定，即使全身酸碱失衡时对它的影响也甚小。

【参考值】 7.31～7.34。

【临床意义】 在中枢神经系统炎症时脑脊液 pH 降低，化脓性脑膜炎的脑脊液的 pH 降低更明显，如同时测定脑脊液的乳酸含量则更有价值。

2. 蛋白质定性（pandy test） 脑脊液中的球蛋白与苯酚结合成不溶性蛋白盐沉淀。反应结果以（-）～（++++）表示。潘氏试验所需标本量少，灵敏度高，试剂易得，操作简便，结果易于观察，其沉淀多少与蛋白质含量成正比，部分正常脑脊液亦可出现极弱阳性结果。

【参考值】 正常人多为阴性，部分可呈弱阳性。

【临床意义】 见蛋白定量试验。

3. 蛋白质定量（磺基水杨酸 - 硫酸钠浊度法） 正常脑脊液蛋白含量极微，其中绝大部分为清蛋白。

【参考值】 脑脊液蛋白质的参考值因年龄和标本来源不同而有差异，成人腰池蛋白质为 200～400mg/L，小脑延髓池蛋白质为 100～250mg/L，脑室内蛋白质为 50～150mg/L。新生儿由于血脑屏障尚不完善。因此脑脊液蛋白质含量相对高些，6 个月后小儿脑脊液中的蛋白质相当于成人水平。

【临床意义】 病理状态下脑脊液中蛋白质有不同程度的增加，且增加的多为球蛋白。脑脊液蛋白质含量增加多见于：

(1) 中枢神经系统炎症：如化脓性脑膜炎时蛋白质显著增加，定性多在 ++++ 以上，定量可高达 50g/L；结核性脑膜炎时中度增加，定性常为 ++～+++，定量可达 10g/L；病毒性脑膜炎时仅轻度增加，定性多为 +～++。其他病毒性脑病（流行性乙型脑炎脊髓灰质炎等），蛋白质也可轻度增加。

(2) 脑部肿瘤：蛋白质常明显增加。

(3) 椎管内梗阻：如脊髓肿瘤、蛛网膜下腔粘连等，蛋白质常明显增加。当脑脊液中蛋白质在 10g/L 以上时，流出后呈黄色胶冻状凝固，而且还有蛋白 - 细胞分离现象，是蛛网膜下腔梗阻性脑脊液的特征。

(4) 出血：脑及蛛网膜下腔出血时，蛋白质多轻度增加。

4. 葡萄糖　脑脊液中葡萄糖和血糖有密切关系，并受血脑屏障通透性及脑脊液中血糖分解速度的影响。其葡萄糖约为血糖的 60%，也可以在 30%～90% 范围内变化，这是由于血浆葡萄糖达到平衡需 1～2 小时。糖尿病或注射葡萄糖液使血糖升高后脑脊液中葡萄糖也可以升高。

【参考值】 儿童：2.8～4.5mmol/L；成人：2.5～4.4mmol/L。

【临床意义】 当中枢神经系统受细菌或真菌感染时，这些病原体或被破坏的细胞都能释放出葡萄糖分解酶使葡萄糖消耗，而使脑脊液中葡萄糖降低，以化脓性脑膜炎早期降低最为明显，甚至测定不出来。结核性、隐球菌性脑膜炎的脑脊液中葡萄糖降低多发生在中、晚期，但不如化脓性脑膜炎明显，且葡萄糖含量越低预后越差。病毒性脑炎、脑脓肿等其他中枢神经疾病时，脑脊液中葡萄糖含量多正常。

5. 氯化物　脑脊液中氯化物含量受血清氯的含量、血脑屏障通透性及脑脊液中蛋白质含量的影响。但由于脑脊液中蛋白质含量较少，为了维持脑脊液和血浆渗透压的平衡，脑脊液中氯化物含量常较血中为高，此即为 Donnan 平衡。

【参考值】 119～129mmol/L。

【临床意义】 当脑脊液中蛋白含量增多时，氯化物多减少，如神经系统炎症，其中尤以结核性脑膜炎时最为明显，病毒性脑炎、脑脓肿、脊髓灰质炎、中毒性脑炎、脑肿瘤等脑脊液中氯化物可无明显变化，在低氯血症、呕吐、脱水等脑脊液氯化物也会减少，脑脊液中氯化物含量低于 85mmol/L 时，有可能导致呼吸中枢抑制而出现呼吸停止，故如果脑脊液中氯化物明显降低时应及时向临床医师通报，以便及早采取措施。脑脊液氯化物增加可见于尿毒症、肾炎等。

（五）显微镜检查

1. 细胞计数和细胞分类

【参考值】 正常脑脊液内无红细胞，白细胞极少。成人 $(0～8)\times10^6$/L；儿童 $(0～10)\times10^6$/L；新生儿 $(0～30)\times10^6$/L。

【临床意义】 白细胞达 $(10～50)\times10^6$/L 为轻度增加，$(50～100)\times10^6$/L 为中度增加，200×10^6/L 以上为显著增加。白细胞数显著增加见于化脓性脑膜炎；少或中度增加常见于结核性脑膜炎、病毒性脑炎等，以淋巴细胞为主。细胞数量的变化在治疗中可作为病情变化的参考指标。细胞数减少是临床好转的标志。

2. 细胞学检查

【参考值】 正常脑脊液无肿瘤细胞。

【临床意义】 脑脊液中能否找到肿瘤细胞取决于肿瘤位置及恶性程度、穿刺部位和采集标本的多少。通常转移性肿瘤阳性率高于原发性肿瘤。

（六）微生物学检查

将脑脊液直接涂片或离心沉淀涂片，经革兰氏染色后显微镜检查，或经抗酸染色查找结核分枝杆菌、用墨汁染色查找隐球菌。还可以用培养法检查。

【参考值】 阴性。

【临床意义】 阳性可确诊中枢神经系统微生物感染。

脑脊液检验对神经系统感染、脑出血、蛛网膜下腔出血及颅内占位性病变等的诊断和判断预后具有重要意义，本节主要就上述几种疾病与正常检验特点作一比较介绍，见表 6-4-1。

表 6-4-1 中枢神经系统疾病脑脊液检验特点比较

疾病类型	压力（kPa）	外观	蛋白质		葡萄糖（mmol/L）	氯化物（mmol/L）	白细胞计数（$\times10^9$/L）	有核细胞分类	病原体
			定性	定量（g/L）					
正常	0.69～1.96 新生儿：0.29～0.78	清亮透明	−	0.2～0.4 新生儿：0.2～1.2	2.5～4.5	120～130	0～8	淋巴细胞为主	无
化脓性脑膜炎	显著增高	混浊、脓性、有凝块	++	显著增加	显著减少	稍低	显著增加	中性粒细胞为主	可发现致病菌
结核性脑膜炎	增高	雾状微混有薄膜形成	+～++	增加	减少	显著减少	增加	早期：中性粒细胞为主 后期：淋巴细胞为主	见抗酸杆菌或结核培养阳性
病毒性脑炎	稍增高	清晰或微混	+～++	增加	正常	正常	增加	淋巴细胞为主	无
流行性乙型脑炎	稍增高	清晰或微混	+	轻度增加	正常	正常	增加	早期：中性粒细胞为主 后期：淋巴细胞为主	无
新型隐球菌脑膜炎	稍增高	清晰或微混	+	轻度增加	减少	减少	增加	淋巴细胞为主	新型隐球菌
脑室及蛛网膜下腔出血	增高	红色混浊	+～++	增加	轻度增加	正常	增加	中性粒细胞为主	无
脑瘤	增高	清晰	+	轻度增加	正常	正常	增加	淋巴细胞为主	无
脑脊髓梅毒	稍增高	清晰	+	轻度增加	正常	正常	增加	淋巴细胞为主	无

二、浆膜腔积液检验

浆膜腔主要指人体的胸腔、腹腔、心包腔及关节腔等，正常情况下含有少量液体起润滑作用。病理情况下腔内液体的量和成分可发生改变。检验浆膜腔内的液体对寻找病因、鉴别诊断及治疗有重要意义。

人体的浆膜腔如胸腔、腹腔、心包腔等在正常情况下仅有少量液体，据估计正常成人胸腔液在20ml以下，腹腔液小于50ml，心包腔液约为10～30ml，它们在腔内主要起润滑作用，一般不易采集到。在病理情况下则可能有多量液体潴留而形成浆膜腔液，这些积液随部位不同而分为胸腔积液、腹腔积液、心包腔积液等。区分积液的性质对疾病的诊断和治疗有重要意义。按积液的性质分为漏出液及渗出液两大类，也有人再将乳糜液加列一类。目前临床迫切要求通过积液检查提供良性或恶性疾患的确切信息。

（一）浆膜腔积液的分类与发生机制

根据积液产生的原因和性质不同，将积液分成以下两大类。

1. 漏出液（transudate） 为非炎症性积液，其形成常见原因为：①血管内胶体渗透压下降：当血浆清蛋白浓度明显减少时，如肾病伴有蛋白大量丢失、重度营养不良、晚期肝硬化、重症贫血等，一般血浆清蛋白低于25g/L，就有出现浆膜腔积液的可能；②毛细血管流体静脉压升高；如静脉回流受阻静脉栓塞、肿瘤压迫、充血性心力衰竭和晚期肝硬化等；③淋巴回流受阻止：如淋巴管被丝虫阻塞或者淋巴管被肿瘤所压迫等，这些胸、腹腔积液有可能是乳糜样的；④水、钠潴留：可引起细胞外液增多，常见于晚期肝硬化、充血性心力衰竭和肾病等。

2. 渗出液（exudate） 多为炎症性积液。炎症时由于病原微生物的毒素、缺氧以及炎症介质作用使用血管内皮细胞受损，血管通透性增加，以致血管内大分子物质如清蛋白甚至球蛋白和纤维蛋白原都能通过血管壁而渗出，在渗出过程中，还有各种细胞成分的渗出。当血管严重受损时，红细胞也外溢，因此炎性渗出液中含有红细胞也是炎症反应的象征。渗出液产生多为细菌感染所致，少数见于非感染病因，如外伤、血液、胆汁、胰液、胃液等刺激后。此外，恶性肿瘤也可引起类似渗出液的积液。

（二）浆膜腔积液标本的采集与处理

浆膜腔积液由临床医师浆膜腔穿刺获得，留取4管，每管1～2ml，第1管做细菌学检查，第2管做化学和免疫学检查，第3管做细胞学检查，第4管不加抗凝剂以观察有无凝集现象。标本采集后需及时送检，一般不超过1小时，以免细胞变性、破坏或出现凝块而影响结果。细胞学检查用EDTA-K_2抗凝，化学和免疫学检查用肝素抗凝。

（三）一般性状检查

1. 量 该项由病室医护人员用量筒测定或将全部由检验人员测其总量。液量可随病情、部位和抽取目的不同而异，可由数毫升至上千毫升。

2. 颜色 多为深浅不同的黄色，可用淡黄色、黄色、深黄色表示。一般漏出液颜色较淡，渗出液颜色深。红色多为血性，可用淡红色、红色及暗红色报告，可能为结核菌感染、肿瘤出血性疾病、内脏损伤及穿刺损伤所致。淡黄色脓样多系化脓性感染，由于大量细胞和细菌存在所致。乳白色由胸导管淋巴管阻塞所致称真性乳糜液，当积液中含脂肪变性细胞时也呈乳糜样，叫假性乳糜液，可用脂蛋白电泳、乙醚试验及镜检等加区分。绿色可能系铜绿假单胞菌感染所致。

3. 透明度 可根据标本不同情况用清、微混、混浊报告。漏出液为清晰透明液体。渗出液常因含大量细胞、细菌而呈现不同程度混浊。乳糜液因含大量脂肪也呈混浊外观。

4. 凝块 漏出液中因含纤维蛋白原少，一般不易凝固。渗出液可因有纤维蛋白原等凝血因子以及细菌、组织裂解产物，往往自行凝固或有凝块出现。但渗出液中如含有纤维蛋白溶酶时可将已形成的纤维蛋白溶解，反而可能看不见凝固或凝块。

5. 比密 比密高低主要取决于蛋白质含量。漏出液的比密一般低于1.015，而渗出液一般高于1.018。

（四）化学检查

1. pH pH测定时标本应抽取在肝素化的真空注射器具内，注意与外界空气隔绝，及时送验。漏出液 $pH>7.4$；渗出液一般偏低。化脓性感染时积液 $pH<7.0$，同时伴有葡萄糖含量降低。pH降低还可见于类风湿病、结核、恶性肿瘤、红斑狼疮性胸膜炎。胸水pH在6以下，对诊断食管破裂有参考价值。

2. 黏蛋白试验 浆膜上皮细胞在炎性反应的刺激下分泌黏蛋白量增加。黏蛋白是一种酸性蛋白，等电点为pH 3～5，因此可在稀乙酸中出现白色沉淀。漏出液为阴性；渗出液为阳性，但实际工作中并不能单靠本试验来漏出液或渗液。

3. 蛋白质定量 其测定方法与血清蛋白定量相同，一般认为渗出液蛋白质含量大于30g/L，漏出液常小于25g/L。蛋白质如为25～30g/L，则难以判明其性质，蛋白电泳时漏出液的 α_2 和 γ 球蛋白等大分子蛋白质比例低于血浆，而蛋白质相对较高。但渗出液的蛋白电泳谱与血浆相近似，其中大分子量蛋白质显著高于漏出液。

4. 葡萄糖定量 其测定方法与血清葡萄糖定量相同。漏出液葡萄糖含量比血糖稍低些。渗出液葡萄糖因受细菌或炎症细胞的酵解作用，积液中葡萄糖含量降低，尤其是化脓性细菌感染时更低，结核性次之。

（五）显微镜检查

1. 细胞计数 细胞计数方法与脑脊液相同，计数时应把全部有核细胞（包括间皮细胞）都列入细胞计数中。

红细胞计数对渗出液与漏液的鉴别意义不大。文献报告恶性肿瘤引起的积液中血性者占50%～85%。当积液中的红细胞大于 $0.1\times10^{12}/L$ 时应考虑可能是恶性肿瘤、肺栓塞或创伤所致也要考虑结核病可穿刺损伤的可能。红细胞增多时不能使用血细胞分析仪计数，因积液中沉渣会因纤维蛋白存在而堵塞计数小孔。

白细胞计数对渗出液中和漏出液和鉴别有参考价值。现认为漏出液中的白细胞数常不超过 $100\times10^6/L$，如果超过 $500\times10^6/L$ 多为渗出液；结核性与癌性积液中的白细胞通常超过 $200\times10^6/L$；而化脓性积液时往往达 $1000\times10^6/L$。

2. 白细胞分类 穿刺液应在抽出后立即离心沉淀，用沉淀物涂片经瑞氏染色进行分类。必要时可用细胞玻片离心沉淀仪收集细胞。漏出液中细胞较少，以淋巴细胞及间皮细胞为主。渗出液则细胞较多，各种细胞增加的临床意义如下：

（1）中性分叶核粒细胞增多：常见于化脓性渗出液，细胞总数也常超过 $1000\times10^6/L$。

（2）淋巴细胞增多：主要提示慢性炎症，如结核、梅毒、肿瘤或结缔组织病所致渗出液。若胸水中见到浆细胞样淋巴细胞可能是增殖型骨髓瘤。少量浆细胞则无临床意义。

（3）嗜酸性粒细胞增多：常见于变态反应和寄生虫所致的渗出液。

(4)间皮细胞增多:提示浆膜刺激或受损。间皮细胞在渗出液中退变,使形态不规则,还有幼稚型间皮细胞,应注意与癌细胞区别。

3. 寄生虫检验 可将乳糜样浆膜腔积液离心沉淀后,将沉淀物倒在玻片上检查有无微丝蚴。包虫病患者胸水中可以检查出棘球蚴的头节和小钩。阿米巴病的积液中可以找到阿米巴滋养体。

(六)微生物学检查

如标本通过一般性状、显微镜及化学检查已肯定为漏出液者,一般则无检查细菌的必要,如肯定为或疑为渗出液,则应经无菌操作离心沉淀,取沉淀物作细菌培养及涂片染色检查,作涂片革兰氏染色时应用油镜仔细观察,如见有细菌或真菌应及时报告临床医师。

浆膜腔积液可分为漏出液和渗出液两种,其鉴别要点见表 6-4-2。

表 6-4-2 漏出液与渗出液的鉴别

项目	漏出液	渗出液
原因	非炎症	炎症、肿瘤
外观	淡黄	不定,可为黄色、血色、脓样、乳糜样
透明度	透明,偶见微混	多为混浊
比密	<1.015	>1.018
凝固	不凝	常自凝
黏蛋白试验	阴性	阳性
pH	>7.4	<6.8
蛋白质定量	<25g/L	<30g/L
积液总蛋白 / 血清总蛋白	<0.5	<0.5
葡萄糖	>3.3mmol/L	可变化,常 <3.3mmol/L
LD	<200U/L	>200U/L
积液 LD/ 血清 LD	<0.6	>0.6
细胞总数	常 $<100\times10^6$/L	常 $>500\times10^6$/L
白细胞分类	以淋巴细胞及间皮细胞为主	根据不同病因而异,一般炎症急性期以中性粒细胞为主,慢性期以淋巴细胞为主
癌细胞	未找到	可找到癌细胞或异常色体
细菌	未找到	可找到病原菌
常见疾病	充血性心力衰竭、肝硬化和肾炎伴低蛋白血症	细菌感染、原发性或转移性肿瘤、急性胰腺炎等

第五节 肾功能检验

一、肾小球功能检验

(一)内生肌酐清除率

内生肌酐是指自身肌肉内肌酸脱水后生成的肌酐。内生肌酐清除率是指在没有外源性肌酐干扰的情况下(素食 3 天以上),单位时间内肾脏清除内生肌酐的速率。实际上它表示的是单位时间内肾脏滤过血浆产生原尿的能力。在慢性肾衰竭的病人，它反映了肾单位数的变化。

【标本采集】 检查前准备，低蛋白饮食 3 天（<40g/d），禁食肉类，避免剧烈运动，收集血液和尿液标本，第 4 日晨 8 时，排尽余尿，收集并记录此后 24 小时尿量，加入甲苯 4～5ml 防腐，同日任何时间采抗凝血 2～3ml，与 24 小时尿液同时送检。

【参考值】 成人 80～120ml/min，新生儿 25～70ml/min，2 岁以内小儿偏低，40 岁以后每 10 年平均下降 4ml/min，>70 岁为正常值的 60%。收集记录 24 小时尿量，并同时取 2～3ml 血送检，测定尿及血中肌酐浓度，应用下列公式进行计算内生肌酐清除率（endogenous creatinine clearance rate，Ccr）

内生肌酐清除率（Ccr）= 尿肌酐浓度（μmol/L）× 每分钟尿量（ml/min）/ 血肌酐浓度（μmol/L）

【临床意义】

1. Ccr 是肾功能损害的敏感指标 成人 Ccr<80ml/min，提示肾小球滤过功能已有损害，此时血清尿素氮、肌酐测定仍可在正常范围。

2. 判断肾小球功能损害程度 Ccr 51～70ml/min，提示肾小球功能轻度损害；31～50ml/min，提示肾小球功能中度损害；<30ml/min，提示肾小球功能重度损害（肾衰竭），其中 11～20ml/min 为肾衰竭早期，6～10ml/min 为肾衰竭晚期，<5ml/min 为肾衰竭终末期。

3. 指导临床 当 Ccr<40ml/min 时，应限制蛋白质的摄入；当 Ccr<30ml/min 时，使用噻嗪类利尿剂无效；当 Ccr<10ml/min 时，是行血液透析的指标，此时使用噻嗪类利尿剂常无效。临床需根据内生肌酐清除率调整用药剂量和用药时间。

4. 监测肾移植术后排异反应 若移植物存活 Ccr 会逐步回升，否则提示失败。Ccr 一度上升后又下降，提示发生排异反应。

（二）血清肌酐

正常人每日肌酐的产量与肾脏清除量相等，血清肌酐浓度维持稳定。在肌酐产量恒定的情况下，血清肌酐浓度升高，提示肾脏清除功能下降（肾小球滤过率下降）。虽然血清肌酐浓度变化的临床意义与内生肌酐相同，但对于轻度肾功能受损的病人，其敏感性不如内生肌酐清除率，但对于重度肾功能受损的病人，敏感性高于内生肌酐清除率。

【参考值】 全血肌酐：88.4～176.8μmol/L。血清或血浆肌酐：男性 53～106μmol/L，女性 44～97μmol/L。

【临床意义】 血清肌酐（creatinine，Cr）与内生肌酐清除率临床意义相近。血清肌酐增高见于各种原因所致的肾小球滤过功能减退，肾小球滤过率降至正常的 50% 时，Cr 仍可正常，降至正常水平 1/3 时，Cr 明显上升，且上升曲线斜率会陡然变大，所以 Cr 增高提示肾脏病变较重，常作为肾衰竭病情观察和疗效判断的有效指征。

（三）尿素氮

尿素是蛋白质、氨基酸代谢过程中生成的氨在肝脏再经过鸟氨酸循环生成的终产物。每日机体的尿素产量受蛋白质（氨基酸）摄入量、蛋白质分解率以及肝功能的影响。肾脏清除尿素的速率除了受尿素产量、肾小球滤过率的影响之外，还受到血容量的显著影响，血容量不足时尿素重吸收增加。正常人每日尿素的产量与肾脏清除量相等，血清尿素浓度维持稳定。尽管血尿素氮（blood urea nitrogen，BUN）浓度变化的临床意义大致与肌酐相同，但是将 BUN 与血肌酐一并检查，通过比较两者变化程度的差异，可以大致判断被评估者的：①血容量（心力衰竭、脱水等血容量不足的情况下 BUN/Scr 比值升高，往往伴有肾前性少尿）；②蛋白质分解率（感染、创伤、高热等高蛋白分解状态下BUN/Scr比值升高）；③蛋白质负荷状态（慢性肾衰竭严格实行优质低蛋白饮食时BUN/Scr比值下降）；④肝功能状态（严重肝功能损害时BUN/Scr比值下降）；⑤严重肌肉损伤（急性肌溶解综合征时BUN/Scr比值下降）。

【标本采集】 血清，黄色或红色管帽真空采血管空腹采血。

【参考值】 成人：1.8～7.1mmol/L；儿童：1.8～6.5mmol/L。

【临床意义】 血尿素氮增高见于：

1. 肾小球滤过功能损害　如各种肾脏疾病所致的较严重的肾小球损害。

2. 蛋白质分解代谢旺盛或蛋白质摄入过多　如消化道出血。

（四）尿酸

尿酸是嘌呤代谢的终产物，大部经肾小球滤出，在近端肾小管几乎被完全重吸收，肾小球滤过率降低时，尿酸排出减少，血液中浓度升高，所以血清尿酸也是反映肾小球滤过功能的指标，但是受肾外因素影响较大，分析结果时应综合考虑。

【标本采集】 血清，黄色或红色管帽真空采血管空腹采血。采血前严格禁食含嘌呤丰富的食物3天，避免过度肌肉运动。

【参考值】 男性180～440μmol/L；女性120～320μmol/L。

【临床意义】 血尿酸病理性升高见于：

1. 痛风　是核蛋白及嘌呤代谢异常所致，发作时尿酸浓度可达900μmol/L。

2. 排泄障碍　肾病（急、慢性肾炎，肾结核等）、尿道阻塞。

3. 核酸分解代谢过盛　慢性白血病、多发性骨髓瘤、真性红细胞增多症。

二、肾小管功能检验

（一）尿浓缩稀释试验

肾功能正常时，随着水摄入量的改变，肾脏对尿液进行相应的浓缩与稀释，以维持血浆渗透压稳定于正常水平。摄水后尿液稀释，尿比重和渗透压下降；禁水后尿液浓缩，尿比重及渗透压升高。临床上常根据病人一天摄水与禁水的生理变化规律，分别的在尿液稀释期与尿液浓缩期留取相应的尿液标本，测定尿比重与尿渗透压。摄水后尿比重和尿渗透压能下降到正常水平，提示肾小管稀释功能正常；禁水后尿比重和尿渗透压不能升高至正常水平，提示肾小管浓缩功能正常；如果摄水后尿比重和尿渗透压不能显著下降，和（或）禁水后尿比重和尿渗透压也不能显著升高，提示肾小管稀释和（或）浓缩功能异常。

【标本采集】 昼夜尿比密试验（莫氏试验）：受试日正常饮食，少饮水，晨8时排尿弃去，后每2小时留尿1次，白天6次，晚上8时至次晨8时1次共7个标本，分别测定尿量和比密。3小时尿比密试验（齐氏试验）：受试日正常饮食和活动，晨8时排尿弃去，后每3小时留尿1次至次晨8时，分装8个容器，分别测定尿量和比密，注意排尿间隔时间准确，尿须排尽。

【参考值】 成人24小时尿总量1000～2000ml，晚8时至晨8时夜尿量不超过750ml，昼尿量与夜尿量之比不小于3～4∶1，尿液最高比重在1.018以上，最高比重与最低比重之差不小于0.009。

【临床意义】

1. 夜尿>750ml或昼/夜尿量比值降低，尿比密值及变化率正常，提示为肾浓缩功能减退的早期改变，见于间质性肾炎、慢性肾小球肾炎、高血压肾病和痛风性肾病等疾病早期已损伤到肾小管；若同时出现夜尿量增多及尿比密无 1 次>1.018，或昼尿比密差值<0.009，提示肾浓缩 - 稀释功能严重受损；若尿比密固定在 1.010～1.012，提示肾脏浓缩 - 稀释功能完全丧失。

2. 尿量少而比重增高，见于肾前性少尿。

3. 尿量超过 4L/24h，尿比重低于 1.006，见于尿崩症。

（二）尿渗量测定

亦称尿渗透压测定。渗量（osmol）代表溶液中一种或多种溶质的总数量，而与微粒的种类及性质无关。任何溶质溶于溶剂之后与原来的纯溶剂相比，均有冰点下降、沸点上升、蒸气压减低，以及渗透压增高等改变，其改变的程度取决于溶质微粒的数量。尿渗量（urine osmol，Uosm）系指尿内全部溶质的微粒总数量而言，它可反映溶质和水的相对排泄速度，尿比重易受溶质微粒大小和分子量的影响，而尿渗量则受溶质的离子数量的影响，不能离子化的蛋白质、葡萄糖对其影响小，所以尿渗量更能真实地反映肾脏浓缩和稀释功能。

【标本采集】

1. 禁饮尿渗量测定　用于尿量基本正常的病人。晚饭后禁饮 8 小时，清晨 1 次性送尿液检查，同时空腹采集静脉血测血浆渗量。

2. 随机尿尿渗量测定　常用于尿量减少病人，同时空腹采集静脉血测血浆渗量。

【参考值】 尿液 600～1000mOsm/kg H_2O，平均为 800mOsm/kg H_2O。24 小时波动范围：50～1200mOsm/kg H_2O，血浆为 275～305mOsm/kg H_2O，平均为 300mOsm/kg H_2O。尿渗量 / 血浆渗量为 3～4.5∶1。

【临床意义】

1. 判断肾浓缩功能　尿渗量及尿渗量 / 血渗量的比值正常，提示肾脏浓缩稀释功能正常；尿渗量及尿渗量与血渗量的比值减低，提示肾脏浓缩功能受损；尿渗量与血渗量的比值等于或接近 1 为等渗尿，提示肾脏浓缩功能接近完全丧失，见于慢性肾小球肾炎、多囊肾及慢性肾盂肾炎晚期；尿渗量<200mOsm/kg H_2O，或尿渗量与血渗量的比值<1 为低渗尿，提示肾脏浓缩功能丧失而稀释功能仍然存在，见于尿崩症。

2. 鉴别肾前性和肾性少尿　肾前性少尿肾小管浓缩功能完好，尿渗量较高>500mOsm/kg H_2O，肾性少尿尿渗量较低<350mOsm/kg H_2O。

第六节　肝功能检验

一、血清蛋白质测定

（一）血清总蛋白和清蛋白、球蛋白比值测定

【参考值】 血清总蛋白：60～80g/L；清蛋白：40～55g/L；球蛋白 20～30g/L。清蛋白与球蛋白的比值（A/G）：1.5～2.5∶1。

【临床意义】 血清总蛋白和清蛋白测定主要反映慢性肝损害以及肝实质细胞的储备功能。总蛋白减低常与清蛋白减低平行，而总蛋白增高常同时伴有球蛋白增高。

1. 总蛋白　降低见于血液稀释、营养不良。增高见于各种原因引起的血液浓缩或蛋白合成增加。

2. 清蛋白　降低见于营养不良等。增高见于血液浓缩、Addison病。

3. 球蛋白　血清总蛋白的增高主要是球蛋白增高。球蛋白增高见于慢性肝脏疾病。球蛋白降低见于婴幼儿、免疫功能抑制者。

4. 清蛋白与球蛋白的比值减低或倒置　最常见于严重肝功能损害，如持续性肝炎。

（二）血清蛋白电泳

【参考值】 醋酸纤维膜电泳法。清蛋白：61%～71%；α_1球蛋白：3%～4%；α_2球蛋白：6%～10%；β球蛋白：7%～11%；γ球蛋白：9%～18%。

【临床意义】

1. 肝病型　清蛋白降低，γ球蛋白增高，见于慢性肝炎、肝硬化。

2. M蛋白血症型　清蛋白轻度降低，见于多发性骨髓瘤。

3. 肾病型　清蛋白及γ球蛋白均降低，α_2球蛋白及β球蛋白增高。

4. 炎症型　α_1、α_2、β球蛋白均增高，见于急慢性炎症及应激反应。

5. 其他　结缔组织病常伴有γ球蛋白增高；先天性低γ球蛋白血症时γ球蛋白降低。

二、血清胆红素测定

【参考值】 血清总胆红素（serum total bilirubin，STB）：3.4～17.1μmol/L；结合胆红素（conjugated bilirubin，CB）：0.6～0.8μmol/L；非结合胆红素（unconjugated bilirubin，UCB）：1.7～10.2μmol/L；CB/UCB：0.2～0.4。

【临床意义】

1. 判断有无黄疸及黄疸的程度　血清总胆红素在17.1～34.2μmol/L时，病人皮肤巩膜尚未见黄染，称为隐性黄疸；34.2～171μmol/L为轻度黄疸；171～342μmol/L为中度黄疸；>342μmol/I为重度黄疸。

2. 鉴别黄疸的类型　溶血性黄疸血清总胆红素明显增高，CB/UCB<0.2。肝细胞性黄疸三者皆升高，0.2<CB/UCB<0.5。阻塞性黄疸直接胆红素明显升高，CB/UCB>0.5。

三、血清酶学测定

（一）血清转氨酶测定

主要是丙氨酸氨基转移酶（alanine aminotransferase，ALT）及天门冬氨酸氨基转移酶（aspartate aminotransferase，AST）的测定。

【参考值】 连续监测法（37℃）：ALT 5～40U/L；AST 8～40U/L；ALT/ AST≤1。

【临床意义】

1. 急性病毒性肝炎　ALT与AST均显著升高，常可达参考值上限的20～50倍以上，以ALT升高更明显，ALT/AST>1。急性重症肝炎可出现胆红素明显增高而转氨酶却降低的“胆酶分离”现象，提示肝细胞严重坏死，预后不良。

2. 慢性病毒性肝炎　转氨酶轻度上升或正常，ALT/AST>1；若AST增高较ALT明显，提示慢性肝炎可能转为活动期。

3. 非病毒性肝病 药物性肝炎、脂肪肝和肝癌等，转氨酶轻度上升或正常，ALT/AST<1。

4. 肝硬化 转氨酶活性取决于肝细胞坏死和肝脏纤维化的程度。

5. 急性心肌梗死 发病后6～12小时，AST开始增高，24～48小时达高峰，3～5天后可恢复正常；如果AST减低后又增高，提示梗死范围扩大或出现新的梗死。

6. 其他 胆汁淤积、皮肌炎、进行性肌萎缩等可轻度增高。

（二）血清碱性磷酸酶（ALP）测定

【参考值】 连续监测法测定（37℃）：成人40～110U/L；儿童<350U/L。

【临床意义】

1. 肝胆疾病 肝内、外胆管阻塞性疾病，ALP明显增高；肝炎等累及肝实质的肝胆疾病，ALP轻度增高。

2. 骨骼疾病 ALP增高见于变形性骨炎。

3. 其他 ALP增高见于佝偻病。

（三）血清γ-谷氨酰转移酶（γ-GT）测定

【参考值】 连续监测法：<50U/L。

【临床意义】

1. 胆道梗阻性疾病 胆道淤积、肝癌等。

2. 病毒性肝炎及肝硬化 急性肝炎时γ-GT增高；慢性肝炎肝硬化非活动期γ-GT正常。

3. 其他 酒精性或药物性可明显或中度以上增高（300～1000U/L）。

第七节 临床常用免疫学检验

免疫学检验即用免疫学方法确定疾病相关因子、监测疾病过程、判断疗效及预后，涉及对疾病相关因子的诊断和辅助诊断，以及检测机体免疫功能状态。

临床常用免疫学检查包括血清免疫球蛋白检测、血清补体检测、细胞免疫检测、肝炎病毒标志物检测、感染免疫检测、肿瘤标志物检测、自身抗体检测及其他免疫检测。

一、免疫球蛋白检验

检测血清免疫球蛋白及其类别（尤其是IgG、IgA和IgM）和水平，可为诊断免疫缺陷性疾病和免疫增殖性疾病提供重要参数。

免疫球蛋白（immunoglobulin，Ig） 具有抗体活性和抗体样结构的球蛋白，由浆细胞产生，存在于血液、体液、外分泌液及部分细胞的表面。分5类：IgG、IgM、IgA、IgD、IgE。

1. IgG、IgM、IgA的检测：IgG是血清中的主要抗体成分，占总Ig的75%，是唯一能通过胎盘的Ig，通过自然被动免疫获得。IgM是Ig中分子量最大者，亦是最早出现的抗体，为五聚体，在机体早期的免疫防御中起重要作用。IgA分血清型与分泌型，尤以分泌型IgA在局部抗感染、抗过敏起重要免疫屏障。检测方法：免疫扩散法及免疫比浊法。

【参考值】 IgG：5.65～17.65g/L；IgM：0.5～3.0g/L；IgA：0.4～3.5g/ L；IgD：0.001～0.004g/L。注意不同方法、不同实验室参考范围不同。

【临床意义】 Ig均增高常见于慢性肝病、淋巴瘤、系统性红斑狼疮、类风湿关节炎等。单一Ig增高：见于免疫增殖性疾病，如多发性骨髓瘤(IgG)、巨球蛋白血症(IgM)。Ig降低：反复呼吸道感染者常见IgA单一降低。

2. IgE测定

血清含量低，但与I型变态反应疾病有关。

【参考值】 ELISA法：0.1～0.9mg/L。

【临床意义】 IgE增高：见于IgE型多发性骨髓瘤、重链病、肝脏病、结节病、RA和各种过敏性疾病。IgE降低：见于丙种球蛋白缺乏症、恶性肿瘤、长期用免疫抑制剂者和共济失调性毛细血管扩张症等。

二、血清补体检验

补体(complement)是一组具有酶原活性的糖蛋白，由传统途径的9种成分C1～C9、旁路途径的3种成分及其衍生物组成，参与灭活病原体的免疫反应，也参与破坏自身组织和自身细胞而造成的免疫损伤。

1. 补体CH_{50}　主要反映补体9种成分的综合水平，一般以50%的溶血率(CH_{50})作为判别点。

【标本采集】 血清，黄色或红色管帽真空采血管采血。标本必须新鲜，防止标本溶血。

【参考值】 试管法：50 000～100 000U/L。

【临床意义】 反映补体传统途径活化的活性程度。

增高见于急性炎症、组织损伤和某些恶性肿瘤；降低见于肾小球肾炎、自身免疫病、感染性心内膜炎、病毒性肝炎和慢性肝病。

2. 补体C3　补体C3在各种补体成分中含量最高，在补体经典激活途径与旁路激活途径中均发挥重要作用。

【标本采集】 血清，黄色或红色管帽真空采血管采血。标本必须新鲜，防止标本溶血。

【参考值】 免疫比浊法：0.85～1.70/L。

【临床意义】 增高见于急性炎症、传染病早期、肿瘤和排异反应；减低见于70%以上的急性肾小球肾炎、85%以上的链球菌感染后肾炎、78%的狼疮性肾炎病人，还见于活动性SLE和类风湿关节炎。

3. 补体C4　C4是补体经典激活途径的一个重要组分，其临床意义基本与C3相似。

【标本采集】 血清，黄色或红色管帽真空采血管采血。标本必须新鲜，防止标本溶血。

【参考值】 免疫比浊法：0.22～1.34g/L。

【临床意义】 升高见于急性风湿热、结节性动脉周围炎、皮肌炎、关节炎和组织损伤等；降低见于自身免疫性肝炎、狼疮性肾炎、SLE、1型糖尿病、胰腺癌、多发性硬化症、类风湿关节炎、IgA肾病和遗传性IgA缺乏症。

三、病毒性肝炎标志物测定

乙型病毒性肝炎标志物检验

【参考值】 用阴性(-)和阳性(+)表示。

【临床意义】

1. HBsAg 本身不具备传染性，但如阳性，常为传染性的标志之一。常见于：①乙型肝炎潜伏期及急性期；②慢性迁延性肝炎、慢性活动性肝炎；③慢性 HBsAg 携带者。

2. 抗 -HBs 见于：①既往曾感染过乙型肝炎病毒（HBV），现已有一定的免疫力；②接种乙肝疫苗后，一般仅出现抗 -HBs 单项阳性；③被动性获得抗 -HBs 抗体。

3. HBeAg ①是病毒复制、传染性强的指标；②持续阳性的乙型肝炎，易转变为慢性肝炎；③ HBsAg、HBeAg 阳性的孕妇可将乙肝病毒垂直传播给新生儿，其感染阳性率为 70%～90%。

4. 抗 -HBe 见于：① HBeAg 转阴的病人，提示病毒复制减少，传染性降低；②部分乙型肝炎病人。

5. HBcAg 和抗 -HBc ①抗 -HBc IgM 是感染 HBV 后血液中最早出现的抗体，在急性期滴度高，是诊断急性乙型肝炎和判断病毒复制、传染性强的重要指标。还见于慢性活动性肝炎。②抗 -HBc IgG 滴度高表明病人正在感染。滴度低表明既往感染过 HBV。在体内时间长具有流行病学意义。乙型肝炎标志物检测结果与临床意义见表 6-7-1：

表 6-7-1 常见乙型肝炎标志物检测结果与临床意义

模式	HBsAg	抗 -HBs	HBeAg	抗 -HBe	抗 -HBc	临床意义
1	+	−	+	−	+	急性或慢性乙肝，强传染性
2	+	−	−	−	+	急性或慢性乙肝，慢性 HBsAg 携带者
3	+	−	−	+	+	HBV 感染者趋向恢复或慢性乙肝，弱传染性
4	−	+	−	+	+	急性 HBV 感染康复期或有既往感染，目前早期有免疫力
5	−	−	−	+	+	乙肝恢复期，弱传染性
6	−	−	−	−	+	急性 HBV 感染窗口期或有既往感染史，有流行病学意义
7	−	+	−	−	−	疫苗接种后或 HBV 感染后康复
8	−	+	−	+	+	急性乙肝康复期，开始产生免疫力
9	−	−	−	−	−	非乙肝感染

四、肿瘤标志物测定

肿瘤标志物（TM）指在肿瘤发生和增殖过程中，由肿瘤细胞本身合成、释放或者由机体对肿瘤细胞反应而产生的一类物质，主要用于肿瘤普查、辅助诊断、观察疗效和判断预后。

常用肿瘤标志物检测及临床意义：可分为三类。

1. 蛋白质类肿瘤标志物 包括甲胎蛋白（AFP）、癌胚抗原（CEA）、血清糖类抗原 125（CA125）、血清糖类抗原 15-3（CA15-3）、前列腺特异抗原（PSA）鳞状上皮细胞癌抗原（SCC）等。

（1）甲胎蛋白：是胎儿发育早期由肝脏和卵黄囊合成的一种糖蛋白，出生后 6 个月至 1 岁时，血中 AFP 逐渐降至正常成人水平，肝细胞或生殖腺胚胎组织发生恶变时血清 AFP 可增高。检测血 AFP 浓度对肝脏及滋养细胞恶性肿瘤有重要的诊断价值。主要用于原发性肝癌的辅助诊断，此外生殖腺胚胎癌、胃癌和胰腺癌血中 AFP 也可增高。

（2）癌胚抗原：是一种由胎儿胃肠道上皮组织、胰和肝的细胞合成的多糖蛋白复合物，出生后血中含量极低，细胞发生恶性变时，血清 CEA 浓度增高。CEA 明显增高见于胰腺癌、结肠癌、肺癌和乳腺癌。妇科肿瘤特别是卵巢癌 CA125 水平明显升高。CA15-3 主要用于乳腺癌的辅助诊断和疗效观察。

（3）前列腺特异抗原：是一种由前列腺分泌的单链蛋白，存在于前列腺管的上皮细胞中，正常人血清中含量极微，可用于前列腺癌的辅助诊断、疗效观察以及转移和复发判断。

（4）鳞状上皮细胞癌抗原：在上皮细胞源性恶性肿瘤中升高。

2. 糖脂类肿瘤标志物　包括癌抗原 50（CA50）、癌抗原 72-4（CA72-4）、癌抗原 242（CA242）、糖链抗原 19-9（CA19-9）等。CA50 增高见于大部分恶性肿瘤，动态观察其水平变化对癌肿疗效、预后判断、复发检测颇有价值。CA72-4 是卵巢肿瘤和胃肠道肿瘤的标志物。CA242 是胰腺癌和结肠癌的标志物。CA19-9 在胰腺癌、胆道肿瘤和胃肠道癌中水平明显升高。

3. 酶类肿瘤标志物　包括前列腺酸性磷酸酶（PAP）、神经元特异性烯醇化酶（NSE）、异常凝血酶原（APT）、α-L- 岩藻糖苷酶（AFU）等。PAP 对前列腺癌的疗效观察、有无复发、转移及预后判断有重要意义。NSE 是神经母细胞瘤和小细胞肺癌的标志物。APT 和 AFU 在肝细胞肝癌中水平明显升高。

五、自身免疫检测

1. 抗核抗体　狭义的抗核抗体指抗细胞核成分的抗体，广义的抗核抗体包括抗脱氧核糖核酸抗体和抗可提取性核抗原抗体。

【标本采集】 血清，黄色或红色管帽真空采血管，严重溶血的标本影响测定结果。

【参考值】 阴性。

【临床意义】 抗核抗体阳性（高滴度）标志自身免疫疾病的可能性。最多见于未治疗的系统性红斑狼疮，活动期系统性红斑狼疮几乎 100% 阳性。也可见于其他自身免疫性疾病。抗核抗体共有 4 种荧光核型：均质型，见于系统性红斑狼疮、干燥综合征、进行性全身性硬化症；边缘型，见于系统性红斑狼疮、干燥综合征；颗粒型，见于系统性红斑狼疮、类风湿关节炎；核仁型，见于进行性全身性硬化症、Crest 综合征。

2. 抗脱氧核糖核酸测定　分为抗双链 DNA 抗体（ds-DNA）、抗单链 DNA 抗体（ss-DNA）、抗 Z-DNA 抗体。抗双链 DNA 抗体的检测有重要的临床意义，它见于活动期的 SLE，阳性率 70%～90%。

3. 组织和细胞抗体的检测　抗线粒体抗体（AMA），正常人群阳性率低于 10%。许多肝脏疾病可检出 AMA，原发性胆汁性肝硬化无症状病人为 90.5%，有症状病人为 92.5%；慢性活动性肝炎可达 90% 以上；但胆总管和肝外胆管阻塞为阴性。

4. 类风湿因子（RF）　RF 是变性 IgG 刺激机体产生的自身抗体，主要为 IgM 型，RF 主要存在于类风湿关节炎病人的血清及关节腔液中。

【参考值】 阴性。

【临床意义】 阳性主要见于类风湿关节炎，动态观察 RF 可作为病变活动性及药物治疗的疗效评价；系统性红斑狼疮、硬皮病、多发性肌炎等也可检出 RF，但滴度较低；正常人尤其是老年人阳性率也可达 5%～10%。

第八节 医院感染检验

凡是由病原微生物引起的疾病统称为感染性疾病，而感染性疾病的发生主要与病原体的侵袭力及宿主的抵抗力密切相关。别外，临床上抗生素的大量滥用，引起了正常菌群失调和大量耐药菌株的出现，从而加重了机体的内源性感染概率，这一定程度上又加重了感染性疾病的发生。病原体及其代谢产物进入人体后刺激机体免疫系统，产生相应的免疫产物，免疫产物进入血液。临床多利用凝集试验、补体结合试验、沉淀试验、免疫荧光发（IFA）、酶联免疫吸附试验（ELISA）、放射免疫法（RIA）等手段检测血清中的免疫产物或病原体的抗原成分，帮助某些感染性疾病的诊断或早期诊断。近年来随着分子生物学的发展，可以利用聚合酶链反应（PCR）或DNA探针分子杂交技术对病原体的核酸进行检测，帮助确定病原学诊断。

一、标本采集的一般原则

1. 在最适宜的时间收集标本，最好在使用抗生素之前或感染急性期采集。

2. 采集标本要有代表性和针对性，不同情况应区别对待，适宜地采取相应的方法收集标本，如尿液标本疑为厌氧菌感染时，应行耻骨上缘穿刺术取膀胱尿培养。

3. 采集标本必须来自实际感染的部位，严格无菌操作尽可能避免外源性污染。

4. 收集标本应当使用合适的收集器材、容器和培养基，以保证最大限度的发现微生物。

5. 标本采集、运送过程中要有专人负责，避免人为操作失误。

6. 采集标本不仅要防止被污染，同时也要注意安全，防止传播和自身感染。

二、标本采集过程中的注意事项

对任何容易形成凝块的标本都应使用抗凝剂，因为如微生物被已凝固的物质包围，生长较困难。另外，像胸水、腹水等液体标本一旦凝固，很难接种培养，直接影响微生物的培养鉴定。目前，微生物学标本最常用的抗凝剂是多聚茴香脑磺酸钠（sodium polyanethol sulfonate, SPS），但其浓度不得超过0.025%（W/V），否则会抑制一些奈瑟菌和厌氧性链球菌的生长。肝素也是常用抗凝剂之一，主要用于病毒培养，因为它能抑制革兰氏阳性菌和酵母菌的生长。柠檬酸盐和乙二胺四乙酸通常不用于微生物学标本。

三、标本运送过程的注意事项

标本采集后，除了要及时送检外，另外在运送过程中要注意尽量保持标本的原有性状。对于不能及时送检的要用专用运送培养基运送，而对一些含有脆弱细菌的标本，需加入特别的保存剂。例如，尿液中加入硼酸能有效地抑制细菌生长，较好地保持尿液中菌落的数量；粪便中加入磷酸盐缓冲液有助于保持粪便中像志贺菌、沙门菌等的脆弱细菌。此外，甲醛溶液、绍丁溶液有助于保存寄生虫的滋养体和包囊，使其维持便于识别的形态。

四、各种常用标本采集注意事项

（一）血液标本的采集及注意事项

疑为菌血症或败血症时，一般情况下应在病人发热初期或发热高峰时采集，原则上应在抗菌治疗前尽早取血做细菌培养。若已用抗菌药物或疗效不佳时，在可能条件下停药24小时后再做血培养。连续做血培养3次，各次采血应在不同部位的血管穿刺，禁止从静脉插管内抽血。对骨髓炎或长期使用抗菌药物病人，抽取骨髓培养阳性率会远高于血液培养。对成人每瓶血培养应采血8～10ml，婴儿为1～2ml，儿童3～5ml，骨髓为1～2ml。如不能及时送检，应将已注血的培养瓶在室温存放，并不得超过12小时。

注意事项：①不能用碘酒消毒瓶盖，只需70%酒精消毒瓶盖；②严格做好病人抽血部位的无菌操作；③同时作厌氧和需氧培养时应先将标本接种到厌氧瓶中，然后再注入需氧瓶，严格防止将空气注入厌氧瓶中；④如不能及时送检应于室温存放，切勿放冰箱存放。

（二）痰标本采集时的注意事项

当疑为呼吸道感染性疾病时，应让病人取晨痰送检。取痰前用清水反复漱口后用力自气管咳出第一口痰于灭菌容器内，立即送检。对于痰量少或无痰的病人可采用支气管镜或气管穿刺法取得。为了避免污染菌的干扰，最好连查3次。注意事项：①采集标本以清晨为佳，为减少口腔正常菌群污染标本，采集前应充分漱口；②取痰标本应是深部的痰液而不是唾液，否则会影响检查结果；③作结核分枝杆菌检查，痰量要多或留取24小时痰液，婴儿肺结核要用胃管取痰；④约有1/4～1/2肺部感染病人可能发生菌血症，应同时作血培养；⑤对一些特殊病人可采用支气管镜采集法及气管穿刺法取痰。

（三）尿液标本的采集及注意事项

临床上有泌尿系统感染、肾结核、结石和无症状性菌尿等疾病指征时，通常应采集晨起第一次尿液（中段尿）送检。原则上应选择在抗菌治疗前采集，若已用药应停药1周后采集尿液送检。采集标本前，女性先以肥皂水清洗外阴部，再以灭菌水或1∶1000高锰酸钾水溶液冲洗尿道口，然后排尿弃去前段尿，留取中段尿10ml左右于无菌容器内，立即加盖送检。男性先用肥皂水清洗尿道口，后用清水冲洗，就可采集中段尿。包皮过长者，为防止污染，可将包皮翻开冲洗，再取中段尿。疑为尿道炎时，可将最初3～4ml尿收集在灭菌容器中。如反复检查为同一细菌，也应考虑为病原菌。必要时可采用膀胱穿刺术取尿。

注意事项：①尿液标本的采集和培养中最大的问题是污染杂菌，故应严格进行无菌操作；②尿液标本采集后应尽快送检（1～2小时内），否则会影响细菌检查的正确性；③多数药物均通过尿液排泄，因此，无论用何种方法采集尿液均宜在用药之前进行；④尿液中不得含有防腐剂或消毒剂；⑤疑为结核分枝杆菌时，可用清洁容器，留24小时尿取其沉渣10～15ml送检。

（四）穿刺液的采集及注意事项

穿刺液主要包括脑脊液、胆汁、胸水、腹水、心包液、关节液及鞘膜液等。在正常人体中，上述体液均是无菌的，有感染的情况下检出的细菌，应视为病原菌，应给予及时、正确的治疗。怀疑为脑膜炎的病人，用腰穿方法采集脑脊液2ml左右，在常温下15分钟内送检。标本不可置冰箱内保存，否则会使病原菌死亡。胆汁及其他穿刺液采集到无菌针管或无菌试管内立即送检。

注意事项：①标本采集应在用药之前；②严格无菌操作，避免污染；③作脑脊液培养时，建议同时作血培养；④为防止穿刺液的凝固，最好在无菌试管中先加入灭菌肝素。

（五）创伤和化脓性标本的采集

软组织的急性化脓性炎症、化脓性疾病、脓肿和创伤感染等疾病可根据临床要求取标本送检。对开放性感染和已溃破的化脓灶，标本采集前先用灭菌生理盐水冲洗表面污染菌，再用灭菌拭子采取脓液及病灶深部的分泌物。如为慢性感染，污染严重，很难分离到致病菌，可取感染部位下的组织，研磨成组织匀浆后送检。闭锁性脓肿可行手术引流或穿刺法取标本于灭菌容器或灭菌注射器内送检。

注意事项：①尽可能在用药前采集标本，采集前一定要做好清洗、消毒工作；②不能立即送检的标本，应放4℃保存，培养淋病奈瑟菌和脑膜炎奈瑟菌的标本除外；③深部脓肿常由包括厌氧菌在内的混合细菌感染所致，若有条件应作厌氧菌培养，采集标本应遵守厌氧菌感染标本的采集原则。

（六）粪便培养标本的采集及注意事项

腹泻为大便送检的重要指征，婴幼儿和小儿可见高热惊厥。当疑为细菌性痢疾、肠炎、肠结核和顽固性腹泻时，应在急性期采集，亦最好在用药之前，以提高检出率。肠热症病人应在2周以后采集。采用自然排便法或直肠拭子法，挑取有脓血、黏液部位的粪便2～3g置于无菌容器中送检。

注意事项：①为提高检出率，要采集新鲜粪便作培养；②腹泻病人应尽量在急性期采集标本（3天以内），以提高阳性率；③虽粪便含有多种杂菌，但应尽量采用无菌容器。

（七）生殖道标本的采集原则及注意事项

当疑为生殖道感染性疾病时，首先排除是否有不洁性交史，然后根据症状确定检查方向。对于男性病人来讲，先检查尿道是否有脓性分泌物，再依次是前列腺液、精液。采集标本时应清洗尿道口，再用无菌拭子擦取尿道口脓性分泌物或深入尿道内2～4cm取分泌物，检查精液病人应禁欲5天以上，采用体外排精法射精于灭菌容器送检。对于女性病人，先用窥器扩张阴道，然后用灭菌棉拭子取阴道后穹隆处或宫颈分泌物作培养或涂片镜检。

注意事项：①生殖器是开放性器官，标本采集过程中应遵循无菌操作以减少杂菌污染；②阴道内有大量正常菌群存在，采取宫颈标本应避免触及阴道壁；③疑产妇有宫腔感染，待胎儿娩出后取宫腔分泌物，并同时取婴儿耳拭子一同送检；④沙眼衣原体在宿主细胞内繁殖，采集时尽可能多地取上皮细胞。

（八）厌氧菌标本采集时的注意事项以及标本的运送

如采集标本的部位有正常厌氧菌栖居，此等部位所培养出的厌氧菌，不一定是真正的致病菌，故下列标本无送检价值，不宜做厌氧菌培养：①鼻咽拭子；②齿龈拭子；③痰和气管抽取物；④胃和肠道内容物、肛拭，如果需要只能做难辨梭菌及肉毒杆菌；⑤接近皮肤和黏膜的分泌物；⑥压疮溃疡及黏膜层表面；⑦排出的尿或导尿；⑧阴道或子宫拭子；⑨前列腺分泌物。如果一时来不及接种，可将标本置室温下保存。

1. 厌氧菌标本的运送主要有以下几种方式

（1）针筒运送法：针筒可用来运送各种液体标本，如血液、脓液、胸腹水等。用无菌针筒抽取标本后，排出空气，针尖插入无菌橡皮塞，隔绝空气，即可运送到实验室。

（2）无氧小瓶运送法：通常用来运送少量脓液，用无菌青霉素小瓶作采样瓶。瓶内装培养基 0.5ml，加入少量刃天青（resazurin）。后者是氧化还原指示剂，有氧时显粉红色，无氧时无色，其在培养基中的浓度为 1mg/ml。

（3）棉拭运送法：一般不用，因棉拭子中有空气不利于厌氧菌生长。棉拭运送分 A、B 两管。A 管内充满 CO_2，管中插入 1 支连在橡皮塞下的无菌棉拭。用丁基橡皮塞（butyl rubber）塞紧，因其他橡皮塞可能有毒性，且氧气可渗入。B 管装有含还原剂的半固体培养基。棉拭自 A 管取出，浸泡分泌物后，插入 B 管后即可。

（4）大量液体标本运送法：装满标本瓶，即可驱除瓶中的空气，加盖密封即可运送。

（5）组织块运送法：组织块放在密封的厌氧罐中运送。罐内放入一团用酸化硫酸铜（0.25% 的吐温 80 加硫酸铜配制而成，pH 值 1.5～2）浸泡过的钢丝绒，钢丝绒用酸化硫酸铜浸泡过，其表面附有金属铜，能迅速吸氧。

（6）厌氧袋运送法：可将预还原的血平板带到病人床边接种，然后将平板放入厌氧菌培养袋携回实验室。或放入无菌又不透气的普通塑料袋，袋中装有一团酸化硫酸铜处理过的钢丝绒以利吸氧。标本送到实验室后，应在 20～30 分钟内处理完毕，最迟不超过 2 小时，以免其中兼性厌氧菌过度生长而抑制厌氧菌的生长。

2. 不能作厌氧菌培养的标本的运送 痰、支气管镜采样（无特殊保护套）、咽拭子、排出的尿及阴道拭子不能做厌氧菌培养。粪便标本厌氧菌培养，只能做难辨梭菌的培养。在运送中最常用的是注射器运送法，此外还有无氧小瓶运送法、棉拭运送法、组织块运送法、大量标本运送法。标本采集后最迟不超过半小时送到实验室，且标本不应放在冰箱里存放。

理论与实践

经询问获知该案例 3 周前无明显诱因咽痛，服增效联磺片后稍好转，1 周前又加重，发热 39℃，伴鼻出血（量不多）和皮肤出血点，咳嗽，痰中带血丝。在外院验血 Hb 94g/L，WBC 2.4×10^9/L，PTL 38×10^9/L。病后易倦怠、慢性病容、情绪低落，进食少，睡眠差。既往健康，无肝肾疾病和结核病史。

身体评估结果：T 37.8℃，P 88 次 / 分，R 20 次 / 分，BP 120/80mmHg，皮肤散在出血点和瘀斑，浅表淋巴结不大，巩膜无黄染，咽充血（+），扁桃体Ⅰ度肿大，无分泌物，甲状腺不大，胸骨有轻压痛，心界不大，心率 88 次 / 分，律齐，无杂音，肺叩清，右下肺可闻及少量湿啰音，腹平软，肝脾未触及。

临床检验结果：血常规：红细胞 3.3×10^{12}/L，血红蛋白 90g/L，白细胞 2.8×10^9/L，血小板 30×10^9/L，分类：原始粒细胞 12%，早幼粒细胞 28%，中幼粒细胞 8%，分叶核粒细胞 8%，淋巴细胞 40%，单核细胞 4%，骨髓增生明显～极度活跃，早幼粒细胞 91%，红系细胞 1.5%，全片见一个巨核细胞，过氧化酶染色强阳性。凝血检查：PT 19.9 秒，对照 15.3 秒，纤维蛋白原 1.5g/L，FDP 0.18g/L，3P 试验阳性。大便隐血（−），尿蛋白微量。

该案例血液检查项目较多，采集标本前注意和病人做好解释工作，准备好各种所需采血容器，采集过程中注意避免溶血，恰当选用各种颜色采血管，如血沉采用黑色采血管等；采集标本结束后注意病人局部的压迫止血和标本的及时送检。

结合临床表现、身体评估和临床检验结果，该案例主要诊断为“急性早幼粒细胞白血病，合并弥散性血管内凝血和右肺感染”。其主要护理诊断 / 问题如下：

活动无耐力　与大量、长期化疗，贫血导致机体缺氧有关。

有受伤的危险：出血　与DIC所致的凝血因子被消耗、继发性纤溶亢进等有关。

气体交换受损　与呼吸机疲劳、分泌物过多有关。

潜在并发症：休克、多发性微血管栓塞。

学习小结

通过本章学习，应重点学会血液、粪便、尿液标本的采集、保存和送检，解释三大常规检验的参考范围及临床意义。解释血清钾、血糖、血脂等的参考值范围，异常测定结果的临床意义。熟悉反映肝、肾功能检查的敏感指标，识记具有诊断及鉴别诊断意义的实验室检查结果，对早期发现病人的病情变化、协助医生的诊断和治疗具有重要意义。此外还应掌握糖耐量试验、大便潜血试验、内生肌酐清除率检查标本采集前病人的指导，确保送检标本的质量。

（王苏容）

复习思考题

1. 血液标本采集、保存和送检的注意事项。
2. 血钾、血脂、血糖、OGTT的参考范围是多少？
3. 说出常见血生化指标异常改变的临床意义。
4. 如何采集OGTT的血液标本？
5. 如何采集尿液细菌培养标本？
6. 解释蛋白尿、镜下血尿、镜下白细胞尿、脓尿、管型尿及其临床意义。
7. 粪便隐血试验阳性结果的临床意义。
8. 如何采集内生肌酐清除率测定的标本？解释内生肌酐清除率、尿酸异常的临床意义。
9. 比较漏出液与渗出液实验室检查的特点。
10. 简述血清蛋白测定的参考值范围及异常测定值的临床意义。
11. 简述血清胆红素测定的参考值范围及异常测定值的临床意义。
12. 简述血清转氨酶和碱性磷酸酶测定的参考值范围及异常测定值的临床意义。
13. 比较正常脑脊液、化脓性脑膜炎、结核性脑膜炎、病毒性脑膜炎和蛛网膜下腔出血脑脊液检查结果的异同。

14. 解释免疫球蛋白增高或降低的临床意义。

15. 解释 CH_{50}、血清补体C3、血清补体C4增高或降低的临床意义。

16. 解释乙型肝炎病毒标志的阳性的临床意义。

17. 医院感染检验标本采集的一般原则是什么？

第七章

医学影像检查

学习目标

识记：

1. 能理解各种医学影像检查的成像原理。
2. 能正确应用各种医学影像检查前的护理程序。

理解：

1. 能比较各种医学影像检查的优缺点。
2. 能说明各种医学影像检查前后的注意事项。

运用：

1. 能结合临床，消除患者进行医学影像检查方法时的恐慌情绪。
2. 能掌握各种医学影像检查的应用范围。

案例

王某，女，68岁。因右胸背部疼痛2个月，胸闷、憋气1个月，加重伴颈部、上肢肿胀4天入院。门诊以“右肺中心型肺癌并上腔静脉综合征”收入病房。

第一节 X线检查

一、X线特性与应用原理

自德国科学家伦琴1895年发现X线后，X线就被用于医学上对人体进行检查，进行疾病诊断，形成了放射诊断学的新学科，并奠定了医学影像学的基础。至今放射诊断学仍是医学影像学中的主要内容，应用普遍。X线诊断不仅需要解剖知识和影像知识，也需要广泛的生理、病理等基础知识及广泛的临床知识。要采用有关科室联合读片、随访、病例追踪等方法，提高对影像学的认识。20世纪50年代到60年代开始应用超声与核素扫描进行人体检查，出现了超声成像和γ闪烁成像。70年代和80年代又相继出现了计算机体层成像，简称CT。后来磁共振成像和发射体层成像如单光子发射体层成像与正电子发射体层成像等新的成像技术又相继用于临床。这样，仅100年的时间就形成了包括X线诊断的影像诊断学。

X线检查学习的目的在于根据影像表现，辨别正常与异常，根据病变的影像表现特点，结合临床资料，作出正确分析与诊断。熟悉常见病、多发病的X线表现及病理生理，对护理专业人员也是必须具备的基本条件。

（一）X线的产生

1895年，德国科学家伦琴发现了具有很高能量，肉眼看不见，但能穿透不同物质，能使荧光物质发光的射线。因为当时对这个射线的性质还不了解，因此称为X射线。为纪念发现者，后来也称为伦琴射线，现简称X线。

一般来说，高速行进的电子流被物质阻挡即可产生X线。具体来说，X线是在真空管内高速行进成束的电子流撞击钨（或钼）靶时而产生的。X线的发生程序是接通电源，经过降压变压器，供X线管灯丝加热，产生自由电子并云集在阴极附近。当升压变压器向X线管两极提供高压电时，阴极与阳极间的电势差陡增，处于活跃状态的自由电子，受强有力的吸引，使成束的电子以高速由阴极向阳极行进，撞击阳极钨靶原子结构。此时发生了能量转换，其中约1%以下的能量形成了X线，其余99%以上则转换为热能。前者主要由X线管窗口发射，后者由散热设施散发。因此，X线发生装置，主要包括X线管、变压器和操作台。

（二）X线的特性

X线是一种波长很短的电磁波。波长范围为0.0006～50nm。目前X线诊断常用的X线波长范围为0.008～0.031nm（相当于40～150kV）。

X线的特性包括：穿透效应；荧光效应；摄影效应（荧光效应）；电离效应。

1．穿透性　X线波长很短，具有很强的穿透力，能穿透一般可见光不能穿透的各种不同密度的物质，并在穿透过程中受到一定程度的吸收即衰减。X线的穿透力与X线管电压密切相关，电压愈高，所产生的X线的波长愈短，穿透力也愈强。反之，电压低，所产生的X线波长愈长，其穿透力也弱。另外，X线的穿透力还与被照体的密度和厚度相关。X线穿透性是X线成像的基础。

2．荧光效应　X线能激发荧光物质（如硫化锌镉及钨酸钙等），使产生肉眼可见的荧光。即X线作用于荧光物质，使波长短的X线转换成波长长的荧光，这种转换叫作荧光效应。这个特性是进行透视检查的基础。

3．摄影效应　涂有溴化银的胶片，经X线照射后，可以感光，产生潜影，经显影、定影处理，感光的溴化银中的银离子（Ag^+）被还原成金属银（Ag），并沉淀于胶片的胶膜内。此金属银的微粒，在胶片上呈黑色。而未感光的溴化银，在定影及冲洗过程中，从X线胶片上被洗掉，因而显出胶片片基的透明本色。依金属银沉淀的多少，便产生了黑和白的影像。所以，摄影效应是X线成像的基础。

4．电离效应　X线通过任何物质都可产生电离效应。空气的电离程度与空气所吸收X线的量成正比，因而通过测量空气电离的程度可计算出X线的量。X线进入人体，也产生电离作用，使人体产生生物学方面的改变，即生物效应。它是放射防护学和放射治疗学的基础。

（三）X线成像原理和密度的概念

1．成像原理　X线之所以能使人体在荧屏上或胶片上形成影像，一方面是基于X线的特性，即其穿透性、荧光效应和摄影效应；另一方面是基于人体组织有密度和厚度的差别。由于存在这种差别，当X线透过人体各种不同组织结构时，它被吸收的程度不同，所以到达荧屏或胶片上的X线量即有差异。这样，在荧屏或X线上就形成黑白对比不同的影像。

2. 密度的概念　人体组织结构，是由不同元素所组成，依各种组织单位体积内各元素量总和的大小而有不同的密度。人体组织结构的密度可归纳为3类：属于高密度的有骨组织和钙化灶等；中等密度的有软骨、肌肉、神经、实质器官、结缔组织以及体内液体等；低密度的有脂肪组织以及存在于呼吸道、胃肠道、鼻窦和乳突内的气体等。当强度均匀的X线穿透厚度相等的不同密度组织结构时，由于吸收程度不同，在X线片上或荧屏上显出具有黑白（或明暗）对比、层次差异的X线影像。病理变化也可使人体组织密度发生改变。例如，肺结核病变可在原属低密度的肺组织内产生中等密度的纤维性改变和高密度的钙化灶。在胸片上，于肺影的背景上出现代表病变的白影。因此，不同组织密度的病理变化可产生相应的病理X线影像。需要指出的是，人体组织结构的密度与X线片上的影像密度是两个不同的概念。前者是指人体组织中单位体积内物质的质量，而后者则指X线片上所示影像的黑白。但是物质密度与其本身的比重成正比，物质的密度高，比重大，吸收的X线量多，影像在照片上呈白影。反之，物质的密度低，比重小，吸收的X线量少，影像在照片上呈黑影。因此，照片上的白影与黑影，虽然也与物体的厚度有关，但却可反映物质密度的高低。我们通常用密度的高与低表达影像的白与黑。例如用高密度、中等密度和低密度分别表达白影、灰影和黑影，并表示物质密度。人体组织密度发生改变时，则用密度增高或密度减低来表达影像的白影与黑影。

3. X线图像　X线图像是X线束穿透某一部位的不同密度和厚度组织结构后的投影总和，是该穿透路径上各层投影相互叠加在一起的影像。正位X线投影中，它既包括有前部，又有中部和后部的组织结构。由于X线束是从X线管向人体作锥形投射，因此，将使X线影像有一定程度放大并产生伴影。伴影使X线影像的清晰度减低。

二、X线检查方法、选用原则及防护

（一）X线检查方法

1. 普通检查　包括下述两种：

（1）透视：为常用X线检查方法。由于荧光亮度较低，因此透视一般须在暗室内进行。透视前须对视力行暗适应。目前国内大多采用影像增强电视系统，影像亮度明显增强，效果更好。透视的主要优点是可转动患者体位，改变方向进行观察；了解器官的动态变化，如心脏、大血管搏动、膈运动及胃肠蠕动等；透视的设备简单，操作方便，费用较低，可立即得出结论等。主要缺点是荧屏亮度较低，影像对比度及清晰度较差，难于观察密度与厚度差别较小的器官以及密度与厚度较大的部位。例如头颅、腹部、脊柱、骨盆等部位均不适宜透视。另外，缺乏客观记录也是一个重要缺点。

（2）摄影：所得照片常称平片。这是应用最广泛的检查方法。优点是成像清晰，对比度及清晰度均较好；不难使密度、厚度较大或密度、厚度差异较小部位的病变显影；可作为客观记录，便于复查时对照和会诊。缺点是每一照片仅是一个方位和一瞬间的X线影像，为建立立体概念，常需作互相垂直的两个方位摄影，例如正位及侧位；对功能方面的观察，不及透视方便和直接；另外费用比透视稍高。

这两种方法各具优缺点，互相配合，取长补短，可提高诊断的正确性。

2. 特殊检查　特殊检查方法有：

(1) 放大摄影：采用微焦点和增大人体与照片距离以显示较细微的病变。

(2) 荧光摄影：荧光成像基础上进行缩微摄片，主要用于集体体检。

(3) 记波摄影：采用特殊装置以波形的方式记录心脏、大血管搏动，膈运动和胃肠蠕动等。

(4) 体层摄影：常用以明确平片难于显示、重叠较多和处于较深部位的病变。

(5) 软线摄影：采用能发射软 X 线的钼靶管球，用以检查软组织，特别是乳腺的检查。是目前应用最广泛的特殊检查，也是检查乳腺较常用的检查方法。

3. 造影检查　人体组织结构中，有相当一部分，只依靠它们本身的密度与厚度差异不能在普通检查中显示。此时，可以将密度高于或低于该组织结构的物质引入器官内或周围间隙，使之产生对比以显影，此即造影检查。引入的物质称为造影剂亦称对比剂。造影检查的应用，显著扩大了 X 线检查的范围。造影剂按密度高低分为高密度造影剂和低密度造影剂两类。按排泄途径分为经消化道排泄、经肾脏排泄及经胆道排泄三类。目前在临床最常用的有医用硫酸钡粉末和碘剂。硫酸钡粉末通常用于消化道检查，一般比较安全。

(1) 检查前的准备：病人在做造影检查前，护士的辅助工作非常重要，应在检查前作病人胃肠的准备，包括禁食和肠道准备。

(2) 碘过敏试验：病人造影用的碘剂通常需要作碘过敏试验。在选用碘造影剂行造影时，应了解病人有无造影的禁忌证；做好解释工作，争取病人合作；作碘造影剂过敏试验，如出现胸闷、咳嗽、气促、恶心、呕吐和荨麻疹等，则为阳性，不宜行造影检查。碘过敏试验分为口服法、皮内注射法及静脉注射法。结果判断：①口服者有头晕、心慌、恶心、呕吐、荨麻疹等症状为阳性；②皮内注射者局部有红肿硬块，直径超过 1cm 为阳性；③静脉注射者观察有无全身反应，如有血压、呼吸、脉搏和面色等改变为阳性。有少数病人过敏试验阴性，但在注射碘对比剂时发生过敏反应，故造影时仍需备好急救药品，做好过敏反应的处理。

(3) 造影剂不良反应的分类：①轻度：有打喷嚏、咳嗽、皮肤发红、荨麻疹，面潮红、恶心、呕吐、眼睑水肿等。②中度：有轻度血压下降以及合并心动过速、轻度喉头痉挛水肿引起的呼吸困难、痉挛性咳嗽等。③重度：休克（心动过速、血压骤降）、喉头痉挛水肿、支气管痉挛、喘鸣、昏厥、瘫痪，可出现面部水肿。④死亡：呼吸循环停止。死亡可由于心肌梗死、心肌纤颤和脑梗死等引起。

(4) 造影剂过敏反应的预防和处理：①了解过敏史与做过敏试验。②对病人做好解释工作，消除恐惧心理。③预防药物的使用：a. 肾上腺皮质激素（地塞米松）：前一天及注射前 30 分钟服用，注意不能与造影剂混用，否则会形成絮凝状阻塞小血管；b. 镇静药苯巴比妥，注意麻醉状态下不能预防不良反应；c. 造影前肌注抗组胺药苯海拉明；d. 严格掌握禁忌证；e. 对比剂的选择；f. 急救物品的准备；g. 对对比剂反应的处理：出现过敏反应，应立即终止造影。

(5) 过敏反应及处理：①荨麻疹、喉头支气管痉挛、水肿，可使呼吸困难达窒息程度，可静注氯苯那敏、皮下注肾上腺素及皮质激素类药物、吸氧，必要时可气管插管给氧；②神经系统障碍：表现抽搐、癫痫，可注地西泮 10mg，重复多次给药，也可给皮质激素类药。③循环系统：血压下降、休克等，病人仰卧足部抬高，静注甲氧明 5mg，可每 3 分钟注射一次，也可给激素；停搏，仰卧、心脏按压、人工呼吸。

经上述初步处理的同时应迅速与有关科室联系，以便进一步积极处理或准备转科治疗，以防危及病人生命。

（二）X 线检查方法的选用原则

X 线检查方法的选择，应该在了解各种 X 线检查方法的适应证、禁忌证和优缺点的基础上，根据临床初步诊断，提出一个 X 线检查方案。一般应当选择安全、准确、简便而又经济的方法。因此，原则上应首先考虑透视或拍平片，必要时才考虑造影检查。但也不是绝对的，例如不易被 X 线穿透的部位，如颅骨就不宜选择透视，而应摄平片。有时两三种检查方法都是必须的，例如对于某些先天性心脏病，准备手术治疗的病人，不仅需要胸部透视与平片，还必须作心管造影。

（三）X 线检查中的防护

X 线穿透人体将产生一定的生物效应。若接触的 X 线量过多，超过容许曝射量，就可能产生放射反应，甚至产生一定程度的放射损害。但是，如 X 线曝射量在容许范围内，一般则少有影响。因此，不应对 X 线检查产生疑虑或恐惧，而应强调和重视防护，如控制 X 线检查中的曝射量并采取有效的防护措施，安全、合理地使用 X 线检查。病人方面，为了避免不必要的 X 线曝射和超过容许量的曝射，应选择恰当的 X 线检查方法。每次 X 线检查的曝射次数不宜过多，也不宜在短期内作多次重复检查。在投照时，应当注意投照位置、范围及曝射条件的准确性。对照射野相邻的性腺，应用铅橡皮加以遮盖。对于护理工作人员来说，应当应用专业知识为病人做好解释工作，消除恐惧心理。

三、胸部常见疾病的 X 线诊断

（一）胸部正常 X 线表现

胸部 X 线所反映的影像是胸部多种组织和器官的重叠影像，因肺组织结构的特殊性，所以胸部 X 线检查已成为胸部疾病的诊断、随诊观察等的主要检查方法。常见的胸部照片位置有站立后前位、站立前后位、左侧位、右侧位、斜位及卧位等。在观察胸部 X 线片时，应注意观察其位置、投照条件等（图 7-1-1、图 7-1-2）。胸部正常及变异的 X 线表现非常重要，它们是胸部疾病 X 线表现的基础。

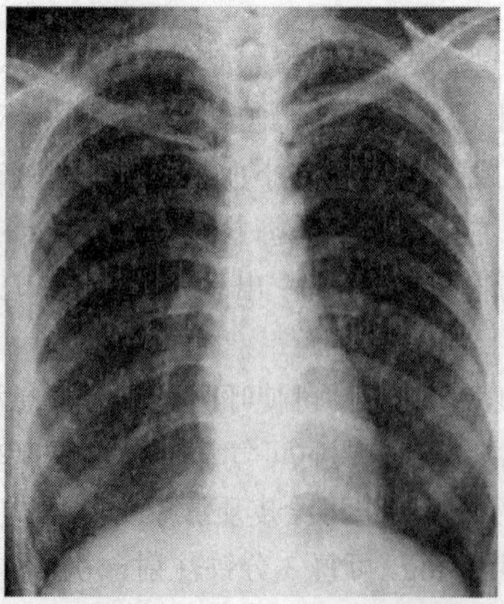

图 7-1-1　正常胸片——正位

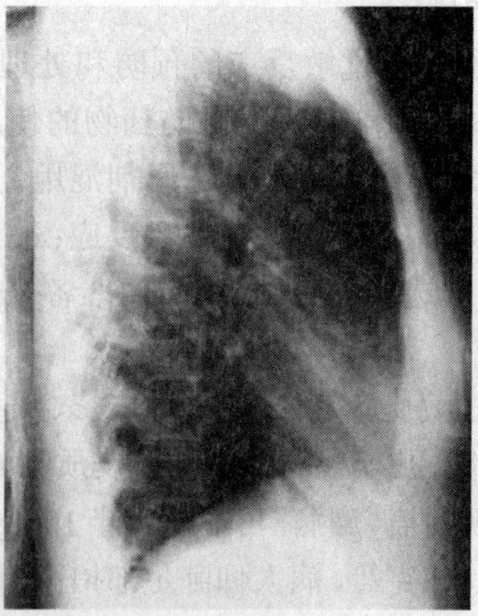

图 7-1-2　正常胸片——侧位

1. 胸廓　正常胸廓在胸部正位片上两侧对称，包括骨骼和软组织。①骨骼：包括对称的肋骨、锁骨、肩胛骨及胸椎和胸骨。观察肋骨时，应注意肋骨常见的先天性变异（颈肋、叉状肋、肋骨联合等），肋骨之间的区域称为肋间隙。②软组织：在投影条件标准的胸部正位片上可显示对称的胸锁乳突肌与锁骨上皮肤皱褶影，女性乳房及乳头影，胸大肌影及伴随阴影。

2. 气管和支气管　气管在胸部正侧位片上均为长条形低密度影，居中；上缘起于第6、7颈椎平面，下缘止于第5、6胸椎平面。气管分为左右主支气管，又分出肺叶支气管等。

3. 肺　①肺野：在正位胸片上两侧肺野表现为透明区域。我们在正位胸片上通常将第2、4肋骨前端下缘划一水平线，将肺部分为上肺野、中肺野和下肺野。将两侧肺野纵形分为三等份，分为内、中、外三带。将第1肋骨外缘以内的部分称为肺尖区，锁骨以下至第2肋骨外缘以内的部分称为锁骨下区。②肺叶和肺段：肺叶由叶间胸膜分隔而成，右肺分上、中、下3个肺叶，左肺分上、下2个肺叶。每2～5个肺段组成肺叶，肺段亦有单独的肺段支气管，肺段通常呈圆锥形。③肺门：在胸部X光片上，肺门影是肺动脉、肺静脉、支气管及淋巴组织的总合投影，肺动脉和肺静脉的大分支为主要组成部分。在正位胸片上，肺门位于肺内带第2～4前肋间，通常左肺门高于右肺门。④肺纹理；由肺动脉、肺静脉和淋巴管组成，肺动脉为主要成分，在正位胸片上，肺纹理表现为自肺门向外呈放射状分布的树枝状影，肺纹理由肺门区向外逐渐变细（图7-1-3）。

4. 纵隔　位于胸椎前方、胸骨后方和两侧纵隔胸膜之间，上方是胸廓入口，下方是膈面。纵隔内组织结构有心脏、大血管、气管、支气管、食管等。在胸部侧位片上，一般将纵隔纵向划分为前、中、后三部分，横向划分为上、中、下三部分（图7-1-4）。

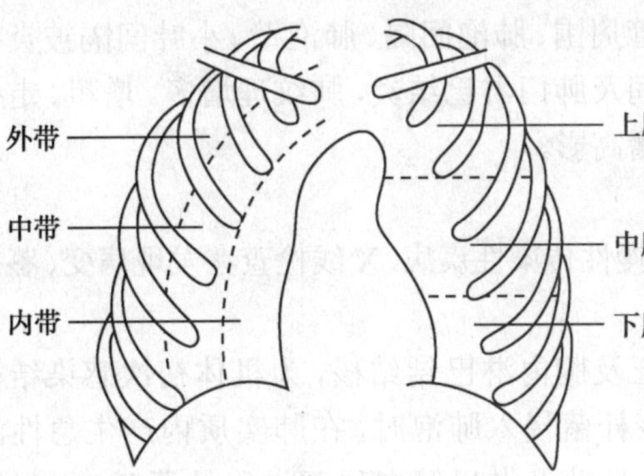

图7-1-3　正常胸片——肺野

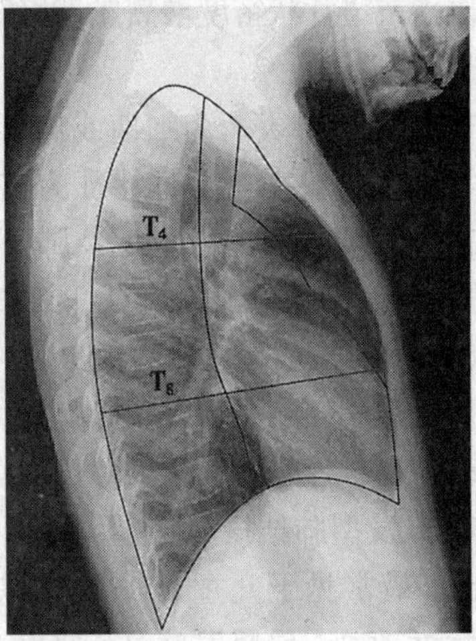

图7-1-4　正常胸片——纵隔

5. 胸膜　由脏层胸膜和壁层胸膜组成，两层胸膜之间为潜在的胸膜腔。正常情况下，胸膜一般不显影。

6. 膈肌　介于胸腹腔之间，显圆顶状，与胸壁构成的夹角称肋膈角，正常时锐角；与心影构成的夹角称心膈角，正常时钝角。

（二）肺部炎症

1. 大叶性肺炎　为细菌引起的急性肺部炎症。临床多见于青壮年，起病急，以高热、咳嗽、胸痛、畏寒及咳铁锈色痰为特征。体征可出现叩诊浊音和肺部啰音等。实验室检查可见白细胞总数及中性粒细胞明显增高。病理改变分为：①充血期；②红色肝样变期；③灰色肝样变期及；④消散期。

X线表现与病理分期密切相关，一般X线表现比临床症状出现晚。其基本X线表现为渗出及突变，且渗出和突变为不同范围及形状。在早期（充血期），大叶性肺炎往往无明显异常的X线征象；而在实变期（红色肝样变期和灰色肝样变期）其X线表现为片状均匀的致密影，呈肺叶或肺段分布，由于突变组织与含气的支气管相衬托，有时可见透亮的支气管影，称空气支气管征或支气管气象。在消散期大叶性肺炎的实变阴影密度逐渐降低，范围减少，病变呈散在、大小不一和分布不规则的斑片状阴影。大叶性肺炎所引起的肺部改变多在2周内完全吸收（图7-1-5）。

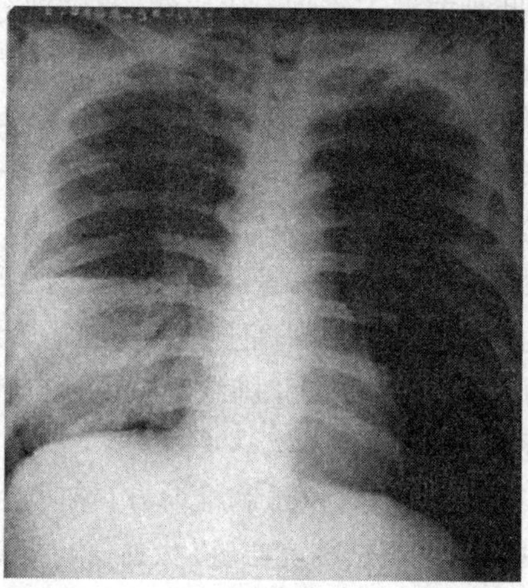

图7-1-5　大叶性肺炎（右中叶）正位

2. 小叶性肺炎　又称支气管肺炎，为细菌或病毒引起的多见于婴幼儿、老年人及极度衰弱的病人的肺部炎症，多由支气管炎和细支气管炎发展而来，其临床表现较重，可有高热、咳嗽、咳痰及呼吸困难等，体征可闻及啰音及水泡音等。实验室检查血白细胞计数可升高或不升高。

小叶性肺炎的X线表现为两肺中下野的内中带出现斑点或斑片状密度增高影，边缘模糊不清，沿支气管分布，病灶可互相融合，亦可坏死液化形成空洞。

3. 间质性肺炎　为细菌或病毒感染所致的肺间质的炎症，多见于小儿，常继发于流行性感冒等急性传染病。病理特征为支气管和血管周围、肺泡间隔、肺泡壁、小叶间隔被炎症累及。X线表现为肺门区附近及肺下野炎性浸润及肺门淋巴结炎，肺纹理增多、增粗、走行紊乱；在支气管及血管周围可见纤细条纹状密度增高影。

（三）肺结核

是由结核杆菌在肺内所引起的一种常见的慢性传染性疾病，X线检查在发现病变、鉴别诊断及动态观察等方面有不可替代的重要作用。

1. 原发型肺结核（Ⅰ型）　包括原发综合征及胸内淋巴结结核，为机体初次感染结核杆菌所致，最常见于儿童。①原发综合征：结核杆菌侵入肺泡时，在肺实质内产生急性渗出性炎症性改变，称原发病灶；原发病灶内结核杆菌经淋巴管向局部淋巴结蔓延，引起淋巴管炎和淋巴结炎。原发病灶、淋巴管炎和淋巴结炎称为原发综合征。其典型的X线表现为肺实质内0.5～2cm大小的原发病灶，肺门淋巴结增大，在原发病灶和肺门淋巴结之间可见一条或数条模糊的条状密度增高影，形成哑铃状。②胸内淋巴结结核：胸内淋巴结结核为原发病灶完全吸收时纵隔或肺门淋巴结的肿大。X线表现为肺门或纵隔淋巴结增大，密度增高。

2. 血行播散型肺结核（Ⅱ型）　由结核杆菌进入血液循环引起，分为急性粟粒型肺结核和亚急性或慢性血行播散型肺结核。①急性粟粒型肺结核：系结核杆菌一次或短时间内数次侵入血液循环所致。X 线表现为肺内广泛分布的直径 1～2mm 大小的粟粒样密度增高影，特点是病灶分布、大小和密度均匀，即所谓"三均匀"，肺野可呈磨玻璃样。②亚急性或慢性血行播散型肺结核：系较少量的结核杆菌在较长时间内多次侵入血液循环所致。X 线表现为肺内多发大小不一、密度不一的粟粒结节，可互相融合，其轮廓可模糊或锐利。

3. 继发型肺结核（Ⅲ型） 是肺结核中最常见的类型，好发于肺尖、锁骨下区及下叶背段。此型结核包括浸润型肺结核及慢性纤维空洞型肺结核。①浸润型肺结核：X 线表现为斑片状或云絮状的致密影，边缘模糊，可出现空洞及干酪样结节等（图 7-1-6）。结核瘤：多为单发的直径 2～3cm 的轮廓光滑的结节影，可有分叶并可见空洞及钙化，周围可见散在的增殖性或纤维性病灶（卫星病灶）（图 7-1-7）。②慢性纤维空洞型肺结核：X 线表现以纤维厚壁空洞、广泛的纤维性变及支气管播散病灶为特征（图 7-1-8）。

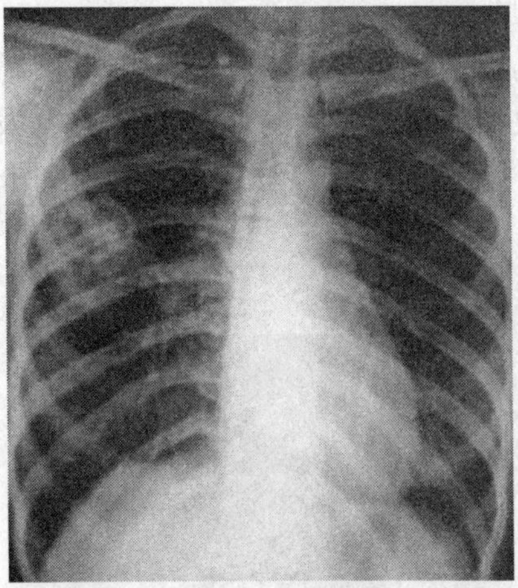

图 7-1-6 肺结核——继发型（空洞）

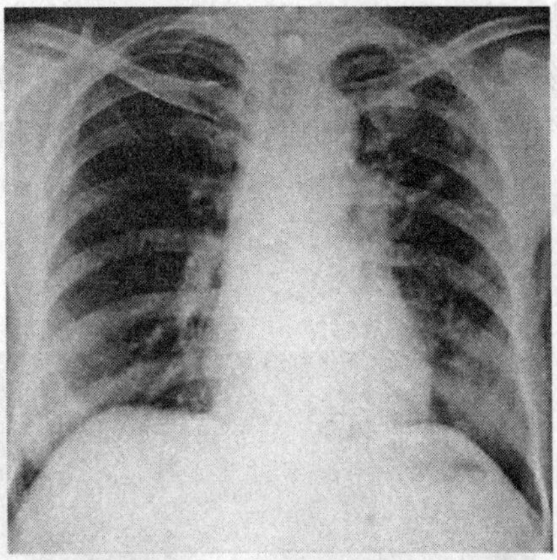

图 7-1-7 肺结核——继发型，结核瘤

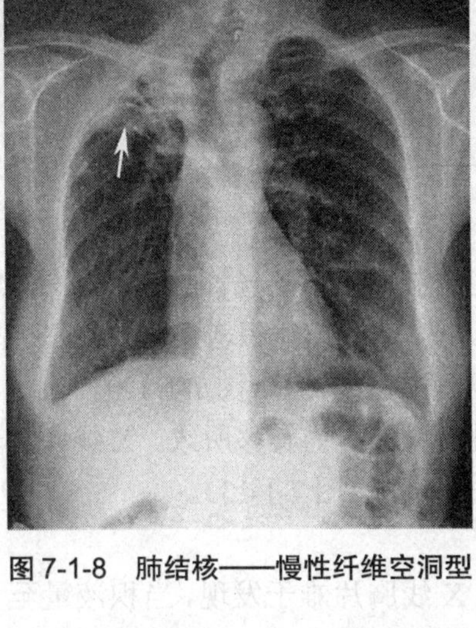

图 7-1-8 肺结核——慢性纤维空洞型

4. 结核性胸膜炎（Ⅳ型） 多见于青少年和儿童，胸膜炎可与肺结核同时出现，也可单独发生而肺内未见结核病灶。临床上分为干性及渗出性结核性胸膜炎。干性胸膜炎影像学检查仅见肋膈角变钝、胸膜增厚等。渗出性结核性胸膜炎 X 线表现为游离性胸腔积液，正位胸片上表现为膈肌及肋膈角消失，于膈上可见外高内低之弧形致密影，肋间隙增宽，纵隔向对侧移位等（图 7-1-9）。

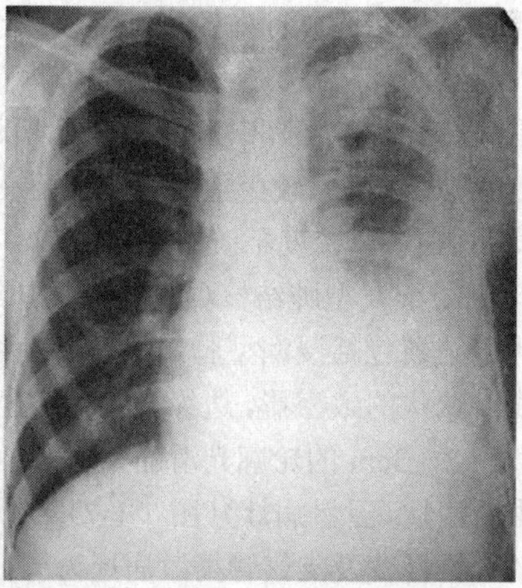

图 7-1-9 肺结核——结核性胸膜炎

（四）肺肿瘤

1. 中央型肺癌 是指发生于肺段或肺段以上支气管的肺癌，多见于中老年男性患者，临床出现咯血、刺激性咳嗽和胸痛。早期中央型肺癌，X 线胸片上可无异常发现，随着病程进展，在 X 线胸片上可出现肺门区肿块、支气管腔内充盈缺损及支气管壁增厚等，另外中央型肺癌可引起阻塞性肺气肿、阻塞性肺炎及阻塞性肺不张。发生于不同部位的中央型肺癌其 X 线胸片表现不一，如发生于右上叶支气管的中央型肺癌，可与肺门肿块和右上叶肺不张连在一起形成横“S”征（图 7-1-10，图 7-1-11）。

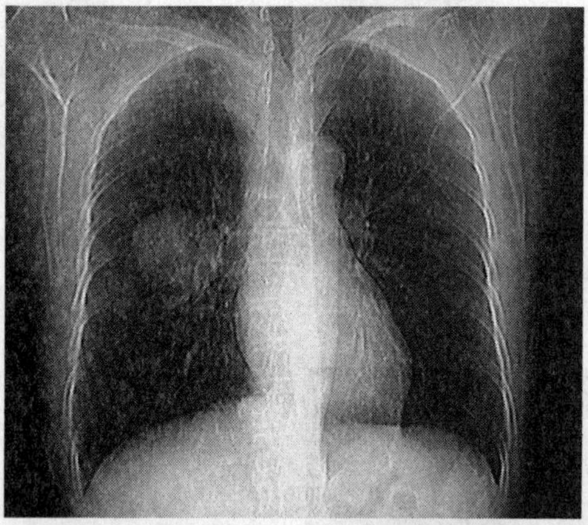

图 7-1-10 肺癌——中央型正位

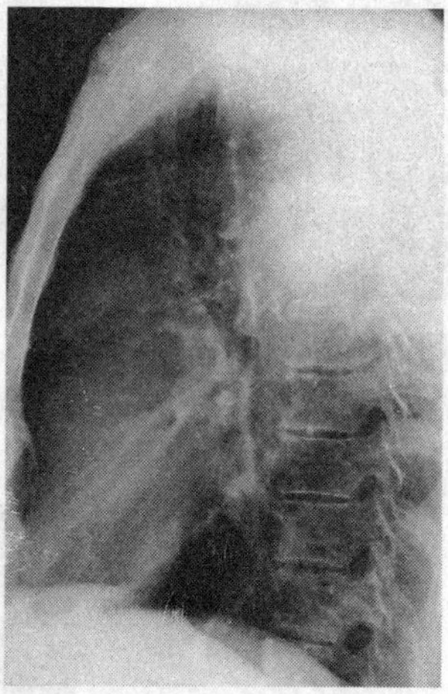

图 7-1-11 肺癌——中央型侧位

2. 周围型肺癌 是指发生于肺段以下支气管的肺癌，早期 X 线胸片表现为肺内 2cm 以下的结节影，有分叶；随着病程发展，结节影体积增大，分叶征明显，其边缘可见毛刺，可出现空洞及胸膜凹陷征，可有肺门、纵隔淋巴结转移（图 7-1-12）。

3. 肺转移瘤 系原发恶性肿瘤向肺内转移所致。X 线胸片表现为两肺内单发或多发的结节影及肿块（直径>3cm）影，边缘清晰（图 7-1-13）。

（五）胸膜病变

1. 胸腔积液 少量积液，X 线胸片难于发现，当积液量至 250ml 以上时，X 线胸片可见肋膈角消失，膈上可见外高内低之弧形影。局限性包裹胸腔积液在切线位 X 线片表现为宽基底的边缘光滑、密度均匀的半圆形或梭形致密影。而叶间积液则表现为在侧位胸片上叶间裂部位的梭形密度均匀的致密影（图 7-1-14）。

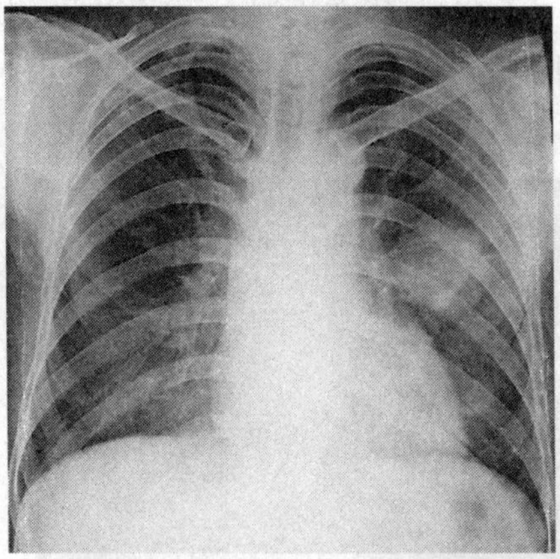

图 7-1-12　肺癌——周围型

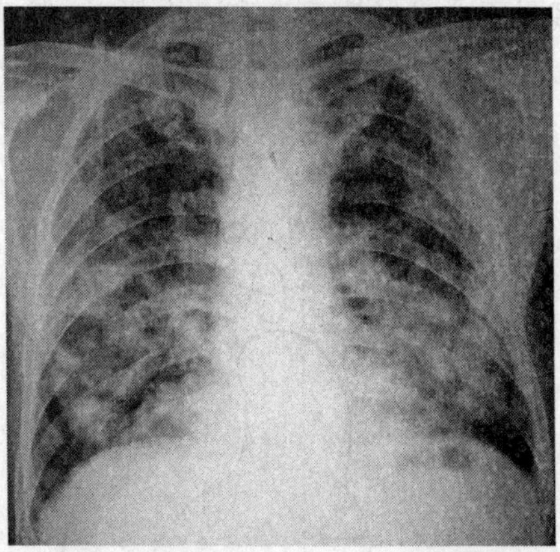

图 7-1-13　肺癌——转移性

2. 气胸和液气胸　气胸是空气进入胸膜腔所致，液气胸是指胸膜腔内气体与液体并存。气胸的 X 线胸片表现为胸壁与肺之间出现透亮区，其内无肺纹理，并可见被压缩的肺组织边缘，肋间隙增宽，纵隔移位（图 7-1-15）。而液气胸的 X 线表现是在气胸的基础上出现气液平面，上方为气体，下方为液体。

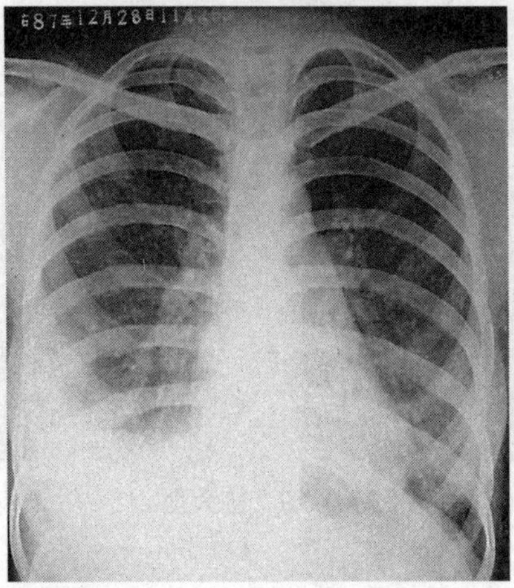

图 7-1-14　胸腔积液——正位

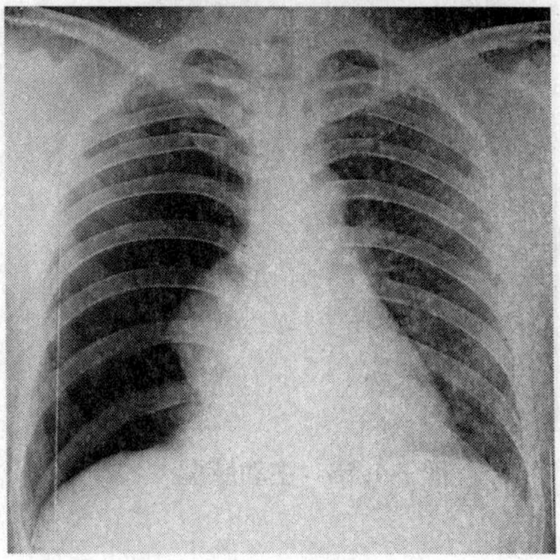

图 7-1-15　气胸

（六）循环系统

循环系统的 X 线胸片检查可以初步观察心脏形态，估计各房室大小，评价肺血流量，并间接反映心功能情况。心脏增大是心脏大血管疾病的重要征象，心脏增大包括心肌肥厚和心腔扩大，普通 X 线检查难于区别。确定心影增大的最简单方法是心胸比率法（心脏最大横径与胸廓最大横径的比率)，临床以 0.5 为正常上限(图 7-1-16)。心脏大血管疾病时，心脏可失去其正常形态，在后前位胸片上表现为 3 种心型：①二尖瓣型心：左右心缘不同程度向外膨突，心尖上翘，肺动脉段凸出，主动脉结缩小。多见于二尖瓣狭窄、房间隔缺缺、肺源性心脏病等(图 7-1-17)。②主动脉型心：左心室段延长，心尖下移，肺动脉段内凹，主动脉结增大。多见于主动脉瓣病变和高血压、心脏病等(图 7-1-18)。③普大型心：心影向两侧对称增大，肺动脉段平直，多见于心肌炎、全心衰竭等(图 7-1-19)。

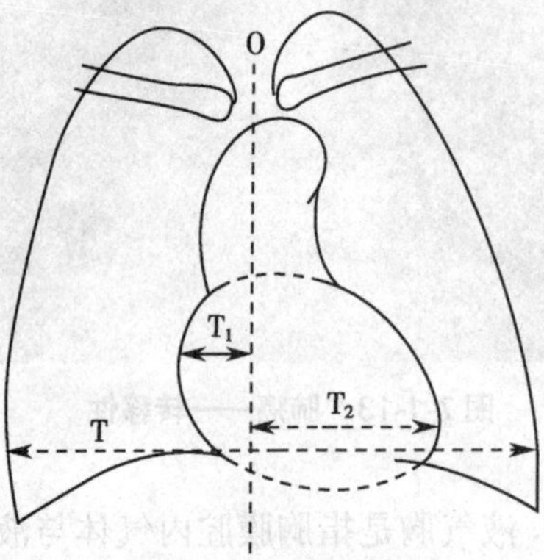

图 7-1-16　心影大小测量的简单方法

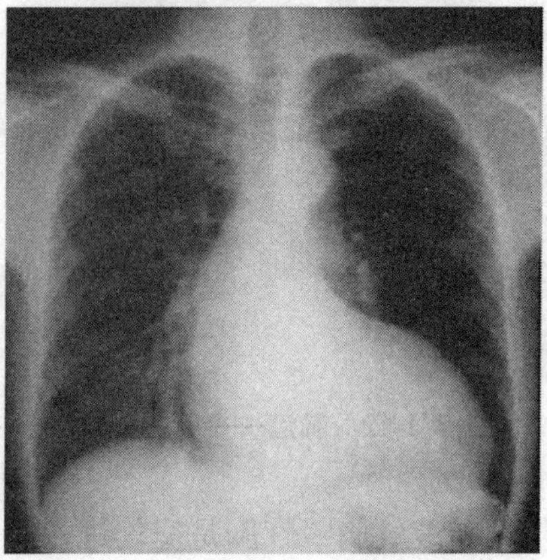

图 7-1-17　二尖瓣型

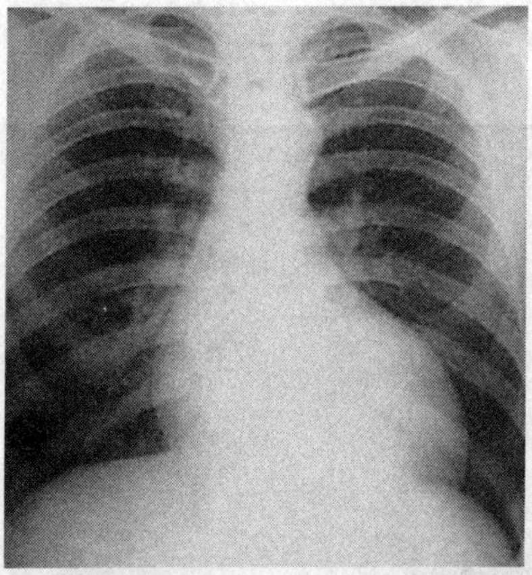

图 7-1-18　主动脉型

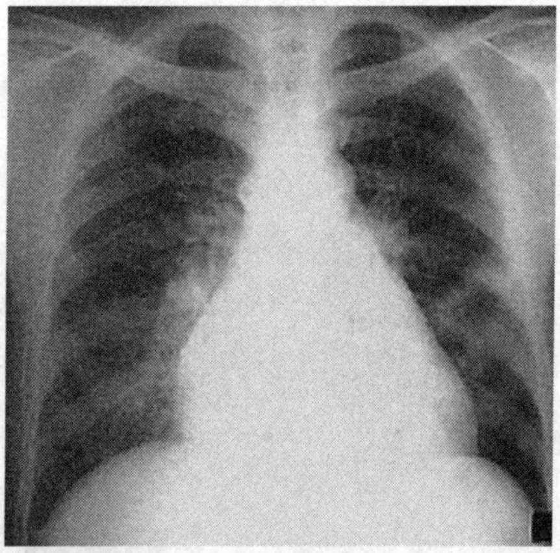

图 7-1-19　普大型

四、消化系统常见疾病 X 线诊断

(一) 腹部正常 X 线表现

腹部包括较多的组织和器官，但它们的密度相似，故腹部的普通 X 线检查适应范围有限，只是在判断泌尿系统是否有不透 X 线结石及消化系统急腹症时才适用，正常情况下，腹部平片可显示双侧肾脏的轮廓、腹壁的一些肌肉和骨性结构等。

（二）肠梗阻

肠梗阻的X线检查目的在于：明确有无梗阻，梗阻部位、原因及程度，是否有绞管等情况。

肠梗阻一般分为机械性、动力性和血运性三类，机械性肠梗阻最常见。机械性阻梗阻又分为单纯性和绞管性肠梗阻，前者有肠道通畅障碍，而无血液循环障碍；而后者既有肠道通畅障碍，又有血液循环障碍。

单纯性小肠梗阻的X线表现：①小肠扩张积气，横贯于腹腔大部，常在中上腹部呈现层层的平行排列；②立位腹部片可见肠腔内各个气液平面，液平面较短，呈阶梯状排列，此征象为特征性表现；③胃、结肠内气体少或消失。肠套叠是引起肠梗阻的一种疾病，是婴幼儿常见的胃肠道急腹症。其X线表现可见到肠梗阻的一般征象，如肠管积气、积液扩张等；在空气灌肠或钡灌肠时，可见到杯口样充盈缺损等。肠套叠可行空气灌肠复位。

（三）消化道穿孔

消化道穿孔是常见的急腹症，常继发于溃疡、创伤、肿瘤等，普通X线检查对其诊断有重要作用。在站立位腹部平片时，膈下出现新月形的游离气体影是诊断本病的重要征象。但需要注意的是，没有游离气体并不能排除消化道穿孔（图7-1-20）。

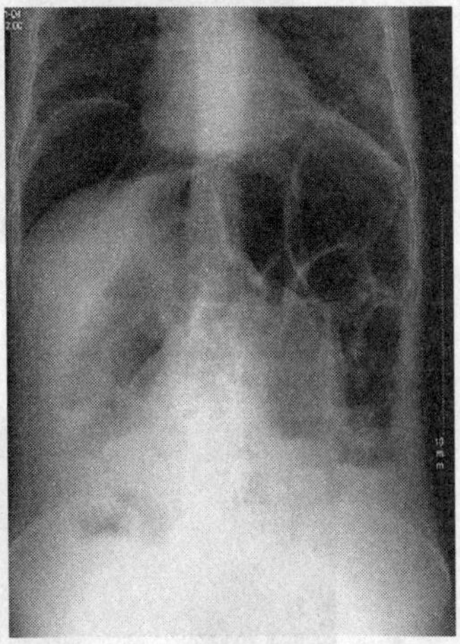

图7-1-20　消化道穿孔——气腹

（四）消化道造影检查

普通X线检查在诊断肠梗阻和消化道穿孔时有重大价值，但对于胃肠道的其他一些疾病，首选的检查方法是造影检查（图7-1-21至图7-1-24）。造影检查使用的对比剂是医用硫酸钡，使用时和水调和成混悬液，多与气体同时使用，称气钡双重造影，但在疑消化道穿孔时禁用，肠梗阻时慎用。

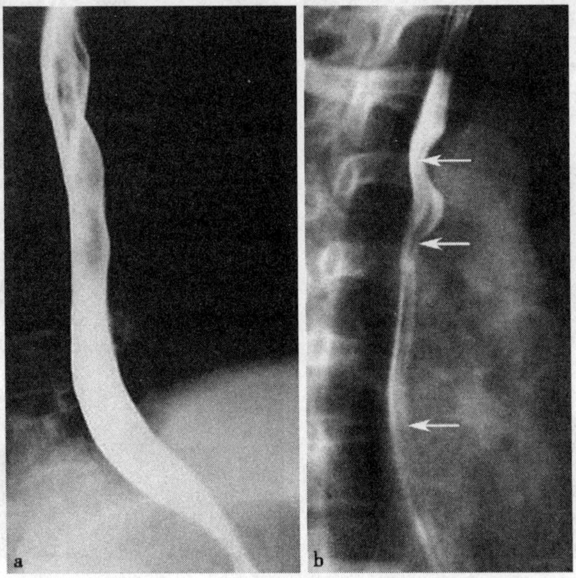

图7-1-21　消化道造影——正常食管

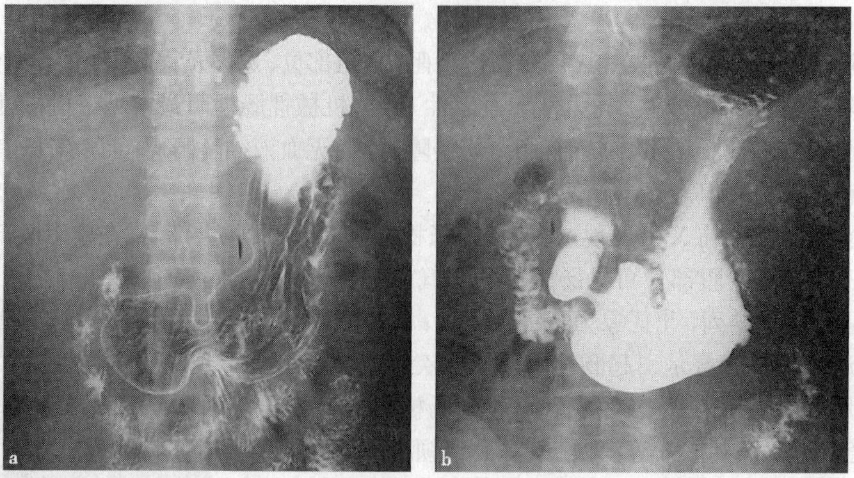

图 7-1-22　消化道造影——正常胃及十二指肠

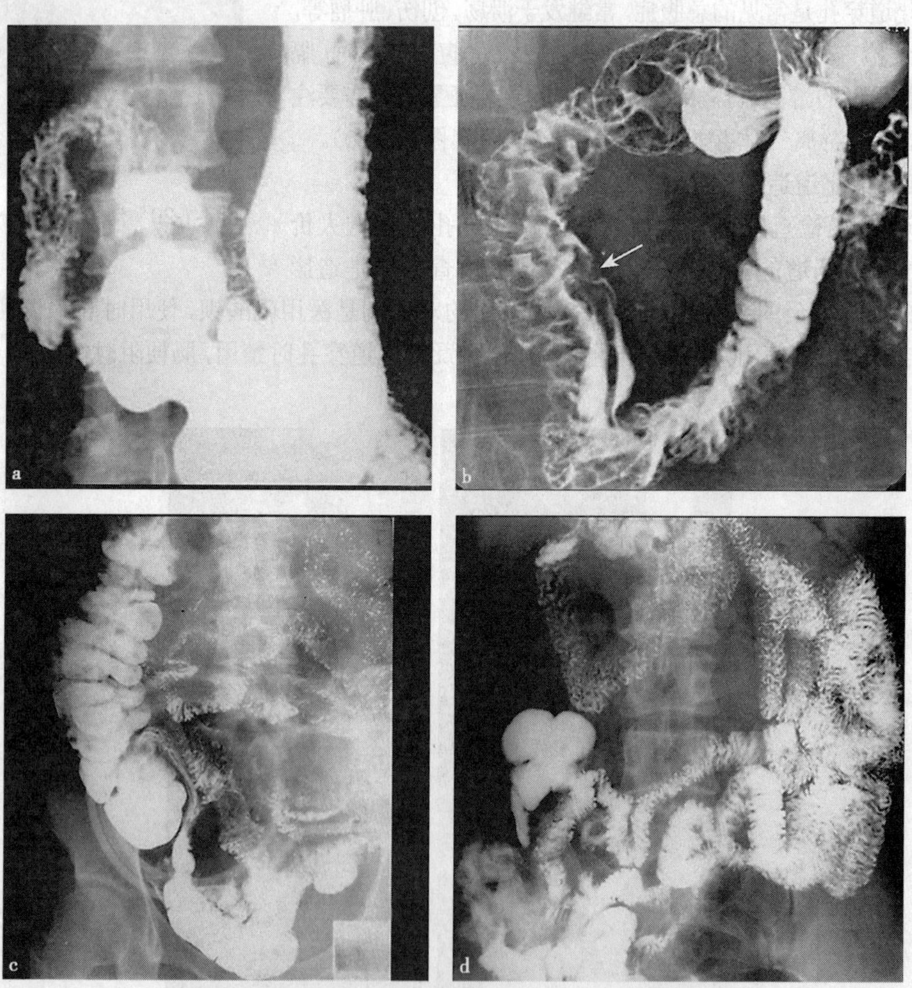

图 7-1-23　消化道造影——正常小肠

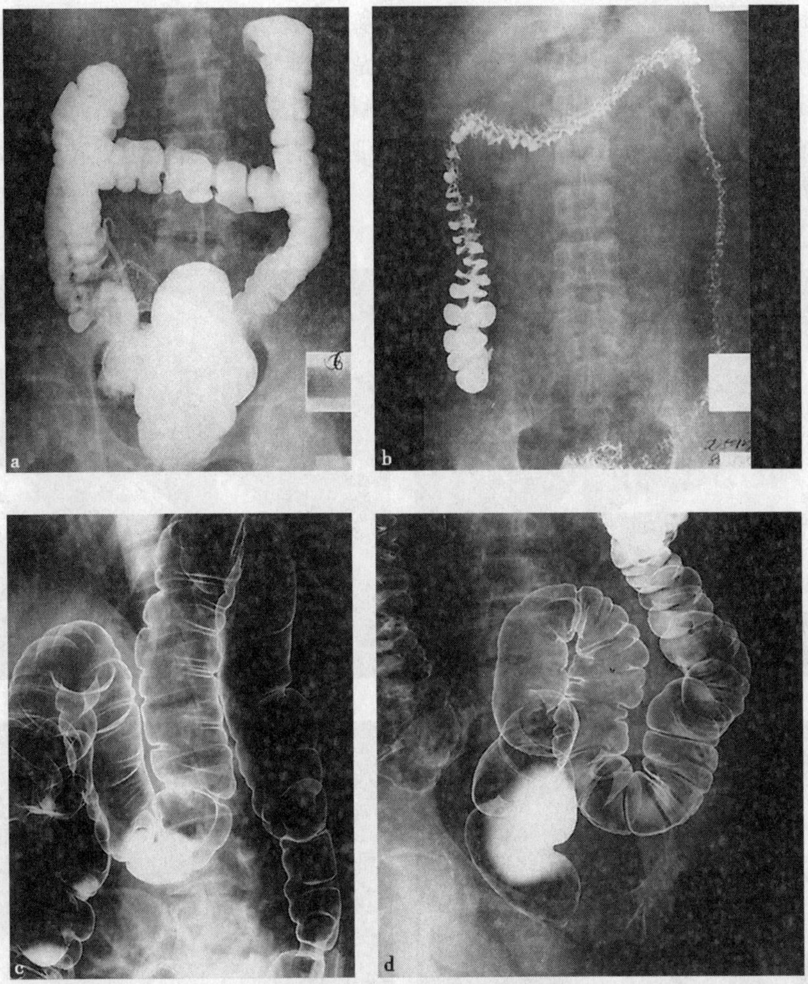

图 7-1-24 消化道造影——正常结肠

1. 食管静脉曲张 是由食管任何部位的静脉回流障碍所致的疾病，为肝硬化门静脉高压的重要并发症。其典型 X 线表现是造影时食管腔内串珠状或蚯蚓状充盈缺损，食管壁不规则，食管黏膜皱襞增粗。

2. 食管癌 是发生于食管的恶性肿瘤。X 线表现为食管黏膜的破坏，食管腔内充盈缺损及龛影，食管壁僵硬，蠕动消失。CT 扫描可了解有无浸润、包绕等，对肿瘤分期有价值。

3. 溃疡病 主要是指发生于胃和十二指肠的溃疡，分别称胃溃疡和十二指肠溃疡，临床症状相似，X 线表现相似。胃溃疡和十二指肠溃疡的直接 X 线征象是龛影，龛影口都常有一圈黏膜水肿形成的透亮带，龛影口部的黏膜皱襞如车轮状集中。溃疡病在行 X 线检查时，还可出现一些间接征象，如痉挛性改变、蠕动改变等。十二指肠溃疡多引起十二指肠球部变形。

4. 胃癌 是我国最常见的恶性肿瘤之一，可发生于胃的任何部位，以胃窦、小弯侧常见，临床出现上腹部疼痛及消瘦、食欲减退，主要病理类型有蕈伞形、溃疡型、浸润型等。早期胃癌是指癌组织局限于黏膜或黏膜下层，进展期胃癌是指癌组织越过黏膜下层已侵及肌层以下者。早期胃癌的病变范围较小，X 线表现须结合内镜及活检所见。进展期胃癌的 X 线表现较明显，造影时可出现胃腔内充盈缺损；不规则的龛影，龛影多呈半月形，位于胃轮廓之内，内缘有多个尖角，外围绕以宽窄不等的透明带即环堤，以上龛影之表现我们称之为半月综合征。进展期胃癌还可出现黏膜破坏、胃壁增厚、僵硬、蠕动消失、胃腔狭窄等。胃癌行 CT 检查时，可了解癌组织向胃外累及和浸润的程度及与邻近脏器的关系和有无远处转移等，有利于肿瘤的分期（图 7-1-25）。

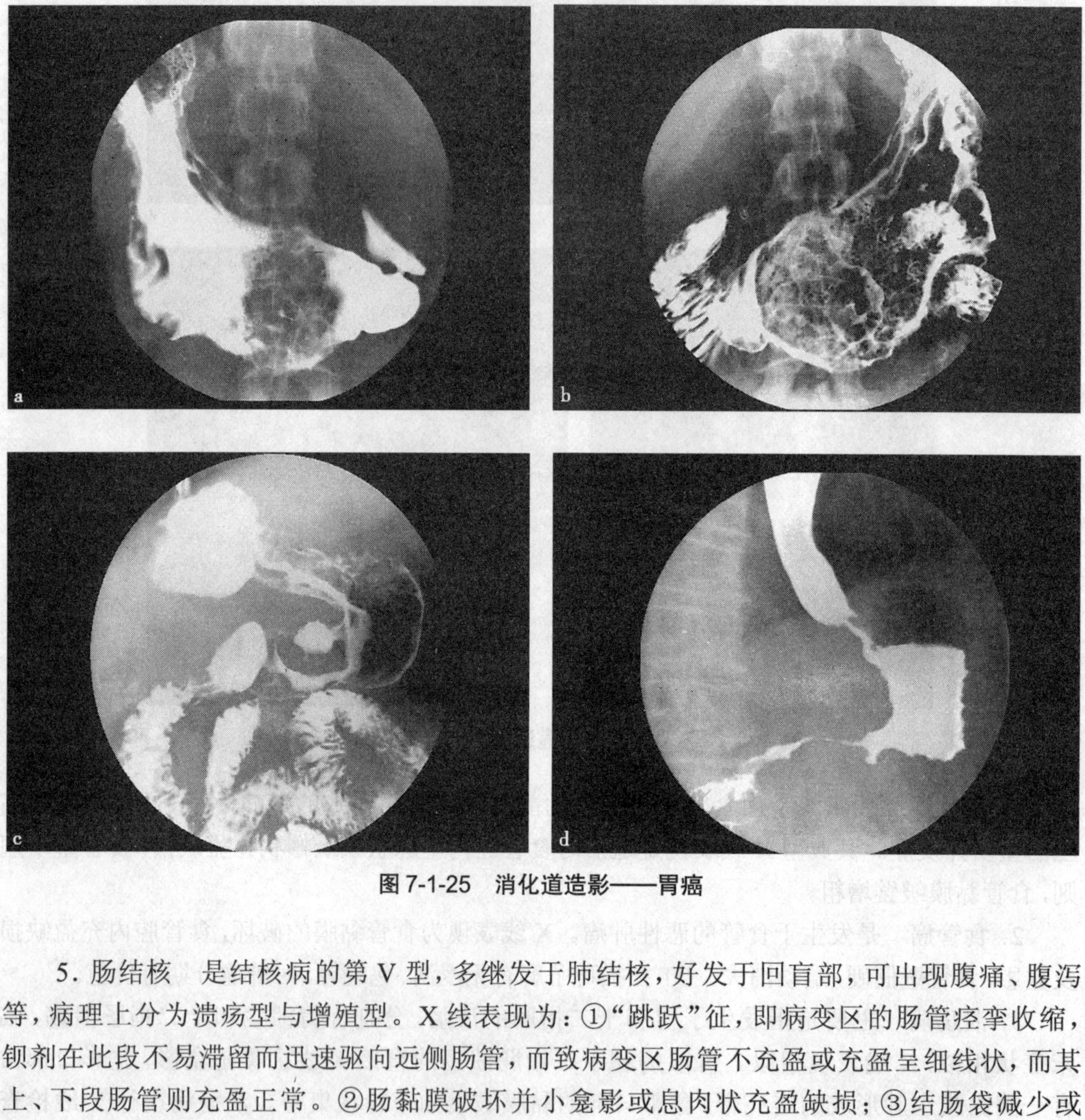

图 7-1-25　消化道造影——胃癌

5. 肠结核　是结核病的第 V 型，多继发于肺结核，好发于回盲部，可出现腹痛、腹泻等，病理上分为溃疡型与增殖型。X 线表现为：①“跳跃”征，即病变区的肠管痉挛收缩，钡剂在此段不易滞留而迅速驱向远侧肠管，而致病变区肠管不充盈或充盈呈细线状，而其上、下段肠管则充盈正常。②肠黏膜破坏并小龛影或息肉状充盈缺损；③结肠袋减少或消失。

6. 结肠癌　是常见的胃肠道恶性肿瘤，病理类型有增生型、浸润型和溃疡型，临床常表现为腹部肿块、便血和腹泻等。临床疑为结肠癌时，通常须做钡灌肠或气钡灌肠检查。结肠癌的 X 线造影表现为结肠腔内充盈缺损、黏膜破坏、肠脏狭窄、肠壁僵硬及结肠内出现形状不规则的龛影、结肠袋消失等（图 7-1-26）。

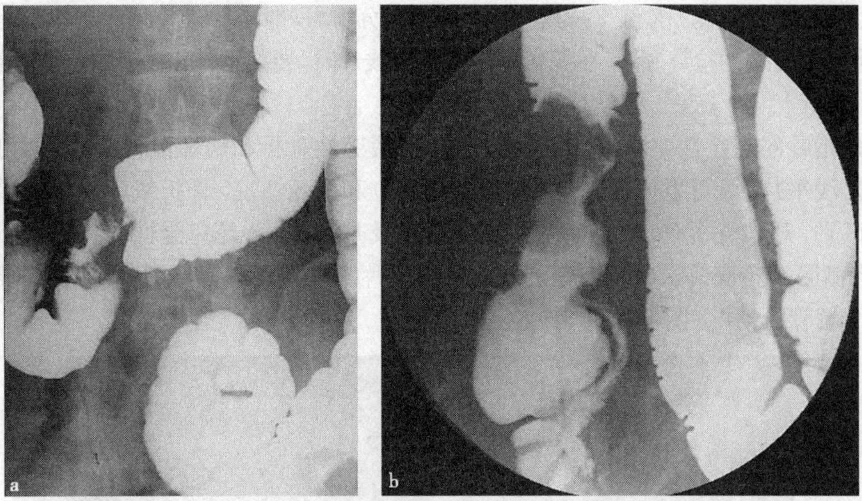

图 7-1-26 消化道造影——结肠癌

五、泌尿系统结石的 X 线诊断

泌尿系结石称为尿路结石，可发生于肾盏、肾盂直至尿道的任何部位，临床多表现为疼痛和血尿，因其结石组成以钙盐为主要成分，故大多数泌尿系结石可通过 X 线腹部平片得出诊断。在 X 线腹部平片上，泌尿系结石表现为位于泌尿系区域的不透 X 线致密影，各种形态和大小，单个或多个。须注意和胆囊结石鉴别，一般情况在腹部侧位片上，泌尿系结石位于后方与脊柱重叠，而胆道结石则位于前方，对不透 X 线之结石可行静脉肾盂造影检查（图 7-1-27、图 7-1-28）。

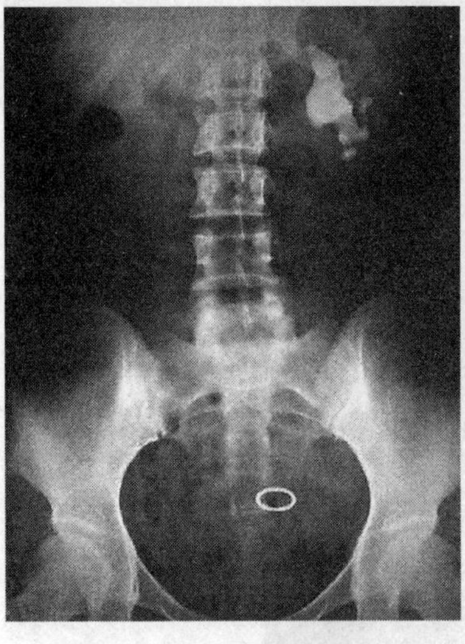

图 7-1-27 泌尿系统结石

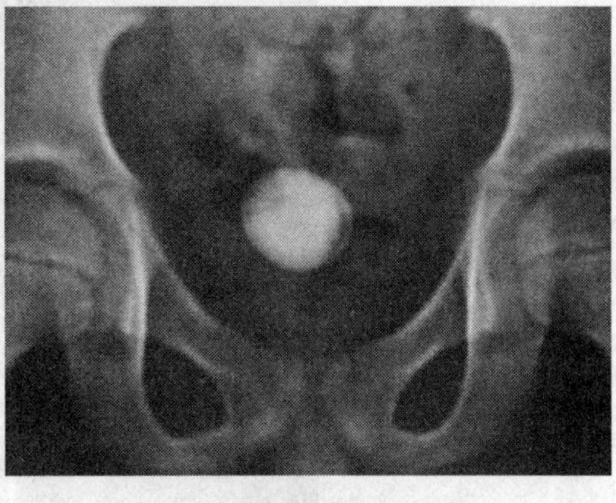

图 7-1-28 泌尿系统结石

六、骨骼系统的 X 线诊断

骨骼系统由骨、关节组成，骨组织是人体内最致密坚硬的组织，因其含大量钙质，密度高，所以与周围组织有良好的对比。X线平片具有较高的空间分辨力，能显示骨组织的一些细微结构，因而目前是骨骼系统首选的检查方法，在观察骨骼系统X线片时，要熟悉骨和关节的正常解剖和变异。

（一）骨折

骨折是指骨的连续性中断，分为创伤性骨折、疲劳性骨折和病理性骨折；儿童可以发生骺板骨折。X线平片时，可以出现骨折线、骨折端移位和成角情况，骨折线应注意和滋养血管影及骨骺线区别，观察骨折时，要判断骨折移位情况及是否成角，是完全性骨折还是不完全性骨折，是否有撕脱及粉碎等。CT扫描可发现X线平片不能发现的隐匿骨折，CT三维重建可以全面直观了解骨折情况（图7-1-29、图7-1-30）。

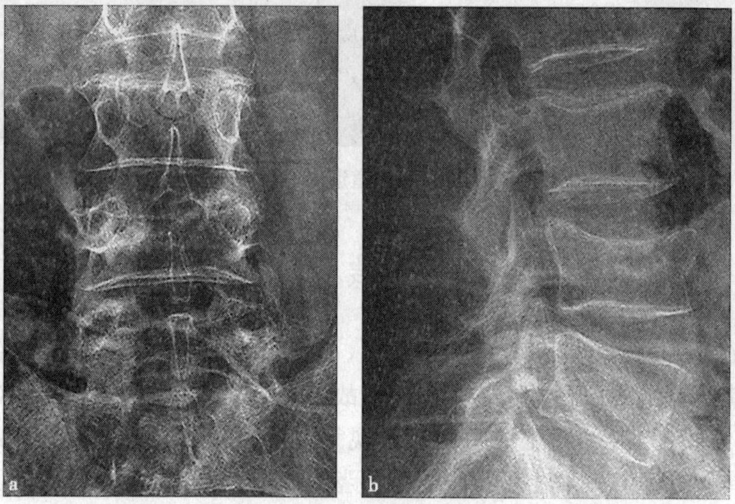

图7-1-29 腰椎骨骨折

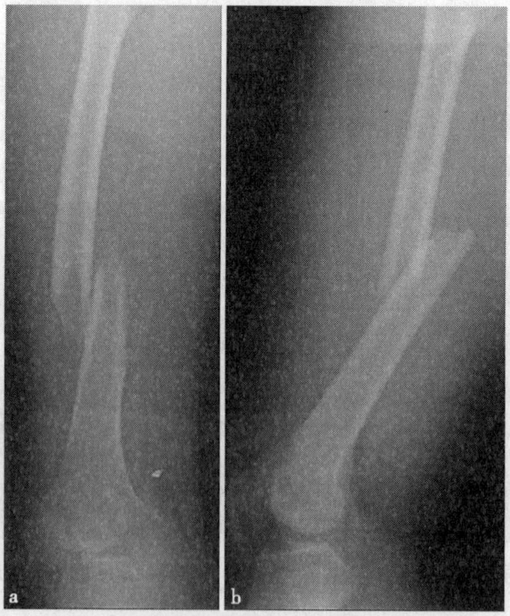

图7-1-30 长骨骨折

（二）骨化脓性感染

1. 急性化脓性骨髓炎 可侵犯任何骨，多见于长骨；临床发病急，出现全身中毒症状及血液白细胞增多。X线平片可显示骨质破坏，出现死骨、骨膜增生及周围软组织肿胀，以骨质破坏为主（图7-1-31）。

2．慢性化脓性骨髓炎　多由急性化脓性骨髓炎治疗不及时或不彻底转化而成，临床症状一般比较轻微。X线平片主要表现为骨膜增生、皮质增厚、骨髓腔狭窄或闭塞，可见死骨影（图7-1-32）。

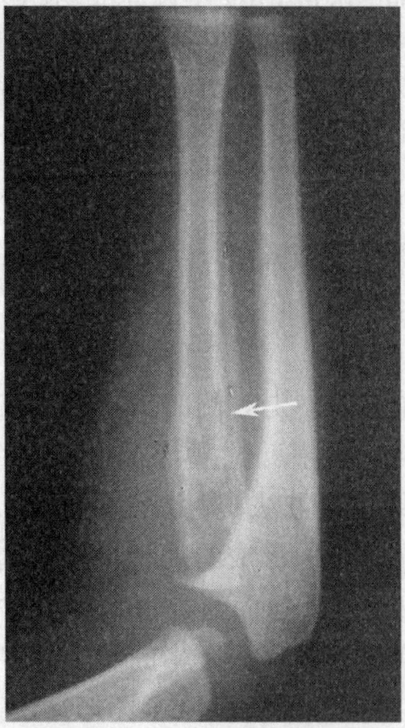

图7-1-31　急性化脓性骨髓炎

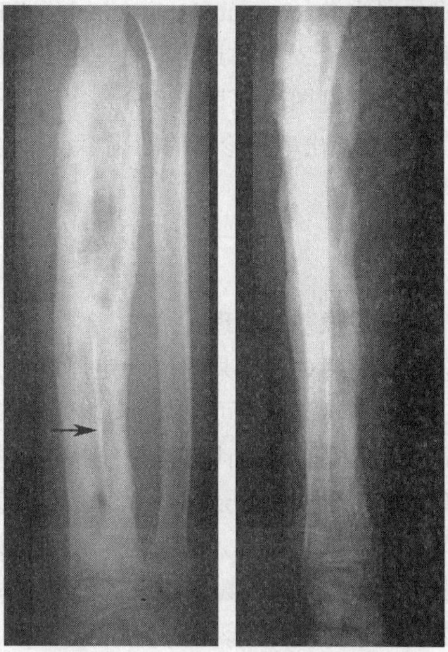

图7-1-32　慢性化脓性骨髓炎

（三）骨关节结核

大多继发于肺结核，好发于儿童和青年。病理上分为干酪样坏死型和增生型，主要X线征象是骨质破坏、骨质疏松和局部软组织肿胀（图7-1-33）。

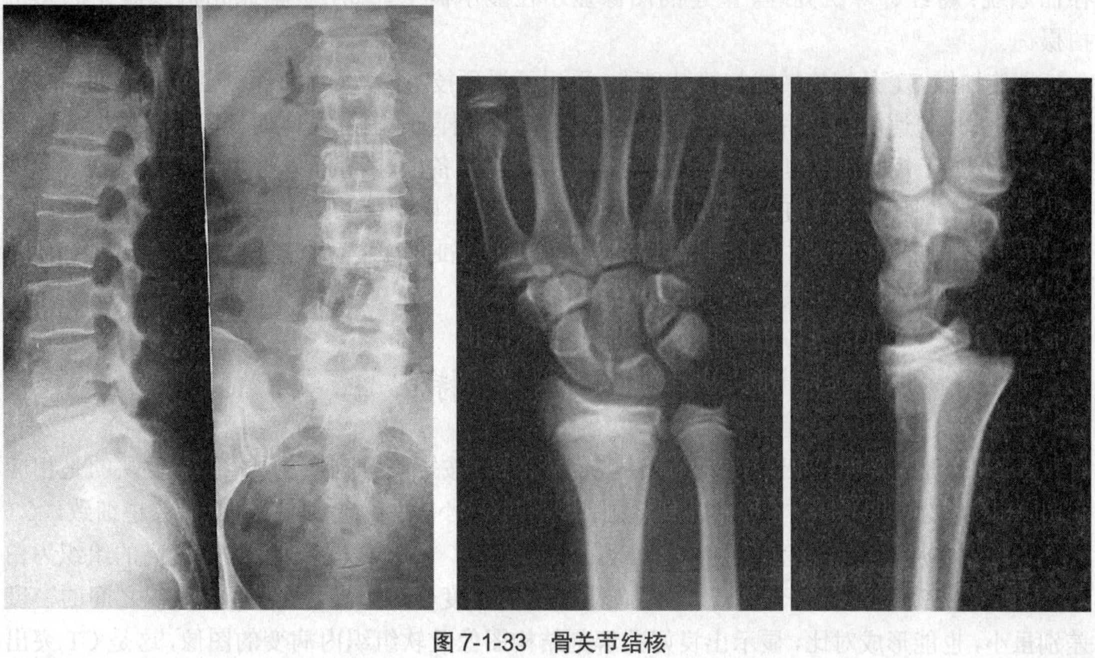

图7-1-33　骨关节结核

第二节 计算机体层成像

计算机体层成像（computed tomography，CT）是 Hounsfield 1969 年设计成功，1972 年问世的。它是利用 X 线束对人体选定层面进行扫描，取得信息，经计算机处理而获得的重建图像，所显示的是断面解剖图形。其密度分辨率明显优于 X 线图像，从而显著扩大了人体的检查范围，提高了病变的检出率和诊断的准确率。

一、CT 成像基本原理与设备

（一）CT 的成像基本原理

CT 是用 X 线束对人体某部位一定厚度的层面进行扫描，由对侧的探测器接收透过该层内组织的 X 线，将其转变为可见光后，由光电转换器转变为电信号，再经模拟 / 数字转换器转为数字，输入计算机处理。计算机系统按设计好的图像重建方法，对数字信号加以一系列的设计和处理，得出人体断层层面上组织密度数值的分布。图像形成的处理有如对选定层面分成若干个体积相同的长方体，称为体素。扫描所得信息经过计算而获得每个体素的 X 线衰减系数或吸收系数，再排列成数字矩阵。经数字模拟转换器把数字矩阵中的每个数字转为由黑到白不等灰度的小方块，即像素，并按矩阵排列，构成 CT 图像。所以，CT 图形是数字化图形，是重建的断层图形。

（二）CT 设备

CT 设备主要包括：①扫描部分：由 X 线管、探测器和扫描架组成，扫描方式常采用旋转式和旋转 / 固定式；②计算机系统：将扫描收集的信息数据进行存储运算；③图像显示和存储系统：将经计算机处理、重建的图像显示在显示器上，或用多幅照相机或激光照相机拍摄。

螺旋扫描 CT 是在旋转式扫描基础上，采用了滑环技术，X 线管和探测器可单方向连续旋转，床和人体匀速前进或后退，连续产生 X 线，连续取样，是围绕人体的一段体积螺旋式地采集数据，形成了短时间快速容积扫描的突出优点。在设备上，着重提高了 CT 专用 X 线管和探测器的性能。螺旋扫描 CT 是目前最常用的扫描方式。电子束 CT 又称超速 CT，所用的扫描方式与前两者完全不同，X 线的产生采用电子枪。扫描时间短，可行单层或多层扫描，每秒可获得多帧图形，对心血管系统疾病的诊断有重要价值。

二、CT 图像的特点

CT 图像是由一定数目由黑到白不同灰度的像素按矩阵排列所构成，像素反映的是相应体素的 X 线吸收系数。在一定的视野范围内，像素越小，数目越多，构成的图像越细致。CT 图像的不同灰度，反映器官和组织对 X 线的吸收程度。与 X 线图像一样，密度高的组织为白影，如骨骼；密度低的组织为黑影，如肺部。CT 的密度分辨力高，如人体软组织之间的密度差别虽小，也能形成对比，显示出良好的解剖结构图像及软组织内病变的图像，这是 CT 突出的优点。

CT 图像不仅以不同灰度显示组织密度的高低，还可将组织对 X 线吸收系数换算成 CT 值，用 CT 值说明组织密度高低的程度，即具有量的概念。CT 值单位为 HU。把水的 CT 值定为 0HU，人体中密度最高的骨皮质 X 线吸收系数最高，CT 值定为 +1000HU，气体的密度最低，定为 −1000HU，人体中密度不同的各种组织的 CT 值则居于 −1000～+1000HU 的 2000 个分度之间。人体软组织的 CT 值多与水相近，一般在 20～50HU，脂肪的 CT 值为 −90～−70HU。CT 图像常为某一部位多个连续的横断面图像，为了显示整个器官，通过图像重组程序，可重组成冠状面和矢状面的层面图像。螺旋 CT 可作任意平面的图像重建和三维立体图像重建。可以更直观地显示正常结构及病变的立体方位。

三、CT 检查技术

CT 检查时病人卧于检查床上，摆好位置，选择好扫描范围与层面厚度，并使扫描部伸入扫描架的孔内，即可进行扫描。多采用横断面扫描，扫描前要根据各个不同的检查部位，层厚用 10mm 或 5mm，一些特殊部位或特殊需要可选用 1mm 或 2mm 薄层。普通 CT 检查分平扫、造影增强扫描和造影扫描。①平扫：是指不用造影增强或造影的普通扫描。一般都是先作平扫。对颅脑损伤和急性脑卒中的病人多用平扫即可。②造影增强扫描：检查的原理是经静脉注入水溶性有机碘剂使血内碘浓度增高后，器官与病变内碘的浓度可产生差别，形成密度差，可使病变显影更为清楚，是较常使用的方法。③造影扫描：是先作器官或结构的造影，再行扫描的方法。临床应用不多。

高分辨力 CT 扫描（HRCT）是指在较短的时间内，取得良好空间分辨力 CT 图像的扫描技术。这种技术可以提高 CT 图像的空间分辨力，是常规 CT 检查的一种补充，可清楚显示微小的组织结构，如肺间质、内耳、听骨与肾上腺等。对显示小病灶及病灶的细微改变优于普通 CT。

CT 技术进展

多排螺旋 CT 的不断发展，超宽覆盖范围，实现了 CT 常规从形态学检查到功能性成像的飞跃，可以完成全身各个脏器全器官的扫描和成像。多排螺旋 CT 克服了以往 CT 扫描过程中平扫—寻找病灶—动床定位—注射对比剂—再扫描等繁琐的工作流程，以及扫描时动床、病人呼吸运动和扫描范围的限制造成的病灶错位、漏扫和移动伪影，实现了心脏和胃肠等运动器官在内的大范围、全器官的动态容积数据采集和分析，临床应用前景良好。大范围覆盖，消除了移动伪影和错层伪影的影响，明显提高了图像质量和降低了辐射剂量。

四、CT 诊断的临床应用

1. 中枢神经系统疾病的检查　CT 检查对中枢神经系统特别是头颅的疾病诊断价值较

高，是首选的检查方法。对颅内肿瘤、脓肿与肉芽肿、寄生虫病、外伤性血肿与脑损伤、脑梗死与脑出血以及椎骨内肿瘤与椎间盘突出等病诊断效果好，诊断较为可靠。特别是对脑卒中和脑瘤的诊断，应作为首选的检查方法，因其可反映病灶的部位、形状和大小，可观察脑卒中者病变的演变过程。

2. 头颈部疾病的检查　CT对眶内占位病变、鼻窦早期癌、中耳小胆脂瘤、听骨破坏与脱位、内耳骨迷路的轻微破坏、耳先天发育异常以及鼻咽癌等的早期发现也很有价值。病变明显者，X线平片虽可确诊，但CT检查可观察病变的细节。

3. 胸部疾病的检查　随着高分辨力CT的应用，CT对胸部疾病的诊断更加显示出它的优越性。对肺癌和纵隔肿瘤等的诊断很有帮助。肺间质和实质性病变也可以得到较好的显示。对平片较难显示的病变，例如同心脏、大血管重叠病变的显示，更具有优越性。对胸膜、膈、胸壁细微病变及少量胸腔积液，也可清楚显示。

4. 心脏及大血管疾病的检查　对心腔及心壁的显示，普通扫描CT诊断价值不大。螺旋扫描CT和电子束CT对冠状动脉和心瓣膜的钙化和大血管壁的钙化可以很好显示，对于诊断冠心病有所帮助。心腔及大血管的显示，需要经血管注入造影剂，行心血管造影CT，并且要用螺旋扫描CT或电子束CT进行。随着多排螺旋CT（MSCT）的问世，由于其扫描速度快、扫描层厚薄、心电门控技术及重建功能、工作站强大的后处理能力，使MSCT在冠状动脉方面的应用成为可能。多排螺旋CT经重组处理是显示冠状动脉软斑块的唯一方法，MSCT冠状动脉造影是理想的无创伤性冠状动脉狭窄性心脏病的检查手段。

5. 腹部及盆腔疾病的检查　CT对腹部及盆腔内的实质性器官检查比较敏感，所以可应用于肝、胆、胰、脾、腹膜腔、腹膜后间隙以及泌尿和生殖系统的疾病诊断，尤其是占位性、炎症性和外伤性病变等，有很高的诊断价值。在胃肠病变的检查中，CT主要用于肿瘤的诊断，多在胃肠道造影检查发现病变后进行，主要是了解肿瘤有无向腔外的侵犯、与周围脏器和组织间的关系以及有无邻近和远处转移等，也可用于肿瘤治疗的随访观察。

6. 骨骼肌肉系统疾病检查　多可通过简便、经济的X线检查确诊，使用CT检查主要是观察骨质及软组织的钙化。

7. 脊柱和脊髓疾病检查　横断面CT可直接观察椎管狭窄变性、测量椎管大小并探明引起椎管狭窄的病因。CT扫描有助于发现突出于椎管或椎间孔的软组织块影，有利于椎间盘病变的诊断。

第三节　磁共振成像

磁共振成像（magnetic resonance imaging，MRI）是利用原子核在强磁场内发生共振所产生的信号，经图像重建而形成的一种无辐射、非创伤性的成像技术。磁共振是一种核物理现象，1946年由美国学者Block与Purcell报道了这种现象，并获得了1952年的诺贝尔物理学奖。1973年美国学者Lauterbur开发了MRI技术，使其应用于临床医学领域。近年来，磁共振成像技术发展十分迅速，并日臻成熟完善。检查范围基本上覆盖了全身各系统，在对疾病的诊断中有很大的优越性和应用潜力。

一、MRI成像基本原理与设备

任何原子核内部都含有质子和中子，含有奇数质子的原子核，在自旋时，能产生磁场，如同一个小磁体。人体是由原子构成的，人体内的组成中氢原子含量最大，它几乎参加了所有人体结构。氢原子核中仅有1个带电荷的质子，可以发生自旋，氢质子是一个小磁场，整个氢原子核实际是一个自旋小磁体，最不稳定，在外磁场的作用下，最易发生磁共振现象。在无外加磁场时，正常人体内的氢质子自旋轴的排列无一定规律性，当人体进入外加均匀强磁场中，则其自旋轴将按磁场力线的方向重新排列，具有规律性。此时，人体内大量氢质子之和形成一个小磁场，致使整个人体处于轻度磁化状态，用特殊频率的射频脉冲（RF）进行激发，氢质子被激发后获得能量出现共振。停止激发后，则被激发的氢质子将吸收的能量逐渐释放出来，重新恢复到被激发前状态，这一恢复过程称弛豫，而恢复到原来平衡状态所用时间为弛豫时间。

弛豫时间有两种，T_1和T_2。T_1反映自旋核把吸收的能量传给人体周围组织“晶格”（物质中的质点）中，重新回返到原来的平衡状态所需要的时间，又称纵向弛豫时间。T_2是同类受激核与未受激核自旋之间的能量交换，反映横向磁化衰减、丧失的过程，也即是横向磁化维持的时间，又称横向弛豫时间。人体不同器官的正常组织与病理组织的T_1是相对固定的，而且它们之间有一定的差异，T_2也是如此。这种组织间弛豫时间上的差异，是MRI的成像基础。与CT成像只有一个参数（CT值）不同，MRI的成像有T_1、T_2和自旋质子密度（proton density，Pd）等几个参数，获得选定层面中各种组织的T_1（或T_2、Pd）的差别，就可获得该层面中包括各种组织影像的图像。

二、MRI图像特点

1．多参数成像　人体正常与病变组织或器官，由于T_1、T_2或Pd的差别，在MRI上可呈现不同灰度的黑白影。MRI的图像如主要反映组织间T_1的差别，为T_1加权像（T_1WI）；如主要反映组织间T_2的差别，为T_2加权像（T_2WI）；如主要反映组织间质子密度的差别则为Pd加权像（PdWI）；这样一个层面就有了T_1WI、T_2WI和PdWI三种图像。因此，MRI是多参数成像，有助于显示正常组织与病变组织。MRI的图像虽然和CT图像一样也以不同灰度显示，但反映的是MR信号强度的不同或弛豫时间T_1、T_2的长短，而CT图像，其灰度反映的则是组织密度。

2．多方位成像　MRI可获得人体横断面、冠状面、矢状面及任何方向断面的图像，有利于病变的三维定位。

3．流动效应　也称流空现象，是指正常流速的血液或脑脊液不产生或只产生很低的信号，所以在T_1WI或T_2WI中均为黑影，与其他组织形成很好的对比，这一效应能使血管腔不使用造影剂即可显影，有利于血管病变（如动脉瘤、动静脉发育异常等）的诊断。

4．质子弛豫增强效应与对比增强　一些顺磁性和超顺磁性物质使局部产生磁场，可缩短周围质子弛豫时间，此现象为质子弛豫增强效应，这一效应使MRI也可行对比增强检查，可使一些物质如正铁血红蛋白在MRI上被发现。

三、MRI检查应注意的问题

MRI检查一般对人体无不良影响。但由于MRI的检查技术较为复杂，检查时间长，加之扫描孔深、较为封闭，而且机器噪声较大，如何克服受检者幽闭感是检查中的一个问题。因此，检查前应向受检者解释清楚，以取得合作。此外还须注意，有下列情况时不能行或应谨慎采用MRI检查：①置有心脏起搏器或人工金属材料如动脉瘤夹、金属假肢或戴有义齿、发卡、戒指、耳环、钥匙、手表等，即受检者不能将金属物品、电子产品带入检查室；②高热或散热功能障碍者应谨慎采用，因射频线圈的电流在组织内可产热；③危重患者需使用生命监护和生命维持系统时也不能进行这种检查；④受检者不合作，或有无法控制的不自主运动，不宜作检查，幼儿或烦躁不安者可给予适量镇静剂；⑤孕妇，尤其早期妊娠时也应慎用，虽然尚无证据证明磁场对人体发育有何损害。

四、MRI诊断的临床应用

1. 中枢神经系统疾病的检查　在神经系统应用最早，也较为成熟。三维成像使病变定位诊断更为准确，对脑干、幕下区、枕大孔区、脊髓与椎间盘的显示明显优于CT。对脑脱髓鞘疾病如多发性硬化、脑梗死、脑与脊髓肿瘤、血肿、脊髓先天异常与脊髓空洞症的诊断价值较高。如对脑梗死的发现比CT扫描要早，一般起病后6小时MRI即可出现异常，有利于脑梗死的早期诊断。MR血管造影（MRA）使颅内血管清晰显影，对脑血管病变，包括动脉瘤和动静脉畸形及其并发病，如出血和脑血管闭塞的诊断有较高价值，更由于其无创性，使之更易于推广应用。

2. 对头颈部疾病的检查　由于其高的软组织分辨力和三维成像，对头颈部疾病，特别是肿瘤的诊断优于CT，有利于对肿瘤的定位、定量乃至定性诊断。此外，由于对内耳前庭、耳蜗及半规管显示清晰，有助于先天发育异常的诊断。

3. 纵隔与胸部疾病的检查　在MRI上，脂肪与血管形成良好对比，易于观察纵隔肿瘤及其与血管间的解剖关系。对肺癌的诊断分期及肺门淋巴结的观察，帮助也较大。MRI对乳腺疾病特别是乳腺癌的诊断很有帮助。

4. 心血管系统疾病检查　由于血流的流空效应，MRI能清楚地显示心内膜、瓣膜、心肌、心包和心包外脂肪。MRI为无创性检查，可从冠状面、矢状面，横断面以及斜面来显示心、大血管的层面形态。因此，MRI对以下疾病有诊断价值：①大血管病：主动脉夹层动脉瘤，能显示真假腔和内膜片。主动脉瘤，可见主动脉腔扩大、壁薄及瘤内血栓；主动脉的异常，如狭窄和扩张以及腔静脉的狭窄和梗阻。②先天性心脏病：房室间隔缺损、主动脉缩窄、动脉导管未闭和复杂性先天性心脏病。③心肌病变：心肌梗死、室壁瘤、瘤内血栓形成、特发性心肌病。④心脏肿瘤：良性黏液瘤，恶性纤维组织细胞瘤、血管肉瘤等。⑤心包病变：心包积液、心包肥厚和心包肿瘤等。

5. 腹部疾病的检查　在胃肠道疾病的诊断中价值较小。对肝内原发性或转移性肿瘤、血管瘤及肝囊肿的诊断与鉴别诊断，胰腺疾病的诊断等方面优于CT；在腹主动脉瘤破裂、实质器官外伤诊断方面，也有一定帮助。对于泌尿系统和盆腔疾病的诊断，在显示病变的内部结构，恶性肿瘤对邻近器官、血管的侵犯情况，有无瘤栓存在，有无远处淋巴结转移，对恶性肿瘤的分期及治疗后的随访、评价，有无肿瘤复发等诸多方面，均优于CT。

6. 骨骼与肌肉疾病的检查　显示软组织包括肌肉、韧带和关节囊、软骨等是MRI的优势。MRI对于膝关节半月板病变的发现是首选方法。骨髓的病变如肿瘤、感染及代谢性疾病可清楚显示，对早期急性骨髓炎的诊断灵敏度较高。

第四节 超声检查

超声检查是将超声波发射到人体内，利用超声波的良好指向性，遇到界面引起反射、折射、在组织中的吸收和衰减，以及对运动界面所产生的多普勒效应等物理特性，检测人体各组织器官的声学反射特征，这些反射特征可用不同类型的超声仪器显示和记录其不同的波型、曲线和影像，结合解剖、生理、病理等知识，进行综合分析，为临床诊断提供依据的一种非创伤性的检查方法。超声检查具有操作简便、可多次重复、及时获得结果、无特殊禁忌证、对人体无损伤、显示方法多样性等优点，是一种常用的影像诊断方法。

一、基本原理

（一）超声的基本概念

1. 超声波是指频率超过了人耳听觉范围（20～20 000赫兹）的高频声波，即：频率大于20 000赫兹（Hz）的机械（振动）波。

2. 临床诊断最常用的超声频率在2.2～10MHz之间，低于1MHz的超声波分辨率低，不能用于诊断。

（二）超声波的物理特性

1. 束射特性（方向性）　超声波的频率极高，波长短，在介质中一定距离内可沿直线向前传播，此特性为方向性。超声波的这种特性，保证了在超检查时能探查到预定的目标。

2. 反射、透射、绕射、折射与散射　超声波在均匀的介质内传播时，沿本身传导方向自由传播。在非均匀的介质内传播时，则会产生反射、绕射、折射和散射而形成回声，其原因为非均匀的介质声阻抗不同。

(1) 反射、透射与绕射：超声波在传播过程中经过不同声阻抗的介质（组织或器官）形成的界面时，如果波长小于界面，一部分声能将由界面处返回浅表介质处，称为反射；另一部分声能则穿过界面，进入深部介质，称为透射。两种介质声阻抗差异越大，声波反射越多。如果物体的界面与超声波波长相等或接近，超声波将绕过障碍而继续传播，这种现象被称为绕射。

(2) 折射：当入射的声波与界面存在一定的角度时，还会发生折射。因此，在做超声检查时，除多普勒检查外，应尽量使声束与要检查的组织器官垂直。

（3）散射：如果物体直径极小的微粒，其直径甚至小于超声波的波长，超声在与微粒相互作用时，大部分声能能继续向前传播，小部分声能则被微粒吸收后再向周围辐射声波，这种现象被称为散射。

3. 吸收与衰减　超声波在介质中传播时，随着传播距离的增加，入射声波随之减少的现象。传播距离越深远，声波能量越小，介质对声波的这种作用，称为吸收。声能由大变小的现象，称为衰减。声波的衰减主要是由于声波的反射、折射、散射、克服质点的摩擦力向前传播以及声束的扩散引起。人体组织衰减程度一般规律为：骨>软骨>肌腱>肝肾>血液>尿液>胆汁。

4. 超声的分辨力　是指超声在人体软组织中传播时，显示器上能够区分声束中两个细小目标的能力或最小距离。包括空间分辨力、细微分辨力、对比分辨力、时间分辨力等，空间分辨力主要与声束特性有关，大致可分为轴向分辨力、横向分辨力、侧向分辨力等。

5. 多普勒效应　当声源与被探查物体之间有相对运动时，超声的频率就会发生变化，这种现象称为多普勒效应。

（三）人体脏器的回声性质

由于人体组织结构的复杂性，其反射声波也不同。对反射声波影响最大的是水和蛋白质。一般来说，含水量越多的部位，超声检查结果越清楚。根据人体组织和病变的回声强度，可分为以下几种回声类型：

1. 无回声型　液体为人体最均匀的介质，超声波通过时无声阻抗差别，故无回声反应，在B超检查中显示为无回声区。如血液、尿液、脑脊液、羊水，以及病理状态下的胸水、腹水、囊肿液等，这类组织或病变称为无回声型结构。

2. 低回声型　结构比较均匀的实质性器官，内部声阻差异小，但与其纤维支架组织间的声阻抗微小差异仍能够使超声通过时产生稀疏的微波、小波或微小光点。如肝脏、肾实质和某些结构均匀的肿块。

3. 强回声型　结构复杂、致密的组织，脏器发生病变时，在声学上产生多数不同的界面，反射较多，回声图上显示为密集的杂乱的反射波，在B超上显示为较强的回声。

4. 全反射型　气体通过组织 - 气体形成的界面时，声阻抗差异极大，声能几乎100%的反射回来，而不能透过界面进入下一组织内，如肺、胃肠道等。所以，用超声波来检查含气组织受到了限制。在进行超声检查前，在检查部位涂耦合剂的目的，除了便于移动探头，适应探头与皮肤之间的声阻差异耦合外，更主要的是排除探头与皮肤间的气体，利于超声波进入。

二、超声诊断仪的类型

根据仪器对反射信号显示的方式不同，超声诊断仪分A型、B型、M型和D型等几种类型。

1. A型超声诊断仪（超声示波型、幅度调制型）　A型超声诊断法是最早应用的超声检查方法。现代的超声诊断已经很少单独应用A型超声诊断法，目前A型示波显示方式仅用于眼科专用超声诊断仪的辅助测量。

2. B 型超声诊断仪（超声显像型、辉度调制型）　B 型诊断仪是目前应用最广泛的超声诊断仪。是将人体界面的反射回声信号显示为强弱不同的光点，称为辉度调制显示。光点间的距离代表界面的深度和相互间的距离。显示的图像是二维切面图，具有直观的特点。

3. M 型超声诊断仪（超声光点扫描型）　M 型是 B 型超声的一种特殊显示法，是单声束通过界面，用慢扫描将回声的光点上下位移展开，以构成时间 - 空间曲线。超声心动图就属于此类。

4. D 型超声诊断仪（超声多普勒检测）　D 型超声诊断法是利用多普勒效应原理，即当超声发送体（探头）与反射体之间有相对运动时，回声的频率发生改变，称为频移。频移的程度与相对移动的速度成正比。专门用来检测活动状态的组织器官，如血液流动、胎儿活动等。

彩色多普勒超声成像（color Doppler flow imaging，CDFI）是采用伪彩色编码技术，把血流信息显示为血流影像。将彩色多普勒与二维超声叠加成像，称为彩色多普勒超声成像。通常是红色表示面向探头的血流，蓝色表示背离探头的血流，绿色表示涡流。红色或蓝色越亮，表示血流速度越快，反之速度则慢；绿色比例的多少取决于涡流的比例，成正比关系。

三、超声检查前的准备

1. 胃肠道检查　检查前 3 天禁止上消化道钡餐造影检查，检查前 1 天晚餐后禁食禁饮，结肠检查者还需要当天排便。

2. 胆囊胆道检查　为减少胃肠内容物和气体的干扰，检查前 2 天内不食产气食品，如豆制品、牛奶、糖类等，必要时作胃肠道排气；检查前 8 小时禁食。

3. 盆腔检查　充盈膀胱，利于检查。因此，检查前饮水，憋尿。

4. 婴幼儿及检查不合作者　可给予水合氯醛溶液灌肠，待安静入睡后再行检查。

5. 超声引导下穿刺　①疑有出血者，术前检测血小板计数、凝血酶原时间及活动度；②禁食 8～12 小时；③向受检者说明与检查有关的并发症，征得受检者或其亲属知情、签字后方可进行检查。

四、超声检查的临床应用

超声检查在临床上应用广泛，下面介绍几种超声检查在临床的应用。

（一）肝脏超声检查

肝脏是腹腔内最大、最重的实质性器官，其所处的位置和内部结构非常适宜超声检查。故超声波检查成为肝脏疾病首选影像学检查方法。

1. 正常肝脏声像图　正常肝脏声像图在斜切面呈楔形，在纵切面略呈三角形。右叶大且厚，向左叶逐渐变小变薄。正常情况下，肝右叶斜径 10.0～14.3cm（12.2±1.1cm），肝左叶前后径 4.1～7.4cm（5.8±0.8cm），肝左叶上下径 4.0～8.3cm（6.2±1.1cm）。肝内的门静脉、肝静脉和胆管及其一级分支均能在声像图上显示出来。正常肝实质回声稍低，光点细小，分布均匀；有时可见散在的略强回声的稀疏光点和(或)短小线状回声。

2. 门脉性肝硬化声像图　门脉性肝硬化是临床上最常见的一种类型。声像图显示：肝脏失去正常形态，体积多缩小；表面常凹凸不平；肝实质回声增强而不均匀。

3. 原发性肝癌　是最常见的肝脏恶性肿瘤。在病理上，肝癌可分为结节型、巨块型和弥漫型3种类型。①巨块型：显示为不规则的巨大团块状回声，形态不规则，边缘不清楚，内部回声密集但不均匀，多为强回声，但也可见低回声。如果瘤体内部有坏死或液化，则显示为低回声或无回声区。②结节型：显示为大小不等的结节状回声，内部回声强弱不等。③弥漫型：显示为大小不等、分布不均匀的团块状回声，回声的强度不一，可累及一个肝叶甚至整个肝脏。

从肝脏大体形态来看，肝脏失去正常的形态，呈局限性或弥漫性的增大，边缘变钝。不同部位的肝脏癌灶可引起相应部位周围组织器官受压、移位，晚期可有浸润、破坏的征象，如膈肌抬高，肾脏、胆囊、胆管移位，有时可见胆管变形、梗阻等。

(二) 胆囊超声检查

1. 正常声像图　正常胆囊呈椭圆形，轮廓清楚，曲线自然光滑，胆囊内胆汁呈无回声区。

2. 胆囊结石　胆囊结石的形成与胆汁淤积、胆固醇代谢失调、感染等有关。结石可呈圆形、椭圆形或不规则形态，可以单发、多发或呈泥沙形。典型的胆囊结石的声像特点为：①胆囊内出现稳定的点状或团块状的强回声，大小不等；②几乎所有的结石后方均可显示声影；③检查过程中，改变体位可见强回声向重力方向移动。

3. 急性胆囊炎　急性胆囊炎的发生多与胆管阻塞、胆汁淤积、胰液反流、细菌感染有关。胆囊胀大、饱满及胆囊壁增厚是急性胆囊炎的主要声像表现。单纯胆囊炎超声显示为胆囊增大、饱满，囊壁轻度增厚，内部回声正常；化脓性胆囊炎显示为胆囊明显胀大，胆囊壁增厚，中层由于水肿而回声降低，呈现典型的强、弱、强三层回声结构，胆囊内无回声区可见稀疏或密集的点状、片状回声，不向重力方向聚集，不形成明显的沉积带，为胆汁内混有脓性物的征象。

4. 慢性胆囊炎　炎症较轻时胆囊的大小和形态可无改变，随着病情的进展，可出现胆囊体积缩小，胆囊壁回声增强、增厚，并失去正常的平整、光滑的曲线。

(三) 肾脏、膀胱、前列腺超声检查

1. 正常声像图

(1) 正常肾脏声像图：经背部纵切图呈大豆状，长9～12cm，厚3～6cm，宽5～7cm。肾的外周有光滑整齐、反射明亮的线状包膜，包膜下的肾实质为低回声，其内有散在的点状回声，分布均匀，向内伸入锥体之间，厚约1.5cm。肾中央部为肾窦区，包括肾盂、肾盏、肾血管和脂肪组织，呈不规则的强回声区，其宽度约占肾断面宽度的1/2～2/3。

(2) 正常膀胱声像图：膀胱的形态与切面及膀胱充盈状态有关。充盈时，横切面呈圆形或椭圆形或近四方形，纵切面呈三角形。中心部为尿液形成的无回声区，周边为膀胱壁的强回声带，有良好的连续性。

(3) 前列腺：可经腹壁、直肠或会阴部探查。经腹壁探查时，呈对称而圆钝的三角形。包膜回声光滑、明亮，内部回声为散在的分布均匀的细小光点，声像图前方为膀胱的无回声区，后方为直肠呈圆形光亮回声。前列腺的上下径、前后径和左右径分别为3cm、2cm、4cm。

2. 异常声像图

(1) 肾结石：肾窦区内呈现点状或团块状、斑片状的强回声，直径大于0.3cm的结石后方可伴有声影。小的结石呈点珠状，致密的结石通常只见表面的回声呈弧光带，疏松的结石则可见结石的全貌。

(2) 前列腺炎：急性炎症时前列腺弥漫性增大，左右基本对称，包膜完整、光滑，稍增厚。内部回声多不均匀，呈不规则的光点或光斑。脓肿时可出现不规则的液化区。慢性前列腺炎声像图显示多样、大小不等，但包膜完整、连续，左右对称，内部回声多不均匀，各径线稍大或正常。

（四）妇产科超声检查

1. 正常子宫声像图　子宫纵切面呈倒置的梨形，横切面呈椭圆形，轮廓清晰，长5.5～7.5cm，宽4.5～5.5cm，厚3～4cm。肌层呈均匀低回声，宫腔呈线形的强回声，周围有内膜的弱回声环绕，其厚度、回声强度和子宫大小，随月经周期变化，经期子宫略大。正常卵巢切面呈圆形或椭圆形，内部回声强度略高于子宫，约3cm×2cm×1cm大小。

2. 正常妊娠子宫的诊断　早孕的超声检查可显示妊娠囊、胚芽、原始心管搏动和卵黄囊，妊娠囊一般在第5周时可显示，第7周时可见胚芽回声，第8周可发现原始心管搏动。中晚期妊娠的超声检查要求明确妊娠有无异常或评定胎儿生长发育情况与孕龄估计或做胎儿生理评分，以便采取相应措施。

3. 异常声像图

(1) 子宫肌瘤：子宫肌瘤是子宫平滑肌和纤维结缔组织组成的实质性的圆球形肿块。肌瘤可位于肌壁间、黏膜下和浆膜下。超声显示为：①子宫增大，失去正常形态，增大程度和形态改变与肌瘤的大小、部位、数目有关。②肌瘤内部回声不均匀，较小肌瘤呈低回声或等回声；较大的肌瘤由于瘤体内部血供障碍，营养缺乏，可出现玻璃样变、囊性变，而呈低回声或无回声；肌瘤钙化后，可见钙化光环或点片状回声，伴后方声影。③子宫内膜线移位或变形。

(2) 卵巢肿瘤：大体上可分为囊性和实性。囊性常见，声像图显示为瘤体呈圆形或椭圆形，囊壁光滑，囊体内部回声根据其囊内液体的不同而不同。浆液性为无回声的暗区，黏液性为散在或密集的光点，可随体位改变。

(3) 宫外孕声像图：凡受精卵在子宫腔以外的器官或组织着床发育，称为异位妊娠，又称宫外孕，是妇产科常见的急腹症之一。异位妊娠中95%为输卵管妊娠，输卵管妊娠以壶腹部占多数。

输卵管妊娠声像图表现：①直接征象：附件区混合型包块，形态不整，边界不清；部分包块内可见形态规则或不规则的无回声区，典型者无回声区内可见卵黄囊、胎芽，甚至原始血管搏动；CDFI包块内可见血流信号；②间接征象：盆腔积液，透声不良，可见细密悬浮点状回声；子宫形体稍大，内膜稍厚。此外，宫外孕的超声诊断需紧密结合临床病史及血HCG值。

（五）其他

1. 介入性超声　是在超声显像基础上为进一步满足临床诊断和治疗发展起来的一门新技术。包括：①超声引导细针穿刺细胞学检查及组织学活检；②腹部脓肿的穿刺抽吸和置管引流；③经皮经肝穿刺胆管造影及置管引流；④肝癌的介入性治疗：酒精注射治疗、激光凝固治疗、微波凝固治疗。

2. 三维超声成像 包括静态三维超声成像和实时三维超声成像，与二维成像比较更能准确地了解器官或病变的形状、轮廓、大小等，更清楚准确地显示组织脏器的邻接关系，可从不同的视角观察解剖结构，能补充二维成像不易显示的病变如胎儿唇腭裂等畸形。

3. 超声造影 造影剂注入人体的方法有弹丸式注射和连续式注射，临床应用于：①心血管系统中右心、左心、心肌造影；②腹部脏器、表浅器官、外周血管，增强对小血管、低速低流量血流的显示。

第五节 核医学检查

核医学（nuclear medicine）是利用放射性核素及其标记的化合物进行疾病的诊断和治疗的一门学科。核医学检查（诊断核医学）可动态观察和定量分析脏器的变化，以获得脏器形态和功能两方面的信息，在临床上广泛应用于甲状腺、肾脏、心脏、骨骼等疾病的诊断，此技术具有方法简便、安全、灵敏度高和特异性强等优点。

一、核医学检查的原理

核医学诊断方法按放射性核素是否引入受检者体内分为两类：凡不需引入体内者称体外检查法，如放射免疫分析，它是一项在体外进行的超微量生物活性物质测量技术；凡需要将放射性核素引入体内者则称为体内检查法。利用放射性核素进行脏器和病变显像的方法称为放射性核素显像，这种显像有别于单纯形态结构的显像，是一种兼顾形态结构的功能、代谢显像，当病变早期仅仅出现功能、代谢变化时，即可通过核医学显像呈现出来。

1. 体内检查法的原理 放射性核素或其标记物被引入人体后，可通过如下途径被脏器、组织摄取：①被某一脏器或某一脏器的某种细胞选择性地摄取；②被某一脏器的细胞摄取并迅速清除；③形成微血管栓塞，暂时栓塞在某些微血管床；④离子交换与吸附；⑤特异性结合；⑥参与脏器、组织的代谢等。放射性药物通过以上途径被脏器、组织摄取后，能够停留足够的时间进行平面或断层显像，根据放射性核素分布的多少，从而了解组织、脏器的功能、代谢或血流灌注等情况，或观察体内某一通道的通畅程度。

2. 体外检查法的原理 体外检查法是利用放射性标记的配体为示踪剂，以竞争结合反应为基础，在试管内完成的微量生物活性物质检测技术。

二、核医学检查的卫生防护

核医学检查在疾病诊断方面具有很多优点，但因放射性药物常需引入体内，有一定的电离辐射影响。因此既要保护个体及后代的安全，又要允许利于人类的必要的伴有辐射照射的活动。辐射防护包括外照射防护和内照射防护两部分。

1. 外照射防护 外照射是指电离辐射源处于体外而使个体受到的射线照射，其防护原则为：①时间防护：尽量减少接触时间；②距离防护：尽量远离放射源；③屏蔽防护：在放射源与人体之间放置屏障物。

2. 内照射防护 内照射是指放射性核素通过口、鼻或皮肤破损等处进入体内而引起的照射，其防护原则为切断一切放射性核素可以进入体内的途径，避免放射性药物通过口、鼻及皮肤破损等处进入体内。

此外，还应注意放射性药物在特殊人群的应用原则。由于儿童对辐射较为敏感，所以一般情况下，放射性检查不作为首选；对于育龄期妇女，原则上妊娠期不用放射性药物，未妊娠的育龄妇女在需要进行放射性检查时，要将时间安排在月经开始后 10 天内进行；哺乳期妇女应慎用放射性检查。

三、临床常用核医学检查

（一）甲状腺吸 ^{131}I 率测定

1. 原理 利用甲状腺能摄取和浓聚放射性碘离子（^{131}I），并可放射出 γ 射线的特性，给病人口服一定量的 ^{131}I，通过在不同时间测定甲状腺体表部位的放射性，反映无机碘进入甲状腺的数量和速率，从而判断甲状腺功能状态。

2. 方法 病人在检查前停服含碘食物及某些药物 2 周以后方可进行检查。空腹口服 ^{131}I（$Na^{131}I$），服药后 2 小时方可进食。服 ^{131}I 后 2 小时、4 小时、24 小时分别测定甲状腺摄取 ^{131}I 率。

3. 正常参考值 第 2 小时 8%～25%，第 4 小时 13%～37%，第 24 小时 25%～60%，正常高峰出现在 24 小时。摄 ^{131}I 率随时间增加逐次增高。正常值受所用技术和方法不同及各地食物和饮食中含碘量不同的影响而有较大差别。

4. 影响因素 某些食物和药物对甲状腺摄 ^{131}I 率的影响较大，检查前应停用：①含碘食物；②含碘及含溴类药物（如普鲁苯辛）；③中草药：如海藻、昆布、贝母等；④抗甲状腺药物：甲状腺片；⑤激素类药物。

5. 临床意义

（1）甲状腺摄 ^{131}I 率增高：见于：①甲状腺功能亢进症：吸 ^{131}I 率各时相均明显增高，吸 ^{131}I 高峰前移。②地方性甲状腺肿：吸 ^{131}I 率各时相均高于正常值，但高峰仍在 24 小时。

（2）甲状腺摄 ^{131}I 率降低：见于亚急性甲状腺炎、甲状腺功能减退等。

（3）是计算 ^{131}I 放射治疗剂量的重要参数。

（二）甲状腺显像

1. 原理 正常甲状腺具有选择性吸收和浓聚碘（I）的功能，锝（Tc）和碘是同族元素，亦能被正常甲状腺组织吸附，但不参加甲状腺激素的合成。将放射性 ^{131}I 或 ^{99m}Tc 等作为示踪剂，引入人体，可被甲状腺摄取，借助单光子发射计算机断层显像仪，简称 SPECT 或 γ 照相机，在体外可显示出甲状腺的影像，从而了解其位置、形态、大小和腺体内放射性分布的情况。当甲状腺发生病变时，病变部位常可以改变 I 或 Tc 在甲状腺中的代谢，表现为对 ^{131}I 或 ^{99m}Tc 的摄取功能增强或降低，在显像图上相应于病变的部位，显示为放射性浓集或稀疏区，从而反映甲状腺腺体功能情况。

2. 方法　口服 ^{131}I 24 小时后，或口服 ^{99m}Tc 1 小时后和静脉注射 ^{99m}Tc 40 分钟后即开始显像。显像时受检者取仰卧位，伸展颈部，暴露甲状腺部位，用 SPECT 或 γ 照相机作颈部甲状腺平面或断层显像。受检者在显像前应停用含碘食物及药物。

3. 正常图像　正常甲状腺图像显示甲状腺位置与解剖学一致，形态完整，呈蝴蝶状，分左、右两叶，两叶的下 1/3 处由峡部相连，腺体内放射性分布均匀。正常甲状腺可有多种变异，如锥形叶、马蹄形、峡部不显影、先天性一叶缺如等。

4. 临床意义

(1) 甲状腺结节的诊断：①“热结节”：结节部位的放射性明显高于正常甲状腺组织。一般认为“热结节”几乎无恶变，常见于功能自主性甲状腺腺瘤，其他如结节性甲状腺肿、局部甲状腺组织增生、增厚等。②“温结节”：结节处的放射性与正常甲状腺组织相似，多见于甲状腺腺瘤等。③“凉结节”：结节处放射性低于正常甲状腺组织。④“冷结节：结节处无放射性分布。一般认为，“凉结节”或“冷结节”提示结节部位功能低下，见于甲状腺癌、甲状腺腺瘤囊性变、囊肿、结节性甲状腺肿等。“凉结节”中约有 10%～30% 为恶性病变，单发“冷结节”更为多见。

(2) 异位甲状腺的定位诊断：注射放射性显像剂后，在颈部正常甲状腺部位无放射性浓集，而可疑部位出现放射性浓集呈团块影，提示为异位甲状腺。异位甲状腺可位于胸骨后、舌根部及气管旁，甚至卵巢等部位。

(3) 甲状腺癌转移病灶的定位：甲状腺显像是寻找甲状腺癌转移灶非常有效的方法，对于正常甲状腺组织已完全去除(如手术全切或大剂量 ^{131}I 治疗)病人，用 ^{131}I 作全身扫描，当发现甲状腺外出现异常的放射性浓集区，应高度怀疑为甲状腺癌转移病灶。但如果扫描未发现有放射性浓集区，也不能完全除外转移灶的存在，因甲状腺髓样癌(原发于甲状腺间质)转移灶不具摄 ^{131}I 功能，故不能显影。

(4) 确定甲状腺形态大小和估计甲状腺重量：甲状腺静态显像图可明确显示甲状腺的形态和大小，依照甲状腺显像图上提示的甲状腺正面面积，可估计甲状腺重量，有助于甲状腺功能亢进症进行 ^{131}I 治疗时用药量的确定。

(5) 颈部肿块的鉴别诊断：①腺外肿块：显像图上甲状腺形态完整，肿块无放射性浓集且位于甲状腺轮廓之外甚至与甲状腺远离，可诊断为甲状腺外肿块；②腺内肿块：显像图上肿块位于甲状腺轮廓之内，甲状腺形态不完整，不论肿块是否具有摄取放射性的功能，都可视为甲状腺内肿块。

(三) 肾显像

1. 方法

(1) 动态显像：受检者取仰卧位，探头对准肾区，使两侧肾脏及膀胱均在有效视野内，经肘静脉以“弹丸”式静脉注射显像剂后，立即进行动态显像，以 1 帧 /30 秒连续摄取 20 分钟，共 40 帧系列图像。经计算机处理后，得出双肾血流灌注像、肾功能动态像等有关图像。

(2) 静态显像：受检者无需特殊准备，卧位或坐位。探头视野包括两肾。静脉注射显像剂后 1 小时开始显像，应用 SPECT 采集前、后位平面影像，必要时加做断层显像。肾功能异常者需行 2 小时后延时显像。借以了解肾脏的位置、大小、形态和肾内占位性病变。

2. 临床意义 肾显像出现异常图像时，根据异常图像的特征，有助于下列疾病的诊断：①肾血管性高血压；②肾占位性病变的诊断（肾癌、囊肿、血管瘤等）与鉴别诊断；③肾功能判断；④尿路梗阻；⑤肾异常（先天性单侧肾缺如、多囊肾、马蹄肾、异位肾、肾下垂等）；⑥肾外伤（部位、程度及受损肾脏的血流灌注情况）；⑦炎症性肾脏疾病（急或慢性肾盂肾炎）等。此外，肾动态显像也可作为肾移植术后的监测，以了解移植肾的位置、血运情况，有无术后并发症、排异反应、尿路梗阻或尿漏等。

（四）心肌灌注显像

心肌细胞可以选择性地摄取某些化合物，其摄取量与局部心肌冠状动脉血流灌注量成正相关，若用放射性核素标记这种物质，即可利用 SPECT 从体外对心肌进行显像，以探测其在心肌摄取的情况。通过对体外探测所得图像进行分析，即可了解局部心肌血流灌注的状况。这种显像称为心肌灌注显像。

1. 方法 心肌灌注显像有负荷显像和静息显像两种方法，负荷心肌显像又包括运动负荷和药物负荷两类。

（1）静息显像：受检者在静息状态下静脉注射心肌显像剂 1 小时后行心肌 SPECT 显像。

（2）负荷显像：①运动负荷显像是先让受检者在活动平板上运动或做踏车运动，逐渐增大负荷量，达次极限心率（195－年龄），或出现典型心绞痛症状，或心电图 S-T 段出现水平或下斜型下降≥1mV 时，静脉注射心肌显像剂，再继续运动 1 分钟，1 小时后行心肌 SPECT 显像。②药物负荷显像中使用多巴酚丁胺主要是使心肌收缩力增强、心率加快、心肌耗氧量加大，其血流动力学改变与运动试验相似。双嘧达莫（潘生丁）试验主要是了解用药后冠状动脉血流量增加情况。

2. 正常图像 通常右心室不显像。左心室显像清晰，放射性分布均匀，心尖部由于室壁较薄，放射性分布可较稀疏，中央放射性稀疏或缺损区为心腔。除心尖或心底部外，若图像中在左心室壁出现放射性缺损区，多示该室壁心肌梗死或较严重心肌缺血。

3. 临床意义 对心肌灌注显像的异常图像进行分析，有助于下列疾病的诊断：冠心病心肌缺血、心肌梗死、室壁瘤、心肌病、病毒性心肌炎等。此外，还可应用于急性心肌梗死预后的判断、溶栓治疗的监测、冠心病内科或手术治疗的疗效观察、预后的估测等。

理论与实践

护士对案例询问获知 2 个月前患者无明显诱因出现右胸及背部针刺样疼痛，有时向右上肢放射，呈阵发性，以夜间明显，与呼吸及体位无关。有时轻咳，咳少量白色泡沫样痰，不含血丝和血块。1 个月前开始胸闷、憋气，活动时明显。近 4 天加重，且出现面、颈部及双上肢肿胀，无发热。经肺部 CT 显示，“右肺中心型肺癌并阻塞性肺炎”，“纵隔淋巴结转移”。患者有吸烟嗜好，20～40 支 / 日。否认家中有其他肿瘤患者及家族性遗传病史。患者步行入院，生活尚能自理，活动后心慌，轻度恶心，气促容易疲劳，对疾病知识缺乏，情绪稳定。

身体评估结果：T 37.0℃，P 103 次 / 分，R 24 次 / 分，BP 130/80mmHg。身高 150cm，体重 37kg。老年女性，神志清，精神好，查体合作，体质消瘦。右腋窝扪及约 3cm×3cm 质偏韧的淋巴结，活动，无压痛，口唇轻度发绀，颈静脉怒张，胸廓对称，胸壁浅静脉充盈明显，心率 103 次 / 分，律整齐，右肺呼吸音低，可闻及少许干啰音，左肺可闻及干湿性啰音，余未见异常。

X 线和 CT 表现：瘤体表现为支气管管壁增厚及腔内结节，引发支气管狭窄截断，支气管管壁增厚与管外肿块或合并淋巴结肿大形成肺门区肿物。肺组织磨玻璃密度影像，小叶融合、肺段或肺实变影像，肺体积常缩小的阻塞性肺炎表现。上腔静脉后淋巴结肿大，增强扫描可以显示肿块对于上腔静脉的侵犯。

辅助检查结果：血常规：HGB 145g/L，WBC 7.6×10^9/L，胸部 CT：右上肺中心型肺癌并阻塞性肺炎、纵隔淋巴结广泛转移。

结合临床表现、身体评估和辅助检查结果，该案例可能存在护理诊断 / 问题如下：

气体交换受损　与呼吸道受压和阻塞有关。

体液过多　与腔静脉受压、血液回流受阻有关。

活动无耐力　与疾病消耗，进食少及活动后呼吸困难有关。

潜在并发症：上腔静脉综合征。

学习小结

通过本章的学习，首先要理解各种影像检查方法的基本性质，明确其研究目的及临床应用范围，掌握检查前的准备。要深刻认识到 X 线是医学影像中最基本的检查方法，在一些常见疾病的诊断中具有重要的意义；同时对于常用的造影检查及造影剂的临床应用要熟练掌握，正确处理造影剂的过敏反应。熟悉计算机体层成像（CT）和磁共振（MRI）检查技术的成像原理，学会观察和分析临床常见疾病的 CT 和 MRI 图像特点，明确检查前的注意事项；超声检查作为一种方便经济、无创的检查方法在临床用上应用非常广泛，除了掌握典型的声像特点和常规检查前的准备，有关超声新技术方面的护理配合也越来越加以强调；核医学是采用核技术来诊断、治疗和研究疾病的一门新兴学科，了解核医学的原理、熟悉核医学在临床中的应用，更重要的是进行核医学检查时护士和病人的防护不能忽视。此外，护士还要关注影像检查病人的心理反应，注意评估家人对影像检查知识的掌握程度。

（杨爱华）

复习思考题

1. X 线的 4 个特性是什么？
2. 如何处理 X 线造影检查过程中的过敏反应？

3. 浸润型肺结核X线的表现是什么？
4. X线检查前的准备？
5. CT扫描的基本原理是什么？
6. 水和气体的CT值分别是多少？
7. CT检查前的准备？
8. 磁共振检查的信号是怎样产生的？
9. 磁共振检查前的准备有哪些？
10. 超声检查的临床应用有哪些？
11. 超声检查前的准备有哪些？
12. 核医学检查分为哪两大类？
13. 甲状腺核医学的检查准备有哪些？

第八章

心　电　图

学习目标

识记：

1. 复述心电图的导联体系。
2. 说出正常心电图波形特点与正常值。
3. 描述常见异常心电图的特征。

理解：

1. 叙述心电图产生原理。
2. 举例说明药物和电解质紊乱对心电图的影响、心电图的临床应用价值。
3. 正确解释心电图各波段的形成和命名。

应用：

1. 运用心电图的基本理论进行心电图各波段的测量。
2. 运用心电图的基本理论知识，熟练进行心电图的描记和心电图的分析，并能鉴别常见异常心电图。

案例

李某，男，61岁，活动后胸闷、心前区疼痛2年。今晨起床时突然出现疼痛，较前加重，服用硝酸甘油无效，急诊来院。

第一节　心电图的基本知识

心脏在发生机械收缩之前，首先产生电激动。电激动沿心脏特殊传导系统下传，使心房和心室产生电活动变化，形成微弱的电流传到体表。将测量电极放置在体表的不同部位，利用心电图仪将心脏每一心动周期所产生的电活动变化描记成的曲线图，称为心电图（electrocardiogram，ECG）。心电图检查是心血管疾病最常用的临床诊断技术，也是进行临床诊断或健康检查时不可缺少的检查项目之一。

一、心电图产生原理

（一）心肌细胞的电位变化规律

心肌细胞的生物电变化表现为细胞膜内外的电位变化（图 8-1-1）。

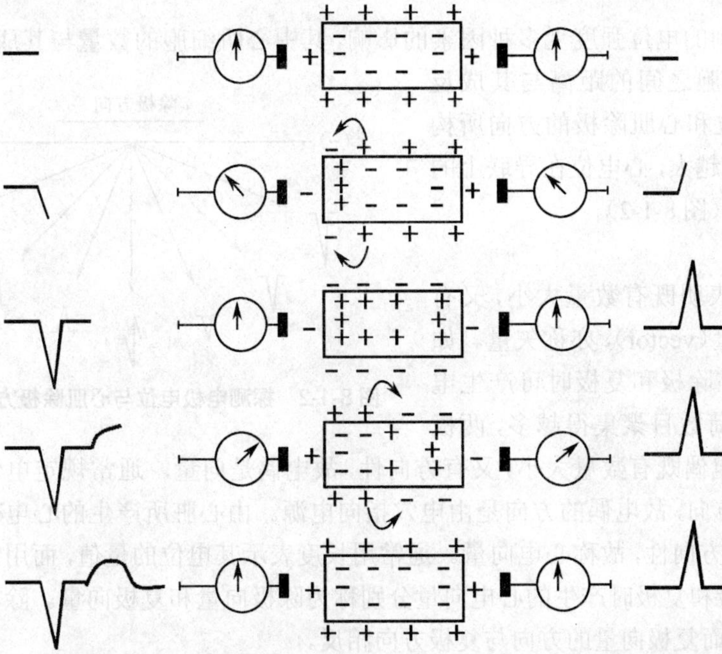

图 8-1-1 心肌细胞除极和复极过程以及细胞膜内外电位变化示意图

1. 极化状态 当心肌细胞处于静息状态时，静止的心肌细胞保持复极化状态，细胞膜外侧集聚着带正电荷的阳离子，细胞膜内侧集聚着同等数量的带负电荷的阴离子，两侧保持平衡，不产生电位变化，故细胞表面无电位差，此时探测电极描记出一水平线。

2. 心肌细胞的除极 心肌细胞一端的细胞膜受到一定强度的刺激时，心肌细胞膜对钾、钠等离子的通透性发生改变，引起细胞膜内外阴、阳离子的流动，使细胞膜内外的正、负电荷分布发生逆转，使膜外侧带负电荷，膜内侧带正电荷，这一过程称为除极（depolarization）。由于已除极部位膜外带负电荷（电穴），临近未除极部分仍保持正电荷（电源），两者之间构成一对电偶，产生电流。电流的方向由电源流向电穴，而除极的方向是由电穴指向电源。此时若在面对正电荷（即面对电源）端置一探测电极，可描记出向上的波，反之，探测电极面对负电荷（即面对电穴）则描记出向下的波。若探测电极置于细胞中央处则描记出先正后负的双向波。随着除极的迅速推进，直至整个心肌细胞完全除极，细胞膜内外分别均匀地聚集正、负电荷，细胞膜外的电位差消失，无电流存在，则描记为一平线。

3. 心肌细胞的复极 心肌细胞完成除极后，再经过细胞膜内外阴、阳离子的流动，使心肌细胞恢复到细胞膜外侧带正电荷，膜内侧带负电荷，这一过程称为复极（repolarization）。此时细胞内外两侧的各种离子基本回复到除极前的分布状态，复极完成后，整个心肌细胞恢复到静息状态水平。复极过程与除极过程方向一致，但因沿复极方向总是由电源指向电穴，故描记的复极波方向与除极波方向相反。

心电图检查是将探测电极置于体表来记录心脏产生的电位变化，而不是置于单个心肌细胞膜内或膜外来记录其电位变化。因此，单个心肌细胞在除极和复极过程中膜内外的电位变化与心电图不同，正常人心室的除极是从心内膜逐渐向心外膜方向进行除极，而复极是从心外膜逐渐向心内膜方向进行的，故心电图检查所描记到的除极波方向与复极波方向一致。

在体表所描记到的电位强度受多种因素的影响，其中心肌细胞的数量与其成正比；探测电极位置和心肌细胞之间的距离与其成反比；探测电极的方位和心肌除极的方向所构成的角度有关，夹角越大，心电位在导联上的投影越小，电位越弱（图 8-1-2）。

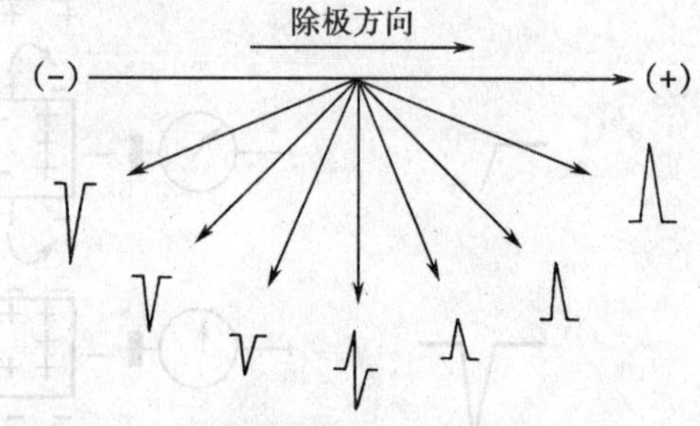

图 8-1-2 探测电极电位与心肌除极方向的示意图

（二）心电向量

物理学上用来表明既有数量大小，又有方向性的量叫做向量（vector），亦称矢量。如前所述，心肌细胞在除极和复极时可产生电偶。电偶两极的电荷数目聚集得越多，两极间的电位差越大。电偶既有数量大小，又有方向性，故电偶是向量。通常规定电偶正极所指的方向作为电偶的方向，故电偶的方向是由电穴指向电源。由心脏所产生的心电变化不仅具有量值，而且还具有方向性，故称心电向量。通常用长度表示其电位的量值，而用箭头表示其方向。心肌细胞除极和复极时产生的心电向量分别称为除极向量和复极向量。除极向量的方向与除极方向一致，而复极向量的方向与复极方向相反。

心脏由许多心肌细胞组成，这些心肌细胞排列方向不一。心脏的电激动过程中将产生许多大小方向均不相同的心电向量。一般按照向量综合的原理把某一瞬间许多大小、方向不同的向量综合成一个向量，这就是瞬间综合心电向量。由无数个依次产生的瞬间综合心电向量组成了心脏的除极向量和复极向量。

心电综合向量合成原理：若同一轴上的两个心电向量的方向相同者，其综合向量为两者之和，方向与原来的方向相同；若方向相反者，其综合向量为两者之差，方向与较大的向量方向一致；若两个心电向量的方向构成一定的角度者，则可按照平行四边形法则，取其对角线为综合向量（图 8-1-3）。

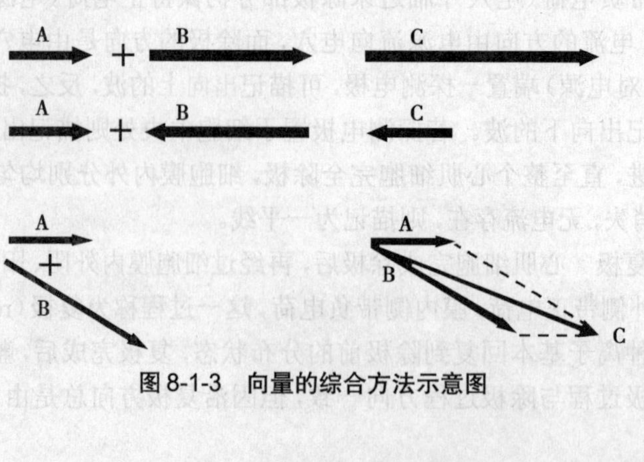

图 8-1-3 向量的综合方法示意图

因此，临床上由体表所描记的心电变化，均是全部参与电激动的心肌细胞所产生的电位变化按上述原理综合的结果。

二、心电图各波段的组成与命名

心脏的起搏传导系统由窦房结、结间束（分为前、中、后结间束）、房间束（Bachmann 束）、房室结、房室束或希氏束（His bundle）、左束支（分为左前分支、左后分支）、右束支以及浦肯野纤维（Purkinje fibers，PF）所构成。正常心脏的电激动起源于窦房结，并从此出发沿此特殊传导系统的通道下传，先后兴奋心房和心室，使心脏收缩，执行心脏泵血功能（图 8-1-4）。这种先后有序的电兴奋的传播，将引起心脏一系列的电位变化，形成心电图上相应的波段（图 8-1-5）。

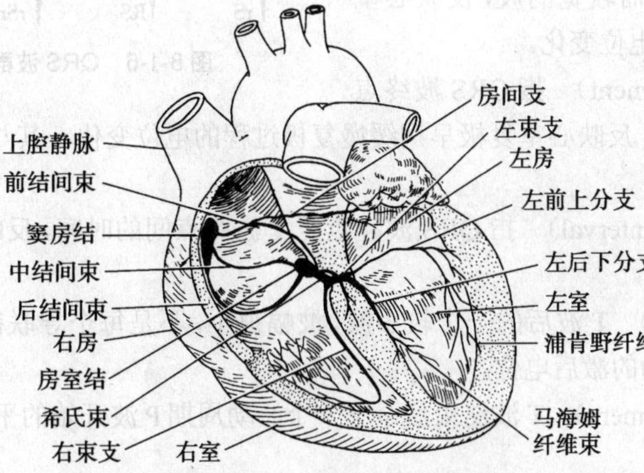

图 8-1-4 心脏传导系统示意图

正常心电图每一心动周期的一系列波段分别命名为：

1. P 波（P wave） 即心房除极波，反映心房除极过程的时间和电位改变。窦房结位于右心房上腔静脉入口处，因此，正常窦房结所发出的冲动，从右心房开始逐渐向左心房扩展，故 P 波起始部分代表右心房除极，中间部分代表左右心房都在除极，终末部分代表左心房除极。

2. Ta 波（Ta wave） 反映心房的复极过程，也称心房复极波，在心电图上很难辨认。

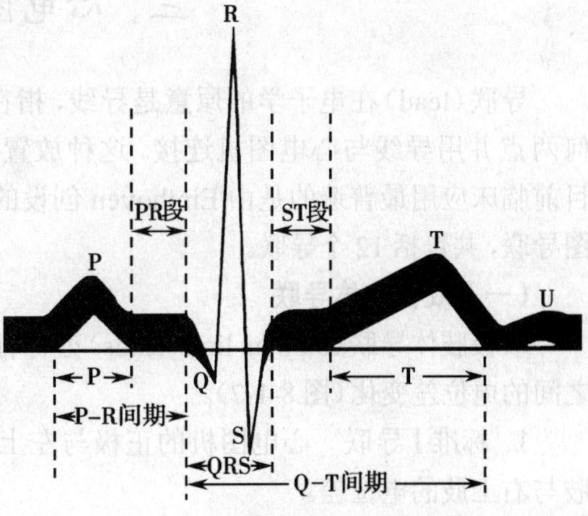

图 8-1-5 心电图各波段的示意图

3. PR 段（PR segment） 指 P 波终点到 QRS 波群起点间的线段，反映心房复极过程及房室结、希氏束、束支的电活动所需的时间。

4. PR 间期（PR interval） 包括 P 波和 PR 段在内，反映心房开始除极至心室开始除极的时间，即电激动从窦房结传到心室所需要的时间。

5. QRS 波群（QRS wave） 即心室除极波，反映左、右心室肌除极时的电位变化和时间变化。由于探测电极的位置不同，QRS 波在各导联上所形成心电图的波形不一，统一命名原则如下：在 QRS 波群中出现的第一个负向波称为 Q 波；第一个出现的正向波称为 R 波；R 波后的第一个负向波称为 S 波；S 波之后再出现的正向波称为 R′ 波；R′ 波后再出现的负向波称为 S′ 波。如 QRS 波群只有负向波统称为 QS 波。各波的大小，分别以英文字母的大、小写形式来表示。波形的波幅≥0.5mV，用大写的英文字母 Q、R、S 表示；波形的波幅<0.5mV，用小写的英文字母 q、r、s 表示。如果在等电线同侧，一个波上可见 2 个或 2 个以上的转折点，称为切迹或顿挫（图 8-1-6）。

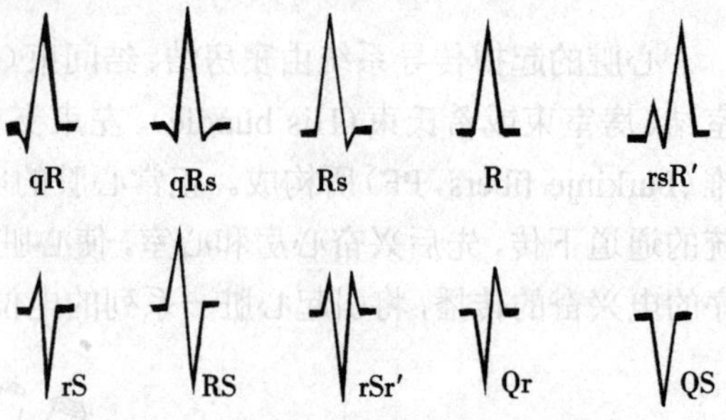

图 8-1-6　QRS 波群的命名示意图

6. T 波（T wave）　指 QRS 波后出现一个向上或向下的圆钝而较宽的波，反映心室晚期快速复极过程的电位变化。

7. ST 段（ST segment）　指 QRS 波终点至 T 波起点间的线段，反映心室复极早期缓慢复极过程的电位变化。其与 QRS 波的交接点称为 J 点。

8. QT 间期（QT interval）　指 QRS 波起点至 T 波终点间的时间，反映心室除极和复极全过程所需要的总时间。

9. U 波（U wave）　T 波后的一个较小波，波幅很小，不是每个导联都出现。发生机制不清，多认为是心肌激动的激后电位。

10. TP 段（TP segment）　T 波结束后至下一个心动周期 P 波开始的平段。通常以 TP 段作为等电线（基线）。

三、心电图的导联体系

导联（lead）在电子学的原意是导线，指在电路中连接两点的电线。将电极置于人体的任何两点并用导线与心电图机连接，这种放置电极与心电图机连接的线路，称为心电图导联。目前临床应用最普遍的是由 Einthoven 创设的国际通用导联体系（lead system），称为常规心电图导联，共包括 12 个导联。

（一）双极肢体导联

双极肢体导联（bipolar limb leads）亦称标准导联（standard leads），反映心电变化在两肢体之间的电位差变化（图 8-1-7）。

1. 标准Ⅰ导联　心电图机的正极与左上肢电极相连，负极与右上肢电极相连，反映左上肢与右上肢的电位差。

2. 标准Ⅱ导联　心电图机的正极与左下肢电极相连，负极与右上肢电极相连，反映左下肢与右上肢的电位差。

3. 标准Ⅲ导联　心电图机的正极与左下肢电极相连，负极与左上肢电极相连，反映左下肢与左上肢的电位差。

（二）加压单极肢体导联

标准导联只是反映体表某两点之间的电位差，而不能探测某一点的电位变化，如果把心电图仪的负极接在零电位点上，把正极即探测电极接在人体任一点上，就可以测得该点的电位变化，这种导联方式称为单极导联。把左上肢、右上肢和左下肢的三个电极各通过 5000 欧姆高电阻，然后用导线连接在一点，组成无干电极或称为中心电端（central terminal）。中心电端的电位在整个心脏激动过程中的每一瞬间始终稳定，接近于零。在临床上，就是将心电图仪的负极与中心电端连接，探测电极分别连接人体的左上肢、右上肢、左下肢，即构成单极肢体导联，分别称为左上肢单极导联（VL）、右上肢单极导联（VR）和左下肢单极导联（VF）。

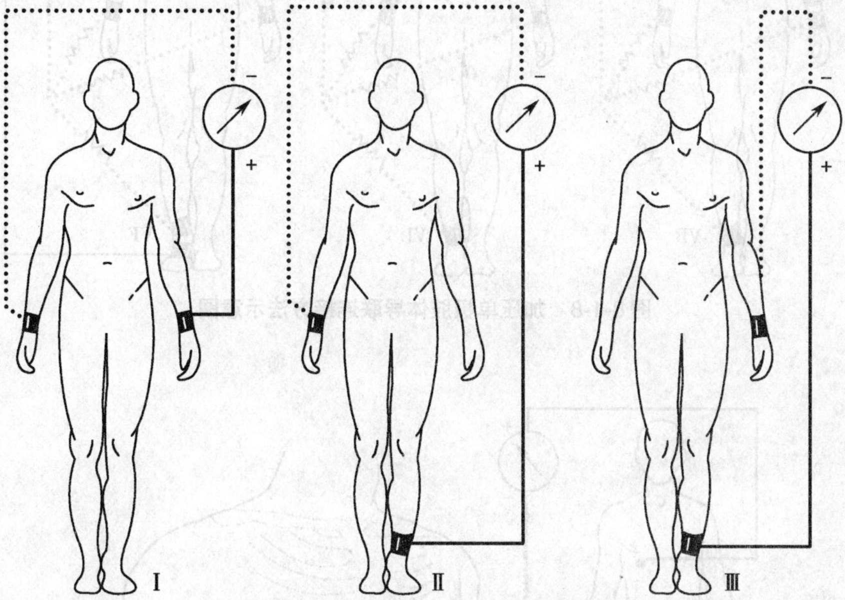

图 8-1-7　标准导联连接方法示意图

由于单极肢体导联（VL、VR、VF）的心电图形波幅较小，不便于观测。为此，在描记某一个肢体的单极导联心电图时，将该肢体与中心电端的连接线断开，这样就可使心电图波形的波幅增加 50%，这种导联方式称为加压单极肢体导联（图 8-1-8）。加压单极肢体导联负极电位几乎为零，正极所测出的电位是该处的实际电位改变。

1. 加压单极右上肢导联（aVR）　心电图机正极接右上肢，负极通过中心电端与左上肢和左下肢相连。

2. 加压单极左上肢导联（aVL）　心电图机正极接左上肢，负极通过中心电端与右上肢和左下肢相连。

3. 加压单极左下肢导联（aVF）　心电图机正极接左下肢，负极通过中心电端与右上肢和左上肢相连。

（三）胸导联

胸导联（chest leads）属单极导联。将探测电极分别放置在胸前的一定部位，负极与中心电端相连，这就是胸导联。这种导联方式，探测电极离心脏很近，只隔着一层胸壁，因此心电图波形波幅较大。常规胸导联有 V_1～V_6，又称心前区导联（图 8-1-9），安放电极位置及其主要临床意义：

V_1 导联：探测电极置于胸骨右缘第 4 肋间，反映面对右心室壁的电位改变。

V_2 导联：探测电极置于胸骨左缘第 4 肋间，反映面对右心室壁的电位改变。

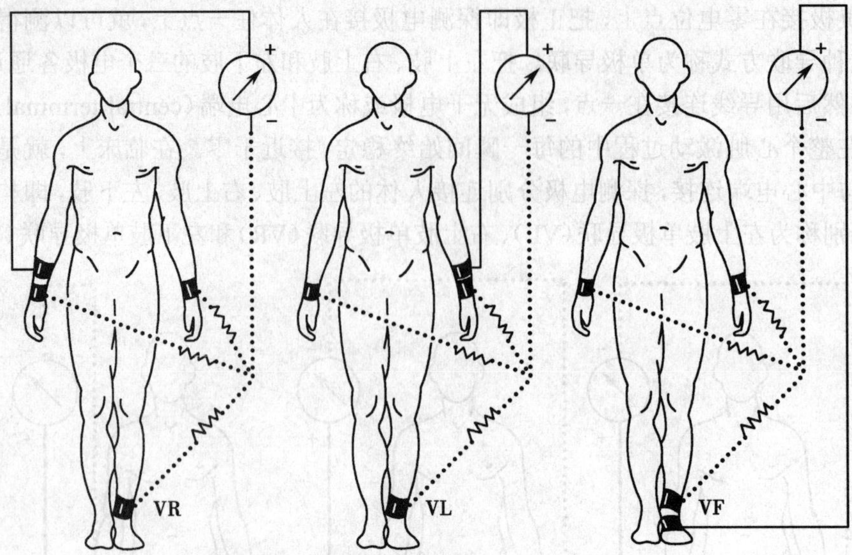

图 8-1-8 加压单极肢体导联连接方法示意图

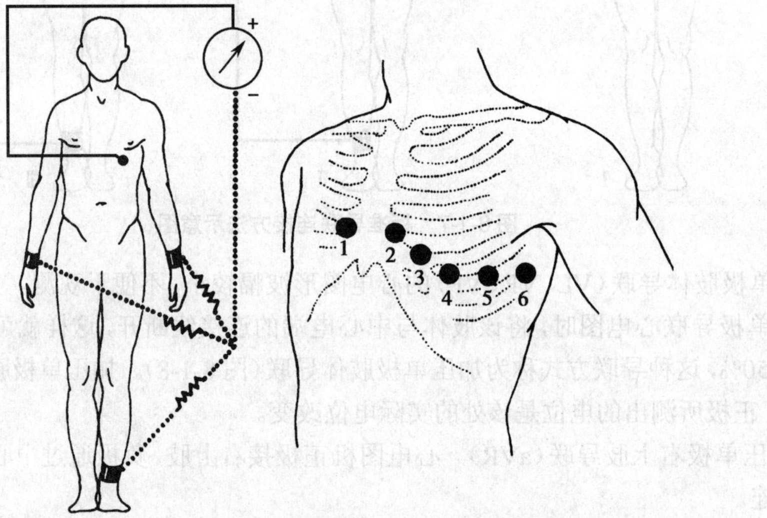

图 8-1-9 常规胸导联电极安放位置示意图

V_3 导联：探测电极置于 V_2 与 V_4 连线的中心，反映左、右心室移行处（过渡区）的电位改变。

V_4 导联：探测电极置于左锁骨中线与第 5 肋间相交处，反映左、右心室移行处（过渡区）的电位改变。

V_5 导联：探测电极置于左腋前线与 V_4 水平线相交处，反映面对左心室壁的电位改变。

V_6 导联：探测电极置于左腋中线与 V_4 水平线相交处，反映面对左心室壁的电位改变。

（四）附加导联

附加导联是一种单极心前区导联，作为一般常规导联的补充。怀疑后壁心肌梗死时可加作 V_7、V_8、V_9 导联，怀疑右室壁心肌梗死或右心室肥大时可加作 V_3R、V_4R、V_5R 导联。其探测电极可根据需要置于：

V_7 导联：探测电极置于左腋后线与 V_4 同一水平处，有助于后壁心肌梗死的诊断。

V_8 导联：探测电极置于左肩胛线与 V_4 同一水平处，有助于后壁心肌梗死的诊断。

V_9 导联：探测电极置于后正中线左侧脊柱旁与 V_4 同一水平处，有助于后壁心肌梗死的诊断。

V_3R 导联：探测电极置于右胸前壁，位置与 V_3 相对称处，有助于右心病变的诊断，尤其对右室壁心肌梗死的诊断有帮助。

V_4R 导联：探测电极置于右胸前壁，位置与 V_4 相对称处，有助于右心病变的诊断，尤其对右室壁心肌梗死的诊断有帮助。

V_5R 导联：探测电极置于右胸前壁，位置与 V_5 相对称处，有助于右心病变的诊断，尤其对右室壁心肌梗死的诊断有帮助。

（五）导联轴

某一导联正负两极之间的假想连线称该导联的导联轴，方向由负极指向正极。这样，6 个肢体导联就可以有 6 个不同方向的导联轴。

为了更清楚地表明这 6 个导联轴之间的关系，可将 3 个标准导联的导联轴平行移动，使各导联轴均通过中心电端 0 点，再加上加压单极肢体导联的 3 个导联轴，这样就构成额面六轴系统（hexaxial system）。

每一个导联轴从中心 0 点分为正负两半，各个轴之间均为 30°，从Ⅰ导联正侧端顺钟向的角度为正，逆钟向的角度为负，例如Ⅰ导联的正侧为 0 度，负侧为 ±180°；aVF 导联的正侧为 +90°，负侧为 −90°，Ⅱ导联的正侧为 +60°，负侧为 −120°（或 +240°），依次类推。六轴系统对测定额面心电轴及判断肢体导联心电图波形有很大帮助（图 8-1-10）。

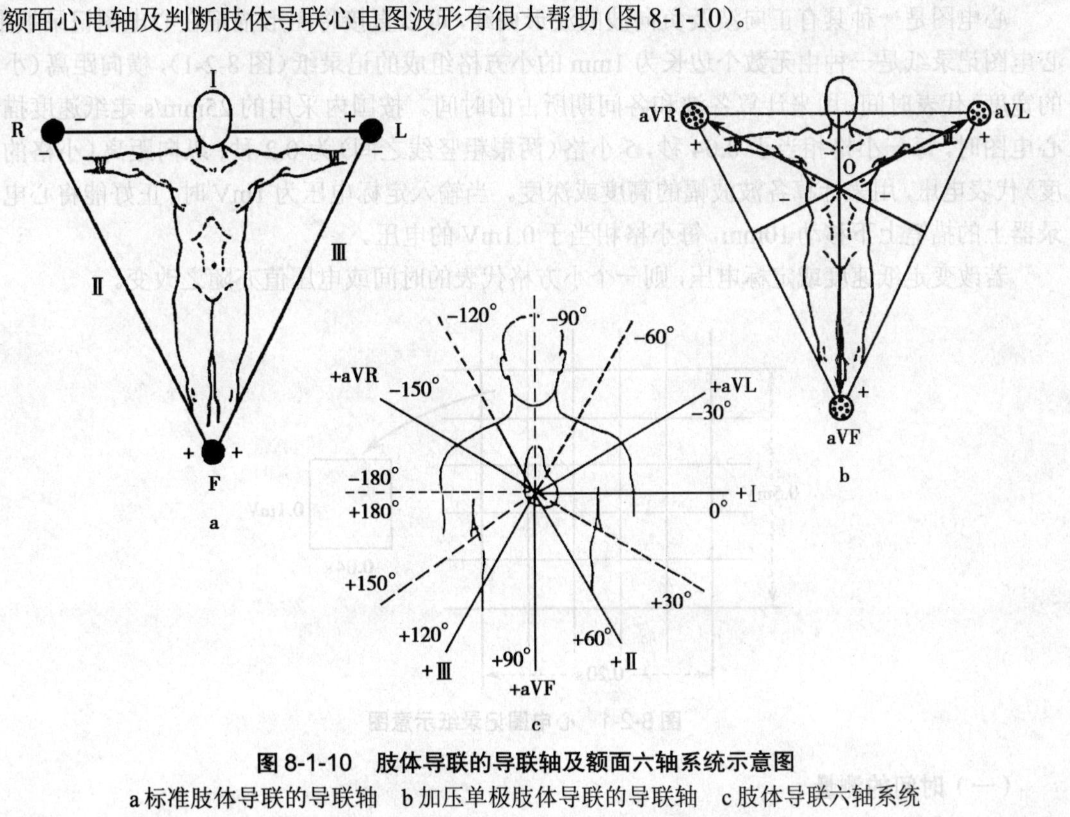

图 8-1-10　肢体导联的导联轴及额面六轴系统示意图

a 标准肢体导联的导联轴　b 加压单极肢体导联的导联轴　c 肢体导联六轴系统

同样，6个胸导联的导联轴分别从人体水平面的不同部位探测心电活动，以中心电端为中心，探测电极侧为正，其对侧为负，构成了胸导联的额面六轴系统，对判断胸导联心电图波形有帮助（图8-1-11）。

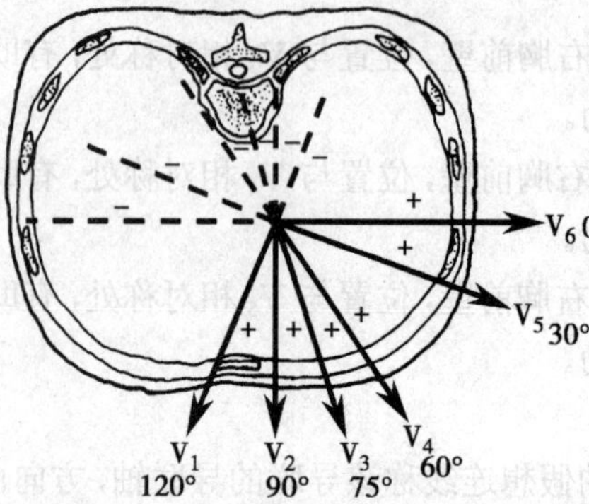

图8-1-11 胸导联的导联轴系统示意图

第二节 正常心电图

一、心电图的测量

心电图是一种具有正向波及负向波的波形曲线，可以直接将图形描记在心电图记录纸上。心电图记录纸是一种由无数个边长为1mm的小方格组成的记录纸（图8-2-1），横向距离（小格的宽度）代表时间，用来计算各波和各间期所占的时间。按国内采用的25mm/s走纸速度描记心电图时，每一小格相当于0.04秒，5小格（两根粗竖线之间）为0.2秒；纵向距离（小格的高度）代表电压，用来计算各波波幅的高度或深度。当输入定标电压为1mV时，正好能将心电记录器上的描笔上下移动10mm，每小格相当于0.1mV的电压。

若改变走纸速度或定标电压，则一个小方格代表的时间或电压值亦随之改变。

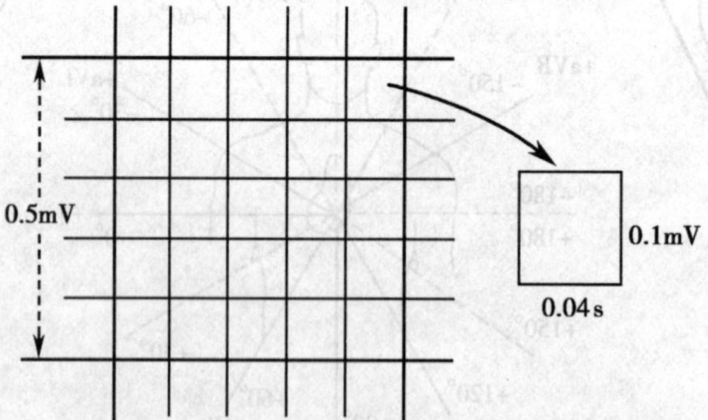

图8-2-1 心电图记录纸示意图

（一）时间的测量

一般自波形起点的内缘开始，量至波形终点的内缘。正向波的时间应从基线的下缘开始上升处量到终点的内缘。负向波的时间则从基线上缘开始下降处量到终点的内缘。测量时应选择波幅最大、波形清晰的导联（图 8-2-2）。

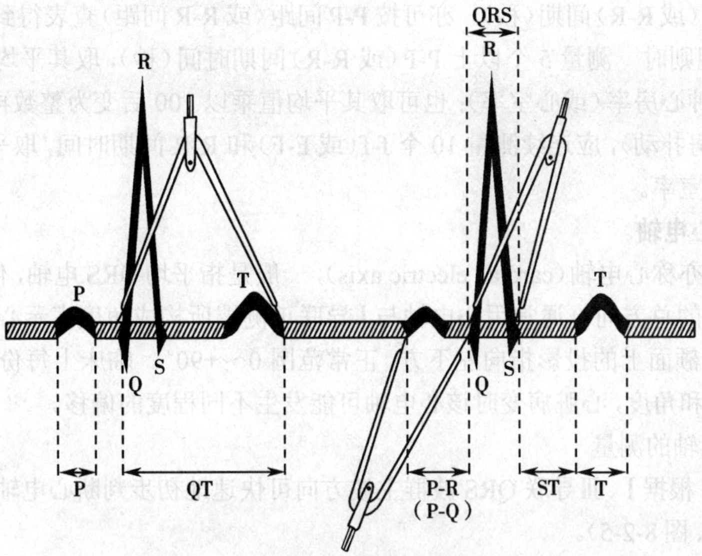

图 8-2-2　心电图各波段时间测量方法示意图

（二）波幅的测量

测量一个正向波（如 R 波）的高度时，应从等电线的上缘量至该波的顶点间的垂直距离；测量一个负向波（如 Q 波或 S 波）的深度时，应从等电位线的下缘量至该波的最低处间的垂直距离；若为双向波，则以正负相加的代数和来计算（图 8-2-3）。P 波起始前的水平线是测量 P 波波幅的参考水平线，QRS 波起始部是测量 QRS 波群、ST 段、T 波和 U 波波幅采用的参考水平线。所测量的波幅（即高度和深度）可以毫米计。

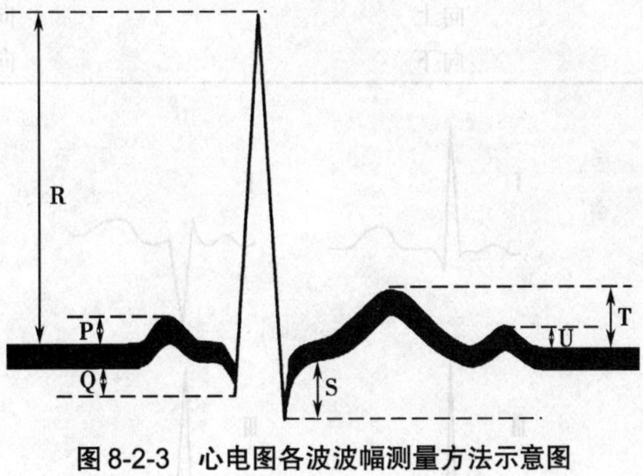

图 8-2-3　心电图各波波幅测量方法示意图

测量 ST 段移位时，通常取 J 点后 60 毫秒或 80 毫秒处为测量点。当 ST 段抬高时，测量该点 ST 段上缘至对照基线上缘的垂直距离；当 ST 段下移时，测量该点 ST 段下缘至对照基线下缘的垂直距离（图 8-2-4）。对照基线一般以 T-P 段为标准。临床上在报告 ST 段的测量结果时，应说明 ST 段测量点和 ST 段移位的类型（水平型、下垂型、上斜型）。

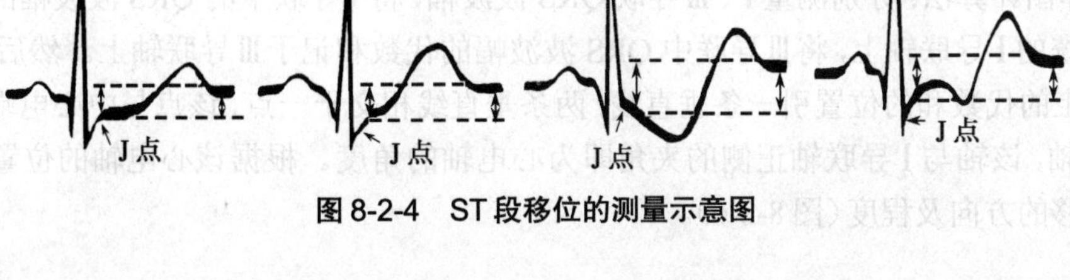

图 8-2-4　ST 段移位的测量示意图

（三）心率的计算

1．心律规则时　测量1个P-P（或R-R）间期时间（秒），然后应用公式：每分钟心率（次/分）=60（秒）/P-P（或R-R）间期（秒）。亦可按P-P间距（或R-R间距）查表得到。

2．心律不规则时　测量5个以上P-P（或R-R）间期时间（秒），取其平均值，60除以其平均值，即得每分钟心房率（或心室率）；也可取其平均值乘以100后变为整数再查心率表；若是心房纤颤（或心房扑动），应连续测量10个f-f（或F-F）和R-R间期时间，取平均值，查表分别得出心房率及心室率。

（四）平均心电轴

平均心电轴亦称心电轴（cardiac electric axis），一般是指平均QRS电轴，代表左、右心室除极过程在额面上的总方向。通常用心电轴与Ⅰ导联正侧端所构成角度表示心电轴的方向。正常人的心电轴在额面上的投影指向左下方，正常范围0～+90°。临床上每份心电图的心电轴均有自己的方向和角度，心脏病变时该心电轴可能发生不同程度的偏移。

1．平均心电轴的测量

（1）目测法：根据Ⅰ、Ⅲ导联QRS波群主波方向可快速地初步判断心电轴是否正常或左偏或右偏（表8-2-1、图8-2-5）。

表8-2-1　目测法判断心电轴的标准

Ⅰ导联QRS波群主波方向	Ⅲ导联QRS波群主波方向	心电轴
向上	向上	正常
向下	向上	右偏
向上	向下	左偏
向下	向下	不确定

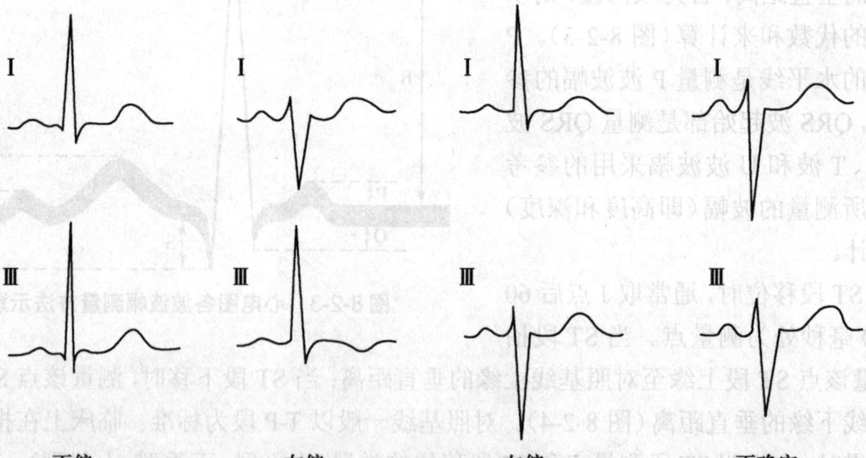

图8-2-5　目测法判断心电轴的示意图

（2）作图计算法：分别测量Ⅰ、Ⅲ导联QRS波波幅，将Ⅰ导联中的QRS波波幅的代数和记于六轴系统的Ⅰ导联轴上，将Ⅲ导联中QRS波波幅的代数和记于Ⅲ导联轴上。然后分别在Ⅰ、Ⅲ导联轴上的代数和的位置引一条垂直线；两条垂直线相交于一点，该点与中心电端的连接线即为心电轴，该轴与Ⅰ导联轴正侧的夹角即为心电轴的角度。根据该心电轴的位置即可判断心电轴偏移的方向及程度（图8-2-6）。

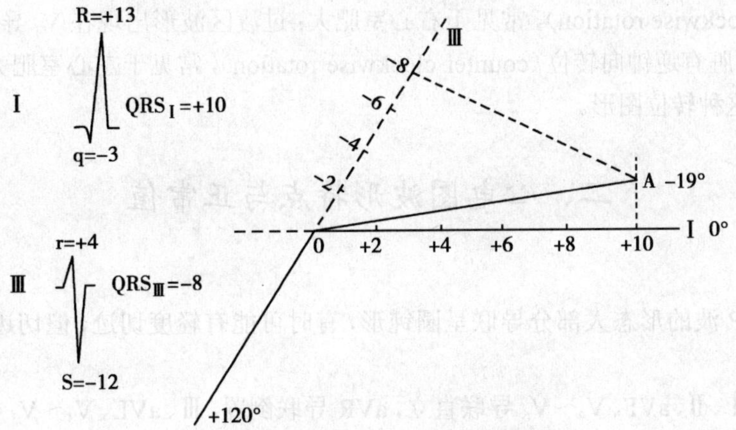

图 8-2-6 波幅计算法测定心电轴示意图

(3) 查表法：分别计算Ⅰ导联及Ⅲ导联 QRS 波群正负波波幅的代数和，将其数值从一专用的心电轴表中直接查得相应的额面心电轴角度。

2. 平均心电轴偏移的临床意义 临床上根据额面心电轴偏移的度数将其分为正常、轻、中、重度左偏或右偏；电轴不确定（图 8-2-7）。心电轴左偏，见于横位心（肥胖体型、晚期妊娠及重症腹水等）、左心室肥大、左前分支阻滞等。心电轴右偏见于正常垂位心、右心室肥大、侧壁心肌梗死、左后分支阻滞、重度右心室肥大、部分右心室流出道增大等。

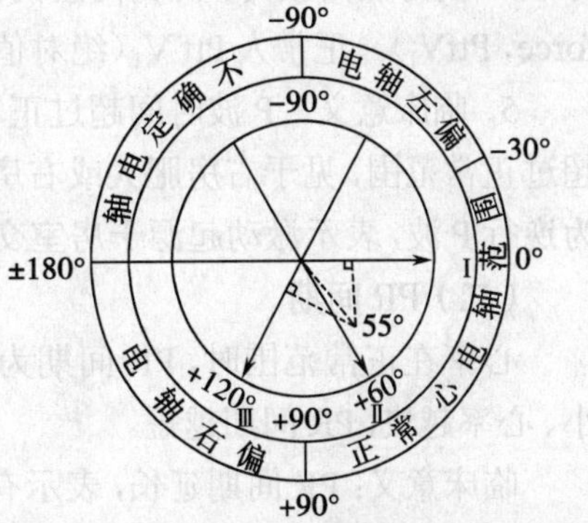

图 8-2-7 心电轴正常范围与偏移示意图

（五）钟向转位

钟向转位指心脏沿其长轴（自心尖向心底部观察）发生顺钟向或逆钟向的转动。可通过胸导联中过渡区波形出现的位置来判断（图 8-2-8）。正常人过渡区波形多出现在 V_3 导联或 V_4 导联上，其正向波与负向波之比约为 1。当过渡区波形出现在 V_5 导联或 V_6 导联的位置时，提示心脏有

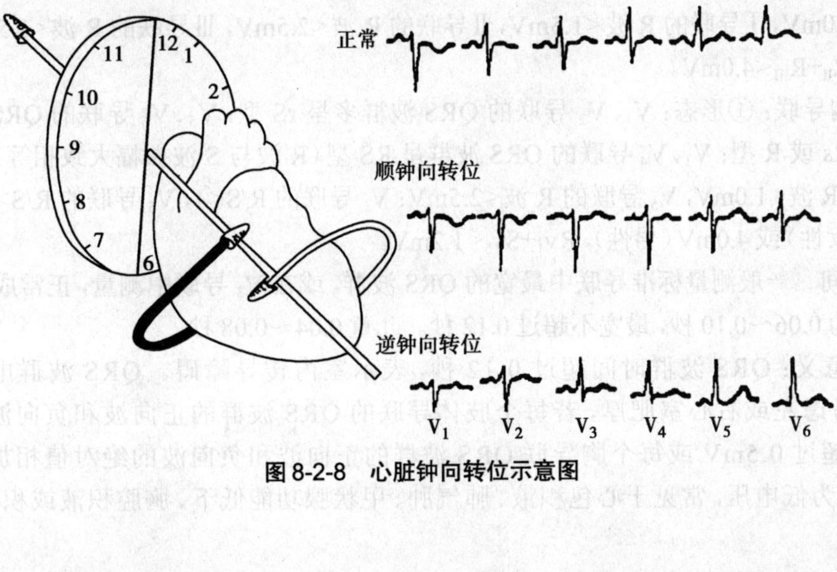

图 8-2-8 心脏钟向转位示意图

顺钟向转位（clockwise rotation），常见于右心室肥大；过渡区波形出现在 V_1 导联或 V_2 导联的位置时，提示心脏有逆钟向转位（counter clockwise rotation），常见于左心室肥大。正常人的心电图也可出现这种转位图形。

二、心电图波形特点与正常值

（一）P波

1. 形态 P波的形态大部分导联呈圆钝形，有时可能有轻度切迹，但切迹双峰间距小于0.04秒。

2. 方向 Ⅰ、Ⅱ、aVF、V_4～V_6 导联直立，aVR导联倒置，Ⅲ、aVL、V_1～V_3 导联可倒置、双向或低平。

3. 时间 正常人P波时间一般小于0.12秒。

4. 电压 在肢导联中，P波波幅小于0.25mV；在胸导联中，P波波幅小于0.20mV。V_1 导联P波为双向波时，其负向波的波幅与时间的乘积称为 V_1 导联P波终末电势（P terminal force，$PtfV_1$）。正常人 $Ptf\ V_1$（绝对值）<0.04mm•s。

5. 临床意义 P波时间超过正常范围，见于左房肥大或不完全性房内传导阻滞；P波电压超过正常范围，见于右房肥大或右房内压力增高。P波在aVR导联直立，Ⅱ、aVF导联倒置，称为逆行P波，表示激动起源于房室交界区。

（二）PR间期

心率在正常范围时，PR间期为0.12～0.20秒。PR间期与年龄及心率快慢有关，年龄越小、心率越快，PR间期越短。

临床意义：PR间期延长，表示有房室传导阻滞；PR间期缩短，多见于预激综合征。

（三）QRS波群

1. 形态与电压

（1）肢体导联：①形态：一般Ⅰ、Ⅱ、aVF导联的QRS波群主波向上，呈qR、RS或R型；Ⅲ、aVL导联变化较多；少数人在aVL、aVF导联中呈QR型；aVR导联的QRS波群主波向下，可呈rS、rSr′、Qr或QS型；②电压：aVR导联的R波<0.5mV，aVL导联的R波<1.2mV，aVF导联的R波<2.0mV，Ⅰ导联的R波<1.5mV，Ⅱ导联的R波<2.5mV，Ⅲ导联的R波<1.5mV，R_I+S_{III} <2.5mV，$R_{II}+R_{III}$<4.0mV。

（2）胸导联：①形态：V_1、V_2 导联的QRS波群多呈rS型；V_5、V_6 导联的QRS波群多呈qR、qRs、Rs或R型；V_3、V_4 导联的QRS波群呈RS型（R波与S波振幅大致相等）。②电压：V_1 导联的R波<1.0mV，V_5 导联的R波<2.5mV；V_1 导联的R/S<1，V_5 导联的R/S>1，Rv_5+Sv_1 <3.5mV（女性）或4.0mV（男性），Rv_1+Sv_5<1.2mV。

2. 时间 一般测量标准导联中最宽的QRS波群，或在 V_3 导联中测量，正常成人QRS波时间多数为0.06～0.10秒，最宽不超过0.12秒。儿童0.04～0.08秒。

临床意义：QRS波群时间超过0.12秒，表示室内传导障碍。QRS波群电压超过上述指标，考虑左或右心室肥厚，若每个肢体导联的QRS波群的正向波和负向波的绝对值相加都不超过0.5mV或每个胸导联QRS波群的正向波和负向波的绝对值相加都不超过0.8mV，称为低电压，常见于心包积液、肺气肿、甲状腺功能低下、胸腔积液或积气、高度水肿和肥胖人。

3. R 峰时间 即室壁激动时间(VAT),指从 QRS 波群的起点到 R 波峰所做垂直线之间的水平距离。若 R 波有切迹或有 R′ 波,则以最后的 R 波峰为准。它代表心室激动波从心室肌的内膜面到达外膜面的时间,借以了解心室是否肥厚。正常人 V_1 导联的 R 峰时间<0.03 秒,V_5 导联的 R 峰时间<0.05 秒。

4. Q 波 除 aVR 导联可呈 QS 或 Qr 型外,其他导联的 Q 波波幅不超过同导联 R 波的 1/4,时间<0.04 秒。V_1、V_2 导联不应有 q 波,但可以呈 QS 型;V_5、V_6 导联经常可见到正常范围的 q 波。如出现超过正常范围的 Q 波称为异常 Q 波,常见于心肌梗死、心肌病等。

(四)J 点

QRS 波群的终点与 ST 段起始的交接点,称为 J 点。一般位于等电线上,可随 ST 段的偏移而发生移位。有时可因心肌提早复极等原因发生 J 点上移,还可由于心动过速等原因,使心房复极与心室除极并存,导致心房复极波重叠于 QRS 波群的后段,发生 J 点下移。

辨别不清 J 点会直接影响 ST 段测量的准确性。

(五)ST 段

正常的 ST 段为一等电线,但可有轻度向上或向下偏移,下移在 R 波为主的导联上不应超过 0.05mV;而 V_1、V_2 导联 ST 段上移不超过 0.3mV,V_3 导联 ST 段上移不超过 0.5mV,其余导联不应超过 0.1mV。

临床意义:ST 段下移超过 0.05mV 提示心肌缺血或心肌损伤;ST 段异常上抬多见于急性心肌梗死、变异型心绞痛、急性心包炎等。

(六)T 波

1. 形态 T 波钝圆而宽大,波形多不对称,升支缓慢、降支陡峭。

2. 方向 正常 T 波的方向常和 QRS 波群的主波方向一致,在Ⅰ、Ⅱ、V_4～V_6 导联直立,aVR 导联倒置,其他导联可以直立、双向或倒置,但若 V_1 导联直立,V_3 导联就不应倒置。

3. 电压 心前区导联中,T 波较高,可高达 1.2～1.5mV,但不应超过 1.5mV,在以 R 波为主的导联上,T 波不应低于同导联 R 波的 1/10。

4. 临床意义 T 波显著增高(尤其是双肢对称),可见于心肌梗死早期、高血钾;T 波低平或倒置,见于心肌缺血、心肌损伤、低血钾。

(七)QT 间期

QT 间期一般为 0.32～0.44 秒,其长短与心率的快慢有密切关系,心率越快,QT 间期越短,反之则越长。由于 QT 间期受心率的影响很大,所以常用校正的 QT 间期(QTc)。正常 QTc 的最高值为 0.44 秒,超过此限即为延长。QT 间期延长伴 T 波异常可出现极为严重的心律失常。

临床意义:QT 间期延长,见于先天性长 QT 间期综合征、低血钾、低血钙、心肌缺血、心肌损害、胺碘酮等药物影响或中毒;QT 间期缩短,见于洋地黄效应、高血钙等。

(八)U 波

在 T 波后 0.02～0.04 秒出现的小波,其方向一般与 T 波一致,波幅很小,不高于同导联 T 波,一般在胸导联 V_2～V_4 导联较清楚,其电压可达 0.2～0.3mV。

临床意义:U 波明显增高,常见于低血钾等;U 波倒置见于高血钾、心肌缺血、心肌梗死等。

第三节　常见异常心电图

一、心房、心室肥大

（一）心房肥大

心房肥大多为心房腔的扩大而较少为心房肌肥厚。心房扩大引起心房肌纤维增长变粗以及房间传导束牵拉和损伤，使整个心房肌除极综合向量增大、方向改变、时间延长。心电图上主要表现为P波的形态、时间及振幅的异常。

1. 右心房肥大　正常情况下右心房先除极，左心房后除极。当右心房肥大（right atrial enlargement）时，右心房除极时间延长，但与左房除极时间重叠，故整个心房除极时间并未延长，心电图主要表现为心房除极波（P波）振幅增高。其心电图特征：①P波尖而高耸，其振幅≥0.25mV，以Ⅱ、Ⅲ、aVF导联表现最为突出；②P波时间正常，<0.12秒（图8-3-1）。上述特征的P波多见于慢性肺源性，故称“肺型P波”。

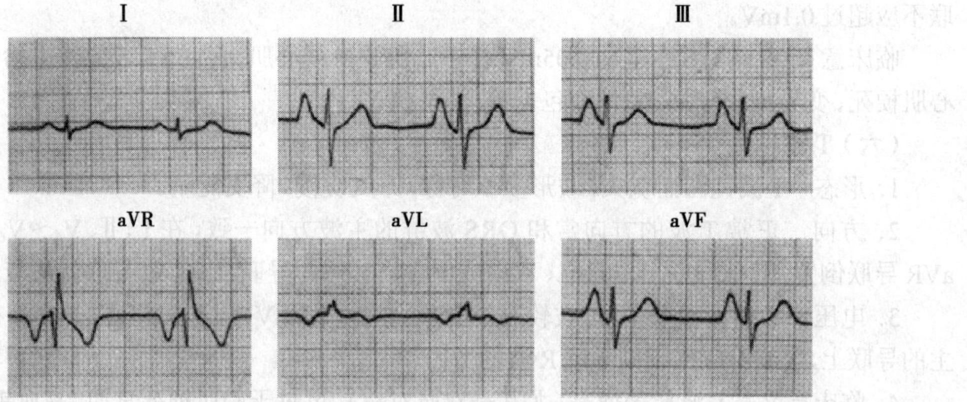

图8-3-1　右心房肥大示意图

2. 左心房肥大　左心房肥大（left atrial enlargement）使左房除极时间延长而使整个心房除极时间延长，心电图主要表现为P波时间增宽。

其心电图特征：①P波增宽，其时限≥0.12秒，P波常呈双峰型，两峰间距≥0.04秒，以Ⅰ、Ⅱ、aVL导联明显；②PR段缩短，P波时间与PR段时间之比>1.6；③V_1导联上P波呈正负双向波，Ptf_{V1}（绝对值）≥0.04mm·s（图8-3-2）。上述特征的P波多见于风湿性心脏病，尤其是二尖瓣狭窄，所以又称“二尖瓣型P波”。高血压、肥厚性心肌病等亦较常见。

3. 双心房肥大　双心房肥大（biatrial enlargement）兼有左、右心房肥大的特征，即P波高耸、时间增宽，呈双峰型。

其心电图特征：①P波≥0.25mV，P波时间≥0.12秒；②V_1导联P波高大双相，上下振幅均超过正常范围。

多见于较严重的先心病，左向右分流致肺动脉高压，双侧心房肥大。

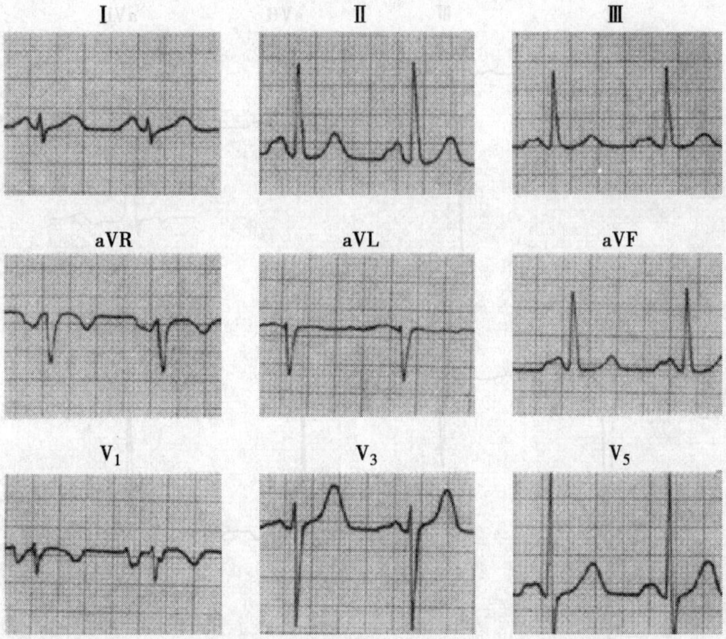

图 8-3-2　左心房肥大示意图

（二）心室肥大

心室肥大（ventricular hypertrophy）包括心室壁肥厚和心室腔扩大。心室肥大可致心室除极电压增高，时间延长、复极异常和心电轴偏移，其原因是：①心肌纤维增粗、截面积增大，心肌除极产生的电压增高。②心室壁增厚、心室腔扩大以及由心肌细胞变性所致传导功能低下，使心肌激动的总时程延长。③心室壁肥厚、劳损以及相对供血不足导致心肌复极异常。

1. 左心室肥大　正常成人左、右心室壁厚度之比约为 3∶1～4∶1，故心室除极综合向量以左心室除极向量占优势。左室肥大（1eft ventricular hypertrophy，LVH）时，进一步强化"左室优势"的心电特点，引起面向左室导联（Ⅰ、aVL、V_5 和 V_6）其 R 波振幅增加，而面向右室导联（V_1 和 V_2）则出现较深的 S 波。其心电图特征：

（1）左心室高电压：① R_{V5} 或 R_{V6}>2.5mV；$R_{V5}+S_{V1}$>4.0mV（男性），或>3.5mV（女性）。② R_{I}>1.5mV；R_{aVL}>1.2mV；R_{aVF}>2.0mV；$R_{I}+S_{III}$>2.5mV。③ $R_{aVL}+S_{V3}$>2.8mV（男性）或>2.0mV（女性）。

（2）可出现额面 QRS 平均心电轴左偏。

（3）QRS 波群时间达 0.10～0.11 秒，但一般<0.12 秒。

（4）在 R 波为主的导联，其 ST 段可呈下斜型下移达 0.05mV 以上，T 波低平、双向或倒置；在 S 波为主的导联，T 波直立。

在心电图诊断中，QRS 波群电压增高是诊断左心室肥大的重要特征。当左心室电压增高同时伴有 ST-T 改变者，传统上称左室肥大伴劳损（图 8-3-3），此类 ST-T 变化多为继发性改变，亦可能同时伴有心肌缺血。如仅有 QRS 波群电压增高，而无其他阳性指标者，可诊断为左室高电压。

左心室肥大多见于高血压、冠状动脉粥样硬化性心脏病、风湿性心脏病及某些先天性心脏病。

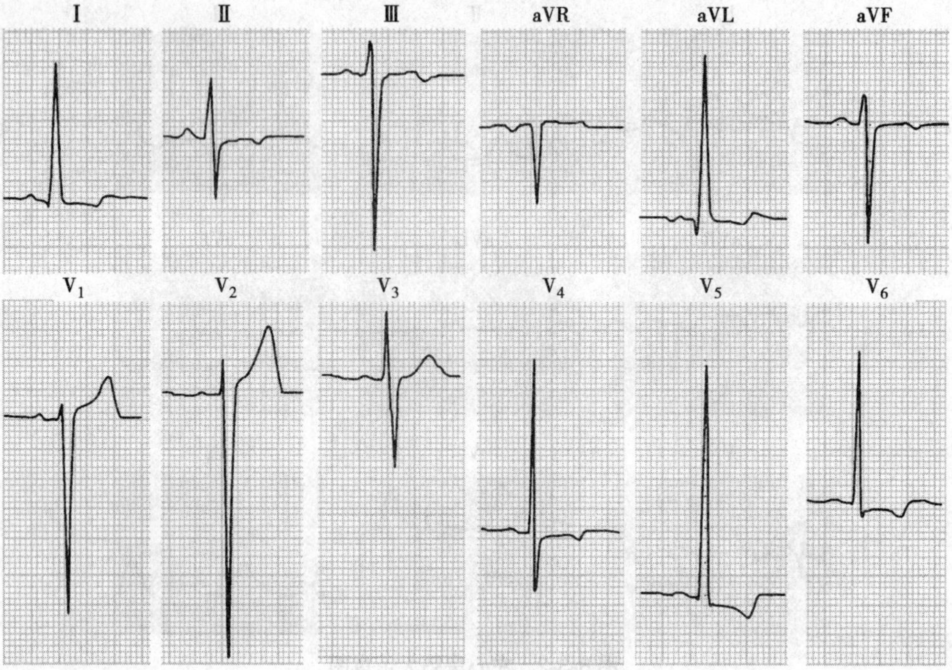

图 8-3-3　左心室肥大示意图

2．右心室肥大　右室壁厚度仅为左室壁的 1/3，只有当右室肥大（right ventricular hypertrophy），室壁厚度达到相当程度时，才会使心室综合向量由左室优势转向为右室优势，导致右室导联（V_1、aVR）的 R 波增高，而左室导联（Ⅰ、aVL、V_5）的 S 波加深。其心电图特征：

（1）右心室除极电压升高：① V_1 导联：呈 R 型或 Rs 型，R/S≥1，重度右室肥大可使 V_1 导联呈 qR 型（心肌梗死除外）；V_5 导联：S 波比正常加深，R/S≤1；aVR 导联以 R 波为主，R/Q 或 R/S≥1。② $R_{V1}+S_{V5}>1.05mV$（重症>1.2mV）。③ $R_{aVR}>0.5mV$。

（2）额面 QRS 平均心电轴右偏≥+90°，重症可>+110°。

（3）QRS 波群时限多正常，R 峰时间 $V_1>0.03$ 秒。

（4）ST-T 改变：右胸导联（V_1、V_2）ST 段压低，T 波双向或倒置（图 8-3-4）。

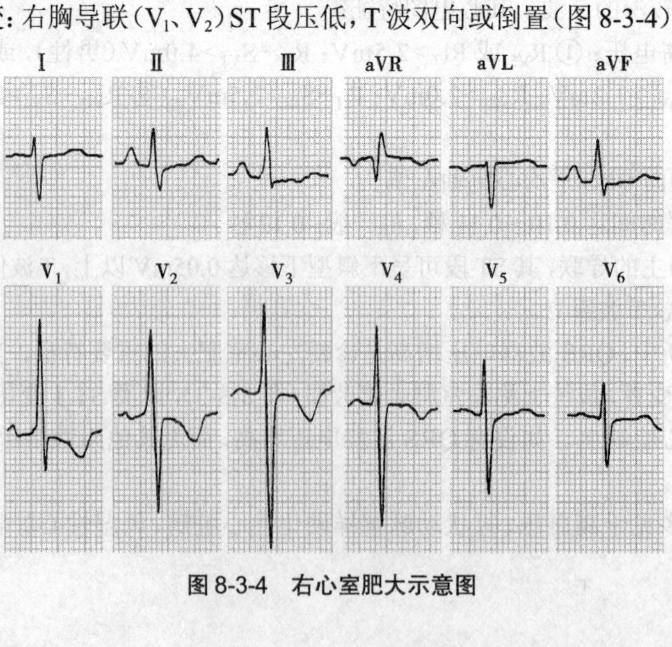

图 8-3-4　右心室肥大示意图

上述指标中，QRS 波群形态及电压的改变和电轴右偏是诊断右心室肥大的可靠指标。一般来说，阳性指标愈多，则诊断的可靠性越高。

3. 双侧心室肥大　双侧心室肥大(biventricular hypertrophy)多见于各种心脏病晚期。心电图诊断双侧心室肥大敏感性较差，与诊断双心房肥大不同，双侧心室肥大并不是简单地把左、右心室异常表现相加，心电图可出现下列情况：

(1) 大致正常心电图：由于双侧心室电压同时增高，增加的除极向量方向相反互相抵消。

(2) 单侧心室肥大心电图：只表现出一侧心室肥大，而另一侧心室肥大的图形被掩盖。

(3) 双侧心室肥大心电图：既表现右室肥大的心电图特征，如 V_1 导联 R 波为主，电轴右偏等，又存在左室肥大的某些征象，如 V_5 导联 R/S>1，R 波振幅增高等(图 8-3-5)。

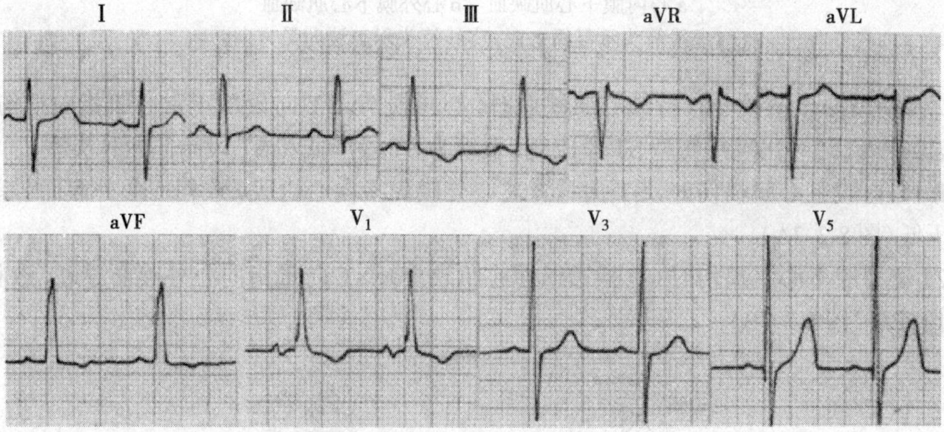

图 8-3-5　双侧心室肥大示意图

二、心肌缺血与 ST-T 异常改变

心肌缺血的心电图改变类型取决于缺血的严重程度、持续时间和缺血发生部位。心肌缺血时，影响心肌的正常除极和复极，但复极受影响最早、最大，引起 ST-T 异常改变。

(一) 心肌缺血的心电图类型

1. 缺血型心电图改变　正常情况下，心外膜下心肌复极早于心内膜下心肌，因此心室肌复极过程可看作是从心外膜开始向心内膜方向推进。发生心肌缺血时，复极过程发生改变，心电图上出现 T 波变化。

(1) T 波高大直立：若心内膜下心肌缺血，该处心肌复极时间较正常延迟，使原来存在的与心外膜复极向量相抗衡的心内膜复极向量减小或消失，致使 T 波向量增加，出现高大的 T 波(图 8-3-6A)。如下壁心内膜下缺血，下壁导联Ⅱ、Ⅲ、aVF 可出现高大直立的 T 波。

(2) T 波倒置：若心外膜下心肌缺血或心室壁全层缺血即透壁性心肌缺血，引起心肌复极顺序的逆转，即心内膜心肌开始先复极，再向心外膜扩展，使心肌复极方向与正常时相反，此时面向缺血区的导联记录出与正常方向相反的 T 波，即倒置的 T 波(图 8-3-6B)。如下壁心外膜下缺血，下壁导联Ⅱ、Ⅲ、aVF 可出现倒置的 T 波。

(3) T 波低平或双向：心肌缺血使心肌复极方向改变从而导致复极综合向量大小和方向发生改变，缺血区的导联可记录出低平或负正双向的 T 波。

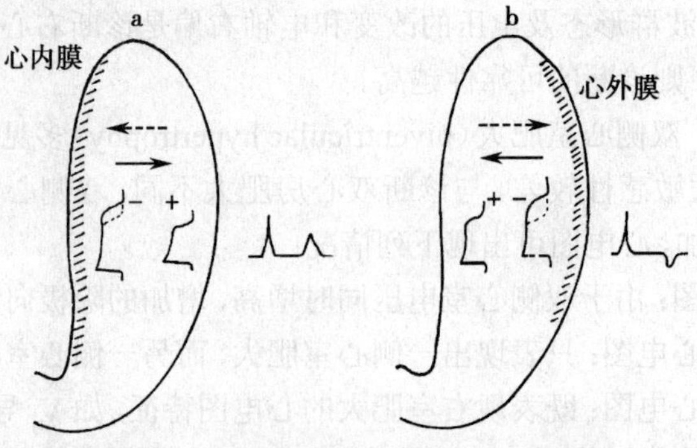

图 8-3-6 心肌缺血与 T 波变化关系示意图

a 心内膜下心肌缺血 b 心外膜下心肌缺血

（虚线箭头示复极方向，实线箭头示 T 波向量方向）

2．损伤型心电图改变 持续心肌缺血时，心肌损伤，ST 向量从正常心肌指向损伤心肌。除 T 波改变外，还可出现损伤型 ST 段改变，表现为 ST 段压低和 ST 段抬高两种类型。

（1）心内膜下心肌损伤时，ST 向量背离心外膜面指向心内膜，致相应心外膜面导联出现 ST 段压低（图 8-3-7A）。

（2）心外膜下心肌损伤时（包括透壁性心肌缺血），ST 向量指向心外膜面导联，致相应导联 ST 段抬高（图 8-3-7B）。

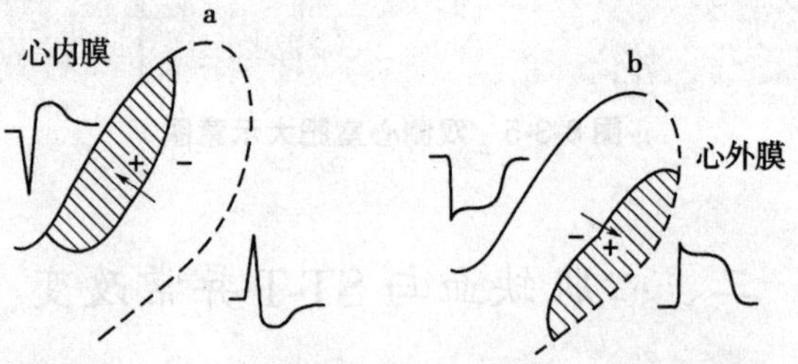

图 8-3-7 心肌损伤与 ST 段偏移的关系示意图

a 心内膜下心肌损伤 b 心外膜下心肌损伤（箭头示 ST 向量方向）

（二）临床意义

心肌缺血的心电图可表现为 ST 段改变和 / 或 T 波改变，统称 ST-T 改变。临床上发现约一半的冠心病病人未发作心绞痛时，心电图可以正常，而仅于心绞痛发作时记录到 ST-T 动态改变。约 10% 的冠心病病人在心肌缺血发作时仅有轻度 ST-T 改变或心电图正常。

典型的心肌缺血发作时，面向缺血部位的导联常显示缺血型 ST 段压低（水平型或下斜型下移≥0.1mV）和（或）T 波倒置（图 8-3-8）。有些冠心病病人心电图可呈持续性 ST-T 改变（水平型或下斜型下移≥0.05mV）和（或）T 波低平、双向和倒置，而在心绞痛发作时出现 ST-T 改变加重或伪性改善。

冠心病病人心电图上出现倒置深尖、双肢对称的 T 波，称为冠状 T 波。这种 T 波改变反映心外膜下心肌缺血或有透壁性心肌缺血，亦见于心肌梗死病人。变异型心绞痛发作时出现暂时性 ST 段抬高并常伴有高耸 T 波和对应导联的 ST 段下移，这是急性严重心肌缺血表现，如 ST 段持续的抬高，提示可能发生心肌梗死。

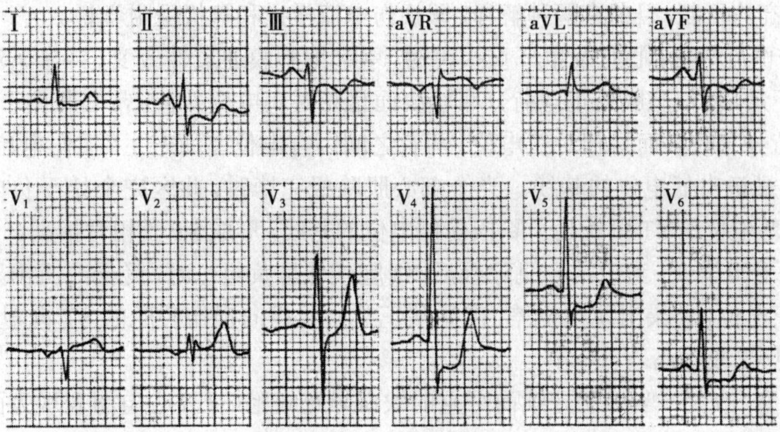

图 8-3-8　心肌缺血示意图

（病人心绞痛发作，联Ⅱ、Ⅲ、aVF 及 V_4～V_6 导联 ST 段水平或下斜型压低>0.1mV）

心电图上 ST-T 改变只是非特异性心肌复极异常的共同表现，除冠状动脉硬化性心脏病外，其他原因的心脏疾病如心肌炎、瓣膜病、心包炎、心肌病等均可出现类似 ST-T 改变；低钾、高钾等电解质紊乱，药物影响、心室肥大、束支传导阻滞、预激综合征、自主神经调节障碍以及脑血管意外（尤其颅内出血）等均可引起继发性 ST-T 改变。因此，心肌缺血、冠状动脉供血不足，必须结合临床资料进行综合判断。

三、心 肌 梗 死

心肌梗死（myocardial infarction）是冠状动脉粥样硬化的基础上发生严重而持久的缺血性心肌坏死，是缺血性心脏病的严重类型。心电图的特征性改变及其演变规律是诊断心肌梗死、判断病情的重要依据。

（一）基本图形及机制

冠状动脉发生闭塞后，其供血的心肌由于缺乏有效的血液灌注而发生一系列病理变化，心电图上可先后出现缺血、损伤和坏死 3 种类型的图形。由于各部分心肌接受不同冠状动脉分支的血液供应，因此图形变化常具有明显的区域特点。心电图所显示的是梗死后心肌多种心电变化的综合结果（图 8-3-9）。

1．缺血型改变　冠状动脉急性闭塞后，即产生心肌缺血。心电图表现为缺血性 T 波改变：①通常缺血最早出现在心内膜下肌层，使面向缺血区的导联出现高而直立的 T 波。②若缺血发生在心外膜下肌层，则面向缺血区的导联出现 T 波倒置。

2．损伤型改变　随着缺血时间延长，缺血程度进一步加重，则会造成心肌损伤。心电图主要表现为面向损伤心肌的导联出现 ST 段抬高。由于心肌除极过程无明显改变，抬高的 ST 段可与 T 波融合，形成弓背向上的单向曲线。

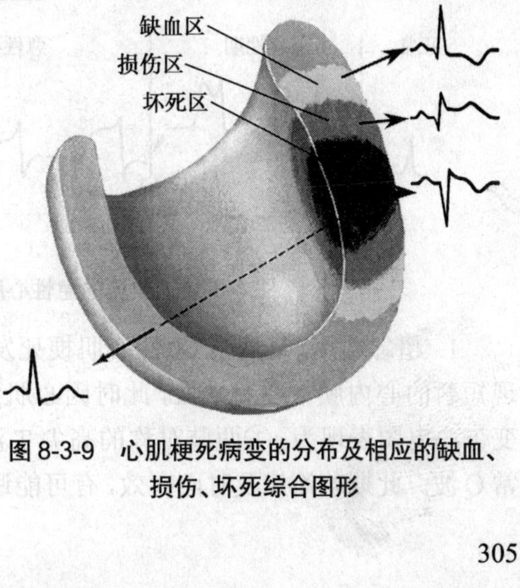

图 8-3-9　心肌梗死病变的分布及相应的缺血、损伤、坏死综合图形

关于ST段抬高的机制，目前有两种解释，即损伤电流学说和除极受阻学说。

(1) 损伤电流学说：心肌发生严重损害时，引起细胞膜通透性改变，钾离子漏出致该处细胞膜的极化不足，使细胞膜外正电荷分布较少而呈相对负电位；而正常心肌由于充分极化，细胞膜外正电荷分布较多而呈相对正电位，两者之间因有电位差而产生"损伤电流"。将电极放于损伤区，即描记出低电位的基线。当全部心肌除极完毕时，此区完全处于负电位而不产生电位差，于是等电位的ST段就高于除极前低电位的基线，形成ST段相对抬高。

(2) 除极受阻学说：当正常心肌除极后，细胞膜外呈负电位时，受损心肌由于保护性除极受阻而仍为正电位，结果出现电位差，产生从正常心肌指向损伤心肌的ST向量，使面向损伤区的导联出现ST段抬高。

3. "坏死型"改变 当心肌持续而严重的缺血导致细胞坏死，心电图表现为面向坏死区的导联出现异常Q波或者呈QS波。

由于坏死的心肌细胞丧失了电活动，该部位心肌不再产生心电向量，而其余健康心肌仍照常除极，致使产生一个与梗死部位相反的综合向量。于是面向坏死区的导联出现异常Q波，而对应导联表现为R波。

临床上心电图是将探测置于体表上来描记，因此心肌梗死往往记录到缺血、损伤和坏死三种改变的混合图形，即异电极常Q波、ST段抬高及T波倒置(图8-3-10)。其中ST段弓背向上抬高和异常Q波是急性心肌梗死的特征性心电图表现，尤其是ST段弓背向上抬高是急性心肌梗死最具诊断价值的心电图改变。若以上3种改变同时存在，则急性心肌梗死的诊断基本确立。

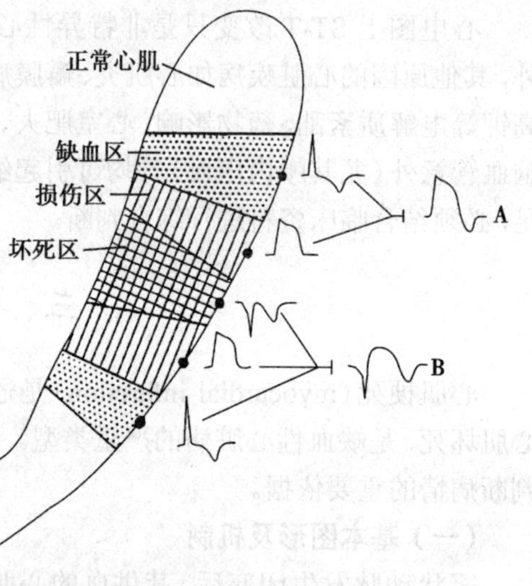

图8-3-10 急性心肌梗死后心电图特征性改变示意图

(二) 心肌梗死的图形演变及分期

急性心肌梗死发生后，心电图的变化随着心肌缺血、损伤、坏死的发展和恢复而呈现一定演变规律。根据心电图图形的演变过程和演变时间可分为超急性期、急性期、近期(亚急性期)和陈旧期(图8-3-11)。

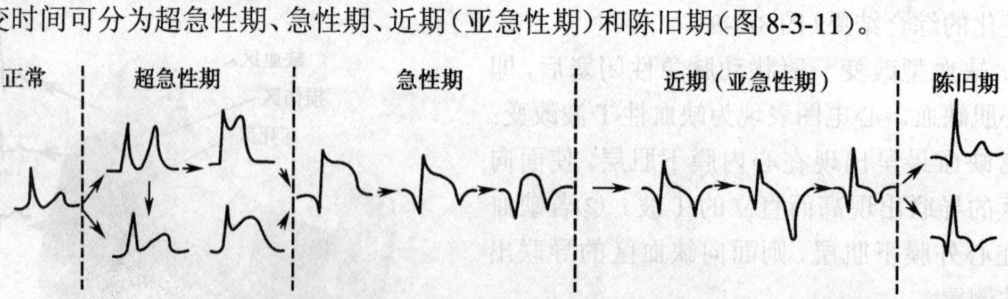

图8-3-11 典型的急性心肌梗死的图形演变过程及分期示意图

1. 超急性期(早期) 急性心肌梗死发生数分钟到数小时内，急性冠状动脉供血不足，出现短暂的心内膜下心肌缺血，此时因心肌细胞尚未坏死，可发生心肌缺血和损伤的心电图改变。心电图表现为：①两肢对称的高尖T波；②继而发生ST段呈上斜型抬高；③尚未出现异常Q波。此期若治疗及时而有效，有可能避免发展为心肌梗死或使梗死的范围缩小。

2. 急性期（充分发展期）　此期始于梗死后数小时或数日，可持续到数周，心电图表现为一个动态演变过程：① ST 段呈弓背向上抬高，抬高显著者可形成单向曲线，继而逐渐下降；②直立 T 波逐渐降低至倒置，并逐渐加深；③心肌坏死导致面向坏死区导联的 R 波振幅降低或丢失，出现异常 Q 波或 QS 波。

3. 亚急性期（近期）　发生于梗死后数周至数月，此期以坏死及缺血图形为主要特征。心电图表现为：①抬高的 ST 段恢复至基线；②坏死型 Q 波持续存在；③缺血型 T 波由倒置较深逐渐变浅，直至恢复正常，或倒置的 T 波趋于恒定不变。

4. 陈旧期（愈合期）　常出现在急性心肌梗死 3～6 个月之后或更久，心电图表现为：ST 段和 T 波恢复正常或 T 波持续倒置、低平，趋于恒定不变，仅残留坏死型的 Q 波。理论上异常 Q 波将终生持续存在，但部分病例随着瘢痕组织的缩小和周围心肌的代偿性肥大，异常 Q 波变小甚至消失。

近年来，由于检测水平和诊断手段及治疗技术已取得突破性进展，通过早期对急性心肌梗死病人诊断与有效治疗（溶栓、抗栓或介入性治疗等），显著缩短了急性心肌梗死的整个病程，心电图可不再呈现上述典型的演变过程。

（三）心肌梗死的定位诊断

心肌梗死的定位诊断一般主要根据心电图坏死型图形（异常 Q 波或 QS 波）出现在哪些导联而作出判断。心肌梗死的部位多与冠状动脉分支的供血区域相关，因此，心电图的定位基本上与病理一致（表 8-3-1）。如下壁心肌梗死时，在Ⅱ、Ⅲ、aVF 导联出现异常 Q 波或 QS 波（图 8-3-12）。在急性心肌梗死早期，尚未出现坏死型 Q 波，可根据 ST-T 异常（ST 段抬高或压低，或 T 波异常变化）出现于相应导联来判断梗死的部位。

表 8-3-1　心肌梗死心电图的定位与冠状动脉供血的关系

导联	心室部位	供血的冠状动脉
Ⅱ、Ⅲ、aVF	下壁	右冠脉或回旋支
Ⅰ、aVL、V_5、V_6	侧壁	前降支的对角支或回旋支
V_1～V_3	前间壁	前降支
V_3～V_5	前壁	前降支
V_1～V_5	广泛前壁	前降支
V_7～V_9	正后壁	回旋支或右冠脉
V_3R～V_5R	右室	右冠脉

（四）心肌梗死的分类

1. Q 波型和非 Q 波型心肌梗死　非 Q 波型心肌梗死既往亦称为“非透壁性心肌梗死”或“心内膜下心肌梗死”。病人心电图可只表现为 ST 段抬高或压低及 T 波倒置，ST-T 改变可呈规律性演变，但不出现异常 Q 波，需要根据临床表现及其他检查指标明确诊断。近年研究发现，非 Q 波型梗死可以是非透壁性，也可以是透壁性，多见于多支冠状动脉病变。

2. ST 段抬高和非 ST 段抬高心肌梗死　临床研究发现：ST 段抬高心肌梗死可以不出现 Q 波，而非 ST 段抬高梗死有的可出现 Q 波，心肌梗死后是否出现 Q 波通常是回顾性诊断。

为了最大限度地改善心肌梗死病人的预后，近年提出把急性心肌梗死分类为 ST 段抬高和非 ST 段抬高梗死，并且与不稳定心绞痛一起统称为急性冠脉综合征。以 ST 段改变对急性心肌梗死进行分类突出了早期干预的重要性。在作出 ST 段抬高或非 ST 段抬高心肌梗死诊断时，应该结合临床病史并注意排除其他原因引起的 ST 段改变。

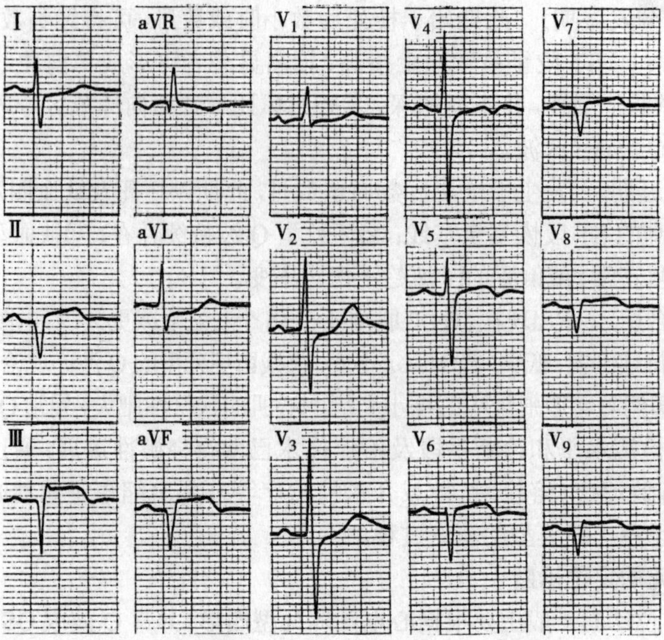

图 8-3-12　急性下壁及后壁心肌梗死示意图

四、心律失常

正常人心脏的起搏部位在窦房结，窦房结按照一定的频率有节律发出激动，激动按照一定的方向沿传导系统顺序除极心房和心室，完成心脏电活动周期。如果心脏激动的起源异常或/和传导异常，即为心律失常(arrhythmias)。心律失常的发生与心肌细胞的自律性、传导性和兴奋性变化密切相关。根据发生机制，心律失常可分为两大类(表 8-3-2)。

表 8-3-2　心律失常分类

分类	心律失常
激动起源异常	窦性心律失常：窦性心动过速、窦性心动过缓、窦性心动不齐、窦性停搏； 异位性心律失常：①被动性异位性心律失常：逸搏与逸搏心律(房性、房室交界性、室性)；②主动性异位性心律失常：期前收缩、阵发性心动过速、扑动与颤动
激动传导异常	传导速度异常：①生理性：干扰与脱节；②病理性：窦房传导阻滞、房内传导阻滞、房室传导阻滞、室内传导阻滞等； 传导途径异常：预激综合征

(一)窦性心律及窦性心律失常

凡起源于窦房结的心律，称为窦性心律(sinus rhythm)。

成人正常窦性心律心电图特征：① P 波呈钝圆形，Ⅰ、Ⅱ、aVF、V_4～V_5 导联直立，在 aVR 导联倒置；② P 波规律出现，静息状态频率 60～100 次/分，婴幼儿可达 130～150 次/分；③ P-P 间距固定，同一导联差异<0.12 秒；④ PR 间期 0.12～0.20 秒。

1. 窦性心动过速

(1) 心电图特征：①具有窦性心律特点；②频率>100 次/分(图 8-3-13)。

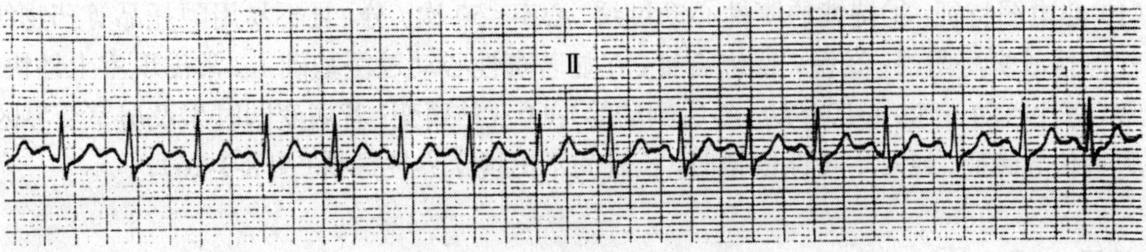

图 8-3-13　窦性心动过速示意图

(2) 临床意义：常见于运动、精神紧张等生理状态以及发热、贫血、急性失血、甲状腺功能亢进、心肌炎和应用拟肾上腺素类药物等病理状态。

2. 窦性心动过缓

(1) 心电图特征：①具有窦性心律特点；②频率<60 次 / 分(图 8-3-14)。

(2) 临床意义：见于老年人、运动员、睡眠等生理状态；窦房结功能障碍、颅内压增高、甲状腺功能低下及服用某些药物(例如β- 受体阻滞剂)等病理状态。

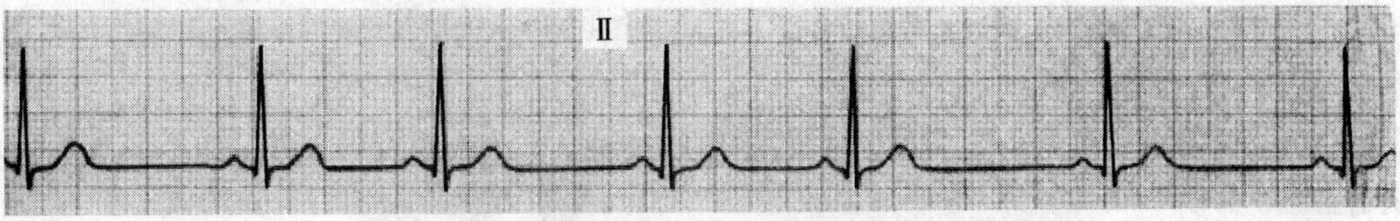

图 8-3-14　窦性心动过缓及窦性心律不齐示意图

3. 窦性心律不齐

(1) 心电图特征：①具有窦性心律特点；②节律不整：在同一导联上 PP 间期差异>0.12 秒。窦性心律不齐常与窦性心动过缓同时存在(图 8-3-14)。

(2) 临床意义：较常见于青少年，多与呼吸周期有关，称呼吸性窦性心律不齐，一般无临床意义。另有一些比较少见的窦性心律不齐与呼吸无关，如自主神经功能失调、器质性心脏病及洋地黄中毒以及窦房结内游走性心律不齐等。

4. 窦性停搏或窦性静止

(1) 心电图特征：①具有窦性心律特点；②规则的 P-P 间距中突然出现 P 波脱落，形成长 P-P 间距，且长 P-P 间距与正常 P-P 间距不成倍数关系(图 8-3-15)。

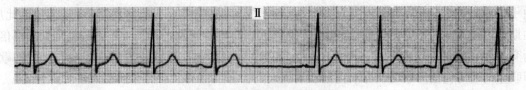

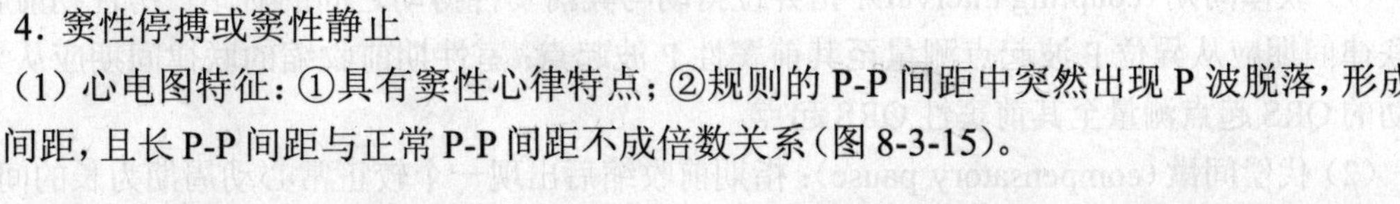

图 8-3-15　窦性停搏示意图

(2) 临床意义：常见于迷走神经张力过高或各种原因引起的窦房结功能障碍，如冠心病、心肌炎、心肌病以及洋地黄药物过量等。

5. 病态窦房结综合征(sick sinus syndrome，SSS)　简称病窦综合征，又称窦房结功能不全。

（1）心电图特征：①持续的窦性心动过缓，心率<50 次 / 分，且不易用阿托品等药物纠正；②窦性停搏或窦房阻滞；③慢 - 快综合征：在显著窦性心动过缓基础上，常出现室上性快速心律失常（房性心动过速、心房扑动、心房颤动等）；④双结病变：若病变同时累及房室交界区，可出现房室传导障碍，或发生窦性停搏时，长时间不出现交界性逸搏（图 8-3-16）。

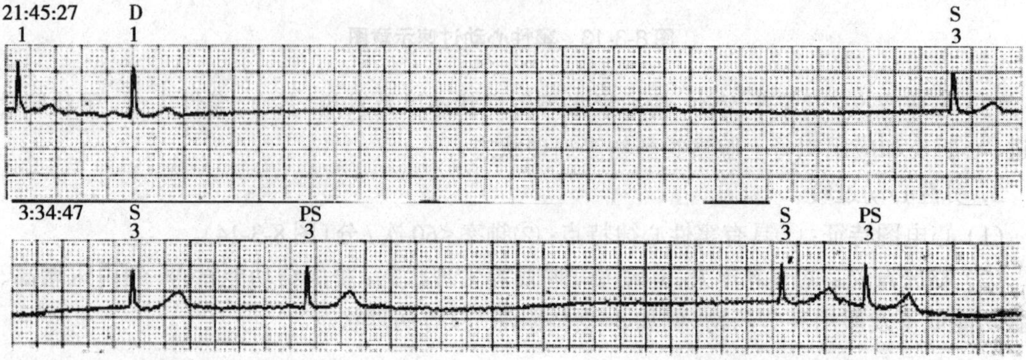

图 8-3-16　病态窦房结综合征（动态心电图监测中夜间出现的窦性停搏）

（2）临床意义：常见于窦房结及其邻近组织炎症、缺血或退行性病变，如心肌炎、心肌病等。

（二）期前收缩

期前收缩是指起源于窦房结以外的异位节律点提前发出的激动，亦称过早搏动，是临床上最常见的心律失常。

1. 发生机制　包括：①折返激动；②触发活动；③异位起搏点的兴奋性增高。根据异位搏动发生的部位，可分为房性、交界性和室性期前收缩，其中以室性期前收缩最为常见，房性次之，交界性较少见。

2. 期前收缩的术语

（1）联律间期（coupling interval）：指异位搏动与其前窦性搏动之间的时距。房性期前收缩的联律间期应从异位 P 波起点测量至其前窦性 P 波起点；室性期前收缩的联律间期应从异位搏动的 QRS 起点测量至其前窦性 QRS 起点。

（2）代偿间歇（compensatory pause）：指期前收缩后出现一个较正常心动周期为长的间歇。由于房性异位激动，常易逆传侵入窦房结，使其提前释放激动，引起窦房结节律重整，因此房性期前收缩大多为不完全性代偿间歇，即联律间期与代偿间歇之和小于正常心动周期的两倍。而交界性和室性期前收缩，距窦房结较远，不易侵入窦房结，故往往表现为完全性代偿间歇，即联律间期与代偿间歇之和等于正常心动周期的 2 倍。

（3）多源性期前收缩：指在同一导联中出现 2 种或 2 种以上形态及联律间期互不相同的异位搏动。如联律间期固定，而形态各异，则称为多形性期前收缩，其临床意义与多源性期前收缩相似。

（4）偶发和频发性期前收缩：依据出现的频度可人为地将期前收缩分为偶发和频发。偶发是指期前收缩每分钟在 5 次以内；如果每分钟在 6 次以上即为频发期前收缩。

（5）联律：期前收缩有规律的发生，与窦性心搏形成联律。常见的有二联律（bigeminy）与三联律(trigeminy)。二联律是指期前收缩与窦性心搏交替出现；三联律是指每 2 个窦性心搏后出现 1 次期前收缩，或 1 个窦性心搏后出现 2 次期前收缩。

3. 心电图特征

(1) 室性期前收缩(premature ventricular contraction)：心电图表现：① QRS-T 波群提前出现，其前无相关的 P 波；②期前出现的 QRS 波群形态宽大畸形，时限通常>0.12 秒，T 波方向多与 QRS 波群的主波方向相反；③多为完全性代偿间歇，即期前收缩前后的两个窦性 P 波间距等于正常 P-P 间距的 2 倍(图 8-3-17)。

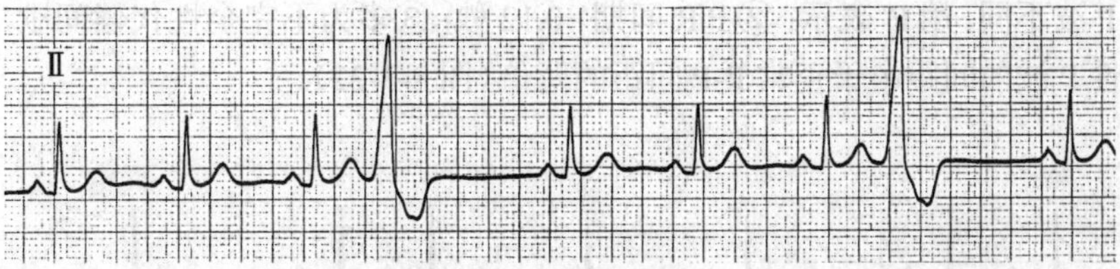

图 8-3-17 室性期前收缩示意图

室性期前收缩若出现在两次正常窦性搏动之间，其后没有代偿间歇，称为间位性室性期前收缩。若室性期前收缩与正常窦性搏动交替出现，称为室性期前收缩二联律(图 8-3-18)；若每两次正常窦性搏动之后出现一个室性期前收缩，称为室性期前收缩三联律(图 8-3-19)。

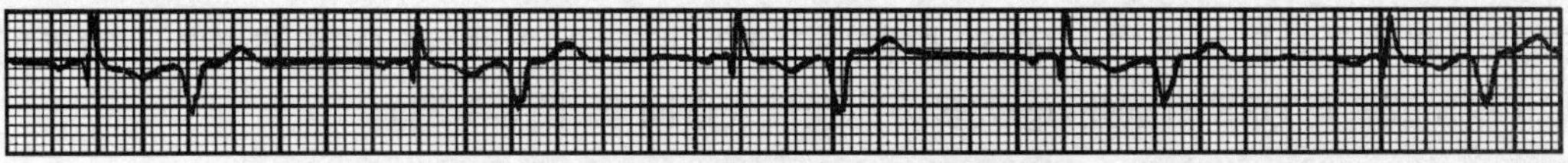

图 8-3-18 室性期前收缩二联律示意图

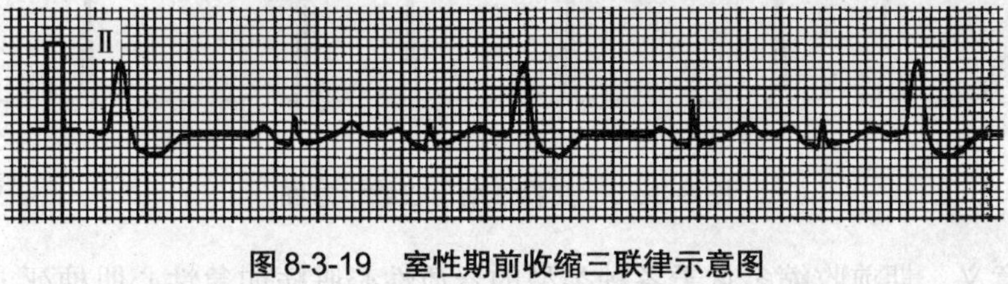

图 8-3-19 室性期前收缩三联律示意图

若室性期前收缩由两个以上心室异位起搏点发出者，称为多源性室性期前收缩。心电图特征为同一导联上期前出现的 QRS 波群形态多样，且联律间期不同(同一位点的异位起搏常有固定的联律间期)(图 8-3-20)。若联律间期固定，期前收缩波形态各异，则为多形性期前收缩(图 8-3-21)。

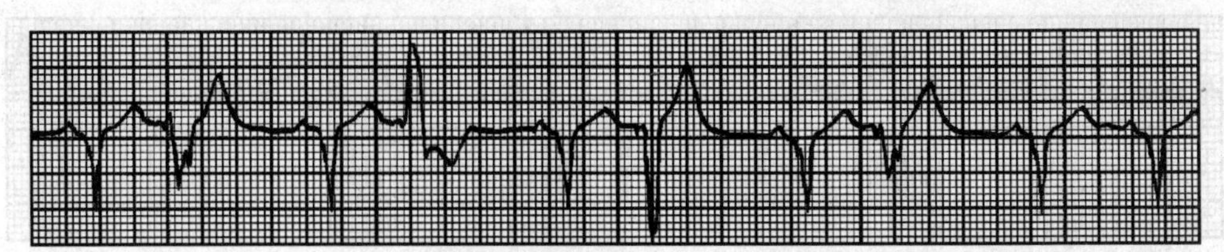

图 8-3-20 多源性室性期前收缩示意图

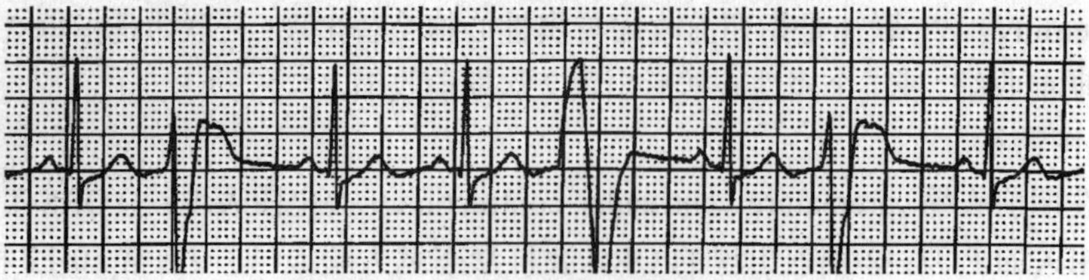

图 8-3-21 多形性室性期前收缩示意图

(2) 房性期前收缩(premature atrial contraction): 心电图表现: ①期前出现的异位 P 波，其形态与窦性 P 波不同，用 P′ 表示；② P′R 间期>0.12 秒；③多为不完全性代偿间歇，即期前收缩前后两个窦性 P 波的间距小于正常 P-P 间距的两倍(图 8-3-22)。

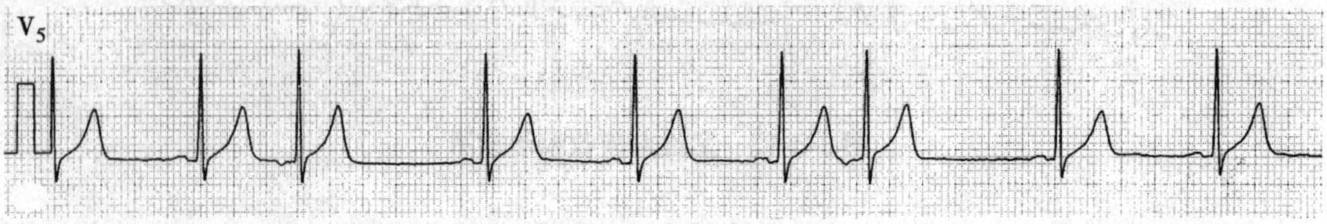

图 8-3-22 房性期前收缩示意图

(3) 交界性期前收缩(premature junctional contraction): 心电图表现: ①期前出现的 QRS-T 波，形态多正常，其前无窦性 P 波；②出现逆行 P 波(P 波在Ⅱ、Ⅲ、aVF 导联倒置，aVR 导联直立)，用 P′ 表示。P′ 可发生于 QRS 波群之前(P′R 间期<0.12 秒)或 QRS 波群之后(RP′ 间期<0.20 秒)，或者与 QRS 相重叠；③大多为完全性代偿间歇(图 8-3-23)。

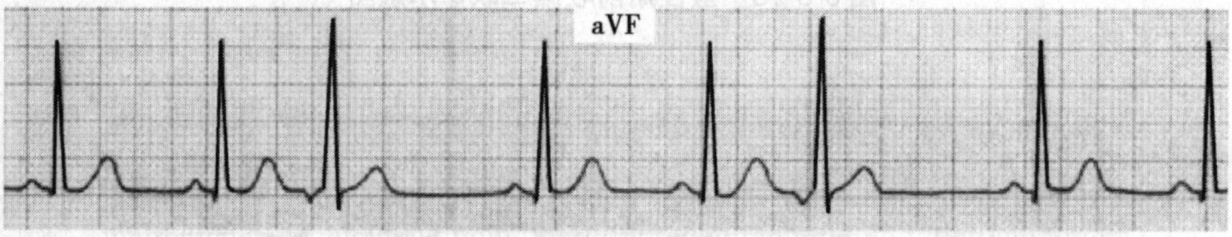

图 8-3-23 交界性期前收缩示意图

4．临床意义 期前收缩多见于各种类型的器质性心脏病如急性心肌梗死、心肌炎、风湿性心脏病等，亦可见于精神紧张、过度疲劳、过量饮酒、心脏手术、体外循环、低血钾以及洋地黄过量等情况。

频发、多源(形)性、成联律、成对的室性期前收缩，或 R on T 性室性期前收缩多为病理性，且多为严重心律失常的先兆(图 8-3-24)。

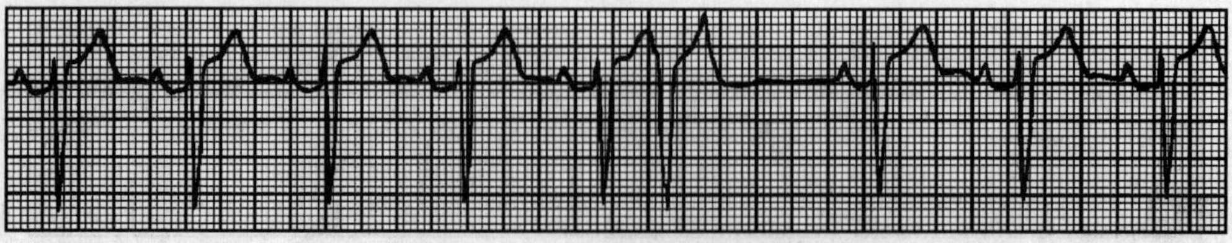

图 8-3-24 R on T 性室性期前收缩示意图

（三）异位性心动过速

异位性心动过速是指异位节律点兴奋性增高或折返激动引起的快速异位心律（期前收缩连续出现 3 次或 3 次以上）。临床常见为阵发性心动过速，其特点是突发突止、频率较快，常有复发，每次发作可持续数秒、数分钟至数小时，少数可持续数天甚至数月。根据异位节律点发生的部位，可分为房性、交界性及室性心动过速 3 种。其中房性与房室交界性心动过速在心电图上常难以区别，且异位起搏点均在希氏束以上，故统称阵发性室上性心动过速。

1. 阵发性室上性心动过速（paroxysmal supraventricular tachycardia，PSVT）

（1）心电图特征：①连续出现 3 个或 3 个以上快速的 QRS 波群，形态及时限正常，若伴有束支阻滞或室内差异性传导时，QRS 波可宽大畸形；②频率一般在 160～250 次 / 分，节律规整；③ P 波不易辨别；④常伴继发性 ST-T 改变（图 8-3-25）。

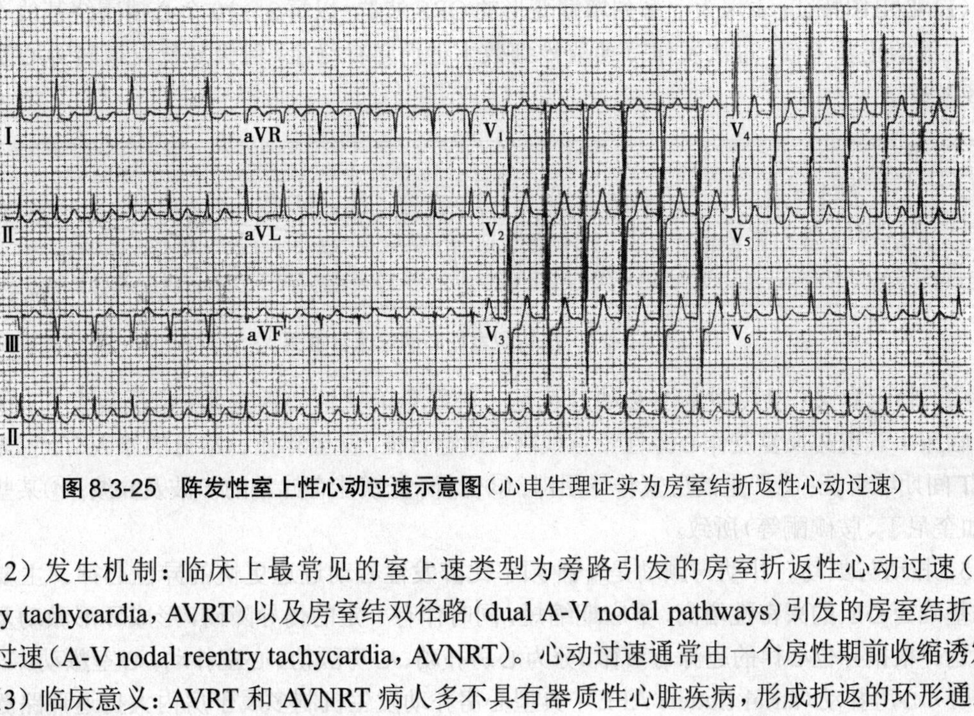

图 8-3-25 阵发性室上性心动过速示意图（心电生理证实为房室结折返性心动过速）

（2）发生机制：临床上最常见的室上速类型为旁路引发的房室折返性心动过速（A-V reentry tachycardia，AVRT）以及房室结双径路（dual A-V nodal pathways）引发的房室结折返性心动过速（A-V nodal reentry tachycardia，AVNRT）。心动过速通常由一个房性期前收缩诱发。

（3）临床意义：AVRT 和 AVNRT 病人多不具有器质性心脏疾病，形成折返的环形通路的解剖学定位比较明确，可通过射频消融术根治。房性心动过速包括自律性和房内折返性心动过速两种类型，多发生于器质性心脏病基础上。

2. 阵发性室性心动过速（paroxysmal ventricular tachycardia，PVT）

（1）心电图特征：① QRS 波群形态宽大畸形，时限通常>0.12 秒；②频率多在 140～200 次 / 分，节律可稍不齐；③如能发现 P 波，PR 无固定关系（房室分离），并且 P 波频率慢于 QRS 波频率；④常伴继发性 ST-T 改变；⑤偶尔心房激动夺获心室或发生室性融合波，亦支持室性心动过速的诊断（图 8-3-26）。

（2）临床意义：阵发性室性心动过速是一种严重的心律失常，多见于器质性心脏病，如急性心肌梗死、心肌病、电解质紊乱、洋地黄中毒等。如发展为心室扑动或心室颤动，可致血压下降、休克或急性泵衰竭，甚至死亡。

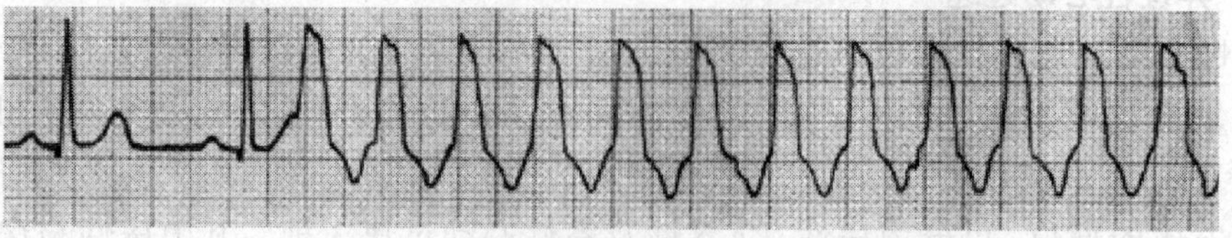

图 8-3-26 阵发性室性心动过速示意图

3. 非阵发性心动过速(nonparoxysmal tachycardia) 可发生在心房、房室交界区或心室,又称加速的房性、交界性或室性自主心律。心电图主要特征为:频率比逸搏心律快,比阵发性心动过速慢,交界性心律频率多为70～130次/分,室性心律频率多为60～100次/分。由于心动过速频率与窦性心律频率相近,易发生干扰性房室脱节,并出现各种融合波或夺获心搏。此类心动过速发作多有渐起渐止的特点。其发生机制是异位起搏点自律性增高,多发生于器质性心脏病。

4. 扭转型室性心动过速(torsade de pointes,TDP)

(1) 心电图特征:表现为一系列增宽变形的QRS波群,以每3～10个心搏围绕基线不断扭转其主波的正负方向,每次发作持续数秒到数十秒而自行终止,但极易复发或转为心室颤动(图8-3-27)。

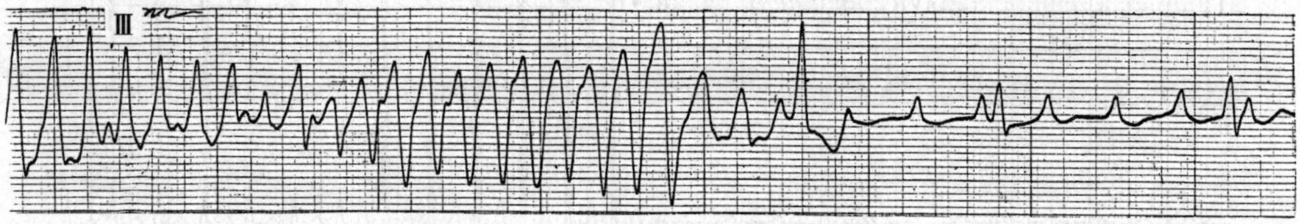

图 8-3-27 扭转型室性心动过速示意图

(2) 临床意义:扭转型室性心动过速是一种严重的室性心律失常,常反复发作,预后凶险。临床上表现为反复发作心源性晕厥或阿-斯综合征,甚至猝死。常见的原因有:①先天性长QT间期综合征;②严重的房室传导阻滞;③低钾、低镁伴有异常的T波及u波;④某些药物(例如奎尼丁、胺碘酮等)所致。

5. 扑动与颤动 扑动与颤动是一种频率比阵发性心动过速更快的异位心律。主要的电生理基础为心肌的兴奋性增高,不应期缩短,同时伴有一定的传导障碍,形成环形激动及多发微折返。根据异位心律的起源与节律,分为心房扑动、心房颤动、心室扑动、心室颤动。

(1) 心房扑动(atrial flutter,AFL):典型心房扑动发生机制多属于房内大折返环路激动所致。房扑多为短阵性发作,少数可呈持续性,常可转为心房颤动或窦性心律。

心电图特征:①正常P波消失,代之以波幅一致、间隔规则的扑动波(F波),F波之间无等电位线,呈大锯齿状,频率为240～350次/分;②房室传导比例可呈2∶1、3∶1或4∶1,若以固定比例下传,心室律基本规则;③QRS波形态和时限多正常(图8-3-28)。

(2) 心房颤动(atrial fibrillation,AF):简称房颤,大多发生在有器质性心脏病基础上,发生机制较为复杂,多数病人可能由心房内小折返激动所致。部分病人可能是局灶性触发机制。

心电图特征:①P波消失,代以大小不等、形状各异的颤动波(f波),房颤波的频率为350～600次/分;②RR绝对不齐;③QRS波形态和时限多正常。若前一个RR间距偏长而与下一个QRS波相距较近时,易出现一个宽大变形的QRS波,其为伴有室内差异传导,并非室性期前收缩,注意鉴别(图8-3-29)。

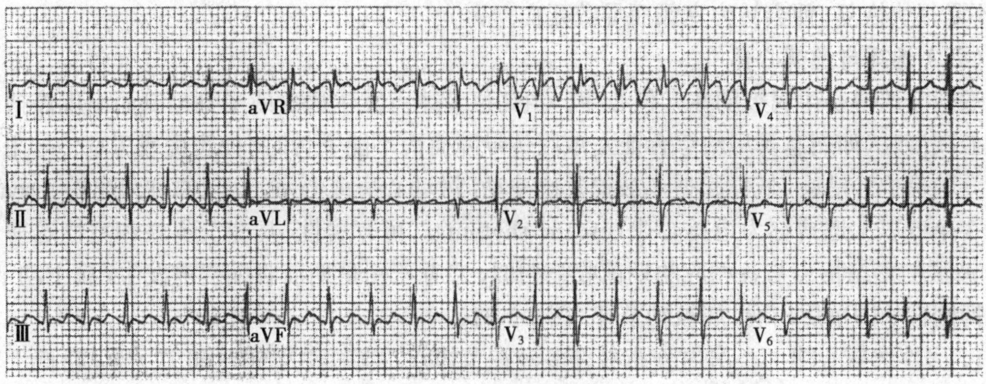

图 8-3-28　心房扑动示意图

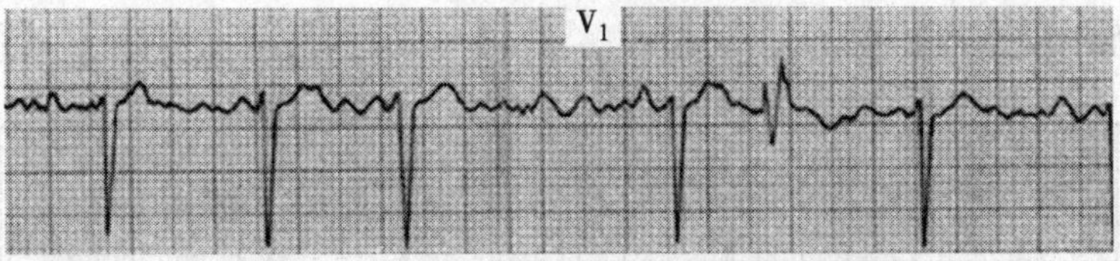

图 8-3-29　心房颤动伴室内差异传导示意图

临床意义：心房扑动与颤动多见于器质性心脏病基础，如风湿性心脏病、冠心病、心肌病等。也有少部分病人无明显器质性心脏病。房颤时整个心房失去协调一致的收缩，心排血量降低，易形成附壁血栓。心房扑动不如心房颤动稳定，常可转为心房颤动或窦性心律。

(3) 心室扑动(ventricular flutter)：由于心室异位起搏点发放激动加速（如发生于心室肌易激期的室性期前收缩或室性心动过速)，和心室各部分心肌传导速度和复极不均匀，故其不应期长短不等，因而激动可从不应期较短的心肌折返到不应期较长的心肌，在心室肌内出现快速而较规则的局部折返现象所致。

心电图特征：正常 P-QRS-T 波不能分辨，代之以连续快速而相对规则的大振幅波动，频率达 200～250 次 / 分（图 8-3-30）。

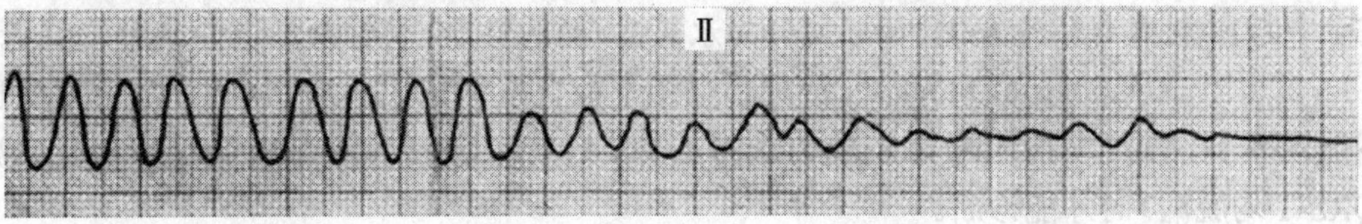

图 8-3-30　心室扑动与心室颤动示意图

(4) 心室颤动(ventricular fibrillation)：心室异位起搏点发放激动加速，或心室肌内出现快速而零乱的多发性局部折返现象所致。

心电图特征：正常 P-QRS-T 波完全消失，代之以大小不等、极不匀齐的低小波，频率为 200～500 次 / 分（图 8-3-30）。

临床意义：心室扑动和心室颤动均是极严重的致死性心律失常。心室颤动心脏完全失去排血功能，常见于严重心肺功能障碍、电解质紊乱、各种疾病的临终期。心室扑动常不能持久，不是很快恢复，便会转为室颤而导致死亡。

（四）逸搏与逸搏心律

逸搏与逸搏心律属被动性异位心律。当高位节律点发生病变或受到抑制而出现停搏或节律明显减慢时（如病态窦房结综合征），或因传导障碍而不能下传时（如窦房或房室传导阻滞），作为一种保护性措施，低位起搏点被迫发出冲动，激动心房或心室，此现象称为逸搏（escape）。连续 3 个或以上逸搏称为逸搏心律（escape rhythm）。可有房性、房室交界性和室性逸搏。其 QRS 波群的形态特点与各相应的期前收缩相似，二者差别是期前收缩提前发生，属主动节律，而逸搏则在长间歇后出现，属被动节律（图 8-3-31）。

1. 房性逸搏心律　心房内分布着许多潜在节律点，频率多为 50～60 次 / 分，略低于窦房结。房性逸搏心律的 P′-QRS-T 波群符合房性搏动特征。右房上部逸搏心律的 P 波与窦性心律 P 波相似。如果 P 形态、PR 间期，甚至心动周期有周期性变异，称为游走心律，游走范围可达房室交界区而出现逆行 P 波。

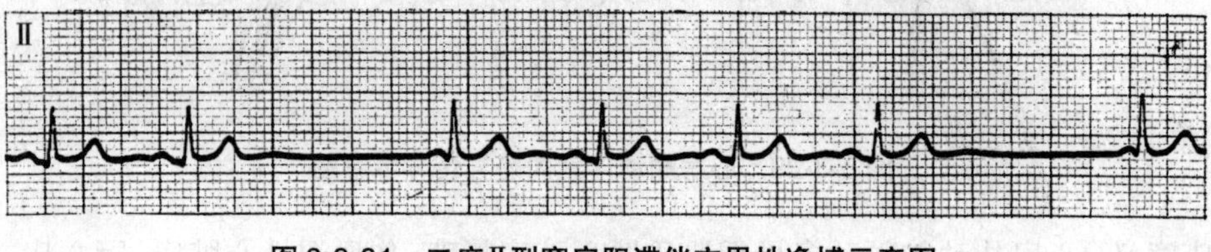

图 8-3-31　二度Ⅱ型窦房阻滞伴交界性逸搏示意图

2. 交界性逸搏心律　QRS 波群呈交界性搏动特征，频率在 40～60 次 / 秒，慢而规则。交界性逸搏心律是临床最常见的逸搏心律，见于窦性停搏以及三度房室传导阻滞等情况。

3. 室性逸搏心律　QRS 波群呈宽大畸形，缓慢而略不规则，频率在 20～40 次 / 秒。多见于双结病变或发生于束支水平的三度房室传导阻滞。

（五）传导阻滞

心脏传导阻滞（heart block）可由器质性心脏病引起，也可是迷走神经张力增高引起的功能性抑制或是药物作用及位相性影响。按发生的部位分为窦房阻滞、房内阻滞、房室传导阻滞和室内阻滞。按阻滞程度可分为一度（传导延缓）、二度（部分激动传导发生中断）和三度（传导完全中断）。按传导阻滞发生情况，可分为永久性、暂时性、交替性及渐进性。

1. 窦房阻滞（sinoatrial block）　常规心电图不能直接描记出窦房结电位，故一度窦房阻滞不能观察到，三度窦房阻滞常表现为逸搏心律，只有二度窦房阻滞出现心房和心室漏搏（P-QRS-T 均脱漏）时才能诊断。

二度Ⅰ型窦房阻滞心电图特征：PP 间距逐渐缩短，出现漏搏后 PP 间距又突然延长呈文氏现象（图 8-3-32）。

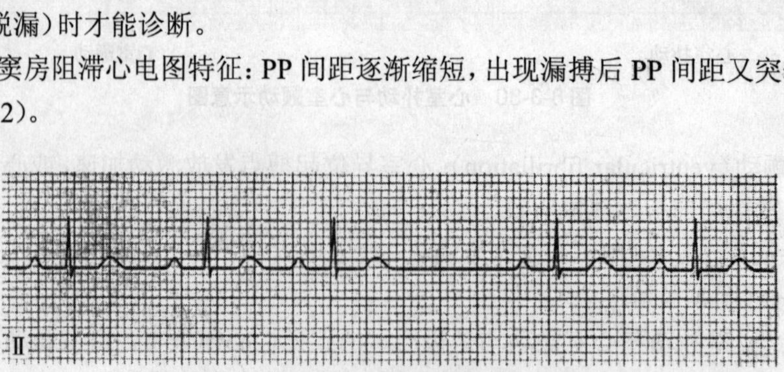

图 8-3-32　二度Ⅰ型窦房阻滞示意图

二度Ⅱ型窦房阻滞心电图特征为：在规律的窦性PP间距中突然出现一个长间歇，这一长间歇恰等于正常窦性PP间距的倍数（图8-3-33）。

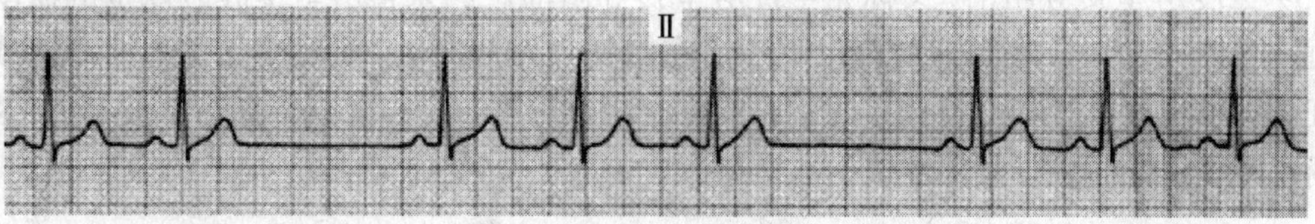

图8-3-33 二度Ⅱ型窦房阻滞示意图

2．房内阻滞（intra-atrial block） 房内阻滞一般不产生心律不齐，心电图表现为P波增宽≥0.12秒，出现双峰，切迹间距≥0.04秒，注意与左房肥大相鉴别。

3．房室传导阻滞（atrioventricular block，AVB） 是临床上常见的一种心脏传导阻滞。通常分析P与QRS波的关系可以了解房室传导情况。

（1）一度房室传导阻滞：心电图表现为① PR间期延长>0.20秒；② P波后均有相关QRS波群（图8-3-34）。

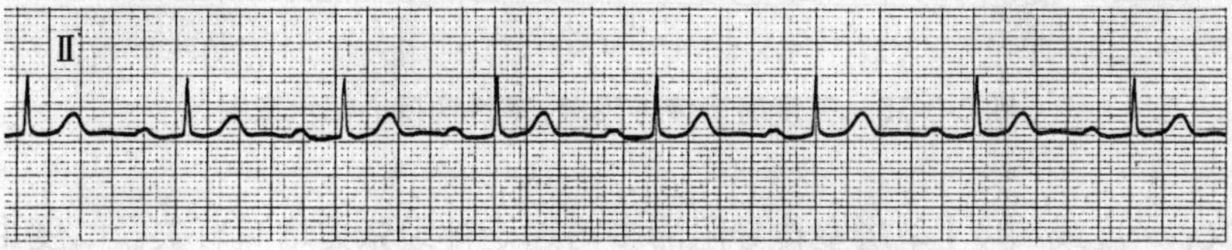

图8-3-34 一度房室传导阻滞示意图

（2）二度房室传导阻滞：心电图主要表现为部分P波后QRS波脱漏，分两种类型：

二度Ⅰ型房室传导阻滞（亦称MobitzⅠ型）：表现为P波规律地出现，PR间期逐渐延长，R-R间期逐渐缩短，直至P波后脱漏一次QRS波群；漏搏后房室传导阻滞得到一定改善，PR间期又趋缩短，之后又复逐渐延长，如此周而复始地出现，称为文氏现象（Wenckebach phenomenon）。通常以P波数与P波下传的比例表示房室传导阻滞的程度，如4∶3传导表示4个P波中有3个可下传心室，仅有1个由于阻滞不能下传（图8-3-35）。

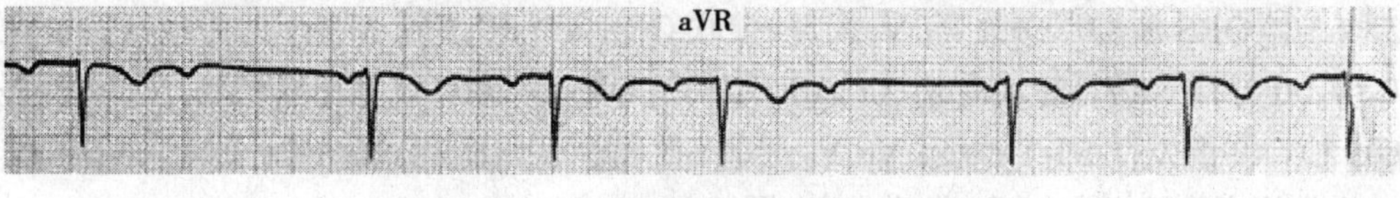

图8-3-35 二度Ⅰ型房室传导阻滞示意图

二度Ⅱ型房室传导阻滞（亦称MobitzⅡ型）：PR间期恒定（正常或延长），部分P波后脱漏QRS波群，房室传导比例可呈2∶1、3∶2或4∶3等（图8-3-36）。

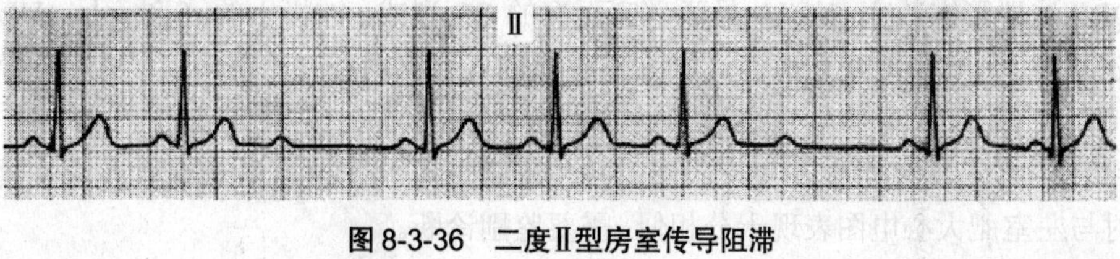

图8-3-36 二度Ⅱ型房室传导阻滞

凡连续出现 2 次或 2 次以上的 QRS 波群脱漏者，称高度房室传导阻滞，易发展为完全性房室传导阻滞。

(3) 三度房室传导阻滞：又称完全性房室传导阻滞。当来自房室交界区以上的激动完全不能通过阻滞部位时，在阻滞部位以下的潜在起搏点发放激动，出现交界性逸搏心律或室性逸搏心律，以交界性逸搏心律为多见（图 8-3-37、图 8-3-38）。心电图特征为 P 波与 QRS 波毫无关系，PR 间期不固定，心房率快于心室率。

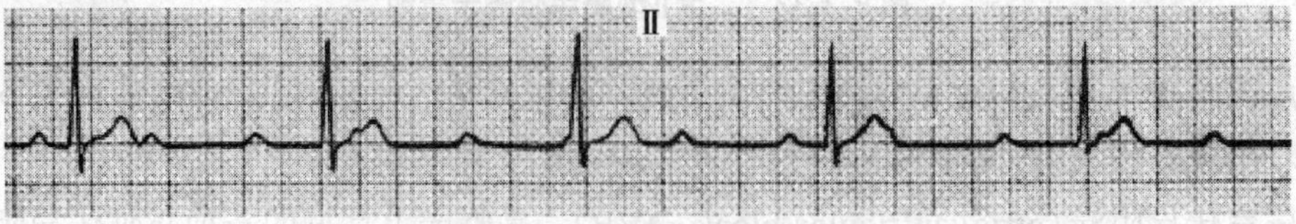

图 8-3-37 三度房室传导阻滞，交界性逸搏心律示意图

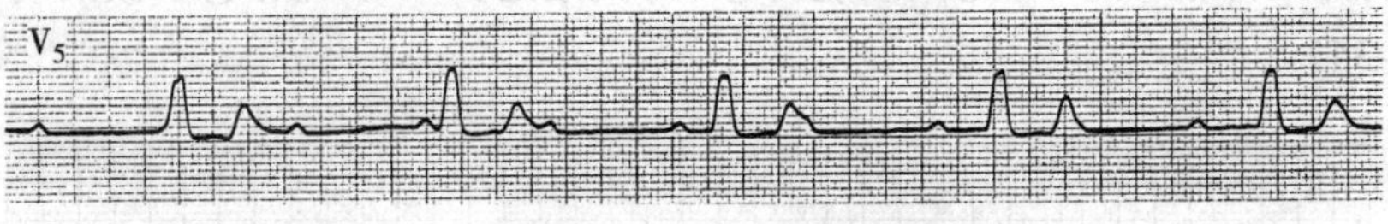

图 8-3-38 三度房室传导阻滞，室性逸搏心律示意图

临床意义：一度或二度Ⅰ型房室传导阻滞多与迷走神经张力增高有关。二度Ⅱ型或三度房室传导阻滞多见于器质性心脏病，如心肌病、急性心肌梗死、药物中毒以及传导系统退行性变等。房室传导阻滞部位愈低，潜在节律点的稳定性愈差，危险性就愈大。准确判断阻滞发生的部位需要借助于希氏束电图。

4．束支与分支阻滞 根据 QRS 波群的时限是否≥0.12 秒而分为完全性束支阻滞与不完全性束支阻滞。所谓完全性束支阻滞并不意味着该束支绝对不能传导，只要两侧束支的传导时间差别超过 40 毫秒以上，延迟传导一侧的心室就会被对侧传导过来的激动所除极，从而表现出完全性束支阻滞的图形改变。

(1) 右束支阻滞（right bundle branch block，RBBB）：心电图表现为：① QRS 波群时间≥0.12 秒。② QRS 波群形态改变：V_1 或 V_2 导联 QRS 呈 rsR′ 型或 M 形，此为最具特征性的改变；V_5、V_6、Ⅰ导联 S 波增宽而有切迹；aVR 导联呈 QR 型，其 R 波宽而有切迹；V_1 导联 R 峰时间>0.05 秒。③继发性 ST-T 改变：V_1、V_2 导联 ST 段轻度压低，T 波倒置；Ⅰ、V_5、V_6 导联 T 波方向一般与终末 S 波方向相反，仍为直立（图 8-3-39）。

若图形符合上述特征，QRS 波群时间<0.12 秒，称不完全性右束支阻滞；QRS 波群时间≥0.12 秒，称完全性右束支阻滞。

(2) 左束支阻滞（left bundle branch block，LBBB）：心电图表现为：① QRS 波群时间≥0.12 秒；② QRS 波群形态改变：V_1、V_2 导联呈宽而深的 QS 型或 r 波极小的 rS 波；Ⅰ、aVL、V_5、V_6 导联 R 波增宽、顶峰粗钝或有切迹；③ QRS 心电轴可有不同程度的左偏；④ V_5、V_6 导联 R 峰时间>0.06 秒；⑤ ST-T 方向与 QRS 主波方向相反（图 8-3-40）。若图形符合上述特征，QRS 波群时间<0.12 秒，称不完全性左束支阻滞；QRS 波群时间≥0.12 秒，称完全性左束支阻滞。其图形有时与左室肥大心电图表现十分相似，需要鉴别诊断。

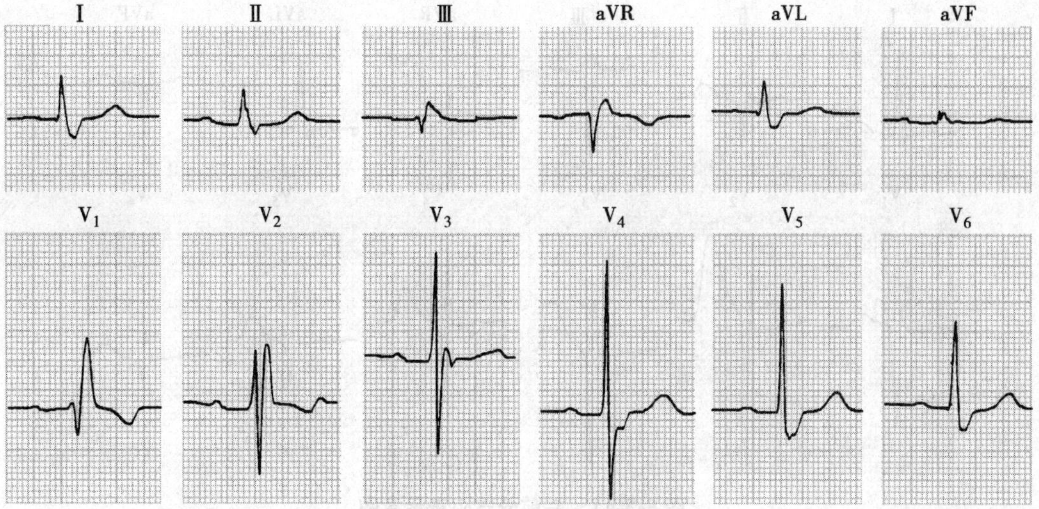

图 8-3-39　完全性右束支阻滞

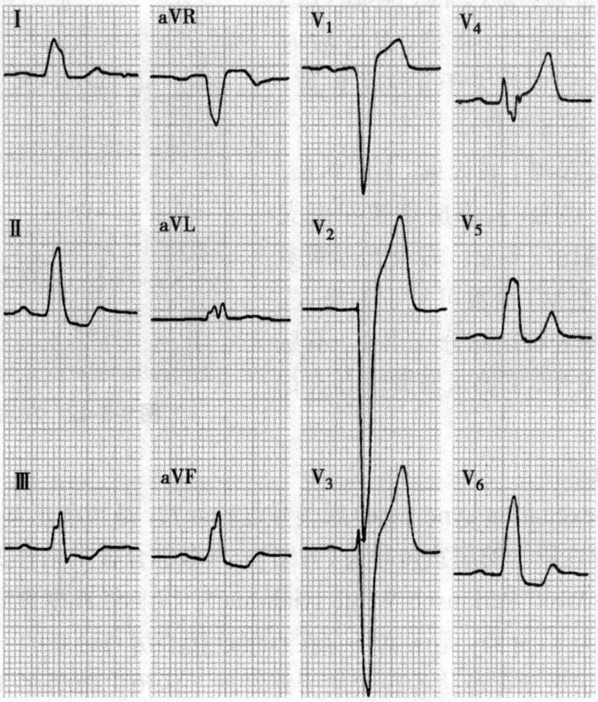

图 8-3-40　完全性左束支阻滞示意图

（3）左前分支阻滞（left anterior fascicular block，LAFB）：其心电图表现为：①心电轴左偏，以≥45°有较肯定的诊断价值；②Ⅱ、Ⅲ、aVF 导联 QRS 波呈 rS 型，Ⅲ导联的 S 波大于Ⅱ导联 S 波；Ⅰ、aVL 导联呈 qR 型，aVL 导联的 R 波大于Ⅰ导联 R 波；③ QRS 时间轻度延长，但<0.12 秒（图 8-3-41）。

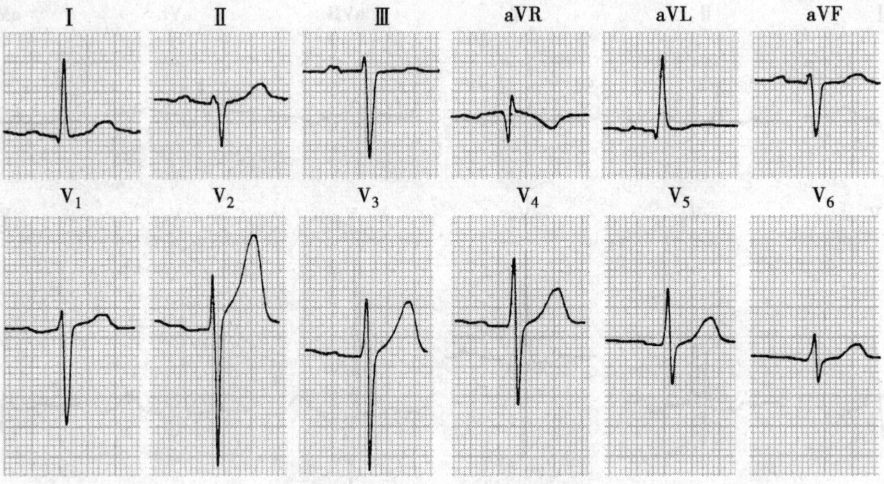

图 8-3-41 左前分支阻滞示意图

(4) 左后分支阻滞(left posterior fascicular block，LPFB)：①心电轴右偏在 +90°～+180°，以超过 +120° 有诊断价值；② Ⅰ、aVL 导联 QRS 波呈 rS 型；Ⅲ、aVF 导联呈 qR 型，且 q 波时限<0.025 秒；Ⅲ导联的 R 波大于Ⅱ导联 R 波；③ QRS 时间<0.12 秒(图 8-3-42)。

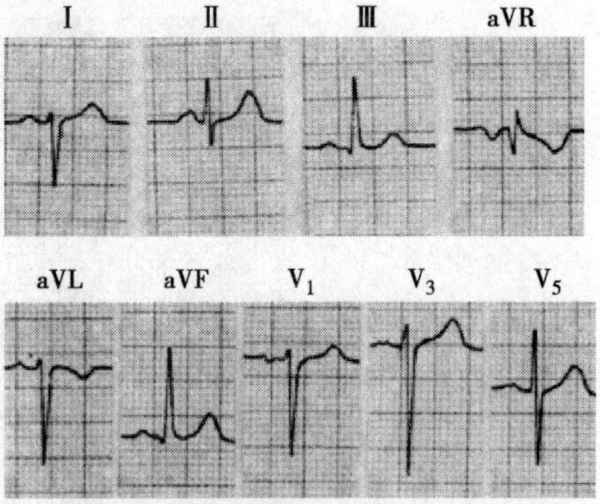

图 8-3-42 左后分支阻滞示意图

临床意义：右束支起源于希氏束，主干细长，由单侧冠状动脉分支供血，其不应期较左束支长，故右束支传导阻滞比较多见。右束支阻滞多发生在各种器质性心脏病，少数可见于健康人。左束支粗而短，由双侧冠状动脉分支供血，不易发生传导阻滞。如有发生，多提示器质性心脏有器质性损害。

(六) 预激综合征

预激综合征(pre-excitation syndrome)属传导途径异常，是指在正常的房室结传导途径之外，沿房室环周围还存在附加的房室传导束(旁路)。预激综合征常见有 3 种类型。

1. WPW 综合征(Wolff-Parkinson-While syndrome) 又称经典型预激综合征，属显性房室旁路。其解剖学基础为 Kent 束，是房室环存在直接连接心房与心室的一束纤维，亦称房室旁路。窦房结激动或心房激动可经传导很快的旁路纤维下传预先激动部分心室肌，同时经正常房室结途径下传激动其他部分心室肌，形成特殊的心电图表现。

心电图特征：① PR 间期<0.12 秒；② QRS 增宽≥0.12 秒；③ QRS 起始部有预激波(delta wave)；④ PJ 间期正常；⑤继发性 ST-T 改变。

根据 V_1 导联 delta 波极性及 QRS 主波方向可对旁路进行初步定位。如 V_1 导联 delta 波正向且以 R 波为主，一般为左侧旁路(图 8-3-43)；如 V_1 导联 delta 波负向或 QRS 主波以负向波为主，则大多为右侧旁路(图 8-3-44)。

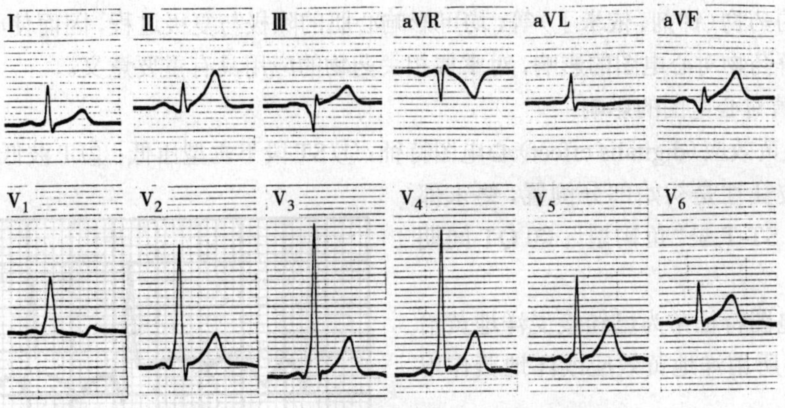

图 8-3-43　WPW 综合征（左侧旁路）示意图

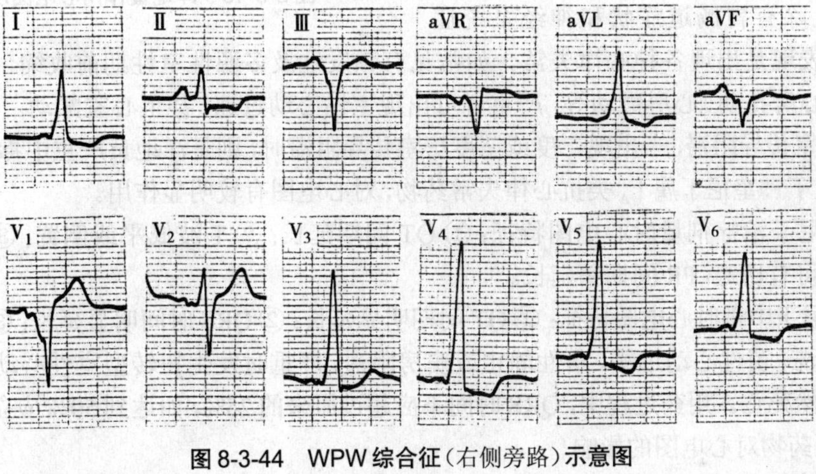

图 8-3-44　WPW 综合征（右侧旁路）示意图

2．LGL 综合征（Lown-Ganong-Levine syndrome）　又称短 PR 综合征。目前认为其解剖基础有两种观点：①存在绕过房室结传导的旁路纤维 James 束；②房室结发育不全，或房室结内存在一条传导异常快的通道引起房室结加速传导。

心电图特征：PR 间期<0.12 秒；QRS 起始部无预激波。

3．Mahaim 型预激综合征　解剖学基础为 Mahaim 束，是一种特殊的房室旁路。此类旁路传导缓慢，呈递减性传导。旁路只有前传功能，没有逆传功能。

心电图特征：① PR 间期正常或长于正常值；② QRS 波群增宽，时限≥0.12 秒，起始部可见预激波。

临床意义：预激综合征多见于健康人，其主要危害是常可引发房室折返性心动过速。WPW 综合征如合并心房颤动，还可引起快速的心室率，甚至发生室颤，属一种严重心律失常类型。近年，采用射频消融术已可彻底根治预激综合征。

五、药物和电解质紊乱对心电图的影响

（一）药物影响

影响心电图的药物较多，临床常用的洋地黄、抗心律失常药物（奎尼丁、胺碘酮等）以及导

致心肌损伤的药物（锑剂、依米丁）等，均可影响心肌的除极与复极过程，因而使心电图发生相应改变。了解药物对心电图的影响，对掌握相关药物的应用具有重要意义。

1. 洋地黄对心电图的影响

（1）洋地黄效应（digitalis effect）心电图特征：①ST段下垂型压低；②T波低平、双向或倒置，双向T波往往是初始部分倒置，终末部分直立变窄，ST-T呈“鱼钩型”；③QT间期缩短。

上述心电图特征常为已经接受洋地黄治疗的标志，即所谓洋地黄效应或洋地黄作用（图8-3-45）。

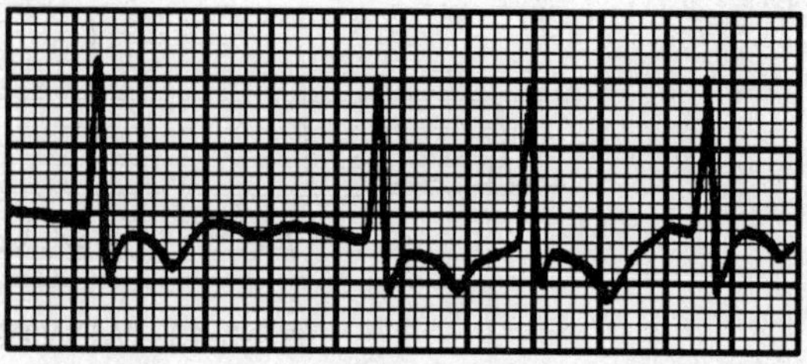

图 8-3-45 洋地黄作用心电图示意图

（2）洋地黄中毒（digitalis toxicity）：洋地黄中毒病人除有胃肠道症状和神经系统症状，最主要表现是出现各种心律失常。如常见有频发性及多源性室性期前收缩，窦性静止或窦房阻滞、心房扑动、心房颤动等，严重者可出现室性心动过速，甚至心室颤动。洋地黄中毒还可出现房室传导阻滞，当出现二度或三度房室传导阻滞时，则是洋地黄严重中毒表现。

2. 奎尼丁 奎尼丁属I_A类抗心律失常药物，对心电图有较明显作用。

（1）奎尼丁治疗剂量时心电图特征：①QT间期延长；②T波低平或倒置；③u波增高；④P波稍宽可有切迹，PR间期稍延长。

（2）奎尼丁中毒时心电图特征：①QT间期明显延长；②QRS时间明显延长；③心律失常：房室传导阻滞，窦性心动过缓、窦性静止或窦房阻滞，严重时发生扭转型室性心动过速，甚至室颤引起突然死亡。用药过程中，QRS时间不应超过原来的25%，如达到50%应立即停药。

3. 其他药物对心电图的影响

（1）胺碘酮：心电图可表现为：窦性心律减慢，PR间期及QT间期延长。

（2）锑剂：心电图可表现为：T波低平、双向或倒置，u波增高，QT间期延长以及各种室性心律失常。

（3）依米丁：心电图可表现为：T波低平、双向或倒置，ST段上移或下移，QT间期延长以及房性心律失常。

（二）电解质紊乱

电解质紊乱（electrolytes disturbance）是指血清电解质浓度的增高与降低。一旦发生电解质紊乱都将影响心肌的除极、复极过程，并可反映在心电图上。需要强调，心电图虽有助于电解质紊乱的诊断，但由于受其他因素的影响，心电图改变与血清中电解质水平并不完全一致。如同时存在多种电解质紊乱时又可互相影响，加重或抵消心电图改变。故应密切结合病史和临床表现进行判断。

1. 低血钾（hypokalemia） 低血钾时的心电图特征：①ST-T改变：ST段压低，T波低平或倒置；②u波增高（u波>0.1mV或u/T>1，或T波与u波融合呈双峰）；③QT间期一般正常或轻度延长，表现为QT-u间期延长（图8-3-46）。

低血钾可引起各种心律失常如房性心动过速、室性异位搏动和室性心动过速、室内传导阻滞等。

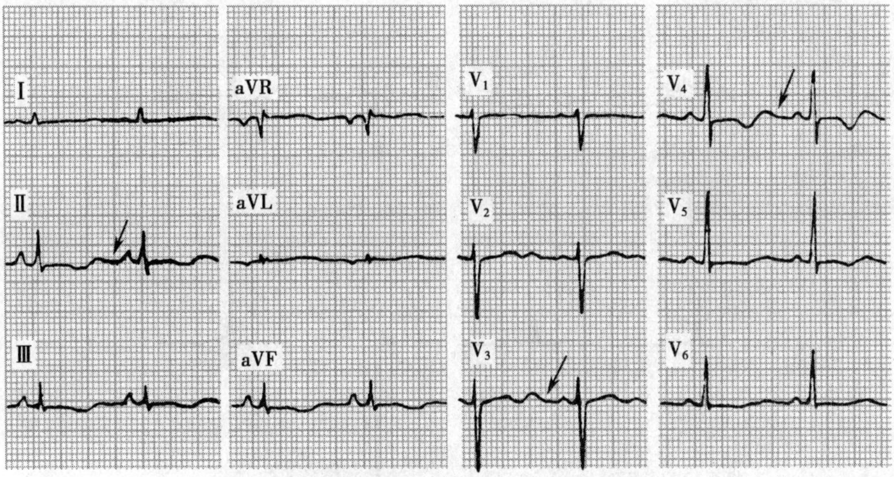

图 8-3-46　低血钾时的心电图示意图

（病人血钾水平：2.1mmol/L，箭头示 u 波，QT-u 间期 0.70 秒）

2．高血钾（hyperkalemia）　高血钾时的心电图特征：① T 波高尖，基底部变窄；② QRS 波群增宽，P 波增宽，振幅减低，甚至消失，出现窦室传导；③ ST 段压低（图 8-3-47）。

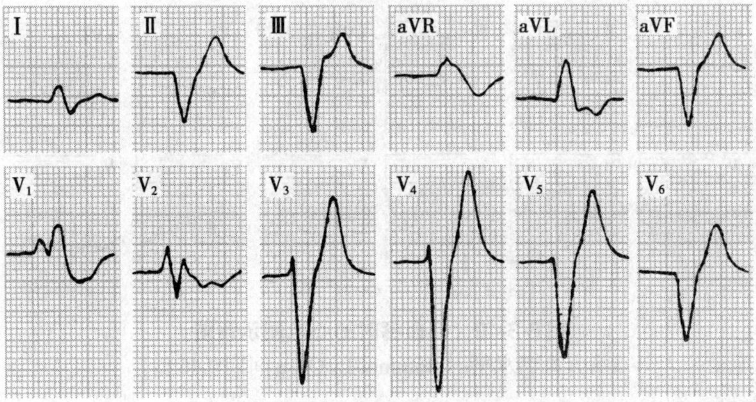

图 8-3-47　高血钾时的心电图示意图

（病人血钾水平：8.5mmol/L）

高血钾可引起窦性心动过缓、传导阻滞，严重者出现室性心动过速、心室扑动或颤动，甚至心脏停搏。

3．高血钙　心电图特征：① ST 段缩短或消失；② QT 间期缩短；③ T 波低平或倒置（图 8-3-48）。

严重高血钙（如快速静注钙剂时），可发生窦性静止、窦房阻滞、室性期前收缩、阵发性室性心动过速等。

4．低血钙　心电图特征：① ST 段明显延长，致 QT 间期延长；②直立 T 波变窄、低平或倒置；③心律失常很少发生（图 8-3-49）。

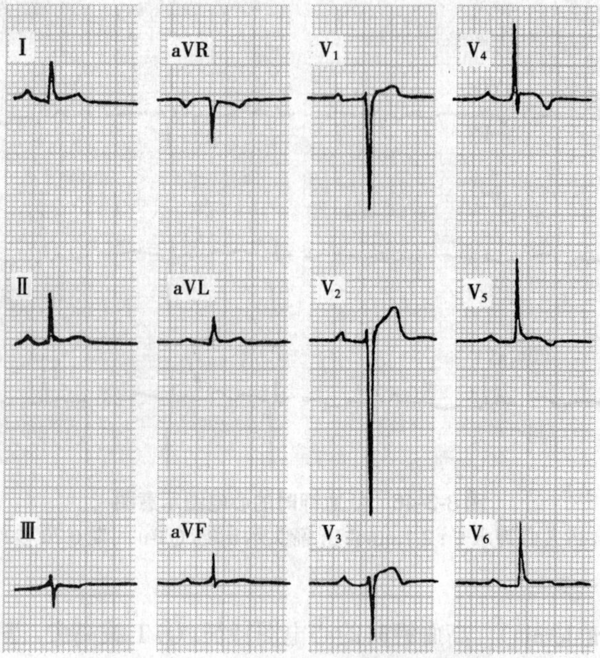

图 8-3-48 高血钙时的心电图示意图

（病人血钙水平：3.8mmol/L，QT-u 间期 0.30 秒）

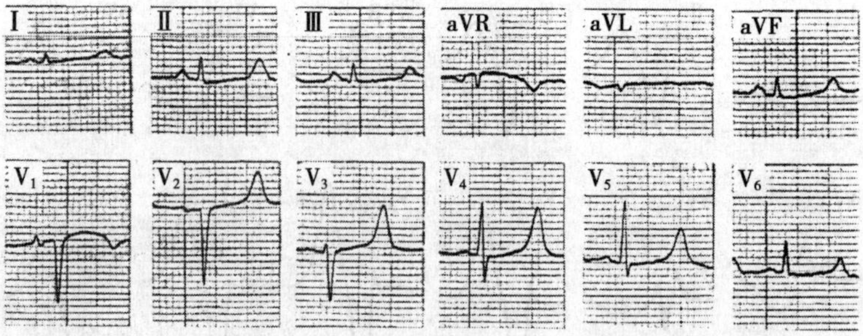

图 8-3-49 低血钙时的心电图示意图

（病人血钙水平：1.46mmol/L，QT-u 间期 0.46 秒）

第四节 心电图分析和临床应用

一、心电图分析步骤

心电图在临床上是很重要的客观资料，当面对一份心电图作出诊断时，由于业务水平不同，可能会作出不同的结果。因此在临床上作心电图检查时，单纯地死记硬背正常心电图的标准范围及常见异常心电图的诊断标准是远远不行的，甚至会发生误诊。分析心电图必须熟练掌握心电图分析的方法和技巧，按照一定的程序进行分析，并善于把心电图的各种变化与具体病例的临床情况密切结合起来，才可能对心电图作出正确的诊断和解释。

1. 快速浏览 将各导联的心电图大致浏览一遍，确认定标电压、走纸速度等，注意有无伪差。凡不是由于心脏电激动而发生的心电图改变，都称为伪差。产生伪差的常见原因有：

（1）交流电干扰：在心电图上出现每秒 50 次规则而纤细的锯齿状波形，应将附近可能发生交流电干扰的电源关闭，如电扇、电脑、电灯等。

（2）肌肉震颤干扰：由于被评估者精神紧张、寒冷或震颤性麻痹等，在心电图上出现杂乱不整的小波，频率 10～300 次 / 秒左右，有时很像心房颤动的 f 波。

（3）基线不稳：由于被评估者身体移动或呼吸影响，使心电图基线不完全在一水平线上，而是上下移动。基线不稳将影响对心电图各波，尤其是 ST 段的判断。

（4）导联有无连接错、松脱或断离：常见于左右手互换，可观察有关导联图形以判断。

（5）定标电压是否准确：临床心电图一般定标电压为 1mV。

（6）电极板生锈、皮肤准备不当，导致电极板与皮肤接触不良。

（7）心电图机性能不合格。

2．判断心律与心率　首先找出 P 波，根据 P 波的有无、形态来确定其基本心律是窦性心律或是异位心律并进一步确定其为房性、房室交界性或室性。一般 P 波在Ⅱ、V_1 导联最清楚。然后测量 P-P 间期或 R-R 间期，分别计算出心房率或心室率。

3．判断心电轴是否偏移及钟向转位　观察Ⅰ、Ⅲ导联，判断心电轴有无偏移；观察胸导联，判断心脏的钟向转位。

4．分析各导联波形的特点　观察和测量各导联的 P 波、QRS 波群、ST 段和 T 波的形态、方向、电压和时间，以及各波之间的相互关系，尤其注意分析 P 波与 QRS 波群的相互关系。

5．测量 PR 间期和 QT 间期。

6．作出心电图诊断　综合各导联图形及测量结果，并结合心电图申请单上的各项目，注意年龄、性别、用药情况、临床诊断以及其他检查结果等临床资料，最后作出心电图诊断。

二、心电图的临床应用

随着心电图在临床上的广泛应用，心电图检查已成为临床诊断疾病，尤其是诊断心血管疾病的重要方法。主要用途及临床意义：

1．分析与鉴别各种心律失常，心电图是最精确的方法。

2．观察冠状动脉血循环状况，判定有无心肌缺血等。特征性的心电图变化及其演变规律是诊断心肌梗死的可靠方法。心电图可以准确地反映心肌有无缺血、损伤或坏死，并能对心肌缺血、损伤或坏死部位、范围及演变状况作出较为明确的诊断。

3．可提示心脏有无心房、心室肥大，对各种心脏疾病的诊断提供有价值的资料。

4．观察某些药物对心肌的影响，以及对心律失常的治疗效果，为临床用药提供依据。

5．协助判断有无电解质紊乱，如血钾和血钙的高低等。

6．用于监测手术麻醉、心导管检查、人工心脏起搏、电击转复心律等；以及监测登山运动员、宇航员的心脏情况。

7．监护各种危重病人的心脏变化。

尽管心电图有如此重要的应用价值，但对心力衰竭等则难以作出诊断，并且某些较轻的心脏病，特别是疾病早期，心电图可以是正常的，所以心电图在临床应用上有一定的局限性，检查时应注意掌握心电图使用的适应证，并结合临床其他资料作出相应诊断。

理论与实践

护士询问获知该案例胸痛从2年前开始，在劳累或激动时发作，呈压榨性，休息和舌下含化硝酸甘油1～5分钟可以缓解。今晨疼痛加重，服硝酸甘油无效，同时伴恶心呕吐、出冷汗，符合缺血性心脏病的表现。

身体评估：T 37℃、P 110次/分、R 18次/分、BP 150/90mmHg，体重90kg。神志清，急性病容，双侧呼吸音减弱、无干湿啰音。心律不齐，第一心音强弱不等。未闻杂音。腹膨隆，肠鸣音5次/分。

护士分析病人心电图，显示Ⅱ、Ⅲ、aVF ST段抬高，有病理性Q波，高而直立T波，诊断为急性下壁心肌梗死。

结合临床表现和心电图诊断，优先考虑急性心肌梗死的发生。可能存在下列护理诊断/问题：

疼痛：胸痛　与心肌缺血坏死有关。

活动无耐力　与心肌氧的供需失调有关。

潜在并发症：心力衰竭。

学习小结

心电图检查是临床上广泛应用的一种无创性检查技术，是临床上评估病人的一种实用的方法。通过本章学习，了解心电图的基本概念，熟悉心电图产生的基本原理，掌握心电图各波段形成与命名、心电图的导联体系、心电图各波段的测量方法、正常心电图波形特点与正常值；并在此基础上掌握房室肥大、心肌缺血、心肌梗死、常见心律失常等异常心电图的特征，学会常规12导联心电图描记，能够熟练掌握心电图的分析，并作出病情评估。

（彭正禄）

复习思考题

1. 心电图由哪些波、段组成？其各自的意义是什么？
2. 常用的心电图导联有哪些？如何连接？说出V_1～V_6导联探查电极的安放位置。
3. 如何计算心率？
4. 试述左房肥大、右房肥大的心电图特征。
5. 左室肥大、右室肥大的心电图诊断依据有哪些？哪些指标是主要的？
6. 双室肥大的心电图有可能表现为哪些类型？
7. 心肌梗死的心电图基本图形有何特点？

8. 急性心肌梗死的心电图如何作定位诊断？
9. 心绞痛发作的心电图有哪些改变？典型与变异型心绞痛从心电图上如何区别？
10. 正常窦性心律的心电图表现是什么？
11. 分别叙述室性、房性、房室交界性期前收缩的心电图特征。
12. 试述室上性、室性阵发性心动过速的心电图表现和临床意义。
13. 心房颤动的心电图特征有哪些？
14. 分别叙述一度、二度、三度房室传导阻滞的心电图特征和临床意义。
15. 低血钾、高血钾的心电图特征表现是什么？
16. 分析心电图 1 份，按格式写出分析报告。

第九章

健康资料的整理、分析与记录

学习目标

识记：

1. 说出护理诊断的概念。
2. 列出健康评估记录的意义和基本要求。

理解：

1. 正确概括护理诊断的步骤。
2. 比较常用的诊断性思维方法。

运用：

1. 针对指定的临床病例，运用护理诊断的思维方法形成正确的护理诊断。
2. 阐明健康评估记录的格式和内容，并结合临床病例运用。

案例

陈某，女，27岁，主因“孕1产0孕39^{+3}周，阴道流液2小时”入院。入院诊断：孕1产0孕39^{+3}周；LOA；胎膜早破。

第一节　健康资料的整理与分析

一、护理诊断的概念与发展

护理诊断（nursing diagnosis）是护士针对个体、家庭、社区对现存的或潜在的健康问题或生命过程的反应所作的临床判断，是护士为达到预期的结果选择护理措施的基础，这些预期结果应能通过护理职能达到。生命过程的反应包括生理、心理和社会等诸方面的反应。

护理诊断的概念最早于20世纪50年代由美国学者麦克迈纳斯（McManus）提出。1953年弗吉尼亚•弗莱（Virginia Fry）认为在护理计划中应包括护理诊断这一步骤，并提出护理诊断应由具有一定资格的人去完成，但这一有关护理诊断的重要思想在当时并未引起重视。此后的20年中，护理诊断这一概念只是散在地出现在护理文献中。1973年，美国护士协会（American

Nursing Association，ANA）出版的《护理实践标准》一书将护理诊断纳入护理程序，并授权在护理实践中使用。同年在美国密苏里州的圣路易市召开的第 1 次全美护理诊断分类会议上，提出了护理诊断的基本框架，并成立了全美护理诊断分类小组。1982 年 4 月召开的第 5 次会议因有加拿大代表的参加而更名为北美护理诊断协会（North American Nursing Diagnosis Association，NANDA）。此后 NANDA 每 2 年召开一次会议，对原有的护理诊断进行修订和增补。2002 年该组织更名为北美国际护理诊断协会（NANDA International），以更好地反映其成员来自多个国家。护理诊断已由第 1 次全美护理诊断分类会议发表的 34 项发展到目前的 200 多项，可以说护理诊断在不断发展和完善，其分类系统也在不断得到发展并日趋成熟。

我国对护理诊断的认识始于 20 世纪 80 年代初期。1980 年，美国波士顿大学护理研究院的美籍华人学者李式鸾博士来华讲学，将护理诊断概念首次引入中国。目前我国尚无统一的护理诊断名称，现在广泛使用的多为 NANDA 认可的护理诊断。

护理诊断与医疗诊断的区别

明确护理诊断与医疗诊断的区别，对于区分护理和医疗两个专业、确定各自的工作范畴和应负的法律责任来说非常重要。两者的区别如下：①决策者不同：医疗诊断是医生使用的名词，而护理诊断则是护士使用的名词；②目标不同：医疗诊断侧重于对疾病的本质作出判断，护理诊断则侧重于对病人现存的或潜在的健康问题或疾病的反应作出判断；③数目和稳定性不同：医疗诊断数目较少，在疾病发展过程中相对稳定，而护理诊断的数目则较多，且常随病人反应的变化而变化；④适用范围不同：医疗诊断是针对个体的疾病，而护理诊断则是针对个体、家庭和社会的健康问题；⑤服务手段不同：医疗诊断采用药物或手术等医疗手段解决病人的健康问题，而护理诊断则是通过护理手段为病人服务。

来源：吕探云，孙玉梅. 健康评估. 第 3 版. 北京：人民卫生出版社，2012.

二、护理诊断的思维方法

通过交谈、身体评估、辅助检查获得了病人的健康资料，这只完成了健康评估的第一步，要确定正确的护理诊断，还需对所收集的资料进行整理、分析和判断等过程。要使评估者更深刻地认识疾病的本质，除了取决于客观物质条件及评估者的知识、技术和经验外，更重要的是思维方法。确定护理诊断的过程实质是将不同的科学思维方法应用于护理领域的诊断性思维过程。只有掌握科学的思维方法，评估者才能作出及时、正确的判断，通过护理职能达到预期的护理目标。学习临床常用的思维方法，对提高评估者自身思维能力、积累经验及提高对病人的护理水平，都具有重要的意义。

（一）诊断性思维的两大要素

1. 临床实践（clinical practice） 通过与病人的接触与交流，进行病史采集、身体评估、观察病情变化和实施护理措施等临床护理活动，发现和分析问题、解决问题，又不断提出新的问题，这就是实践出真知的道理，没有实践就没有临床思维。通过实践不断发现问题、解决问题，从而为病人实施个体化护理及满足病人高水平健康期望奠定基础。

2. 科学思维（scientific thinking） 是指将病人对现存的或潜在的健康问题或生命过程的反应的一般规律运用于判断特定个体反应的思维过程，是对临床实践资料进行加工、分析与综合的过程，也是对具体护理问题综合比较、逻辑联系、判断推理的过程，在此基础上确定护理诊断或护理问题。这一过程是复杂、迅速的联系和整合过程。要作出正确的判断，护士需要具有丰富的知识和经验以及获得充分的临床资料。

（二）常用的诊断性思维方法

1. 分类与比较思维

（1）分类（classification）：分类是根据事物的本质属性或显著特征将对象划分为具有稳定性和系统性、同时具有从属关系的分类的逻辑方法。

（2）比较（comparison）：比较是确定对象之间异同关系的一种逻辑思维方法，目的是区别对象之间的相同和相异之处，包括相同点的比较、相异点的比较以及同异综合比较。通过比较，既有利于对对象进行分类考察与全面分析，也有利于深入分析和探究对象的内在联系。进行比较时需要注意：第一，被比较的对象必须具有可比性；第二，进行比较时必须保证被比较对象在同一标准条件下进行，这是以后作出定量和定性比较的基础；第三，由于客观对象本身复杂，所以比较时需要全面；第四，比较时要抓住对象的本质属性，做到透过现象把握本质。

（3）分类与比较思维在护理诊断过程中的应用：在护理诊断的过程中可以按照不同的模式对资料进行整理，整理资料的过程就是分类的过程。临床常用的比较法是对临床资料进行分析，从寻找被评估者和健康人之间的不同点入手，再由浅入深地进行比较分析。综合起来，可以将收集到的临床资料按照不同的模式进行分类，然后根据病人的临床资料去对照护理诊断的依据，将病人的典型、特异临床表现逐一与诊断标准对照，从而形成初步的护理诊断。

2. 分析与综合思维

（1）分析（analysis）：分析法是将客观对象的整体分解为各个部分，将复杂的事物或现象分解为简单的要素，然后具体考察各个部分或要素在思维对象的整体中分别具有何种性质、占何种地位、起什么作用等，从而了解这些部分、要素各自具有的特殊本质的思维方法。分析是认识事物整体的必要阶段，但由于分析时着眼于对象、事物或现象的局部，容易导致认识的片面性。

（2）综合（synthesis）：综合法是指在思维过程中，将思维对象被分析出来的各个部分或要素重新组合起来，作为一个统一的整体加以考察的思维过程与方法。因为单纯的分析具有片面性，所以必须在分析的基础上进行综合。综合不是各个部分或要素的简单相加，在综合的过程中，要抓住各个部分或要素之间的内在联系，从而把握思维对象的本质和规律。通过分析—综合—再分析—再综合的反复循环的思维方式，可使认识不断深化，从而全面深刻地揭示事物的本质和规律。

（3）分析与综合思维在护理诊断过程中的应用：在护理诊断的过程中，经过对有意义的临床资料进行分类和解释，可以形成一个或多个初步护理诊断，之后再对初步护理诊断进行验证，检查初步护理诊断是否涵盖、解释被评估对象的全部问题；如果不能或不能完全涵盖或解释，应重新分析；在初步护理诊断确定后，也需不断修订护理诊断，直到对被评估对象提出全面、完整和正确的护理诊断为止。在对资料进行分类、解释及确定和修订护理诊断的整个过程中都贯穿了分析—综合—再分析—再综合的思维过程。

3. 归纳与演绎思维

（1）归纳（induction）：归纳是从个别性事实概括出一般性结论的思维过程和方法。归纳可以从经验中概括出科学规律，也可以将低层次原理升华为高层次原理，因而具有概括性。归纳可以从部分对象扩展到全体，突破了前提所判定的范围，扩大了人们的认识领域，因而具有扩展性。但要注意这部分对象不一定适用于全体，避免发生"以偏概全"的错误，归纳亦不具有必然性。

（2）演绎（deduction）：演绎是由一般性前提推出个别性结论的思维过程形式，也就是从带有共性或普遍性的原理出发，来推论对个别事物的认识并导出新结论的思维过程。使用演绎思维时，前提的一般原理或原则涵盖了所研究事物的所有个体的共同性，因而适用于所有个体，针对个体所导出的结论所断定的范围也不会超过前提所断定的范围。

（3）归纳与演绎的关系：归纳和演绎构成了一个从个别到一般，又从一般到个别的论证过程。这一过程的完成，必须建立在对大量个别事物分析研究并发现一般规律的基础之上。没有对临床资料的分析研究，就无法进行归纳；没有归纳，也就没有演绎。归纳法往往是演绎的基础和前提。归纳和演绎两者之间互相补充，互相渗透，在一定条件下两者亦可以相互转化。

（4）归纳与演绎思维在护理诊断过程中的应用：科学归纳首先要求探求事物之间的因果联系，而对因果联系的把握是发现和掌握自然规律的重要线索。在护理诊断的过程中，应探求被评估者的护理问题和所产生的原因。因为有时一个原因可能导致不同的结果，一个影响健康的因素可能引起不同的临床表现，而有时一个结果可能由不同的原因引起，一种临床表现可能由多种影响健康的因素引起。护士可以根据同类病人经常会出现的问题，预见性地考虑到某病人可能也会出现该问题。但在演绎推理的过程中，还需注意病人个体的差异性。护士不能仅注重临床表现的一般规律而忽视被评估者健康问题的特殊性，比如环境、心理、社会因素等对个体的影响。这需要护士认真对待每一位被评估对象，详细地收集和分析资料。

4. 类比思维

（1）类比（analogy）：类比是指根据两个对象在某些属性上相同或相似，从而推出它们在其他属性上也相同或相似的思维过程与方法。通过对两个对象进行比较，找出其共同点或相似点，在此基础上把一个对象的已知属性推演到另一个对象中去，从而得出对后者的新认识。运用好类比思维，可以做到举一反三和触类旁通。但要注意类比的两个对象，既有相似的一面，也有差异的一面，使用类比思维时，注意要与其他方法结合使用，类比得出的结论也要接受进一步的检验。

（2）类比思维在护理诊断过程中的应用：类比法是将逻辑学上的类比推理运用于临床的一种诊断方法。它在临床工作中应用较为普遍，不仅可以用于症状和体征较典型的病例，也可以用于病情复杂的病例。评估者将被评估者的症状、体征和辅助检查资料与评估者熟悉的理论模型或经验模型进行对照和比较，从而得出初步护理诊断。在护理诊断过程中，类比有助于分析和解释正常或异常表现的可能原因，也有助于预测病人可能潜在的健康问题或对健康问题的反应。此外，在分析资料的关系时，可以由病人的一个属性推知其可能具有的另一个属性，再与实际收集的资料进行比较，可以起到协助判断资料真实性的作用。

5. 评判性思维

（1）评判性思维（critical thinking）：评判性思维是具有一定目标的思维过程，是以客观证据作为作出判断的依据，以科学知识和方法作为思维内容的基础，具有逻辑推理、深思熟虑、质疑、自主思维等特点。评判性思维是建立在良好思维品质基础上的，而良好的思维品质主要包括：①清晰性：评估者做到思维清晰，思考问题有层次、有条理，做到清晰准确地使用概念和语言，避免思维混乱；②相关性：评估者要围绕所思考的问题收集相关的信息，对问题作出有针对性地回答，注意避免情感心理对思维过程的干扰；③一致性：主要是针对同一个对象具有或不具有某种属性，或针对同一个问题的不同回答而言，避免不一致作出错误决定；④正当性：要选择真实可靠的依据和强有力的推理；⑤预见性：思维的预见性可以引导行动的主动性。

（2）评判性思维在护理诊断过程中的应用：评判性思维与诊断性思维关系密切。在护理诊断中，资料的收集以及对资料的分析与综合、推理与判断，都需要具有评判性思维的能力。护士若具有较好的评判性思维，收集的资料会更全面、更系统、更具有针对性；在确定护理诊断时，不仅能发现病人现存的问题，还能预测病人潜在的问题，及时消除或防范不利因素。运用好评判性思维，护士可将理论与实践有机结合，能发现一般人难以发现的细微变化，作出更切实际的护理诊断，相应的护理计划和护理措施也会更有效。评判性思维能力的培养需要知识、实践和经验的积累。经过反复实践，具有一定临床经验的护士可在临床工作中达到应用直觉进行判断和处理问题的水平。

三、护理诊断步骤

护理诊断的形成是护士将经评估所获得的临床资料进行分析、综合、推理、判断，最终对病人所出现的健康问题提出符合临床思维逻辑结论的过程。这一逻辑思维过程，包括收集资料、整理资料、分析资料、确定护理诊断及对护理诊断进行排序等步骤。整个过程需要临床思维方法，之后还需动态观察和验证护理诊断。

（一）收集资料

全面、真实、准确地收集资料是确定护理诊断的基础。健康资料主要来源于病人本身，另还可从其他人员或相关记录中获取所需资料。健康评估收集的资料不仅包括病人的身体健康状态，还包括其心理健康和社会适应情况等；不仅要获得有关病人健康状况的主观资料，还要获得客观资料。资料收集的重点在于确认病人目前和既往的健康状况，对治疗和护理的反应，潜在健康问题的危险因素以及对更高健康水平的期望等。

在收集资料的过程中，需要注意一些有可能影响主观资料和客观资料真实性和准确性的因素。影响主观资料真实性和准确性的因素主要有病人的语言表达能力或理解力差，病人有意夸大病情，以期引起医务人员的重视，或因某些原因隐瞒病情，代述者不能真实体验病人的感受或者对病人的病情不完全了解，以及护士在收集主观资料时采取先入为主或主观臆断的态度等。影响客观资料真实性和准确性的因素包括护士不能为病人进行全面、细致的身体评估，检查方法不熟练或不正确，自身医学知识和临床经验不足不能及早发现异常体征，以及辅助检查结果不真实或错误等。护士要根据具体情况对资料的真实性和准确性作出恰当的判断，以反映病人的真实状况。

（二）整理资料

完成资料的收集后，则进入下一个步骤，即资料的整理，这对资料的分析及护理诊断的选择和确定起着重要的作用。在整理资料的过程中，需要先对资料进行核实，然后对资料进行分类。

1. 资料的核实 对获得的资料进行整理是一个非常重要的环节。疾病的表现是复杂多样的，又有多种因素影响资料的真实性和准确性，因此护士必须对病史资料、身体评估结果和辅助检查结果进行整理并核实资料，以确保资料收集的真实性、系统性和完整性。

2. 资料的分类 在经问诊、身体评估、辅助检查所获得的资料进行综合归纳的基础上，将相关资料组合在一起，对资料进行分类。无论采用何种分类方法，必须坚持采用同一模式来完成资料收集、组织、核实和记录的过程。常用的分类方法有以下几种：

（1）Maslow 的需要层次模式：依据 Maslow 的需要层次论，该模式将资料按照需要的层次进行分类整理。需要可分为生理需要、安全需要、爱与归属的需要、尊重与被尊重的需要以及自我实现的需要 5 个方面。该分类方法要求评估者从病人的生理、心理和社会等方面收集资料，但与护理诊断没有对应关系。

（2）生理 - 心理 - 社会系统模式：该系统模式是将资料按照生理系统、心理系统和社会系统进行分类组织。该模式来源于传统的身体系统模式。传统的身体系统模式是指按组织器官的功能将身体分为不同的系统模式来组织资料，如呼吸系统、循环系统、消化系统等。随着医学模式的转变，又增加了心理和社会系统的内容，便形成了目前国内护理评估较常用的生理 - 心理 - 社会系统模式。

（3）功能性健康型态模式：功能性健康型态是 Marjory Gordon 于 1982 年提出的护理诊断分类方法，主要涉及人类健康生命过程的 11 个方面。功能性健康型态模式是按照 Gordon 的 11 个功能性健康型态对资料进行分类组织。该分类方法与临床上常用的护理诊断分类法相对应，所以能够帮助护士顺利找出护理诊断，并可作为护士收集、整理、分析资料的框架。目前该模式已得到越来越广泛的应用。

（4）人类反应型态模式：在 NANDA 第 3、4、5 次会议上，以 Sister Callista Roy 为主席组成的护理理论专家组提出了以“整体人的 9 种型态（nine patterns of unitary man）”作为诊断分类系统的概念框架。经过数年发展，在 1986 年 NANDA 第 7 次会议上通过按人类反应型态进行分类的方法可作为护理诊断的分类方法（NANDA 护理诊断分类Ⅰ），并投入使用以便得到检验和进一步发展。“人的 9 个反应型态”是这一分类系统的概念框架。1994 年 NANDA 第 11 次会议后，发现新增设的护理诊断分类面临困难，随后对分类法构架进行改善和发展，并于 2000 年 NANDA 第 14 次会议上讨论并通过了在分类法Ⅰ的基础上提出的新护理诊断分类系统——NANDA 护理诊断分类Ⅱ。这一分类系统是在 Marjory Gordon 的功能性健康型态的基础上进行了改进和发展。该分类法包括领域（domains）、级别（classes）、诊断概念和护理诊断 4 级结构。虽然结构与 Gordon 的构架差别很大，但该分类法减少了分类错误，也减少了多余和重复，因而更具有可操作性，也顺应了当今世界科学技术迅猛发展和信息网络快速增长的需要。它是一个“多轴系健康型态框架（a multiaxial health patterns framework）”。该分类方法与护理诊断对应，但比较抽象。

（三）分析资料

资料的分析是指对所收集的资料及其相互关系进行解释和推理的过程，以作出尽可能合理的解释，从而产生护理诊断。

1. 找出异常 对收集的病人资料按照某一评估模式进行整理后，护士可根据所学的基础医学知识、护理学知识、人文及社会学科知识以及自身的临床经验，将资料与正常逐一比较，以发现异常。在分析资料时，护士不仅要熟练掌握各种健康指标的正常范围或标准，还要充分考虑到个体的差异性。

2. 找出可能的护理诊断及其相关因素　分析资料发现异常后，护士应将可能性较大的问题罗列出来，形成一个或多个诊断假设。诊断假设形成后，护士应收集与诊断假设相关联或引起某一诊断的更多资料，将其与相关护理诊断的诊断依据进行比较，确认这些资料与假设的一个或多个护理诊断的主要依据和次要依据之间的匹配关系，一旦建立匹配关系并符合某一护理诊断的定义特征，即形成初步的护理诊断。若证据不充分，应考虑其他护理诊断的可能性，并进一步收集资料，予以确定或排除。在提出初步护理诊断及其相关因素后，还要继续寻找其他可能支持或否定的资料与线索。在这个过程中需要注意的是：①尽可能将有关信息综合起来考虑，绝不能根据单一的资料和线索就轻易得出结论；②即使有多个资料和线索支持，也要注意是否还需要其他的资料支持；③尽可能给出更多可能的诊断假设。只有这样才能增加结论的准确性和全面性。

（四）确定护理诊断

护士经过反复分析、综合、推理、推断，对所提出的可能护理诊断进行评价和筛选，最后对照相应的护理诊断标准作出恰当的护理诊断。确定护理诊断时应注意遵循如下原则和注意事项：

1. 护理诊断名称规范　护理诊断如同医疗诊断，同样具有严谨的科学性。应使用NANDA认可的护理诊断，不可随意编造护理诊断。护理诊断名称的修订和增加必须通过NANDA认证，任何人不能随意编造。护理诊断名称的标准化和统一有利于护士之间的探讨和交流，有利于与国际接轨，有利于护理教学的规范，也有利于护理学科的发展。

2. 选择恰当的护理诊断　护理诊断是制订护理计划的依据，这就要求提出恰当和准确的护理诊断，以真实、准确地反映病人的护理需求。在NANDA护理诊断中，有些护理诊断的概念非常接近，需要护士根据定义和诊断依据仔细加以区别。

3. 严格依照护理诊断依据　护理诊断依据是作出护理诊断的判断标准，这就要求护士熟知每一个护理诊断的依据，并在临床工作实践中不断加以提高。

4. 验证和修订护理诊断　初步护理诊断是否正确，应在临床实践中进一步验证。客观、细致地观察病人的病情变化，护士随时提出问题，询问自己，查阅文献寻找证据，对新的发现、新的检查结果不断进行反思，予以解释，是进一步验证和修订护理诊断的方法。随着病人健康状况的变化，病人对健康问题的反应也随之而改变。因此，护士要通过对病人的动态评估，不断收集、核实相关资料，以确认或修订原有的护理诊断，从而维持护理诊断的有效性。

5. 书写护理诊断的注意事项　护理诊断由名称、定义、诊断依据以及相关因素（或危险因素）4个部分组成。书写护理诊断时，需要注意如下问题：①护理诊断名称必须是公认的；②护理诊断是应用护理措施能够解决的问题；③一个护理诊断只针对病人的某一健康问题；④护理诊断必须有相关因素，潜在的护理诊断应有危险因素；⑤一个病人可有多个护理诊断，是一个动态的过程，随病情发展而变化；⑥贯彻整理护理原则，即在确定护理诊断时，应全面考虑病人的生理、心理和社会等方面的情况并尽量纳入一个护理诊断；⑦遵循"一元化"原则，即尽量用一个护理诊断名称来解释多种健康问题，主要适用于由一种原因造成的多种结果，而这多种结果可以使用一个适用范围大的护理诊断来涵盖；⑧应避免在护理诊断的描述中使用有可能引起法律纠纷的语句，如"皮肤完整性受损与护士未及时予以病人翻身有关"；⑨要避免作出对病人带有价值判断的护理诊断，如“知识缺乏：缺乏认识事物的知识”；⑩问题和相关因素应尽量使用护理术语而不用医学术语，如“清理呼吸道无效：痰液不易咳出　与呼吸道内分泌物积聚有关”使用护理术语，说法正确；“清理呼吸道无效：痰液不易咳出　与肺气肿有关”使用医学术语，说法错误。

（五）护理诊断排序

确定护理诊断后，病人可以同时存在多个护理诊断和合作性问题，在实际工作中需要将这些护理诊断或合作性问题按其重要性和紧迫性进行排序。按照优先顺序常将护理诊断分为首优问题（high-priority problem）、中优问题（medium-priority problem）和次优问题（low-priority problem）3类。

1. 首优问题　是指直接威胁病人生命的紧急情况，需要护士立即采取措施去解决的问题。常见的首优问题包括：气道、呼吸、循环的问题，生命体征异常的问题等。急危重症病人在紧急状态下，可能存在多个首优问题。

2. 中优问题　是指虽不直接威胁病人的生命，但也能导致病人身体不健康或情绪变化的问题。常见的中优问题包括意识改变、急性疼痛、急性排尿障碍、辅助检查异常（如高钾血症等）、感染的危险、受伤的危险，以及需要及时处理的医疗问题（如糖尿病病人未注射胰岛素）等。

3. 次优问题　是指与此次发病关系不大，不属于此次发病所涉及的问题，可等到疾病恢复期处理也行的问题。这些问题并非不重要，护士可在安排护理工作时稍后考虑，优先处理首优和中优问题。

对护理诊断进行排序时，需要注意如下几点：①需要把对病人生命和健康威胁最大的问题放在首位，其他的依次排列；②需要注意护理诊断的先后顺序是随着疾病的进展、病情的变化以及病人对健康问题的反应而发生变化的；③危险性护理诊断与潜在并发症，虽目前尚未发生，但不能忽视而认为其不重要，如白血病病人化疗期间应首先考虑病人有“感染的危险”；④在遵循护理基本原则的前提下，对病人主观感觉最为迫切的问题可以考虑优先解决。

第二节　健康评估记录

健康评估记录是护理文件的一部分，是护士将通过交谈、身体评估和辅助检查获得的资料进行归纳、整理和分析，得出结论后而形成的书面记录。健康评估记录是护士对病人身心整体护理的全部记录和总结，是临床、教学与科研工作中不可缺少的重要资料。它是衡量医院护理质量的重要标志，也是医疗纠纷与诉讼的重要法律依据。因此，护士必须刻苦练习，以认真负责的工作精神、实事求是的科学态度书写好每一份健康评估记录。

一、健康评估记录的意义

1. 指导临床护理实践　健康评估记录是对病人健康状况及其演变过程的客观记录，是护士制订或修订护理计划、评价治疗和护理措施效果的重要依据。健康评估记录通过向各班次护士提供有关病人健康问题的各种信息，使她（他）们能够了解病人存在的健康问题及其发展与变化以及治疗与护理措施的有效性，从而增强医疗护理团队成员之间的沟通与协作，维持护理工作的连续性和完整性，以确保护理质量。

2. 评价临床护理质量　健康评估记录记录了病人从入院到出院的措施和效果，其质量的好坏不仅体现了护士的工作能力、业务水平和责任心，也反映了临床护理活动的质量及医疗护理管理的水平。健康评估记录既是医院护理管理的重要信息资源，也是医院等级评定、护士考核的参考资料。通过回顾性检查健康评估记录，可评价护理质量，也为最终提高护理水平、优化护理质量提供依据。

3. 指导护理教学与研究　健康评估记录全面、及时、准确地记录了某一疾病发生发展和转归过程中的临床护理活动，充分体现了理论在实践中的具体应用，是最为真实的教学素材，为学生的理论和实践架起了一座桥梁，可用于各种形式的临床护理教学，尤其适用于个案讨论式教学或以问题为基础的教学。健康评估记录也是护理研究的重要资料，不仅可以从中总结和分析不同病人的健康问题、护理需要以及护理工作的效果等，也可总结某一疾病的护理客观规律和成熟经验，从而促进循证护理的发展。

4. 提供法律依据　健康评估记录是护理实施过程的真实记录，是护理活动的主要证明文件。法律上，因为健康评估记录反映了护士对病人进行护理活动的原始情况而具有重要的法律意义，所以它成为保证护理活动中护士和病人合法权益的凭证性文件。2002 年国务院颁布实施的《医疗事故处理条例》和 2010 年国家卫生部下发的《病历书写基本规范》，进一步明确了健康评估记录的法律效力。健康评估记录是医疗纠纷和医疗事故处理以及医疗保险理赔等的重要依据，所以健康评估记录应准确无误，记录者必须签全名，并对记录的内容负法律责任。

二、健康评估记录的基本要求

1. 记录及时准确　健康评估记录必须按照规定的格式及时完成，以便随时反映病人健康状况的变化，不能拖延或提早，更不能漏记，以保证记录的实效性。一般新病人入院，记录书写应在 24 小时内完成。因抢救急危重症病人，未能及时书写记录时，应在抢救结束 6 小时内据实补记并加以说明。

2. 内容全面真实　健康评估记录必须客观真实地反映病人的健康状况、健康问题、病情变化与转归以及所实施的治疗、护理措施等。护士应认真仔细、全面系统地收集病人的有关资料，要依据病人的实际情况和治疗进行客观、公正的记录，尤其对病人的主诉和行为要进行详细、真实、客观的描述，绝不能以主观臆断代替客观而真实的评估。记录的内容要与医疗病历的记录相吻合，以免引起法律纠纷。

3. 填写完整清晰　我国各医疗单位尚无统一的健康评估记录书写格式，但每个医疗单位都有自己的规定和要求，须按相应规定的格式进行书写。健康评估记录的眉栏须首先填写，各项记录应按要求逐项填写，避免遗漏。记录应连续，不留空白。记录者必须是执行者，各种记录须注明日期和时间，并签全名，以示负责。实习护士、试用期护士、未取得护士资格证书或未经注册的护士书写的记录，须经本医疗机构取得合法资格并注册的护士审阅、修改并签全名；进修护士由接受进修的医疗机构认定其工作能力后方可书写记录。

4. 描述精练、准确　健康评估记录要求所记录的资料准确无误，书写时要用确切具体的语言表述，使用中文和规范的医学词汇、术语及通用的外文缩写，无正式中文译名的症状、体征和疾病名称等可使用外文。书写中度量衡单位使用国家统一规定的名称和标准。书写内容力求精练、准确、重点突出、条理清晰、标点符号正确，不重复记录。

5．书写规范工整 健康评估记录书写应使用蓝黑墨水、碳素墨水，需复写的记录资料可以使用蓝色或黑色油水的圆珠笔。记录的文字书写应工整，字迹要清晰，不得随意涂改或粘贴。若书写过程中出现错字，应用同色笔双横线划在错字上，保持原记录清晰可辨，在其后或旁边写上正确的字，并注明修改时间，修改人签名。上级护士在审查下级护士健康评估记录时，用红笔在错字上划双线认真修改，修改后签名并注明日期，也须保持原记录清晰可辨。健康评估记录书写采用24小时制记录，除体温单外一律使用阿拉伯数字书写日期和时间。

《病历书写基本规范》

我国卫生部要求自2010年3月1日起在全国各医疗机构施行修订完善后的《病历书写基本规范》。《病历书写基本规范》对各医疗机构的病历书写行为进行了详细规范，以提高病历的质量，保障医疗质量和安全。其中，对医患双方易发生误解、争执的环节，提出了明确要求。根据《病历书写基本规范》，护士需要填写或书写的护理文书包括体温单、医嘱单、病重（病危）病人护理记录和手术物品清点记录。手术室巡回护士还应配合手术医师、麻醉医师共同完成手术安全核查记录。

来源：卫生部关于印发《病历书写基本规范》的通知. http://www.moh.gov.cn/mohbgt/s10696/201002/45871.shtml

三、健康评估记录的格式与内容

目前我国的健康评估记录主要限于住院病人，包括入院评估单、护理计划单、护理记录、健康教育计划、出院评估单等。一般情况下，入院的健康评估记录多采用表格式，住院期间的评估记录多采用填写式。

（一）入院评估单

入院评估单是病人入院后首次进行的系统的健康评估记录，内容包括病人在生理、心理和社会等方面的基本情况。首次入院评估单多以护理理论为指导而设计。目前多以戈登的功能性健康型态模式作为收集和组织资料的理论框架，其他的有生理-心理-社会模式、奥瑞姆（Orem）自理模式、马斯洛（Maslow）的人类基本需要层次论和人类健康反应类型等。

1．记录内容 按照功能性健康型态模式设计的入院评估单主要包括：①一般资料：包括病人的姓名、性别、年龄、民族、婚姻状况、籍贯、职业、文化程度、住址、入院诊断、入院类型、入院方式等；②健康史：包括主诉、现病史、目前用药情况、既往史和功能性健康型态所属11个方面的内容；③身体评估：包括生命体征、全身各系统检查；④辅助检查：可作为护理诊断依据的辅助检查结果；⑤初步护理诊断。

2．格式 入院评估单书写格式有填写式、表格式和混合式3种。填写式书写内容多，重复性大；表格式书写少，容易填写，但不能包含所有的内容，故目前临床多采用以表格为主、填写为辅的混合式病人入院评估单。这种评估单事先印制好，将要评估的内容提示出来，记录方式以在预留的方框内打勾为主，必要时可加简单的文字描述。使用入院评估单，护士既可系统地收集病人入院资料，也可有效地减少书写时间和书写负担。但因评估单形式固定，一定程度上也限制了使用者的主动性及评判性思维能力的发挥。

全国各地医院使用的入院评估单格式无统一规定。表 9-2-1 是参照戈登的 11 个功能性健康型态设计的病人入院评估单。

3. 书写要求　入院评估单应由责任护士或值班护士在病人入院后 24 小时内完成。填写时要求无漏项，凡栏目前有“□”，应根据评估结果，在相应“□”内打“√”，有横线的地方，应根据评估结果填写具体内容。

理论与实践

入院后身体评估：T 36.5℃，P 80 次 / 分，R 19 次 / 分，BP 120/80mmHg，身高 165cm，体重 67kg。

心肺听诊未发现异常。腹膨隆，肝、脾触诊不满意。

产科检查：子宫底高度 35cm，腹围 95cm，胎方位 LOA，胎心率 150 次 / 分，偶有宫缩。骨盆外测量：26-28-20-8.5cm。阴道检查：宫颈管未消，宫口未开，胎先露头，未衔接，坐骨棘不突，骶骨下段弯度可。用石蕊试纸测定阴道流出液 pH 值，结果蓝染，提示 pH≥6.5

心理社会情况：入院前陈某因同事和朋友的分娩经验尚未决定自己的分娩方式（顺产还是剖宫产），突然发生的胎膜早破又开始担心胎儿能否顺利娩出，出现了焦虑、紧张情绪。

该病例的主要护理诊断 / 问题：

焦虑　与担心自身及胎儿安危有关。

疼痛：腹痛　与逐渐加强的宫缩有关。

潜在并发症：新生儿窒息、会阴撕裂。

表 9-2-1　病人入院评估单

科别：产科　　病室：产科 2 病区　　床号：5　　住院号：715500

一般资料	
姓名：陈某　性别：女　年龄：27 岁	民族：汉族　婚姻：已婚　籍贯：天津
职业：文员　文化程度：本科	医疗费用支付形式：医疗保险
住址：天津市南开区××	联系电话：138×××3523
入院日期：2012 年 11 月 1 日 1 时	病史叙述者：病人本人　可靠程度：可靠
记录日期：2012 年 11 月 1 日	主管医生：李明　主管护士：宋丽丽
入院医疗诊断：孕 1 产 0 孕 39^{+3} 周；LOA；胎膜早破	
入院类型：□门诊　☑急诊　□转入（转出医院或科别　　　）	
入院方式：□步行　□扶走　□轮椅　☑平车　□其他	
入院处置：□沐浴　□更衣　☑未处置	
入院介绍：☑住院须知　☑对症宣教　□饮食　□作息制度　□探陪制度　□其他	

续表

<table>
<tr><td colspan="2">健康史</td></tr>
<tr><td colspan="2">主诉：孕1产0孕39⁺³周，阴道流液2小时</td></tr>
<tr><td colspan="2">现病史：病人平素月经规律，$\frac{4\text{-}5}{28\text{-}30}$天，末次月经是2012年1月29日。停经40天测尿hCG(+)，孕7周B型超声检查示宫内孕，早孕反应不明显，孕20周自觉胎动至今。妊娠四项病毒检查阴性，50g葡萄糖筛查试验血糖5.79mmol/L，唐氏筛查低风险。孕期未行保胎治疗，规律产前检查，复查B型超声检查均提示与孕周相符。入院前2小时突然发生阴道流液，颜色清，量不多。</td></tr>
<tr><td colspan="2">目前用药情况：☑无　□有
药物名称　剂量与用法　末次用药时间　疗效　不良反应</td></tr>
<tr><td colspan="2">既往史：
既往健康状况：☑良好　□一般　□较差
疾病史(含传染病)：☑无　□有(描述：　)
外伤史：☑无　□有(描述：　)
手术史：☑无　□有(描述：　)
过敏史：☑无　□有(描述：　)
个人史：生于天津，久居本地，无疫区接触史
月经史：初潮＿14＿岁　经期(天)＿4～5＿　月经周期(天)＿28～30＿
末次月经日期＿2012年1月29日＿　绝经年龄＿/＿岁
结婚年龄：＿25岁＿　夫妻关系：＿和睦＿</td></tr>
<tr><td rowspan="11">健康感知-健康管理型态</td><td>自觉健康状况：☑良好　□一般　□较差　□差</td></tr>
<tr><td>家族史：☑无　□有(　)</td></tr>
<tr><td>过敏史：药物：☑无　□不详　□有(　)
食物：☑无　□不详　□有(　)</td></tr>
<tr><td>吸烟：☑无　□有(＿＿年，平均＿＿支/日。戒烟：□未　□已＿＿年)</td></tr>
<tr><td>饮酒：☑无　□有(＿＿年，平均＿＿两/日。戒酒：□未　□已＿＿年)</td></tr>
<tr><td>药物依赖/药瘾/吸毒：☑无　□有(名称＿＿，剂量＿＿/日，＿＿年)</td></tr>
<tr><td>环境中危险因素：☑无　□有(　)</td></tr>
<tr><td>遵从医护计划/健康指导：☑完全遵从　□部分遵从　□不遵从(原因：　)</td></tr>
<tr><td>寻求健康促进的行为：□无　☑有(孕妇学校；孕期保健书籍　)</td></tr>
<tr><td>对疾病的认识：□完全认识　☑部分认识　□不认识</td></tr>
<tr><td></td></tr>
<tr><td rowspan="6">营养-代谢型态</td><td>饮食型态：☑普食(3餐/日)　□软食(＿餐/日)　□半流质(＿餐/日)
□流质(＿餐/日)　□治疗饮食(　)　□禁食
□忌食(　)　□偏食(　)　□其他(　)</td></tr>
<tr><td>食欲：☑正常　□亢进　□减退</td></tr>
<tr><td>饮水：☑正常　□多饮(＿＿ml/d)　□限制饮水(＿＿ml/d)</td></tr>
<tr><td>近6个月内体重变化：□无　☑增加(＿15＿kg)　□减少(＿＿kg)</td></tr>
<tr><td>咀嚼困难：☑无　□有(原因：　)</td></tr>
<tr><td>吞咽困难：☑无　□有(原因：　)</td></tr>
</table>

续表

<table>
<tr><td rowspan="3">排泄型态</td><td>排便：☑正常 □便秘（____次/日） □腹泻（____次/日）
失禁：☑无 □有（____次/日）
造瘘：☑无 □有（类型：，能否自理：□能 □否）
应用泻剂：☑无 □有（药物名称：__________，用法：________）</td></tr>
<tr><td>排尿：☑正常 □增多（____次/日） □减少（____次/日） 颜色：（ ）
排尿异常：☑无 □有（描述： ）</td></tr>
<tr><td>引流：☑无 □有（类型：________ 性状：________ 量：______ml）</td></tr>
<tr><td rowspan="6">活动 - 运动型态</td><td>生活自理能力：
<table>
<tr><td>项目</td><td>0</td><td>1</td><td>2</td><td>3</td><td>4</td><td rowspan="13">0= 能独立完成
1= 需借助辅助用具才能完成
2= 需要他人帮助才能完成
3= 需要他人帮助，并借助辅助用具才能完成
4= 自己不能完成，完全依赖他人帮助</td></tr>
<tr><td>进食/饮水</td><td>0</td><td></td><td></td><td></td><td></td></tr>
<tr><td>穿衣/洗漱</td><td>0</td><td></td><td></td><td></td><td></td></tr>
<tr><td>如厕</td><td>0</td><td></td><td></td><td></td><td></td></tr>
<tr><td>沐浴</td><td>0</td><td></td><td></td><td></td><td></td></tr>
<tr><td>床上活动</td><td>0</td><td></td><td></td><td></td><td></td></tr>
<tr><td>转位</td><td>0</td><td></td><td></td><td></td><td></td></tr>
<tr><td>行走</td><td>0</td><td></td><td></td><td></td><td></td></tr>
<tr><td>上下楼梯</td><td>0</td><td></td><td></td><td></td><td></td></tr>
<tr><td>购物</td><td>0</td><td></td><td></td><td></td><td></td></tr>
<tr><td>烹饪</td><td>0</td><td></td><td></td><td></td><td></td></tr>
<tr><td>理家</td><td>0</td><td></td><td></td><td></td><td></td></tr>
</table></td></tr>
<tr><td>辅助用具：☑无 □手杖 □拐杖 □轮椅 □助行器 □义肢
□其他（ ）</td></tr>
<tr><td>活动耐力：☑正常 □容易疲劳 □呼吸困难 □吸氧</td></tr>
<tr><td>体位：□自主体位 □被动体位 □半卧位 ☑其他（描述：绝对卧床，左侧卧位）</td></tr>
<tr><td>步态：☑正常 □异常（描述： ） 肌力：5 级</td></tr>
<tr><td>瘫痪：☑无 □有（描述： ）</td></tr>
<tr><td rowspan="3">睡眠 - 休息型态</td><td>睡眠：□正常 □入睡困难 □多梦 □早醒 ☑失眠</td></tr>
<tr><td>睡眠/休息后精力充沛：☑是 □否</td></tr>
<tr><td>辅助睡眠：☑无 □有（描述： ）</td></tr>
<tr><td rowspan="10">认知 - 感知型态</td><td>疼痛：☑无 □有（部位：______ 性质：______ 程度：______
持续时间：____） 辅助用药：☑无 □有（□无效 □有效）</td></tr>
<tr><td>视力：☑正常 □近视 □远视 □失明（□左眼 □右眼）</td></tr>
<tr><td>听力：☑正常 □耳鸣 □减退（□左耳 □右耳）
□耳聋（□左耳 □右耳） 助听器：☑无 □有</td></tr>
<tr><td>味觉：☑正常 □减退 □缺失 □其他：______</td></tr>
<tr><td>眩晕：☑无 □有（原因： ）</td></tr>
<tr><td>定向力：☑正常 □障碍</td></tr>
<tr><td>记忆力：☑良好 □减退（□短时记忆 □长时记忆） □丧失</td></tr>
<tr><td>注意力：☑正常 □分散</td></tr>
<tr><td>语言能力：☑正常 □失语 □构音困难</td></tr>
<tr><td></td></tr>
<tr><td rowspan="2">自我感知 - 自我概念型态</td><td>对自我的看法：☑满意 □不满意 □其他（描述： ）</td></tr>
<tr><td>情绪：□正常 ☑紧张 ☑焦虑 □抑郁 □愤怒 □恐惧 □绝望</td></tr>
</table>

续表

角色-关系型态	就职情况:☑胜任 □勉强胜任 □不能胜任
	家庭结构:(描述:核心家庭)
	家庭关系:☑和睦 □紧张 □其他(描述:)
	家庭功能:☑正常 □异常
	社会交往:☑正常 □较少 □回避
	角色适应:☑良好 □角色冲突 □角色缺如 □角色强化 □角色消退
	家庭及个人经济情况:☑足够 □勉强够 □不够
性-生殖型态	月经:☑正常 □失调 □痛经 □绝经
	经量:☑正常 □较多 □较少 持续时间:4～5天
	生育史:孕次:1 产次:0
	性生活:☑正常 □障碍
应对-应激耐受型态	对疾病和住院的反应:□否认 ☑适应 □依赖
	过去1年内重要生活事件:☑无 □有(描述:)
	适应能力:□能独立解决问题 ☑需要帮助 □依赖他人解决
	照顾者:☑胜任 □勉强 □不胜任
	家庭应对:□忽视 ☑能满足 □过于关心
价值-信念型态	宗教信仰:☑无 □佛教 □基督教 □天主教 □其他(描述:)
身体评估	
生命体征	体温:36.5℃ 脉搏:80次/分 呼吸:19次/分 血压:120/80mmHg
全身状况	身高:165cm 体重:67kg
	营养:☑良好 □中等 □不良 □肥胖 □消瘦 □恶病质
	面容:☑正常 □病容(类型:)
	意识状态:☑清醒 □嗜睡 □意识模糊 □昏睡 □浅昏迷 □深昏迷 □谵妄
	体位:☑自动体位 □被动体位 □强迫体位(类型:)
	步态:☑正常 □异常(类型:)
皮肤黏膜	色泽:☑正常 □潮红 □苍白 □发绀 □黄染 □色素沉着 □色素脱失
	湿度:☑正常 □潮湿 □干燥
	温度:☑正常 □热 □冷
	弹性:☑正常 □减退
	完整性:☑完整 □皮疹 □皮下出血(部位及分布:) □破损(部位:)
	压疮:☑无 □有(描述:)
	水肿:☑无 □有(描述:)
	瘙痒:☑无 □有(描述:)
淋巴结	☑正常 □肿大(描述:)
头部	眼睑:☑正常 □水肿
	结膜:☑正常 □水肿 □出血 □充血
	巩膜:☑正常 □黄染
	瞳孔:☑正常 □异常(描述:)
	对光反射:☑正常 □迟钝 □消失
	口唇:☑红润 □发绀 □苍白 □疱疹 □其他(描述:)
	口腔黏膜:☑正常 □出血点 □溃疡 □其他(描述:)
	牙齿:☑完好 □缺失(描述:) □义齿(描述:)

续表

<table>
<tr><td rowspan="4">颈部</td><td>颈项强直:☑无 □有</td></tr>
<tr><td>颈静脉:☑正常 □充盈 □怒张</td></tr>
<tr><td>气管:☑居中 □偏移(描述:)</td></tr>
<tr><td>肝颈静脉回流征:☑阴性 □阳性</td></tr>
<tr><td rowspan="9">胸部</td><td>呼吸方式:☑自主呼吸 □机械呼吸 □简易呼吸器辅助呼吸</td></tr>
<tr><td>呼吸频率:<u>19</u> 次/分</td></tr>
<tr><td>呼吸节律:☑规则 □不规则(描述:)</td></tr>
<tr><td>呼吸困难:☑无 □有(描述:)</td></tr>
<tr><td>吸氧:☑无 □有(描述:)</td></tr>
<tr><td>呼吸音:☑正常 □异常(描述:)</td></tr>
<tr><td>啰音:☑无 □有(描述:)</td></tr>
<tr><td>心率:<u>80</u> 次/分 心律:☑齐 □不齐(描述:)</td></tr>
<tr><td>杂音:☑无 □有(描述:)</td></tr>
<tr><td rowspan="8">腹部</td><td>外形:□正常 ☑膨隆 □凹陷 □胃型 □肠型</td></tr>
<tr><td>腹肌紧张:☑无 □有(描述:)</td></tr>
<tr><td>压痛:☑无 □有(描述:)</td></tr>
<tr><td>反跳痛:☑无 □有(描述:)</td></tr>
<tr><td>肝大:☑无 □有(描述:)</td></tr>
<tr><td>脾肿大:☑无 □有(描述:)</td></tr>
<tr><td>移动性浊音:☑阴性 □阳性</td></tr>
<tr><td>肠鸣音:☑正常 □亢进 □减弱 □消失</td></tr>
<tr><td>肛门直肠</td><td>☑未查 □正常 □异常(描述:)</td></tr>
<tr><td>生殖器</td><td>□未查 □正常 ☑异常(描述:子宫增大形成足月妊娠腹;胎膜破;宫颈管未消,宫口未开)</td></tr>
<tr><td rowspan="2">脊柱四肢</td><td>脊柱:☑正常 □畸形(描述:) 活动:☑正常 □受限</td></tr>
<tr><td>四肢:☑正常 □畸形(描述:) 活动:☑正常 □受限</td></tr>
<tr><td rowspan="5">神经系统</td><td>肌张力:☑正常 □增强 □减弱</td></tr>
<tr><td>肌力:<u>5</u> 级</td></tr>
<tr><td>肢体瘫痪:☑无 □有(描述:)</td></tr>
<tr><td>巴宾斯基征:☑无 □有</td></tr>
<tr><td>其他:(描述:)</td></tr>
<tr><td colspan="2">辅助检查</td></tr>
<tr><td colspan="2">石蕊试纸测定阴道流出液 pH 值:结果蓝染,提示 pH≥6.5;
ECG:结果示正常;
胎心监护:NST 结果示反应型;
血常规检查:中性粒细胞百分比 73.7%【正常值 50.0%~70.0%】,余结果正常;
凝血功能检查:未见异常;
尿常规检查:未见异常;
血型:B 型,D-Ag(+)。</td></tr>
<tr><td colspan="2">初步护理诊断</td></tr>
<tr><td colspan="2">有感染的危险 与胎膜破裂后下生殖道内病原体上行感染有关。
焦虑 与妊娠结果未知有关。
知识缺乏:缺乏胎膜早破护理方面的相关知识。
护士签名:宋丽丽</td></tr>
</table>

（二）护理计划单

护理计划单是护士为病人在住院期间所制订的个体化护理计划及效果评价的全面、系统的记录。通过护理计划单可了解病人在整个住院期间存在的所有护理问题、实施的护理措施和实施后的效果，提示已经解决的护理问题、出院时仍然存在的护理问题，以及需在出院后进一步采取的措施。

1. 记录内容　记录内容包括确定护理诊断/合作性问题的时间和名称、预期目标、护理措施、停止时间、效果评价和护士签名。护理计划单可根据病人的情况随时修订。

2. 分类与格式　目前我国护理计划单尚无完全的规范，大致可分为个体化护理计划单、标准化护理计划单和软件管理护理计划单3类。个体化护理计划单要根据每个病人的健康问题书写，常需重复书写大量常规护理措施，这增加了护士的书写负担。为避免此情况发生，可将各种疾病常见的护理诊断/合作性问题、预期目标和护理措施等编写成表格式的"标准护理计划单"（表9-2-2）。标准护理计划单的使用有利于护士将更多的时间和精力用于分析和判断病人的健康状况、制定相应的护理计划和提供直接的护理措施，同时也为经验缺乏者提供学习机会，但是可能会阻碍护士主动思考以及为病人提供个体化护理的积极性。

表9-2-2　标准护理计划单

科别________　病区________　床号________　姓名________　医疗诊断________　住院号________

护理诊断/合作性问题	预期目标	护理措施	开始时间	签名	效果评价	停止时间	签名

3. 书写要求　标准护理计划单的使用方法简便。护士填写完眉栏后，可根据病人的病情及时、准确地提出护理诊断/合作性问题、预期目标和护理措施，在相对应的方框内打"√"。若病人存在标准护理计划单上没有的护理诊断/合作性问题，则可根据设计的标准护理计划单格式在相应的位置记录；护理计划的停止时间应根据护理措施实施后的效果评价情况决定。书写护理计划单时还需要注意：

（1）选择预期目标的注意事项：①切合实际；②确定达成目标的日期；③所选的预期目标需要经病人和（或）主要近亲属同意；④一个护理诊断有时可选择多个预期目标，但其中至少有一项预期目标是能解决、促进或控制问题本身的。

（2）选择护理措施的注意事项：①要结合病人实际情况，具有可行性；②尊重病人的风俗习惯、信仰和价值观；③护理措施具有安全性。

（3）选择效果评价的注意事项：效果评价要根据本单位的医疗水平、护理水平和护理资源等情况，根据病人实际能力，对照预期目标如实选择。

（三）护理记录

护理记录（nursing records）是指护士根据医嘱和病情对病人住院期间护理过程的客观记录。护理记录分为一般病人护理记录和病重（病危）病人护理记录。根据医嘱和病情选用不同的记录单，有些医院采用合二为一的记录单。

1. 一般病人护理记录　是指护士根据医嘱和病情对一般病人住院期间护理过程的客观记录。

（1）记录内容：内容包括病人姓名、科别、住院病历号（或病案号）、床号、页码、记录日期和时间、病情观察情况、护理措施和护理效果以及护士签名。

（2）格式：见表 9-2-3。

表 9-2-3　一般病人护理记录

科别________病区________床号________姓名________医疗诊断________住院号________

日期	时间	护理记录	签名

（3）书写要求：

1）眉栏项目填写齐全，记录内容如上所述。日期记录为“- 年 - 月 - 日”，时间可具体到分钟。记录应及时，依日期顺序记录，体现病情的动态变化、记录的连续性和完整性。记录后签全名。

2）护士应根据专科特点，准确地评估、动态观察病人症状、体征等病情变化，予以客观描述并做好记录。

3）护理记录中，关键性内容必须与医疗记录相一致。如诊疗过程时间（如住院、手术、分娩、抢救、死亡等时间）及药物治疗性内容（如药名、剂量、用法、给药时间、用药后反应等）应与医疗记录、医嘱内容相一致。

4）新入院病人护理记录应在病人入院后 24 小时内完成。记录内容包括：病人主诉，简要病史，入院时间，诊断，入院方式，入院时体温、脉搏、呼吸、血压、病情，护理级别，饮食，入院时生理、心理、社会文化等方面的情况，采取的护理措施及执行医嘱等情况。

5）手术病人护理记录：①术前记录：一般在术前 1 日记录。记录内容包括病人拟定手术名称、麻醉方法、术前准备、病人心理状态、症状控制情况、采取护理措施及术中和术后需注意的问题，需特殊交代的问题；②术后记录：病人返回病房处置后应即刻记录。记录内容包括病人手术时间、麻醉方法、手术名称、返回病房时间、护理级别、意识状态、体位、生命体征、各种引流管情况、伤口出血情况、治疗、护理措施、效果等。

6）护理记录可采取阶段性的小结形式：①一级护理中对病情不稳定病人，每班应有病情小结，对病情较稳定的病人，每周至少记录 3 次，并视病情变化随时进行病情记录；②二级护理中病情稳定的病人，每周至少有病情小结记录 1～2 次，若有病情变化，应及时记录；③三级护理的病人每周至少有病情小结记录 1 次，若有病情变化，应及时记录；④一般手术后、病情尚未稳定的病人，每班至少需要有病情小结记录 1 次并根据病情随时记录。

7）转入或转出记录：病人转入或转出科室时，应根据病人病情及转科原因做好病情小结。

8）出院小结：一般于出院前 1～2 天对即将出院病人进行出院指导并记录。记录内容包括病人一般情况、住院天数、康复情况、出院时间、出院指导（如饮食、用药、管道护理、活动、休息）等。

9）病人在住院过程中发生突发事件，应给予及时、准确、真实、客观的记录。

10）对于病重、病危、大抢救及大手术等需要建立病重（病危）病人护理记录单的病人，则不再使用一般病人护理记录单，但两种记录单应紧密衔接，避免遗漏或脱节。

2．病重（病危）病人护理记录　是指护士根据医嘱和病情，对病重（病危）病人住院期间护理过程的客观记录。

（1）记录内容：内容包括病人姓名、性别、年龄、科别、住院病历号（或病案号）、床号、页码、记录日期和时间、出入液量、体温、脉搏、呼吸、血压等病情观察、护理措施和效果、护士签名等。

（2）格式：见表9-2-4。

（3）书写要求

1）记录内容如上所述，记录时间应具体到分钟。重症监护病房可根据其监护的特殊需要设重症监护记录单。

2）对病重（病危）病人应当根据病情变化随时记录，如病情稳定，每班可以记录1～2次。

3）护理记录中，关键性内容必须与医疗记录相一致。要求同一般病人护理记录单。

4）病人一旦发生病情变化，护士应准确记录病情变化时间、抢救时间、用药时间、医疗护理技术操作时间、各项特殊检查时间等，应与医生记录保持一致。并根据相关专科的护理特点，详细描述其生命体征、意识状态、瞳孔变化、与疾病相关的阳性、阴性体征等，还应记录各种仪器监测指标以及检查结果、皮肤及管道情况、护理措施及效果等。因故不能及时记录时，应在抢救后6小时内据实补记。

5）死亡病人应重点记录抢救时间、抢救经过及死亡时间。

6）准确记录出入量。入量包括每餐所进食物、饮水量、输液量、输血量等，出量包括尿量、呕吐量、大便、出血量、各种引流量等。

7）病重（病危）病人护理记录应有小结记录。小结内容包括病人生命体征、意识、特殊用药、根据专科特点记录的病情变化、护理措施、效果、总结记录出入量等。7∶00～19∶00用蓝色水笔划横线，在其下总结12小时出入量，用蓝色水笔简明扼要记录12小时病情变化；7∶00至次日7∶00用红色水笔划横线，在其下总结24小时出入量，用红色水笔简明扼要记录24小时病情变化。24小时总出入量记录于体温单的相应栏内。

（四）健康教育计划

健康教育是护理工作的重要组成部分，是促进病人康复、恢复其健康水平的重要环节。通过向病人及其家属提供与病人有关的健康状况、治疗、护理、预防和康复等方面的知识，不仅能增进病人对医护活动的理解和支持，提高其参与健康决策的意识和能力，还能提高病人的自我护理能力，有效发挥家庭等支持系统的作用，共同促进病人早日康复。

1．记录内容　健康教育的内容涉及恢复和促进病人健康有关的知识和技能。主要包括：①疾病的病因、诱发因素、发生与发展过程；②可采取的治疗和护理方案；③有关检查的目的和注意事项；④饮食、活动和休息、用药等方面的注意事项；⑤疾病的预防和护理措施；⑥出院后的康复指导等。

表 9-24 病重（危重）病人护理记录单

科别______ 病区______ 床号______ 姓名______ 性别______ 年龄______ 住院号______

日期	时间	体温（℃）	脉搏（次/分）	呼吸（次/分）	血压（mmHg）	血氧饱和度（%）	饮食		治疗	输入量（ml）	大便次数	尿量（ml）	其他排出量		病情记录	签名
							品种	数量（ml）					种类	数量（ml）		

2. 格式 因为护士人手短缺、相关专业水平和健康教育能力参差不齐，所以健康教育的效果会受到影响。如何对病人进行有效的、高质量的健康教育，是广大护士所关心的问题，标准健康教育计划可在一定程度上解决此问题。标准健康教育计划就是护士根据不同疾病的特点，将病人及相关人员需要了解或掌握的有关知识和技能编制成较规范的条文，护士以此条文作为基础，对病人实施既有共性、又有个性的健康教育。一般健康教育计划的详细内容每个护理单元都应有针对性的标准版本，以便经验不足的护士使用；不同科别所采取的表格根据健康教育侧重点的不同也应有所区别。现以外科健康教育计划单为例，格式见表 9-2-5。

表 9-2-5 外科健康教育计划单

科别________ 病区________ 床号________ 姓名________ 住院号________

教育项目		教育对象		效果评价			护士签名	病人/家属签名	日期
		病人	家属	未掌握	部分掌握	完全掌握			
入院教育	病室环境、设施								
	责任医生、责任护士介绍								
	医院规章制度（作息、探视、陪护、安全、物品保管、外出请假等）								
	标本留取方法								
	饮食教育								
	其他								
术前指导	疾病相关知识								
	心理护理								
	术前准备及意义								
	术前特殊检查 / 治疗的目的和注意事项 1.____________ 2.____________								
	深呼吸、咳嗽、咳痰训练								
	床上便器使用								
	饮食指导								
	麻醉方式及配合								
	其他								
术后指导	卧位的目的和配合								
	床上活动的目的和方法								
	下床活动的目的、时间和注意事项								
	术后进食的时间和种类								
	切口疼痛缓解方法								
	各类导管的目的和注意事项								
	伤口管理方法								
	功能锻炼的方法和步骤								
	特殊治疗的目的和注意事项								
	其他								

续表

教育项目		教育对象		效果评价			护士签名	病人/家属签名	日期
		病人	家属	未掌握	部分掌握	完全掌握			
出院教育	饮食种类和注意事项								
	药物指导和注意事项								
	预防疾病的自我保健								
	功能锻炼								
	带管出院的注意事项								
	复诊时间和随诊注意事项								
	出院手续及途径								
	其他								

3. 书写要求　根据设计的标准健康教育计划单格式，眉栏填写清楚，在教育内容相对应的项目栏（如教育对象、效果评价等）内打“√”，护士签名，病人或家属也签名，并记录教育日期。若标准健康教育计划单内未涉及但需对病人进行健康教育的项目，应在“其他”项目内填写清楚。

（五）出院评估单

出院评估单是对病人住院期间的全部诊疗和护理工作进行总结并为病人提供出院指导，以确保护理工作连续性和有效性的表格，应在病人出院前完成。出院评估单主要包括出院小结和出院指导两部分。出院小结包括：①一般资料：记录科别、病区、床号、病人姓名、性别、年龄、住院病历号、入院日期、出院日期、住院天数、医疗诊断、评估日期等；②护理小结：记录住院期间病人的主要健康问题及诊疗、护理经过；③出院情况：包括病人出院时的病情和康复程度，仍存在的问题，仍需进行的治疗和护理工作等。出院指导包括：①一般指导：指有关病人出院后的饮食、活动与休息的指导；②特别指导：主要是用药指导（药物名称、剂量、用法、时间、注意事项及不良反应等）、复诊时间和病情变化及时就诊等。

学习小结

通过本章的学习，在回顾护理诊断的概念与发展简史，明确护理诊断与医疗诊断的差异，介绍收集病人的健康资料方法的基础上，重点阐述对健康资料进行整理、分析并提出合理的护理诊断的步骤，强调在确定护理诊断时需要运用诊断性思维方法，并在今后的临床实践中逐步运用；其次健康评估记录是护士对病人身心整体护理的全部记录和总结，具有非常重要的意义，书写健康评估记录时要明确其基本要求，熟练掌握临床常用健康评估记录的格式和内容并在今后的临床工作中不断运用。

（曹永军）

复习思考题

1. 简述护理诊断的步骤。

2. 简述健康评估记录的意义和基本要求。

3. 简述制订护理计划单的注意事项。

4. 简述病重(病危)病人护理记录的书写要求。

5. 本章所给案例病人于入院后第 2 天因胎儿窘迫行剖宫产术，术后第 5 天出院。请简述该病人出院时应给予的出院指导内容。

实践指导

实践一　健康史采集角色扮演

【目标】

1. 学习与病人建立良好关系。

2. 能运用沟通技巧对病人进行健康史的采集，要求准确、全面。

【内容和要求】

1. 每个示教室分7组，每组针对一种疾病或一种症状进行健康史采集。

2. 各示教室带教老师在学生练习过程中时刻给予指导。

3. 每个角色扮演小组在示教室为学生表演。

【指导老师要求】

1. 清楚学生角色扮演练习分组情况，明确组内分工。

2. 指导学生撰写脚本，协助准备所需道具。

3. 随时掌握学生准备过程。

4. 控制时间，每个疾病问病史过程不超过10分钟，每个症状不超过5分钟。

5. 指导学生在表演教室做一张病情基本情况介绍幻灯。写上表演者，脚本撰写者的名字。

【学生要求】

1. 明确自己所在组和表演的疾病或者症状，集体商量后确定脚本撰写者、表演者、指导者。

2. 撰写脚本，交给老师审阅。

3. 脚本通过后，开始排练。

4. 每个疾病问病史过程不超过10分钟，每个症状不超过5分钟。

5. 练习过程中有问题、借道具等随时咨询各示教室的指导老师。

实践二　头颈部、浅表淋巴结的评估

【目标】

1. 说出全身状态、皮肤、淋巴结、头颈部评估的内容。

2. 正确实施皮肤、淋巴结、头颈部评估。

3. 认识各评估项目的正常状态。

【准备】

手电筒、软尺、压舌板、听诊器、笔、血压计、体温计、瞳孔测量尺。

【步骤和方法】

步骤	方法和要点
全身状态评估内容	生命体征（体温、脉搏、呼吸、血压）、其他状况评估（性别、年龄、意识、发育、营养、体型、面容表情、体位姿势、步态）。
备物、洗手、解释	物品准备齐全，推到病室，当病人的面洗手，向病人解释评估目的和要求，解除病人的紧张。
一、生命体征的测量	
测体温	擦腋汗→将体温计放于病人腋下→嘱病人夹紧屈肘于胸前→计时（5～10 分钟后取出）。
测脉搏	示指、中指、无名指放于病人桡动脉上→计数（一般病人测 30 秒 ×2，心脏病及危重病人应计数 1 分钟）。
测呼吸	手指不动→观察病人胸或腹部起伏→计数 30 秒 ×2（呼吸不规则或婴儿计数 1 分钟）。
测血压	病人取坐位或卧位，手臂放于舒适位置→将未夹体温计臂侧衣袖卷于肩部（必要时脱袖）→肘部伸直，手掌向上→打开血压计→缠袖带于上臂中部（下缘距肘窝 2～3 厘米）→取凳坐下→连接血压计→开汞槽开关→戴听诊器→听头放于肱动脉搏动明显处，用手固定→加压充气（使汞柱上升到动脉搏动音消失后 20～30mmHg）→缓慢放松气门（速度为每秒 4mmHg/）→倾听第一音为收缩压，减弱或消失音为舒张压→排尽袋内余气→分管→血压计倾斜 45°，关汞槽开关→取下袖带缠好放妥→关好血压计。
取出体温计	擦干→读数→甩下体温计→放好。
记录	记录体温、脉搏、呼吸、血压结果。
整理	整理病人与床单位、交代→物品带回→体温计彻底消毒。
二、皮肤评估：弹性	最常用的部位：上臂内侧肘上 3～4cm 处。 评估方法：评估者以左手握住病人右腕部并将其手臂轻度外展，右手拇指与示指（相距 3～4cm）捏起该处皮肤，片刻后松手，观察皮肤皱褶平复的情况。松手后迅速平复为皮肤弹性良好；平复缓慢为皮肤弹性减弱。
三、淋巴结评估	触诊各组淋巴结时，发现淋巴结肿大，应注意其大小、数目、硬度、压痛、活动度、与皮肤有无粘连等。
1. 头颈部淋巴结评估	评估部位及顺序为：耳前→耳后→枕后→颌下→颏下→颈前三角→颈后三角→锁骨上窝。 评估手法：双手的示指和中指指尖于各部位的皮肤上按顺序由浅入深滑行触诊，两侧同时进行。用双手指紧贴耳屏前，滑动触诊耳前、耳后→用右手指触诊枕后淋巴结→被检者头稍低向左侧，右手指尖分别触摸颌下和颏下淋巴结，同法触摸右侧颌下淋巴结→双手指在颈前三角区，先沿胸锁乳突肌前缘触诊→评估者双手指尖在颈后三角沿斜方肌前缘和胸锁乳突肌后缘触诊→被检者稍前屈，用双手指尖在锁骨上窝内由浅部逐渐触摸至锁骨后深部，评估锁骨上淋巴结。

续表

步骤	方法和要点
2. 腋窝淋巴结评估	评估顺序：顶部→后壁→内侧壁→前壁→外侧壁。 评估方法：病人采取坐位或仰卧位，评估者面对病人，一般先评估左侧，后评估右侧。用右手查左腋，左手查右腋。评估左腋时，评估者左手握住病人左腕向外上屈肘并抬高约 45°，右手指并拢，掌面贴近胸壁向上逐渐达腋窝顶部，滑动触诊，然后依次触诊腋窝后、内、前壁，再翻掌向外，将病人外展之上臂下垂触诊外侧壁。同法评估右侧。
3. 滑车上淋巴结评估	评估右侧滑车淋巴结时，评估者右手握住病人右手腕，抬至胸前，左手掌向上，小指抵在肱骨内上髁，无名指、中指、示指并拢在肱二头肌与肱三头肌沟中纵行、横行滑动触摸。同法评估左侧。
4. 腹股沟淋巴结评估	一般以右手触摸被检者双侧腹股沟淋巴结。(该项放在最后做)。
四、头部评估	头部评估内容及顺序：头发→头皮→头颅→眼→耳→鼻→口。
1. 头发	观察头发色泽、分布、密度及脱发情况。
2. 头皮	按顺序拨开头发观察头皮。
3. 头颅	测量头围：以软尺自眉间绕到颅后通过枕骨粗隆，再从对侧绕回到眉间。记录。
4. 眼	
(1) 眉毛及眼睑	观察眉毛分布，有无脱落，眼睑有无内翻、水肿、闭合障碍。
(2) 结膜及巩膜	评估上睑结膜时需翻眼睑，注意评估者手要干净。其要领为：嘱被检者下视，评估者用示指和拇指捏住被检者左上睑中外 1/3 交界处边缘，轻轻向前下牵拉，然后示指向下压迫睑板上缘并与拇指配合将睑缘向上捻转翻转上眼睑。观察睑结膜和穹隆结膜。评估后提起上眼睑皮肤，同时嘱被检者向上看，翻转复原。 评估被检者下睑结膜时，用双手拇指置于下眼睑中部，请受检者向上看，同时向下牵拉下眼睑边缘，观察下眼睑结膜、球结膜及巩膜。
(3) 眼球	观察眼球的外形有无突出或下陷、评估眼球运动。 评估方法：被检者坐位，评估者在其对面，被检者如为卧位，评估者在其右侧。告知被检者头部保持不动，一般先评估左眼，再评估右眼。评估者伸右臂，竖示指，距受评估者眼前约 40cm 左右，嘱其注视。手指按以下顺序移动，水平向右→右上→右下→水平向左→左上→左下共 6 个方向。评估每个方向时，都要从中位开始(即两眼平视前方)。不能将各方向连起来画圆圈。评估时注意眼球转动幅度、灵活性、两眼是否同步、有无眼球震颤、斜视、复视等。
(4) 瞳孔	
1) 瞳孔的大小及形状	测量瞳孔直径，双侧瞳孔是否等大同圆。
2) 对光反射	包括直接对光反射和间接对光反射。先查被检者左侧瞳孔：取手电筒，聚光→手电光由外向内移动，直接照射瞳孔，瞳孔缩小，称为直接对光反射。用手于被检者鼻根部隔开双眼，用手电光直接照射左瞳孔并观察右侧瞳孔，如缩小，称间接对光反射。同法评估右侧。
3) 集合反射	嘱被检者注视 1m 以外的示指，然后将示指逐渐向眼球方向移动至距眼球约 5～10cm 处，观察两侧眼球和瞳孔变化。
5. 耳	评估耳廓、外耳道、乳突并初测听力。 评估耳廓有无畸形、结节或触痛→使被检者头部转向右侧，将左手拇指放在耳屏前向外上牵拉，右手持手电筒观察外耳道的皮肤及有无溢液，先左后右→评估乳突有无压痛→粗测听力：嘱被检者闭目，并用手指堵塞未被检测的外耳。评估者站在被检者者后面以拇指与示指相摩擦，自 1m 以外逐渐移近被检耳部，直到被检者听到声音或接近耳部为止。以同法测对侧听力，并与正常人做比较。

续表

步骤	方法和要点
6. 鼻	
(1) 鼻外形	观察皮肤颜色及外部形态。
(2) 鼻前庭、鼻通气	左手拇指将被检者鼻尖上推，借手电光观察鼻前庭和鼻腔、分泌物、鼻中隔有无偏曲、鼻息肉或肿瘤等→查被检者鼻通气时手在鼻上，分别用拇指和示指压闭一侧鼻翼，瞩其用力呼气，评估另一侧的通气情况。同法评估另一侧。
(3) 鼻窦压痛	评估顺序为额窦、筛窦、上颌窦。
① 额窦	评估者双手置于被检者两侧颞部，双手拇指分别置于左右眼眶上方稍内，用力向后按压，观察并询问有无疼痛现象。
② 筛窦	评估者双手置于被检者颈部耳廓部，双手拇指分别置于鼻根部与眼内角处向内后方按压；
③ 上颌窦	评估者双手置于被检者两侧耳后，双手拇指分别于左右颧部向后按压。
7. 口	
(1) 唇	观察颜色，有无疱疹、糜烂、畸形。
(2) 口腔黏膜	取手电筒和消毒压舌板，观察被检者口腔黏膜。注意腮腺开口情况（上颌第二磨牙对面的颊黏膜上），有无红肿或分泌物。
(3) 牙齿	如发现牙齿有龋齿、缺齿或义齿，应按格式标明所在部位。
(4) 牙龈	以压舌板轻轻压迫牙龈，注意有无肿胀、出血、溢脓和疼痛。
(5) 舌	
(6) 咽部及扁桃体	请被检者伸舌，观察舌体、舌苔和伸舌运动。 嘱被检者张大口并发“啊”音，手持压舌板在舌前 2/3 与后 1/3 交界处将舌迅速下压，借助手电光观察硬腭、软腭弓、腭垂、扁桃体。如扁桃体肿大则应注意分度。（分为Ⅲ度：Ⅰ度肿大之扁桃体不超过咽腭弓；Ⅱ度超过咽腭弓，未达到咽后壁中线；Ⅲ度处于或超过咽后壁中线）。
五、颈部评估	
1. 颈静脉	被检者分别取平卧位、30°～45°的半卧位，观察锁骨上缘至下颌角颈静脉充盈的情况。
2. 甲状腺	
(1) 视诊	被检者做吞咽动作，观察甲状腺的大小和对称性。
(2) 触诊	被检者采取坐位，评估者位于被检者前面评估。先评估左叶，左手拇指轻推环状软骨及气管向对侧，右手拇指在气管旁，示指、中指在左胸锁乳头肌后缘，使甲状腺左叶在此三指间，以拇指滑动触摸来确定甲状腺状态。评估右叶时，右手拇指轻推环状软骨及气管向右侧，左手拇指在气管旁，示指、中指在右胸锁乳头肌后缘，方法同左叶评估。评估中嘱其做吞咽动作。评估时注意甲状腺大小、质地、有无结节、是否对称、有无压痛及震颤等。评估动作宜轻柔，避免过于重压引起疼痛、咳嗽、憋气等。注意甲状腺肿大的分度及描述。
(3) 听诊	如有甲状腺肿大，应注意听甲状腺有无血管杂音。
3. 气管	将示指与环指（无名指）分别放在被检者两侧胸锁关节上；将中指置于气管上，判断有否气管移位。
4. 强直与运动	被检者仰卧，去枕，评估者用一手置于被检者后颈部轻轻抬高头部并屈颈及向左右转动，观察并感觉有无颈项强直及运动障碍。
● 腹股沟淋巴结	一般以右手触摸被检者双侧腹股沟淋巴结。

实践三　一般状态、头颈部、淋巴结病理体征

【目标】

1. 正确识别一般状态及皮肤的病理体征。

2. 能正确识别淋巴结及头、面、颈部的病理体征：浅表淋巴结肿大，眼球突出或下陷，巩膜黄染，瞳孔形状、大小及对光反射异常，口唇苍白、发绀或疱疹，口腔黏膜溃疡或真菌感染，扁桃体肿大。

3. 能分析上述病理体征的发生机制及其临床意义。

【准备与要求】

1. 预习课堂上讲授内容。

2. 学生分组，每组由1名教师带领，进病室观察上述异常体征，教师边床旁示教病理体征，边解释其评估要点及临床意义。

【步骤与方法】

步骤	方法和要点
1. 一般状态病理体征	如发育异常(巨人症、侏儒症)、异常营养状态(肥胖、消瘦、恶病质)、意识障碍(嗜睡、意识模糊、昏睡、昏迷、谵妄)、特殊面容与表情(慢性面容、尿毒症面容、贫血面容、甲状腺功能亢进面容、黏液性水肿面容、肢端肥大症面容、二尖瓣面容、满月面容、脱水面容)、体位(被动体位、强迫体位)和异常步态。
2. 头、面部病理体征	头颅异常如小颅、巨颅、头部不随意颤动；眼的异常如上睑下垂，眼睑闭合障碍，眼睑水肿，结膜苍白、充血、出血点，眼球突出或下陷，巩膜黄染，瞳孔大小改变，对光反射迟钝或消失，调节与集合反射消失；耳、鼻异常；口腔病变如口唇苍白、发绀，口唇疱疹，口腔黏膜色素沉着、出血点或瘀斑；咽及扁桃体异常如咽部黏膜充血，红肿，扁桃体红肿、增大，口腔异常气味；腮腺肿大等。
3. 颈部病理体征	颈静脉怒张、甲状腺肿大及描述方法、气管移位等。

实践四　正常胸廓及肺部评估

【目标】

1. 能指出胸部的体表标志、人工划线及分区。

2. 能掌握肺部评估的基本方法。

3. 能掌握间接叩诊法，分辨4种叩诊音(清音、浊音、鼓音、实音)。

4. 能正确进行3种呼吸音的听诊(支气管呼吸音、支气管肺泡呼吸音、肺泡呼吸音)。

5. 能正确判断胸廓形态和肺的正常状态。

【准备】

听诊器、直尺、标记笔、笔记本。

【步骤和方法】

步骤	方法和要点
备物、洗手、解释	物品准备齐全，推车到病室，当被检者面洗手，并解释评估目的和要求，解除其紧张。
一、正常胸部标志、划线及分区的确认	
1. 锁骨	
锁骨中线	锁骨肩峰端与胸骨端两者中点的垂直线。
锁骨上窝	锁骨上方的凹陷部，相当于两肺上叶肺尖的上部。
2. 胸骨角	由胸骨柄与胸骨体的连接处向前突起而成。两侧分别与左右第2肋软骨连接，为计数肋骨和肋间隙顺序的主要标志。
胸骨上窝	胸骨柄上方的凹陷部，气管位于其后。
3. 腋窝	
腋前线	通过腋窝前皱襞，沿前侧胸壁向下的垂直线。
腋后线	通过腋窝后皱襞，沿后侧胸壁向下的垂直线。
腋中线	自腋窝顶端位于上述2线之间的向下的垂直线。
4. 第7颈椎棘突	低头时最突出，其下为第1胸椎。为计数胸椎的标志。
5. 肩胛下角	肩胛骨的最下端，可作为后胸部计数肋骨的标志。被评估者取直立位两上肢自然下垂时，肩胛下角可以作为第7肋或第8肋骨水平的标志，或相当于第8胸椎的水平。
肩胛下角线	双臂下垂时通过肩胛下角，与后正中线平行的垂直线。
肩胛间区	两肩胛骨内缘之间的区域，上线为肩胛冈，下线为肩胛下角的连线。
肩胛下区	两肩胛下角连线与第12胸椎水平线之间的区域。
二、平卧位评估	平卧，充分暴露前胸部。
(一) 视诊	营养状态、皮肤(是否有皮疹、局部有无炎症、溃烂及突起)等。
1. 一般情况 2. 胸壁静脉	正常胸壁无明显静脉可见。当上腔静脉或下腔静脉血流受阻建立侧支循环时，胸壁静脉充盈或曲张。
3. 呼吸运动	呼吸运动类型、呼吸频率、节律，两侧呼吸运动是否对称、肋间隙的宽度(肺气肿形成的桶状胸肋间隙常增宽)
4. 胸廓外形	两侧是否对称，是否有鸡胸或漏斗胸；观察并比较胸廓的前后径(从被检者的侧面观察)和左右径，正常成人前后径∶左右径 =1∶1.5，如果前后径∶左右径 <1∶2，则为扁平胸；如果前后径 = 左右径，则为桶状胸。
5. 乳房	(1) 是否对称、皮肤有无发红，有无溃疡、色素沉着和瘢痕、有无桔皮样改变等。 (2) 乳头的位置、大小，两侧是否对称，有无分泌物。 (3) 男性有无乳房增大。
(二) 触诊	
1. 胸壁	用双手手掌前部分别按压被检者两侧胸廓的上、中、下三部分，观察有无压痛和皮下气肿(捻发感)。
2. 胸骨压痛	用拇指依次按压被检者胸骨柄和胸骨体的各部分，询问有无压痛，如果仅在胸骨下1/3处有压痛，可称为“胸骨压痛阳性”，提示有恶性血液病。

续表

步骤	方法和要点
3. 乳房触诊	分乳房、乳晕和乳头三部分： (1) 先健侧后患侧。 (2) 均从外上象限开始触诊。 (3) 左侧乳房按顺时针、右侧乳房按逆时针顺序进行。 (4) 采用滑行触诊法：评估者的手指和手掌平置在乳房表面，用指腹轻轻施加压力，滑动触诊，一般以能触及肋骨但不引起疼痛为度。触诊时注意有无红肿热痛和包块，包块的部位、数量、大小、外形、硬度、活动度、有无压痛等。 (5) 评估乳晕：用示指和中指按压乳晕，观察有无硬结。 (6) 评估乳头：用拇指和示指挤压乳头，观察有无分泌物。
4. 胸廓扩张度	即呼吸时的胸廓动度，在胸廓前下部评估最为明显。 评估者两手掌及伸展的手指置于被检者胸廓两侧下部的对称位置，左右拇指分别沿两侧肋缘指向剑突，两拇指间距为2cm，然后嘱被检者做深呼吸，可以观察到两拇指间距随呼吸运动扩大和缩小，而且左右两侧分别移动的距离始终相等。
5. 触觉语颤	(1) 方法：评估者将左右手掌的尺侧缘轻放于被检者两侧胸壁的对称部位，然后嘱被检者用同等的强度发“一”长音，并双手交换部位，以排除两手感觉的误差。 (2) 部位：上、中（偏外侧）、下 (3) 注意：比较两侧相应部位语音震颤的异同，注意有无增强或减弱。
6. 胸膜摩擦感	双手手掌置于被检者胸廓下侧部，触诊有无胸膜摩擦感。
(三) 叩诊	动作要领：“一贴四起，放平贴紧，腕指灵活，快打快起”。
1. 间接叩诊手法	(1) 左手中指紧贴被检者皮肤，其余四指抬起；以第2指节作为叩诊板，右手中指指端作为叩诊锤，以垂直方向叩击于板指上，判断由胸壁及其下面的结构发出的声音。 (2) 叩诊应有适当节奏，不可过快，每一部位每次叩诊最多不超过3次。 (3) 每次叩击后，右手中指应迅速抬起离开板指。 (4) 叩诊力度应均匀适中，以便于对比。 (5) 叩诊应从容进行，不能过急或过缓，应仔细分辨音响变化，同时应注意叩诊时板指下产生的震动感觉的差异。
辨别4种叩诊音	沿右锁骨中线，自第2肋间开始直至脐部，分别可以叩出清音、浊音、实音和鼓音。
2. 肺部叩诊音	评估胸部叩诊音分布，以胸骨角为标志，确定肋间隙。 板指与肋骨平行，由第1肋间至第4肋间，按由外向内、自上而下、两侧对比的原则叩诊。注意叩诊音的改变及板指的震动感。
(四) 听诊	
1. 听诊顺序	自上而下，以胸部各条径线为重点，由前胸到侧胸再到背部，左右对称位置对比。
2. 听诊内容	
(1) 明确三种呼吸音	(1) 支气管呼吸音：在喉部、胸骨上窝、背部第6、7颈椎及第1、2胸椎附近听见。响亮、音调高，吸∶呼=1∶3。 (2) 支气管肺泡呼吸音：胸骨两侧1、2肋间、肩胛间区3、4胸椎水平可听见。在其他部位听见属于异常情况。声音强度中等，音调中等；吸∶呼=1∶1。 (3) 肺泡呼吸音：在大部分肺野内均能听到。叹息样或吹风样，声音柔和，音调低沉，吸∶呼=3∶1。

续表

步骤	方法和要点
(2) 啰音	注意肺部有无干、湿啰音。
(3) 语音共振	听诊器体件放置位置同语音震颤的评估，上、中、下三个部位，从内到外。嘱被检者以一般声音强度重复发“一”长音，作两侧对比，有无增强或减弱。正常情况下，听到的言词并非响亮清晰，音节含糊难辨。一般在肺底部较弱。
(4) 胸膜摩擦音	嘱被检者深吸气，在前下侧胸壁听诊有无胸膜摩擦音。
三、坐位背部评估	
(一) 触诊 1. 胸廓扩张度	将两手平置于被检者背部约第 10 肋骨水平，拇指与中线平行，并将两侧皮肤向中线轻推，嘱被检者做深呼吸运动，观察比较两手的动度是否一致。
2. 触觉语颤	位置及手法同前胸。
(二) 叩诊	
1. 肩胛间区的叩诊	板指与脊柱平行，左右对比，从上到下。
2. 肩胛下区的叩诊	板指与肋间隙平行，同样左右对比，从上到下。
3. 肺下界移动度叩诊	评估方法：叩诊板指在肩胛下角处沿肩胛下角线自上而下先叩出平静呼吸状态时的肺下界（由清音叩至出现浊音），板指不移动位置，在原位翻转使手指腹侧向外，用笔在该处作一标记。让被检者深吸气，屏住片刻，迅速向下由清音区叩至浊音区，在此处作标记。当被检者恢复平静呼吸时，再嘱其作深呼气，屏住片刻，自肩胛下角起由上向下叩出已上升的肺下界，作标记。测量深吸气至深呼气两个标记之距离，即为肺下界移动度，正常时为 6～8cm。
(三) 听诊	方法同前，左右对称听肺部呼吸音。

实践五　肺部病理体征评估

【目标】

1. 能运用所学知识正确判断下列肺部病理体征：呼吸频率、节律及深度的改变，呼吸运动和触觉语颤的改变，异常听诊音，异常呼吸音和啰音。

2. 能分析肺部病理体征的发生机制及其临床意义。

【准备与要求】

1. 提前预习课堂教授内容。

2. 听诊器或多道听诊器。

3. 学生分组，每组由一名教师带入病室，在教师指导下，见习肺部病理体征。选择病种：慢性支气管炎、肺气肿；支气管哮喘、胸腔积液、气胸等。

【内容】

1. 异常胸廓桶状胸、畸形胸等。

2. 视诊呼吸运动增强或减弱，三凹征，呼吸节律改变如潮式呼吸、间停呼吸。

3. 触诊触觉语颤增强、减弱或消失。

4. 病理性叩诊音，包括在正常肺部清音区出现的浊音、实音、鼓音或过清音。

5. 听诊病理性肺泡呼吸音，包括肺泡呼吸音增强、减弱或消失，呼气延长；异常支气管呼吸音；啰音，包括干啰音（鼾音、哮鸣音）、湿啰音（大、中、小水泡音等）；胸膜摩擦音。

实践六　正常心血管系统评估

【目标】

1. 评估正常心尖搏动（位置、强弱、性质和范围）。

2. 掌握心脏相对浊音界的叩诊和测量。

3. 初步掌握心脏听诊方法和内容

(1) 心音的性质、强度、节律、频率。

(2) 第一心音与第二心音的鉴别。

4. 熟悉外周大血管的评估。

【准备】

听诊器、直尺、标记笔、记录本。

【步骤和方法】

步骤	方法和要点
备物、洗手、解释	物品准备齐全，推车到病室，当被检者面洗手，解释评估目的和要求，解除其紧张。
一、心脏评估	
1. 视诊	被检者取平卧位。
检者心前区是否隆起、观察心尖搏动	评估者下蹲，视线以切线方向观察被检者心前区是否隆起，心尖搏动的位置（第5肋间左锁骨中线内侧0.5～1.0cm）、强弱和范围，心前区有无异常搏动。
2. 触诊 心尖搏动、震颤、心包摩擦感	评估者先以手掌或手掌尺侧置于心前区，感觉心尖搏动的位置以及心前区有无震颤。再示指和中指并拢，以指腹进一步触摸心尖搏动的位置、范围（直径为2.0～2.5cm），节律、强度，是否弥散，有无抬举性搏动以及其他异常搏动。最后以手掌在胸骨左缘第4肋间触诊有无心包摩擦感。
3. 叩诊	
(1) 左界	先左后右，自下而上，从外向内。 从心尖搏动的肋间开始，在心尖搏动外2～3cm处（通常为第5肋间锁骨中线稍外）由外向内进行叩诊，当叩诊音由清音变为相对浊音时，表示已达心界，用笔作一标记，用此方法逐一肋间确定心界，直至上移至第2肋间为止。
(2) 右界	先沿右锁骨中线自上而下叩出肺肝界，在肺肝界上一肋间由外向内叩诊，直至第2肋间，辨音及标记同前。 用直尺测量前正中线至各标记点的垂直距离；再测量左锁骨中线至前正中线的距离。按统一格式纪录结果。

续表

步骤	方法和要点
4. 听诊	
(1) 顺序 听诊5个听诊区	逆时针方向听诊5个听诊区。 二尖瓣区(心尖区)——→肺动脉瓣区(胸骨左缘第2肋间)——→主动脉瓣听诊区(胸骨右缘第2肋间)——→主动脉瓣第二听诊区(胸骨左缘第3、4肋间)——→三尖瓣区(胸骨下端近剑突左侧处)。
(2) 内容 心率、心律、心音、杂音、心包摩擦音	心率、心律(齐与不齐)、心音(强度改变、心音分裂、额外心音;第一心音心尖部最强且清晰,音调低、持续时间长,标志心室收缩开始;第二心音心底部最强且清晰,音调高、清脆,持续时间短,标志心室舒张开始;第三心音在部分青少年心室舒张早期第二心音后可有,也可见于先天性心脏病及二尖瓣或三尖瓣关闭不全的人);杂音:如果听到杂音,应认真辨别其最响的部位、时期、性质、传导、强度及与体位、呼吸、运动的关系;心包摩擦音:胸骨左缘第3、4肋间听诊。
二、外周大血管评估	
1. 视诊和触诊	
大血管的位置	大血管的位置、管壁的弹性,脉搏、速率、节律、紧张度、强弱。 颈动脉:胸锁乳突肌前缘,深部。 颞动脉:耳前方。 肱动脉:上臂肱二头肌内侧向肱骨方向按压可扪及。 桡动脉:腕部曲面桡侧,桡骨茎突的内方易扪及,两侧对比。 股动脉:腹股沟韧带下方于髂前上棘与耻骨联合的中内1/3交界处,两侧对比。 足背动脉:内外踝连线的中点与第1、2趾间的连线上。 判断有无: 水冲脉:坐位:将病人手臂抬高过头,紧握其手腕掌面,若脉搏骤起骤降,急促有力者。若仰卧位则将病人手臂前伸超过头。 奇脉:吸气时脉搏的幅度明显减弱或消失者。 短绌脉:脉率和心率不一致者,计数时两人分别记数心率和脉率。
毛细血管搏动征	手指轻压被检者指甲末端,观察甲床苍白有无随脉搏跳动而变窄继而又扩大。
2. 听诊	
动脉、静脉	股动脉有无射枪音、Duroziez双重杂音等。颈静脉、颈动脉有无血管杂音。
周围血管征	由脉压差增大所致的一组征状。包括:水冲脉、毛细血管搏动征、枪击音和Duroziez双重杂音。

实践七 心血管病理体征评估

【目标】

1. 能运用所学知识正确判断下列心脏病理体征:心尖搏动位置、强弱和范围的改变,心浊音界的改变,心率、心律、心音的改变,二尖瓣及主动脉瓣区收缩期及舒张期杂音。

2. 能分析常见异常脉形的特征和临床意义。

3. 掌握毛细血管搏动症、周围血管征阳性的特点和临床意义。

【准备与要求】

1. 提前预习课堂教授内容。

2. 带听诊器或多道听诊器。

3. 学生分组，每组由1名教师带人病室，在教师指导下，见习心脏及外周血管的病理体征。要求示教病种：风湿性心瓣膜病、心功能不全、心脏扩大，其次为先天性心脏病等。

【内容】

1. 视诊心前区隆起、心尖搏动弥散、二尖瓣面容、端坐呼吸、颈静脉怒张、颈动脉搏动、毛细血管搏动征。

2. 触诊心尖抬举样搏动、心前区震颤、水冲脉、奇脉、肝颈静脉返流征。

3. 叩诊心脏浊音界扩大。

4. 听诊心房颤动、期前收缩、收缩期与舒张期杂音，枪击音、Duroziez 双重杂音、并描述杂音强度。

实践八　正常腹部评估

【目标】

1. 能正确指出腹部体表标志、体表划线和分区。

2. 能正确实施腹部触诊的基本手法(浅、深触诊法)。

3. 能正确实施肝、脾等主要脏器触诊。

【准备】

软尺、听诊器、笔。

【步骤和方法】

步骤	方法和要点
备物、洗手、解释	物品准备齐全，推车到病室，当被检者面洗手，解释评估目的和要求，解除其紧张。
一、体表标志	肋弓、剑突、腹直肌外缘、胆囊点、季肋点、髂前上棘、麦氏点、肋脊角 腹直肌外缘(嘱被检者屈颈抬肩以使腹直肌收缩而显露) 胆囊点(右侧腹直肌与肋缘交点，压痛为胆囊病变) 季肋点(第10肋前端，压痛表明肾病变) 麦氏点(脐与右侧髂前上棘连线中外1/3处，压痛示阑尾炎)
二、腹部分区法	
1. 四区法	通过脐做水平和垂直线，将腹部分为4个区，分别称为左上腹部、右上腹部和左下腹部、右下腹部。
2. 九区法	分别于左右肋弓下缘、左右髂前上棘作两条横线，再从左右两侧髂前上棘与前正中线之交点作两条横线的垂直线，将腹部分为9个区，分别称为：右上腹、上腹、左上腹、右腰部、脐部、左腰部、右下腹、下腹部、左下腹

续表

步骤	方法和要点
三、腹部评估方法	
1. 视诊	腹部评估顺序为视诊、听诊、叩诊、触诊。 嘱被检者取仰卧位，充分暴露腹部。蹲下平视腹部外形是否平坦。再视腹部皮肤、呼吸运动、腹壁静脉、胃肠形及蠕动波、脐的状态。通过脐围绕腹部一周，测量腹围。
2. 听诊	
(1) 肠鸣音	用听诊器置于脐周或右下腹，听诊1分钟，以"次/分"记录，并判断肠鸣音有无增强、减弱或消失。
(2) 振水音	被检者仰卧位，评估者将听诊器放在左上腹部，用稍弯曲之手指在被检者上腹部作连续迅速的冲击动作，如胃内有液体存在，可听到振水音。
(3) 腹部血管音	用听诊器在脐部和脐上两侧可听到腹主动脉搏动音，并注意有无血管杂音。
3. 叩诊	
(1) 肝浊音界	沿右锁骨中线自第2肋间向下逐一肋间叩诊，至叩诊音由清音变为相对浊音的肋间为肝上界。正常肝上界在第5肋间。肝下界叩诊常以触诊为主，也可两者互相配合引证。如触及肝下缘时，记录肝上界至下缘之距离，即为肝脏的上下径，正常人约为10～11cm。
(2) 胃泡鼓音区	于左前胸下部，左肋缘以上，呈半月形鼓音区，正常时其大小与胃内气体多少有关。
(3) 移动性浊音	先从被检者脐部开始，向左侧叩诊，直达左中腹边缘，如叩诊变为浊音，叩诊板指位置固定（不离开皮肤），嘱被检者向右侧卧位，重新叩诊该处，听取音调有无变化。然后向右侧移动叩诊，直达浊音区或右中腹边缘，叩诊板指固定位置，嘱被检者向左侧翻身作左侧卧位，再次叩诊，听取音调之变化。这种浊音区随体位变动而变动的现象，称为移动性浊音。
(4) 肾脏叩诊	被检者侧卧位，评估者用左手掌平放在被检者的肾区（即肋脊角），右手握拳，用轻到中等度的力量向左手背进行叩击，了解有无叩击痛。
4. 触诊	总要求： (1) 被检者取仰卧位，两手放在躯干两侧，两腿弯曲，使腹壁肌肉松弛。 (2) 先训练被检者作均匀而较深的腹式呼吸，利用被检者的呼吸运动进行触诊。 (3) 评估者站于被检者右侧床边，面对被检者，右手平放于腹壁表面，手指并拢，要温暖、轻巧、用力要均匀，并随时观察被检者的面部表情。 (4) 注意腹壁紧张度及有无腹壁紧张度、压痛及反跳痛、腹部肿块、波动感。 用自然平放的手指掌心面不加压力轻柔地进行试探式触诊，以了解腹壁软硬度，有无抵抗及疼痛。
(1) 浅触诊法	评估者用1个或2个垂直于腹壁的手指指尖，逐渐而均匀用力地深按局限的某一部位，用以确定腹腔的压痛点。
(2) 深部触诊法	
1) 深插触诊法（反跳痛）	当触诊被检者腹部压痛后，用1～2个手指压在腹部压痛处稍停片刻，使压痛感觉趋于稳定，然后将手指迅速抬起，如果被检者感觉疼痛骤然加剧，并伴有痛苦表情或呻吟，称为反跳痛。
2) 双手触诊法	评估者用左手把被评估的区域或器官保持于一定的位置，并将其略推向右手方向，同时右手随被检者的腹式呼吸运动进行触诊。此法常用于评估肝、脾、肾和腹内肿物。
3) 滑行触诊法	在被检者呼气时评估者利用腹壁的松弛，将稍变曲而并拢的手指逐渐压向腹腔后壁的脏器或包块，并连同该处的腹壁皮肤一起，在被触及的脏器或包块上，作上下左右的滑动触摸，如为肠管或索条状包块则应作与长轴相垂直方向（即横轴方向）的滑动触诊。此法有利于腹腔深部和胃肠病变的评估。

续表

步骤	方法和要点
4）冲击触诊法	以3～4个并拢的手指，取几乎垂直的角度，置于被检者腹壁上相应的部位，作数次急速而有力的冲击动作，在冲击时指端即会感觉出脏器在腹腔内的浮沉。此法只用于大量腹水时对肝脾的大致了解，不宜用力过猛而引起被检者不适。
(3) 腹部脏器触诊	
1）肝脏触诊	被检者取仰卧位，两膝关节弯曲，使腹壁放松。用双手触诊法。评估者用左手拇指于季肋部，其余四指置于被检者背部。右手三指并拢，掌指关节伸直，与肋缘大致平行地放在右髂窝，沿右锁骨中线，被检者呼气时手指压向腹深部，吸气时手指向前迎触下移的肝缘，逐渐向肋缘滑行移动。在前正中线触诊肝脏，一般从脐部开始，自下向上滑行移动，与呼吸运动配合。剑突下肝脏的测量是以两侧肋弓缘在前正中线相交处（腹上角顶端）为起点。正常人剑突下肝脏大小应不超过其剑突基底部（胸骨下端与剑突联结处）至脐连线的上1/3。
2）胆囊触诊（胆囊触痛）	左手掌放在被检者的右肋缘部，将拇指放在胆囊点（腹直肌外缘与肋弓交界处），先以拇指用中度压力压迫腹壁，然后嘱被检者深吸气，若被检者因胆囊触及拇指而疼痛称为胆囊触痛，此时如突然屏气，称墨菲（Murphy）征阳性。若胆囊肿大，应描述其大小、形状、质地、压痛与呼吸关系等特征。
3）脾脏触诊	脾脏双手触诊法，左手掌置于被检者左腰部第7～10肋处，右手掌平放于腹壁。一般从脐部开始，随呼吸运动深部滑行向左肋弓方向触诊脾脏。必要时取右侧卧位，右下肢伸直，左下肢屈曲，再做触诊。若脾脏肿大明显，可用浅触诊法。触及脾脏时，要了解其大小、表面形状、边缘、硬度、压痛等特征。巨脾应测第Ⅱ、Ⅲ线，并作图示。
(4) 膀胱触诊	膀胱触诊一般采用单手滑行法，评估者以左手自脐开始向被检者耻骨方向触摸。但膀胱无充盈胀大时则不能触及。

实践九　腹部病理体征评估

【目标】

1. 能运用所学知识正确判断下列腹部病理体征：腹部外形的改变，腹壁压痛和反跳痛、肝大、脾大，胆囊触痛、腹水征、肠鸣音异常。

2. 能分析腹部常见病理体征的发生机制及其临床意义。

【准备与要求】

1. 预习课堂上讲授内容。

2. 带听诊器或多道听诊器。

3. 学生分组，每组由1名教师带人病室，在教师指导下，见习腹部病理体征。示教病种：肝硬化腹水、慢性粒细胞性白血病脾大，其次为腹膜炎、不完全性幽门梗阻、肠梗阻等。

【内容】

1. 视诊　慢性肝病面容、黄疸、肝掌、蜘蛛痣、腹部隆起、蛙腹、舟状腹、脐疝、腹壁静脉曲张等。

2. 触诊　压痛和反跳痛、溃疡病压痛点，胆囊炎压痛点，腹块触诊，肝、脾触诊。

3. 叩诊　移动性浊音及液波感的叩诊。

4. 听诊　肠鸣音活跃、亢进或减弱、振水音。

实践十　脊柱、四肢和神经系统评估

【目标】

1. 掌握脊柱、四肢的评估内容和方法。
2. 熟练掌握常用神经反射的评估方法。

【准备】

叩诊锤、棉签。

【步骤和方法】

步骤	方法和要点
备物、洗手、解释	物品准备齐全，推车到病室，当被检者面洗手，解释评估目的和要求，解除其紧张。
一、脊柱的评估	被检者取坐位或立位。
1. 正常弯曲度	从侧面观察，正常人脊柱有4个生理弯曲（颈椎前凸、胸椎后凸、腰椎前凸、骶椎后凸）。 从后面观察脊柱是否驼背，左、右侧弯。
2. 脊椎畸形	评估者用手指沿被检者脊椎的棘突尖以适当的压力从上往下划压，划压后皮肤出现一条红色充血线，以此线为标准，观察脊柱有无侧弯。正常人脊柱无侧弯。
3. 压痛	被检者取坐位，身体稍向前倾。评估者用右手拇指自上而下逐个按压脊柱棘突直至骶部，询问有无压痛。正常每个棘突均无压痛。
4. 叩击痛	
(1) 间接叩击法	嘱被检者坐正，将左手掌置于被检者头顶部，右手半握拳叩击左手背，观察被检者有无疼痛。
(2) 直接叩诊法	用叩诊垂直接叩击被检者胸椎和腰椎棘突，询问有无叩击痛。如有压痛和叩痛，则计数病变椎体位置。
二、四肢评估	常用视诊与触诊。 评估四肢及关节的形态、肢体位置、活动度或运动等情况。 (1) 腕、掌、肘关节：手腕翻转、肘部屈伸。 (2) 肩关节：手指绕过头顶摸对侧耳朵。 (3) 髋部关节和膝关节运动：伸臂下蹲、前后踢腿、下肢伸直外展、内旋等。
三、神经系统评估	
(一) 肌力评估	肌肉克服阻力的力量，即肌力。
上肢肌力的评估	请被检者活动上肢，右手置被检者左上臂内侧，嘱其作屈肘动作；右手置被检者前臂外侧，嘱其作伸肘运动，观察。同样的方法测试右前臂肌力，并与左侧比较。 请被检者双手紧握评估者示指和中指，评估者用力回抽，比较双侧握力。
(二) 生理反射	
1. 浅反射	
(1) 角膜反射 1) 直接角膜反射 2) 间接角膜反射	嘱被检者向内上方注视，用灭菌棉签的棉花纤维由角膜外缘轻触病人的角膜。正常时可见眼睑迅速闭合，称为直接角膜反射。 如对侧也出现眼睑闭合反应，称为间接角膜反射。 角膜反射完全消失见于深昏迷的病人。

续表

步骤	方法和要点
(2)腹壁反射	被检者平卧，两下肢稍屈以使腹肌松弛，以脐为中心，用较尖锐器具(如钝头竹签)轻轻划过被检者腹壁皮肤(从外到内)，分别于上、中、下三部位，左、右对称进行评估，正常时可看到腹壁肌收缩，分别以“存在”、“减弱”、“消失”记录之。
(3) 跖反射	被检者仰卧，髋及膝关节伸直，评估者一手持被检者踝部，使被评估者足底与小腿约呈直角，另一手用钝头竹签自后向前划足底外侧至小趾掌关节处转向拇趾侧。正常可见足趾向跖面屈曲(巴宾斯基征阴性)。以“正常、”“亢进”、“减弱”、“消失”记录之。
2. 深反射	
(1) 肱二头肌反射	保持被检者肢体放松、叩打力量均匀、左右一致。 评估者扶托被检者上肢，使其肘部稍弯曲、前臂稍内旋，评估者以左拇指置于被检者的肱二头肌腱上，用叩诊锤叩击该拇指。正常反应为肱二头肌收缩，表现为前臂呈快速的屈曲动作。
(2) 肱三头肌反射	使被检者上肢于肘部屈曲，前臂内旋，评估者托住其前臂及肘关节，用叩诊锤叩击尺骨鹰嘴的上方 1.5～2cm 处(肱三头肌附着部)。正常反应为肱三头肌收缩，前臂稍伸展。
(3) 桡反射	评估者左手轻托被检者的腕部，嘱其肘关节屈曲，腕关节自然下垂，评估者以叩诊锤叩击被检者桡骨茎突。正常反应为前臂屈曲和旋后运动。
(4) 膝腱反射	被检者取坐位时，小腿自然下垂，或取卧位，评估者立于被检者侧面(以防被踢及)，用左手在被检者腘窝部托起双下肢，使髋、膝关节稍屈曲，叩击被检者髌骨下方股四头肌肌腱。正常反应为股四头肌收缩，小腿有伸展运动。
(5) 跟腱反射	被检者仰卧位，髋及膝关节稍屈曲，下肢取外展及外旋位，评估者用左手托被检者足掌，使足呈过伸位(脚趾背曲)，用叩诊锤叩击跟腱。正常反射为腓肠肌收缩，足向跖屈曲。
(三) 病理反射	
1. Babinski(巴宾斯基)征	用竹签由足跟开始沿被检者足底外侧向前轻划，至小趾跟部再转向趾侧。如拇趾背伸，其余四趾呈扇形展开，则为巴宾斯基征阳性。
2. Oppenheim(奥本海姆)征	评估者用拇指及示指沿被检者的胫骨前侧用力由上向下推动，有巴宾斯基征样反应者为阳性。
3. Gordon(戈登)征	评估者用拇指和其他四指分置于被检者腓肠肌部位，然后以适度的力量捏压，有巴宾斯基征样反应者为阳性。
4. Chaddock(查多克)征	评估者用竹签在被检者外踝下方由后向前划至趾跖关节处(足背外侧)为止，有巴宾斯基征样反应者为阳性。 上述4种方法虽手法不同，但阳性表现和意义相同。
5. Hoffmann(霍夫曼)征	评估者用左手握住被检者前臂近腕关节处，右手示指和中指夹住被检者的中指，并稍向上提，再用拇指的指甲急速弹刮被检者中指的指甲。如被检者拇指屈曲内收，其余四指末节有屈曲动作时，为阳性反应。
6. 阵挛	是腱反射极度亢进的表现。
踝阵挛	被检者仰卧，髋膝关节稍屈曲，评估者一手握住被检者小腿，另一手握住被检者足掌前端，用力使踝关节背曲(过伸)，若足呈节律性震颤，称为踝阵挛阳性。
(四) 脑膜刺激征	
1. 颈强直	去枕，嘱被检者下肢自然伸直，颈部放松，评估者左手托住被检者枕部，做被动屈颈，测试有无颈项强直。

续表

步骤	方法和要点
2. Brudzinski（布鲁津斯基）征	被检者仰卧，两下肢自然伸直，评估者一手置于被检者胸前以保持胸部位置不动，另一手托病人枕部使其头部前屈。若双膝关节与髋关节有反射性屈曲者为阳性。
3. Kerning（凯尔尼格）征	被检者仰卧，评估者先将其一侧髋关节和膝关节屈成直角，然后用手抬高其小腿，若被检者在135°以内出现抵抗，或沿坐骨神经发生疼痛者为阳性。有时还可引起对侧下肢屈曲。

实践十一　全身系统评估

【目标】

1. 进一步熟练身体各部分评估技能。
2. 准确、系统地对被检者实施全身系统评估。
3. 树立关心和尊重病患的爱伤观念。

【准备】

血压计、体温计、压舌板、听诊器、棉签、直尺、叩诊锤、笔、手电筒、软尺。

【步骤与方法】

1. 集中看身体评估录像（约40分钟），后分班组练习。
2. 学员2人一组练习，教员指导及纠错。

步骤	方法
备物、洗手、解释	被检者多取仰卧位。护士站在被检者右侧，告知查体注意事项。通过简短的交流，消除其紧张情绪。
【仰卧位】	
生命体征→发育、营养、意识状态→头部（头颅、眼、耳、鼻、口）→颈部（甲状腺、气管、颈动静脉）→皮肤浅表淋巴结→胸廓→肺、心（视、触、叩、听）	体温、脉搏、呼吸、血压→皮肤弹性→头发、头皮、测头围眉毛及眼睑、结膜及巩膜、瞳孔的大小及形状、对光反射、集合反射、耳廓、外耳道、乳突、初测听力、鼻外形、鼻前庭、鼻通气、鼻窦压痛、唇、口腔黏膜、牙齿、牙龈、舌、咽部及扁桃体→甲状腺（视诊、触诊、听诊）、气管位置、颈部血管、强直与运动→头颈部、腋窝、滑车上淋巴结评估→胸部视诊（一般情况、胸壁静脉、呼吸运动、胸廓外形、乳房）、触诊（胸壁、胸骨压痛、乳房、胸廓扩张度、触觉语颤、胸膜摩擦感）肺部叩诊、听诊（3种呼吸音、啰音、语音共振、胸膜摩擦音）→心脏视诊（心前区是否隆起，心尖搏动的位置、强弱和范围，心前区有无异常搏动）、触诊（心尖搏动、震颤、心前区有无异常搏动、叩诊（心脏左界和右界）、听诊（心率、心律、心音、杂音、心包摩擦音
【坐位】	
背部肺视、触、叩、听→腰背部皮肤、外形→脊肋角压痛→脊柱位置、弯曲、压痛、叩击痛	背部视诊、肺触诊（胸廓扩张度）、叩诊（背部和肺下界移动度）、听诊（呼吸音）→腰背部皮肤、外形→脊肋角压痛→脊柱位置、弯曲、压痛、叩击痛

续表

步骤	方法
【仰卧位】 腹（视、听、叩、触）→腹壁反射→腹股沟淋巴结→股动脉听诊→四肢活动度	腹部视诊（腹部外形是否平坦、腹部皮肤、呼吸运动、腹壁静脉、胃肠形及蠕动、脐的状态、测量腹围）、听诊（肠鸣音、振水音、腹部血管音）、叩诊（胃泡鼓音区、移动性浊音）、触诊（腹壁紧张度、压痛、反跳痛、肝脏、胆囊、脾脏、腹部包块）→腹壁反射→腹股沟淋巴结→股动脉听诊→四肢活动度
【仰卧位】	
上肢水冲脉、毛细血管搏动→杵状指（趾）活动度、肌力和肌张力→生理、病理反射→下肢活动度、生理、病理反射→脑膜刺激征	盖好被子，上肢水冲脉、毛细血管搏动→杵状指（趾）、活动度、肌力和肌张力→生理反射（角膜反射、跖反射、肱二头肌反射、肱三头肌反射、桡反射）、病理反射（霍夫曼征）→下肢活动度、生理反射（膝腱反射、跟腱反射）、病理反射（巴宾斯基征、奥本海姆征、戈登征、查多克征、踝阵挛）→脑膜刺激征：布鲁津斯基征、凯尔尼格征。
【总结和感谢】	体检完毕，盖好被子，收拾器具，告知基本健康情况，感谢被检者的合作。

附 “全身系统评估”内容和要求

一、一般评估

1. 器具齐备；站在被检者右侧，向其问候，告知查体注意事项。

2. 测量体温，把体温表放在腋窝深处紧贴皮肤。

3. 评估脉搏，至少计数30秒。

4. 观察病人呼吸频率，计数30秒。

5. 测量右上臂血压。观察水银柱液面，袖带下缘距肘弯横纹上2～3cm；听诊器膜型体件与腋中线同一水平；两眼平视水银柱平面。同样的方法测定两次，间歇1分钟左右。测量完后倾斜血压计，关闭开关。

6. 取出体温表，观察刻度后甩下水银。

7. 观察被检者发育、营养、体型、面容表情和体位。

二、头部

8. 观察头发、头颅外形。

9. 触诊头颅。

10. 观察眼睑，翻眼睑，观察上下睑结膜、穹隆结膜、球结膜及巩膜，先左后右。

11. 观察眼球的外形、双侧瞳孔，并测量瞳孔。

12. 取手电筒，评估左右瞳孔的直接和间接对光反射。

13. 评估左右眼球运动。示指按水平向外、外上、外下、水平向内、内上、内下，共6个方向进行，评估每个方向时均从中位开始。

14. 评估调节反射、辐辏反射。

15. 评估耳廓，观察外耳道，评估乳突，先左后右。

16. 观察鼻外形、鼻前庭和鼻腔，评估两侧鼻通气。

17. 触压双侧额窦、筛窦和上颌窦。

18. 观察口唇；用消毒压舌板观察口腔黏膜、牙齿、牙龈、扁桃体、咽后壁等；观察舌体、舌苔、伸舌运动、鼓腮、示齿动作。

三、颈部

19. 观察颈部皮肤、血管，先左后右，观察甲状腺。

20. 按顺序触诊头颈部淋巴结：耳前、耳后、乳突区、枕后、颈后三角（双手指尖沿斜方肌前缘和胸锁乳突肌后缘触诊）、颈前三角（翻掌，双手指沿胸锁乳突肌前缘触诊），被检者头稍低向左侧，评估者右手指尖分别触摸颌下和颏下淋巴结，同法触摸右侧颌下淋巴结、锁骨上淋巴结（被检者头部稍前屈，用双手指尖在锁骨上窝内由浅部逐渐触摸至锁骨后深部）。

21. 触诊甲状腺峡部和左右叶。右手拇指在胸骨上切迹向上触摸，请受检者做吞咽动作；用左手拇指在甲状软骨下气管右侧向对侧轻推，右手示指、中指和环指在左胸锁乳突肌后缘，右手拇指在气管旁滑动触摸，请被检者吞咽；同法评估甲状腺右叶。

22. 触诊气管位置。

23. 听诊颈部血管性杂音，先左后右；甲状腺无肿大则无须听诊。

24. 测试颈项强直。取枕，左手托住被检者枕部，右手放在其胸前使被检者头部作被动屈颈动作，同时观察两膝关节和髋关节的活动（Brudzinski 征）。

四、前胸部和肺部

25. 视诊前胸部皮肤、呼吸运动、肋间隙、胸壁静脉；蹲下观察胸廓外形；视诊两侧乳房、乳头的位置。

26. 触诊腋窝淋巴结。左手扶着被检者左前臂，右手指并拢，掌面贴近胸壁向上直达腋窝顶部滑动触诊。然后依次触诊腋窝后壁、内侧壁、前壁。触诊腋窝前壁时，注意拇指和四指的配合。再翻掌向外，触诊腋窝外侧壁。左手评估右腋窝淋巴结，方法同前。

27. 触压胸廓，了解胸廓的弹性，评估皮下气肿、胸壁压痛、胸骨压痛。

女性则常规触诊乳房，先查健侧，后查患侧。左乳按顺时针，右乳按逆时针的顺序由浅入深触诊，最后触诊乳头。

28. 评估胸廓扩张度。两手掌及伸展的手指置于胸廓前下部的对称位置，左右拇指分别沿两侧肋缘指向剑突，两拇指间距约 2cm。然后嘱被检者做深呼吸动作。

29. 触诊语音震颤。将双手掌置于被检者胸部上、中、下三部位的对称位置，嘱其以同等强度发“一”长音，并双手作一次交换。

30. 触诊胸膜摩擦感。双手掌置于被检者胸廓下侧部，嘱其深吸气。

31. 评估胸部叩诊音分布。由第 1 肋间至第 4 肋间，按由外向内、自上而下、两侧对照的原则叩诊。

32. 肺下界叩诊。按右锁骨中线、左腋中线、右腋中线顺序叩 3 条线。被检者平静呼吸，自上而下，由清音叩到实音时翻转板指，取板指中部用标记笔作标记。

33. 肺部听诊。按锁骨中线、腋前线和腋中线 3 条线，上、中、下部左右对称部位听诊。必要时嘱被检者作深吸气动作。

34. 评估语音共振。嘱被检者以一致的声音强度重复发“一”长音，同语音震颤评估上、中、下 3 个部位，作两侧对比。

35. 听诊胸膜摩擦音。嘱被检者深吸气，在前下侧胸壁听诊。

五、心脏

36. 观察心前区是否隆起、心尖搏动。评估者下蹲，以切线方向进行观察；视诊心前区异常搏动。

37. 触诊心尖搏动、心前区异常搏动（包括剑突下搏动）和震颤。用手掌在心前区和心底部触诊，必要时用手掌尺侧（小鱼际）确定具体位置和时期。

38. 触诊心包摩擦感。在胸骨左缘第3、4肋间用手掌触诊。

39. 心脏听诊。先将听诊器体件置心尖搏动最强的部位。听诊心率（1分钟）、心律、心音（强度改变、心音分裂、额外心音）、杂音。然后依次在肺动脉瓣区、主动脉瓣区、主动脉瓣第二听诊区、三尖瓣区听诊。

40. 听诊心包摩擦音。在胸骨左缘3、4肋间听诊。

六、背部

41. 视诊皮肤。被检者坐起，两手抱膝，暴露背部。

42. 触诊胸廓扩张度。双拇指在第10肋水平，对称性地把手掌放在背部两侧，两拇指间距约2cm，两手向脊柱方向推挤，使皮肤松弛致双手大拇指掌侧缘平行；然后嘱被检者做深呼吸动作。

43. 触诊语音震颤。两手掌置肩胛下区对称部位，请被检者发"一"长音，然后两手交换，请被检者以相等强度重复发"一"长音。

44. 背部叩诊。肩胛间区脊柱两侧上下共4个部位，左右腋后线、肩胛线上下共4点，先左后右。

45. 叩诊肺下界和肺下界移动范围。沿左肩胛线自上而下，叩出平静呼吸时的肺下界。嘱被检者作深吸气后屏住呼吸，迅速自上而下叩至浊音区，翻转板指，在其中点作一标记。再嘱其深呼气后屏气，迅速自上而下叩出浊音区，翻转板指，再作标记，嘱被检者恢复正常呼吸。用直尺测量两个标记间的距离。再叩右侧。

46. 背部听诊。肩胛间区脊柱两侧上下共4个部位，左右腋后线、肩胛线上下共4点。

47. 听诊语音共振。嘱被检者以相同的声音强度发"一"长音，在肩胛间区脊柱两侧和肩胛下区左右共4点，两侧对比。

48. 评估肋脊点、肋腰点压痛和左右肾区叩击痛。

49. 观察脊柱的活动度。

50. 评估脊柱弯曲度、压痛、叩击痛（先用间接叩击法，再用直接叩击法）。

七、腹部

51. 视诊腹部外形（蹲下平视）、腹部皮肤、呼吸运动、腹壁静脉曲张、胃肠型或蠕动波。

52. 右下腹听诊肠鸣音（1分钟）。

53. 听诊有无血管杂音。

54. 腹部浅触诊。一般自左下腹开始滑行触诊，然后沿逆时针方向移动；评估 McBurney 点反跳痛。

55. 腹部深触诊。左手与右手重叠，以并拢的手指末端逐渐加压触摸深部脏器，一般自左下腹开始，按逆时针方向进行。

56. 肝脏触诊。用左手拇指置于季肋部，其余四指置于背部，右手自右髂窝沿右锁骨中线，与呼吸配合，向肋缘滑行移动，直至触及肝缘或肋缘。如果肋下触及肝脏，必要时宜在右锁骨中线叩出肝上界并测量肝脏的上下径。肝脏肿大者作肝颈静脉回流征评估。

在前正中线触诊肝脏。一般从脐部开始，自下向上滑行移动，与呼吸运动配合，测量肝缘与剑突根部间的距离。

57. 脾脏触诊。左手掌置于被检者左腰部第7～10肋处，右手掌自脐部开始，两手配合，随呼吸运动深部滑行向肋弓方向触诊脾脏，直至触及脾缘或左肋缘。触诊不满意时，可嘱被检者右侧卧位，右下肢伸直，左下肢屈曲再作触诊。如脾脏肿大，则测量甲乙线、甲丙线和丁戊线。

58. Murphy征评估。以左拇指勾压腹直肌外缘与肋弓交界处，其余四指与肋骨交叉，嘱被检查做深吸气，同时注意被检者的面部表情，询问有无疼痛。

59. 双手拇指依次深压季肋点、上输尿管点和中输尿管点。

60. 评估肝区叩击痛。

61. 评估液波震颤。左手掌轻贴被检者右侧腹壁，右手指指腹部叩击左侧腹壁，必要时请被检者或助手用右手掌尺侧缘压在脐部腹正中线上，再叩击对侧腹壁。

62. 评估振水音。左耳凑近被检者上腹部，冲击触诊上腹部。

63. 评估腹部叩诊音分布。从左下腹开始，以逆时针方向叩诊。

64. 叩诊移动性浊音。从脐部开始，沿脐水平向左侧方向移动，叩及浊音时，板指位置固定，嘱被检者右侧卧位，稍停片刻，重新叩诊该处；然后向右侧移动叩诊，直达浊音区，叩诊板指固定位置；嘱被检者向左侧翻身180°呈左侧卧位，停留片刻后再次叩诊。

65. 触诊两侧腹股沟淋巴结、股动脉搏动。

66. 听诊有无射枪音和有无Duroziez双重杂音。听诊器体件置于股动脉上听诊。

67. 评估上、中、下腹壁反射。

八、四肢及部分神经反射

68. 视诊上肢皮肤、关节、手指及指甲。

69. 评估上臂内侧肘上3～4cm处皮肤弹性。触诊左右滑车上淋巴结。

70. 触诊双侧桡动脉搏动、有无交替脉、奇脉、水冲脉和毛细血管征。评估水冲脉时，用左手指掌侧紧握被检者右手腕桡动脉处，将被检者前臂抬高过头。

71. 评估左右上肢运动功能和肌力。

72. 肱二头肌反射、肱三头肌反射、桡骨膜反射及Hoffmann征评估，先左后右。

73. 视诊双下肢皮肤、下肢静脉、关节、踝部及趾甲。

74. 触摸腘窝淋巴结，触诊压陷性水肿，先评估左下肢，后查右下肢。触摸两侧足背动脉。

75. 评估左右下肢运动功能和肌力。

76. 左右膝反射、跟腱反射、Babinski征、Oppenheim征、Gordon征、Kernig征评估。

77. 盖好被子，收拾完毕后，简要告知被检者健康状况，感谢被检者的合作，并道别。

备注：

1. 要求评估者在40分钟内完成全身系统评估。时间一到，立即中止查体。

2. 操作错误、顺序颠倒，按程度扣分。

3. 如有阳性体征未发现者，按情况扣分。

实践十二　健康史采集与病历书写见习

【目标】

1. 熟悉健康史内容。

2. 掌握问诊技巧和身体评估规范操作。

3. 学会接触病人、接触临床的基本方法。

4. 初步掌握书写护理病历。

【准备与要求】

1. 进病房前应着工作服、戴工作帽；备好口罩、笔记本及记录用笔。

2. 进入医院和病房应严格遵守各项医疗规章制度及工作秩序。

3. 严格按病历书写格式和质量要求按时完成书写作业。

【方法】

1. 由临床带教老师带领学员在病房内对指定病人进行问诊。

2. 每3～4名学员为一个小组，每个同学负责一部分内容的问诊，其他同学注意聆听及记录，并对遗漏内容作补充询问，带教老师在各组间巡视、指导。

3. 问诊结束后小组应进行简短的讨论和小结，对遗漏及缺项内容再作补充。

4. 各组问诊结束后，由带教老师总结，布置病历书写作业，病历书写时用蓝黑墨水钢笔，不准涂改，字迹规整，标点符号规范。

【内容】

（一）页眉

页眉上要求注明科室名称、病人所处的病室以及所在的床位，病人的住院号。

（二）一般情况和健康史

一般情况里的项目包括姓名、性别、年龄、婚姻、职业、籍贯、民族、住址、工作单位、入院日期、记录日期、病史称述者及可靠程度等。基本上在病人的门诊病历里都有描述的。如果有些项目不够清楚的话，可以在和病人交谈的过程中询问。

健康史部分主要包括**主诉**、**现病史**、**既往健康史**、**目前用药史**、**家庭健康史**和**系统回顾**，女性病人还要加一个**成长发育史**（女性病人的月经史、结婚年龄和生育史）。既往健康史中要注意问清楚病人以往健康状况如何，患过什么疾病，以及有无住院史、手术史、外伤史以及有无对药物、食品和特殊物质如花粉过敏的现象。

系统回顾（以Marjory Gordon的功能性健康型态为例）

（1）健康感知-健康管理型态：在这一型态里，主要是了解病人对自我健康的感知程度以及是否具有参与健康管理的各种行为。

（2）营养-代谢型态：本型态的重点在于食物和液体入量，身体对摄入物的利用（代谢），以及可能影响摄入量的一些问题。

（3）排泄型态：主要是了解病人膀胱和肠道的功能，也即排便和排尿。

（4）活动-运动型态：了解病人在日常生活活动中的自理能力，也就是维持自我照顾的能力。

（5）睡眠-休息型态：了解病人日常的睡眠型态：如入睡时间、睡眠持续时间，有无入睡困难、多梦、早醒、失眠，是否借助药物或其他方式辅助入睡（安眠药、进食或听催眠的音乐）等。睡眠后精力是否充沛。

（6）认知-感知型态：在这一型态中，病人有无视、听、嗅、味、触、本体、疼痛感觉的异常？病人思维、记忆力、语言能力有无改变？能否正常阅读和写作，理解力如何？定向力如何？有无眩晕的感觉等。

（7）自我感知 - 自我概念型态：这是一个如何看待自己的问题。病人大多数时间里自我感觉如何？情绪如何？个性心理特征一方面参考病人自己的认识和评价，另一方面通过与病人交谈护士自己感知分析之后得出结论。

（8）角色 - 关系型态：本型态的重点是了解病人的就业情况、社交情况，家庭关系、经济情况如何？社会角色适应情况是否良好等等内容。

（9）性 - 生殖型态：练习中可省略此部分。主要了解病人夫妻关系是否和谐等与性、生殖有关的内容。女病人还要注意月经情况。前面健康史中已经有相应的内容，因此这里不需要重复问。

（10）应对 - 应激型态：病人近期生活中有无重大改变和危机，是否存在压力极其性质、程度，病人对此压力的反应及适应程度等。对照顾自己的亲属是否满意等。

（11）价值 - 信念型态：病人有无宗教信仰，对人生价值的理解。

五、资料整理

注意所采集的资料是否完整及真实。

六、书写病历

附入院护理病历书写样式，以呼吸系统疾病为例。

入院护理病历

一般资料

姓名赵庆	入院日期：2011 年 5 月 25 日
性别：男	入院方式：步行
年龄：30 岁	病历采集日期：2011 年 5 月 25 日
职业：大学教师	病史陈述者：患者本人
民族：汉	可靠程度：可靠
籍贯：广州	入院医疗诊断：大叶性肺炎
婚姻：已婚	主管医生：王宏伟
文化程度：硕士研究生	责任护士：刘　利
住址：广州市海珠区北园 18 号	

健康史

入院原因

主诉：发热、咳嗽、胸痛 3 天。

现病史：患者于 3 天前因淋雨受凉后出现发冷、发热，自测体温 39℃，并伴有咳嗽、咳痰及右侧胸痛。咳嗽较剧烈，痰为白色，量不多，每次 1～2 口，胸痛为持续性钝痛，咳嗽时加重，用手压迫时疼痛可减轻。自服感冒冲剂及阿司匹林，上述症状无明显改善。体温持续波动在 38～39℃，下午较上午高。今晨自觉咳嗽、胸痛加剧，并咯出铁锈色痰少许，来我院急诊。经胸透评估诊断为“大叶性肺炎”，为进一步治疗而收入院。

日常生活型态及自理能力

饮食型态：平时 3 餐 / 日，每餐主食 2～3 两左右，早餐以鸡蛋、牛奶或稀饭为主，午餐于单位食堂就餐，晚餐较丰盛。食欲好，喜肉食，少蔬菜，喜热食，进餐较快。无咀嚼及吞咽困难，无特殊忌口。饮水 2000ml/d 左右，以白开水为主。体重 71kg 左右，皮肤光洁，皮肤伤口易于愈合。患病后食欲下降，3 餐 / 日，每餐 1 两左右，以稀饭为主，因出汗较多，饮水量较前增加，

3000ml/d 以上。

休息与睡眠型态：平时睡眠较规律，一般晚 10～11 点就寝，早 6 点起床，夜间可连续睡眠 7～8 小时，无入睡困难、多梦、早醒等，晨起精力充沛，无午睡习惯。患病后，因咳嗽较剧烈而影响睡眠，精神萎靡，常感困倦。

排泄型态：平时小便 6～7 次 / 日，量约 2000ml/d，尿色淡黄、清亮，无尿频、尿急、尿痛、尿失禁及排尿困难。大便规律，每日于晨起后大便 1 次，为黄色软便，易于排出，量 200ml 左右，无腹泻、便秘及排便困难。患病后小便次数减少，3～4 次 / 日，自觉尿色较前加深，无混浊及沉淀等；大便隔日 1 次，较干，排便稍感费力，但无须应用辅助措施。

自理能力及日常活动：平时日常活动完全自理，喜户外活动，如踢足球、跑步、爬山等，除特殊情况外，每日坚持晨起后及晚上入睡前在小区内跑步 30 分钟。患病后，在家休息，活动减少，日常活动可自理。

既往史

自觉既往身体健康，否认高血压、高血脂、糖尿病及传染病等病史，否认手术及外伤史。

个人史

出生及成长情况：生于原籍，无疫区居住史及传染病接触史。

婚育史：结婚 2 年，妻子现年 28 岁，身体健康，夫妻关系和睦。婚后一直采取工具避孕，妻子未怀过孕。

过敏史：无药物及食物过敏史。

嗜好：无吸烟史，偶尔饮少量啤酒，无其他特殊嗜好。

家族史

父母健在，家族成员中无相同疾病及高血压、糖尿病、肺结核等病史。

心理评估

认知能力：听力、视力、味觉、触觉及嗅觉均正常；无定向力障碍，记忆力、理解力、计算力及判断力良好；语言表达主动，语音流畅，语意连贯、有逻辑性，无语言沟通障碍。

情绪状态：表情自然，言语平和，情绪稳定，无焦虑、抑郁、紧张等表现。

自我概念和自尊：自述“在生活、学业及工作上都对自己感到满意，能够受到他人尊重”、“现在还年轻，还有很多学习和进取的机会，因而对自己的未来充满信心”。

对健康与疾病的理解和期望：认为“身体没有病、心情好就是健康”、“健康对一个人来说是最重要的，平时就要注意保持健康”；为了有健康的身体，很注意平时生活要有规律、采取各种体育锻炼活动，保持良好的心态。知道这次患病是因为受凉而引起的肺炎，以后会多加注意，相信用上几天的抗生素治疗就会痊愈出院。既然住了院，一切就听医生、护士的，但希望知道用的什么药？治疗过程中应注意些什么？怎样才能更快的康复？

重大应激事件及应对情况：近期无重大应激事件，认为只要以平常心对待，凡事都可以解决。平时遇事多能独立处理，必要时与妻子共同商讨，遇有困难的事情多请朋友帮忙。

价值观与信仰：无任何宗教信仰。认为“自己才是一个人命运的主宰。”、“一个人应该以乐观的态度面对生活、享受生活，善待自己、善待他人。”、“生活不会一帆风顺，总会遇到各种困难或挫折，正是这些磨砺才使一个人逐渐成熟。”、“家人的支持、对生活的自我追求是克服困难的力量源泉。”

社会评估

家庭关系：夫妻二人与父母同住，家庭关系和睦，妻子与父母关系融洽。患病后家人给予了极大的关心和照顾，并督促其住院诊治，妻子亲自陪同入院。病人患病对家庭无大影响。

生活与居住环境：家庭居住条件较好，三居室。所在小区为封闭式管理，小区内环境较好，有绿地、娱乐活动场所、便民健身设施及社区诊所。

工作与受教育情况：师范大学毕业后直接攻读教育学硕士学位，毕业后便留校从事教学及科研工作。

自觉工作环境较舒适，无工业毒物等接触。

社交状况：性格较外向，爱交往，朋友较多，业余时间常与家人、朋友聚会或郊游等。此外，还是单位工会代表，常参与组织各种工会活动。

经济状况：家庭状况较好，住院医疗费80%报销，无任何经济负担。

文化评估：源于同种文化背景，无特殊记述。

身体评估

T 39℃　P 100次/分　R 24次/分　BP 120/80mmHg　H 171cm　W 70kg

一般状态：发育正常、营养良好、自动体位、神志清楚、面色红润、表情自然、无特殊病容。

皮肤粘膜：无苍白、发绀及黄染，皮肤弹性良好，无皮疹及出血点，无水肿，无蜘蛛痣及溃疡。

口腔：无异味，唇色红、干裂，左侧有成簇半透明的小水疱，牙齿排列整齐，无松动及脱落，无义齿、残齿及龋齿，咬合无障碍，牙龈无红肿、溢脓及出血，舌苔薄白、舌质红润、伸舌无偏曲，口腔黏膜无出血点及溃疡，咽部稍红，右侧扁桃体Ⅰ度肿大。

胸廓：呈椭圆形、左右对称，未见胸壁静脉曲张，胸壁无压痛

肺部

视诊：腹式呼吸为主，节律规整，右侧呼吸运动减弱。

触诊：右侧呼吸动度减弱，右下肺触觉语颤增强，无胸膜摩擦感。

叩诊：右下肺呈浊音，左侧肺下界锁骨中线第6肋间，腋中线第8肋间，肩胛线第10肋间。

听诊：右下肺呼吸音减弱，可闻及支气管呼吸音及少许湿啰音，未闻及胸膜摩擦音。

辅助检查

血常规：白细胞 15.6×10^9/L，中性粒细胞87%，淋巴细胞11%，嗜酸性粒细胞1%，单核细胞1%，血红蛋白125g/L，红细胞 4.0×10^{12}/L。

胸片示：右下肺野大片致密阴影，密度均匀。

主要护理诊断/问题

1. 体温过高　与肺部感染有关。
2. 疼痛：胸痛　与肺部炎症侵及胸膜有关。
3. 体液不足　与发热导致体液丢失过多有关。
4. 睡眠型态紊乱　剧烈咳嗽影响睡眠有关。

记录者　刘　利

实践十三　正常心电图操作与测量

【目标】

1. 掌握心电图的操作与测量。

2. 熟悉阅读心电图的过程。

【准备】

心电图仪、生理盐水、棉签、记录笔。

【步骤与方法】

步骤	方法和要点
一、打开心电图仪　键面	
（Burdick EK10）	ON/STBY——电源
	AUTO——自动模式　MAN——手动模式
	1mV定标——标准电压
	STOP——停止
	P键（V_6）——回到上一个菜单
	M键（V_5）——回到主菜单
二、接导联	被检者取平卧位，平静呼吸，电极线勿纠缠
肢体导联	红——RA——右手腕
	黄——LA——左手腕
	绿——LL——左脚腕
	黑——RL——右脚腕
胸前导联	红——V_1——胸骨右缘第4肋间
	黄——V_2——胸骨左缘第4肋间
	绿——V_3——V_2、V_4连线中点
	棕——V_4——胸骨左缘第5肋间与左锁骨中线相交处
	黑——V_5——左腋前线与V_4在同一水平处
	紫——V_6——左腋中线与V_4在同一水平处
三、选择菜单	
MENU菜单	S（走纸速度）= 25mm/s　L（肢体）= ×1（1mV）
	C（胸导联）= ×1（1mV）　F = ON（滤波开）
四、选择MAN	手动模式
五、定标电压	1mV标准电压
六、选择并更换导联	Ⅰ　Ⅱ　Ⅲ　avR　aVL　aVF　V_1～V_6（看到两个波后更换导联）
七、结束	检查导联是否完整，按STOP键

附1　光电心电图机ECG-9020P操作规程

1. 接上交流电源，按[电源]键打开心电图机。

2. 输入病人资料。按F2会提示输入ID号，输入[ID]号后，按下一步移动光标至[性别]，输入[性别]，按下一步移动光标至[年龄]输入[年龄]，最终按确定。

3. 打开[手动/自动]转换键，若[自动/手动]前指示灯亮为自动记录，否则为手动记录。

4. 若为自动方式，按[开始]键就会自动记录10秒的心电波形。

5. 若为手动方式，用功能键选择导联，按[开始]进行记录。

6. 若需加作节律导联，需按[节律]键会自动记录1分钟的长Ⅱ导联。

7. 当记录纸不在黑点的标准位置，按[走纸]键会走到标准位置。

8. 当有外界干扰，波形失真时，可以按[滤波器]消除外界干扰。

备注：F1、F2、F3为功能键

附2 心电图报告和记录内容

1. 患者姓名、性别、年龄、临床诊断等
2. 心率　次/分
3. P波（方向、时间、波幅）
4. P-R间期时间
5. QRS（方向、时间、波幅）
6. ST段（有无抬高或降低）
7. T波（形态、波幅）
8. Q-T间期时间
9. 心电轴测量

心电图诊断：

1.

2.

3.

报告人：

时间：

附：心电图的测量及报告书写模式

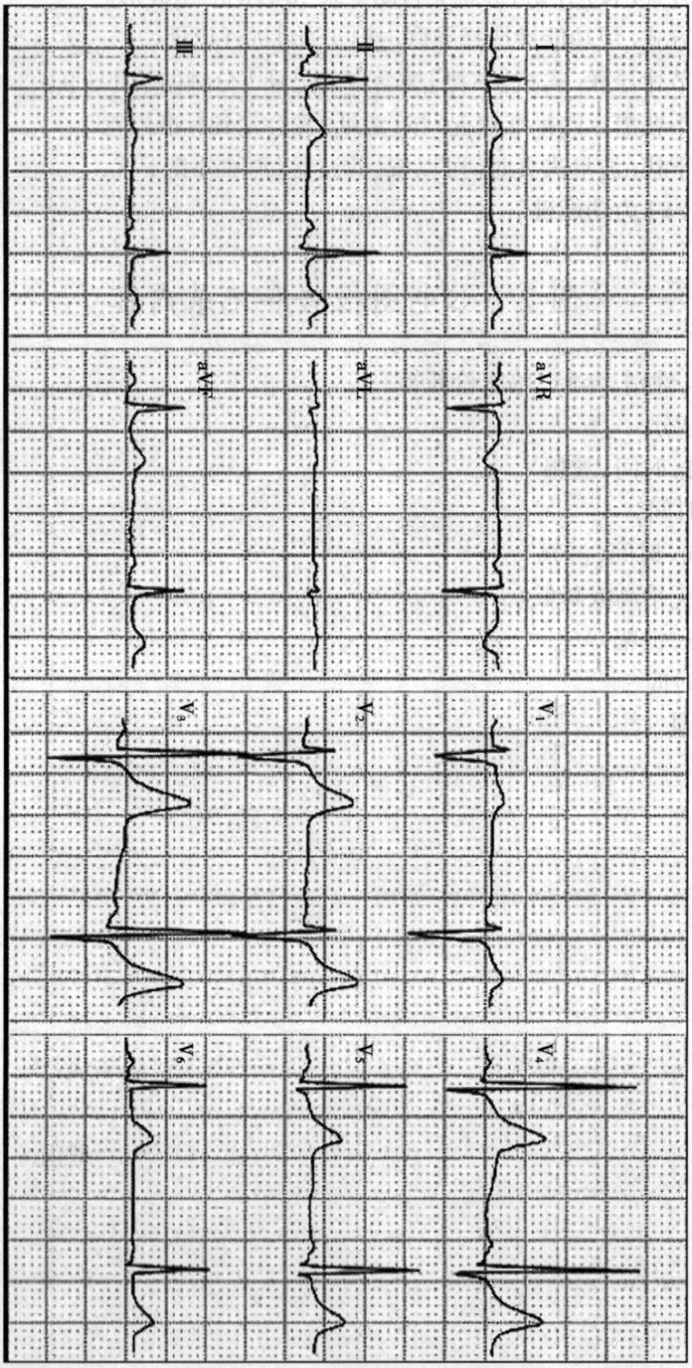

附：报告书写模式示例

【临床资料】

男性，21 岁。健康查体。

【心电图特征】

心率 70 次 / 分，心房率 70 次 / 分，心室率 70 次 / 分，P-R 间期 0.13 秒，Q-T 间期 0.38 秒。P 波：规律出现，Ⅰ、Ⅱ、aVF 导联直立，aVR 导联倒置，电压、时间、形态正常。QRS 波：Ⅰ导联呈 qRs 型，Ⅱ导联呈 qR 型，Ⅲ导联呈 qR 型，aVR 导联呈 QS 型，aVL 导联呈 RS 型，aVF 导联呈 R 型，V_1 导联呈 rS 型，V_2 导联呈 rS 型，V_3 导联呈 Rs 型，V_4 导联呈 qRs 型，V_5 导联呈 qRs 型，V_6 导联呈 qR 型。R_{V1} =0.2mV，R_{V5}=1.4mV，R_{V5} +S_{V1}=2.3mV，时限为 0.08 秒。ST-T：Ⅱ、Ⅲ、aVR、aVF ST 段稍有抬高但均<0.05mV。T 波形态正常，电压大于 1/10R。心电轴正常

【心电图诊断】

1. 窦性心律
2. 心电图正常

报告人：候兵

时间：2012 年 10 月 21 日

附 1　部分操作项目评分标准

一、血压的间接测量

内容	项目	分值
态度指标（15 分）	着装整齐	5
	关心体贴病人	5
	礼貌称呼，交代检查内容和目的	5
操作指标（50 分）	检查并打开血压计	5
	血压计袖带绑扎部位正确	5
	松紧度适宜	5
	听诊器胸件放置	5
	向气袖内充气	5
	缓慢放气，听诊	10
	排净袋内余气	5
	血压计倾斜 45° 角关血压计	5
	整理物品	5
整体要求（35 分）	洗手、物品准备齐全	5
	操作熟练，手法正确	10
	结果描述	10
	回答问题正确	10
总分		100

二、头颈部淋巴结评估

内容	项目	分值
态度指标（15 分）	着装整齐	5
	礼貌称呼，交代检查内容和目的	5
	关心体贴病人	5
操作指标（50 分）	耳前	3×2
	耳后	3×2
	枕后	6
	颌下	3×2
	颏下	6
	颈前三角	3×2
	颈后三角	3×2
	锁骨上窝	4×2
整体要求（35 分）	洗手	5
	操作熟练，手法正确	10
	顺序正确，部位放松	5
	结果描述：各部分结果有无异常	5
	回答问题正确	10
总分		100

三、腋窝淋巴结评估

内容	项目	分值
态度指标（15分）	着装整齐	5
	礼貌称呼，交代检查内容和目的	5
	关心体贴病人	5
操作指标（50分）	用右手查左腋，左手查右腋。	2.5×2
	顶部（腋尖）	4.5×2
	后壁（肩胛下）	4.5×2
	内侧壁（中央淋巴结）	4.5×2
	前壁（胸肌）	4.5×2
	外侧壁（外侧淋巴结）	4.5×2
整体要求（35分）	洗手	5
	操作熟练，手法正确	5
	顺序正确，肢体放松	10
	结果描述：各部分检查结果有无异常	5
	回答问题正确	10
总分		100

四、口咽部评估

内容	项目	分值
态度指标（15分）	着装整齐	5
	关心体贴病人	5
	礼貌称呼，交代检查内容和目的	5
操作指标（50分）	病人取坐位	5
	头部轻微后仰	10
	用压舌板将舌前2/3与后1/3交界处迅速下压	15
	张口发“啊”音	5
	看到软腭、悬雍垂、舌腭弓、咽腭弓、扁桃体及咽后壁	15
整体要求（35分）	洗手、物品准备齐全	5
	操作熟练，手法正确	10
	结果描述：各部分检查结果有无异常	10
	回答问题正确	10
总分		100

五、直(间)接对光反射和集合反射评估

内容	项目	分值
态度指标（15分）	着装整齐	5
	礼貌称呼，交代检查内容和目的	5
	关心体贴病人	5
操作指标（50分）	直接对光反射：手电光由外向内移动，直接照射瞳孔	10×2
	间接对光反射：用手于鼻根部隔开双眼	2.5×2
	手电光直接照射左瞳孔并观察右侧瞳孔	5×2
	集合反射：头部固定，注视1m以外的示指	5
	示指逐渐向眼球方向移动	5
	距眼球约5～10cm处	5
整体要求（35分）	洗手、物品准备齐全	5
	操作熟练，手法正确	10
	结果描述：各部分检查结果有无异常	10
	回答问题正确	10
总分		100

六、胸 部 视 诊

内容	项目	分值
态度指标（15分）	着装整齐（头发、指甲、站位）	5
	礼貌称呼，交代检查内容和目的	5
	关心体贴病人，沟通及时有效	5
操作指标（50分）	暴露充分	4
	能指出胸部主要骨骼标志 （胸骨角、肩胛下角，第7颈椎，锁骨中线，腋中线、肩胛下角线、锁骨上窝、胸骨上窝、肋间隙	10
	说出胸部皮肤、胸壁静脉视诊内容	4
	视诊胸廓形状、乳房、脊柱	6
	视诊呼吸运动的类型并指出	10
	计数呼吸频率（特别指出）	10
	判断呼吸节律	6
整体要求（35分）	洗手、物品准备齐全	10
	操作熟练，手法正确	5
	结果描述：判断结果有无异常	10
	回答问题正确（至少2个问题）	10
总分		100

七、乳房评估

内容	项目		分值
态度指标（15分）	着装整齐（头发、指甲、站位）		5
	礼貌称呼，自我介绍，交代内容和目的		5
	关心体贴病人（保护病人隐私）		5
操作指标（50分）	视诊	充分暴露	4
		乳房大小	4
		乳房皮肤	4
		乳头对称性、形状、分泌物	3×2
	触诊	从外上象限开始	3×2
		左乳房顺时针，右乳房逆时针	3×2
		滑动触诊方法、力量适中、无遗漏	8
		检查乳晕和方法	3×2
		检查乳头和方法	3×2
整体要求（35分）	洗手		5
	手法正确，操作熟练		10
	没引起病人的不适（暖手）		5
	结果报告：术语得当、有无异常		5
	回答问题正确（至少2个问题）		10
总分			100

八、触觉语颤和气管的位置

内容	项目		分值
态度指标（15分）	着装整齐（头发、指甲、站位）		5
	礼貌称呼，自我介绍，交代内容和目的		5
	关心体贴病人（保护病人隐私）		5
操作指标（50分）	语音震颤	暴露充分	4
		使用手掌的尺侧缘	8
		轻放两侧胸壁的对称部位，上、中、下3个部位（前胸检查）	8
		发长音“一”，双手交换	3×3
	气管位置	体位端正	4
		示指与环指分别放在两侧胸锁关节上，中指置于气管上	3×3
		判断气管移位方法	8
整体要求（35分）	洗手		5
	手法正确，操作熟练		10
	没引起病人的不适（暖手）		5
	结果报告：术语得当、有无异常		5
	回答问题正确（至少2个问题）		10
总分			100

九、肺下界移动度评估

内容	项目	分值
态度指标（15分）	着装整齐（头发、指甲、站位）	5
	礼貌称呼，交代检查内容和目的	5
	关心体贴病人，沟通及时有效	5
操作指标（50分）	暴露充分，明确肩胛下角	4
	叩出平静呼吸状态时的肺下界	8
	板指不动，并标记	4
	嘱被检者深吸气，屏住	4
	迅速向下叩至浊音区，在此处作标记	8
	让被检者作几次平静呼吸	4
	嘱被检者作深呼气，屏住	6
	由上向下叩出已上升的肺下界，作标记	8
	深吸气至深呼气两个标记之距离	4
整体要求（35分）	洗手、物品准备齐全	5
	操作熟练，手法正确	10
	沿着肩胛线叩诊，叩诊方法对	5
	结果描述：判断结果有无异常	5
	回答问题正确（至少2个问题）	10
总分		100

十、心尖搏动视诊和触诊

内容	项目		分值
态度指标（15分）	着装整齐（头发、指甲、站位）		5
	礼貌称呼，自我介绍，交代检查内容和目的		5
	关心体贴病人（保护病人隐私）		5
操作指标（50分）	视诊	体位端正、暴露部位	8
		切线视诊	8
		波动位置、强弱和范围	3×3
	触诊	手掌或手掌尺侧轻放心前区	8
		示指和中指并拢，以指腹放心尖部	8
		触位置、范围、强度	3×3
整体要求（35分）	洗手		5
	手法正确，操作熟练		10
	没引起病人的不适（暖手）		5
	结果报告：术语得当、有无异常		5
	回答问题正确（至少2个问题）		10
总分			100

十一、心脏听诊

内容	项目	分值
态度指标（15分）	着装整齐（头发、指甲、站位）	5
	礼貌称呼，交代检查内容和目的	5
	关心体贴病人，沟通及时有效	5
操作指标（50分）	暴露充分	4
	逆时针方向听诊5个瓣膜区	5
	二尖瓣区（心尖区）	5
	肺动脉瓣区（胸骨左缘第2肋间）	5
	主动脉瓣听诊区（胸骨右缘第2肋间）	5
	主动脉瓣第二听诊区（胸骨左缘第3、4肋间）	5
	三尖瓣区（胸骨下端近剑突左侧处）	5
	计数心率（特别指出）	10
	判断节律	6
整体要求（35分）	洗手、物品准备齐全	5
	操作熟练，手法正确	10
	结果描述：判断结果有无异常	10
	回答问题正确（至少2个问题）	10
总分		100

十二、周围血管征评估

内容	项目		分值
态度指标（15分）	着装整齐（头发、指甲、站位）		5
	礼貌称呼，自我介绍，交代检查内容和目的		5
	关心体贴病人（保护病人隐私）		5
操作指标（50分）	水冲脉	将病人手臂抬高过头	2.5×2
		紧握其手腕掌面	3×2
		脉搏骤起骤降，急促有力者	8
	搏动征	手指轻压被检者指甲末端	2.5×2
		甲床苍白有无随脉搏跳动而变窄继而又扩大	8
	枪击音	选择股动脉	2.5×2
		轻放听诊器胸件	2.5×2
		闻及与心跳一致短促射枪的声音	8
整体要求（35分）	洗手、备物齐全		10
	手法正确，操作熟练		10
	结果报告：术语得当、有无异常		5
	回答问题正确（至少2个问题）		10
总分			100

十三、腹部视诊

内容	项目	分值
态度指标（15分）	着装整齐（头发、指甲、站位）	5
	礼貌称呼，交代检查内容和目的	5
	关心体贴病人，沟通及时有效	5
操作指标（50分）	暴露充分	5
	腹部的体表标志：麦氏点，胆囊点，腹、季肋点、腹直肌外缘及分区（4区法、9区法）	15
	视诊方法正确	5
	视诊主要内容：腹部外形、膨隆、凹陷、腹壁静脉、呼吸运动、胃肠型和蠕动波	15
	测量腹围（特别指出）	10
整体要求（35分）	洗手、物品准备齐全	5
	操作熟练，手法正确	10
	结果描述：判断结果有无异常	10
	回答问题正确（至少2个问题）	10
总分		100

十四、腹部听诊

内容	项目	分值
态度指标（15分）	着装整齐（头发、指甲、站位）	5
	礼貌称呼，交代检查内容和目的	5
	关心体贴病人，沟通及时有效	5
操作指标（50分）	暴露充分	5
	肠鸣音：听诊部位包括脐周或右下腹部	5
	正常肠鸣音：每分钟4～5次	5
	肠鸣音亢进	5
	肠鸣音消失	5
	振水音：听诊器放在左上腹部	5
	稍弯曲之手指在被检者上腹部作连续迅速的冲击动作	5
	听液体和胃壁撞击的声音	5
	腹部血管杂音：动脉性杂音听诊常在腹中部或腹部一侧	5
	静脉性杂音听诊常在脐周或上腹部	5
整体要求（35分）	洗手、物品准备齐全	5
	操作熟练，手法正确，为引起病人不适	10
	结果描述：判断结果有无异常	10
	回答问题正确（至少2个问题）	10
总分		100

十五、麦氏点压痛、反跳痛评估

内容	项目	分值
态度指标（15分）	着装整齐（头发、指甲、站位）	5
	礼貌称呼，交代检查内容和目的	5
	关心体贴病人，沟通及时有效	5
操作指标（50分）	暴露充分	5
	被检者体位正确	5
	麦氏点处：右髂前上棘与脐连线的中外1/3处	10
	由浅入深按压该处腹壁	5
	稍停片刻	5
	观察并询问被检者有无疼痛	5
	手指迅速上抬撤离该处	10
	再次询问被检者有无疼痛	5
整体要求（35分）	洗手	5
	操作熟练，手法正确	10
	结果描述：判断结果有无异常	10
	回答问题正确（至少2个问题）	10
总分		100

十六、胆囊触痛评估

内容	项目	分值
态度指标（15分）	着装整齐（头发、指甲、站位）	5
	礼貌称呼，交代检查内容和目的	5
	关心体贴病人，沟通及时有效	5
操作指标（50分）	暴露充分	5
	被检者体位正确	5
	评估者左手掌平放在被检者右肋部	5
	左手拇指放在胆囊压痛点（腹直肌外缘与右肋弓交界处）	10
	嘱被检者深吸气	10
	拇指由浅入深按压该处腹壁	10
	观察并询问被检者有无疼痛	5
整体要求（35分）	洗手	5
	操作熟练，手法正确	10
	结果描述：判断结果有无异常	10
	回答问题正确（至少2个问题）	10
总分		100

十七、移动性浊音评估

内容	项目	分值
态度指标（15分）	着装整齐（头发、指甲、站位）	5
	礼貌称呼，交代检查内容和目的	5
	关心体贴病人，沟通及时有效	5
操作指标（50分）	暴露充分	5
	间接叩诊手法正确	10
	由脐向左中腹边缘叩诊，判断声音	5
	板指固定	5
	被检者右侧卧位，再次叩诊该处，声音有否改变	10
	板指固定	5
	被检者左侧卧位，再次叩诊该处，声音有否改变	10
整体要求（35分）	洗手	5
	操作熟练，手法正确	10
	结果描述：判断结果有无异常	10
	回答问题正确（至少2个问题）	10
总分		100

十八、肝脏下界触诊

内容	项目	分值
态度指标（15分）	着装整齐（头发、指甲、站位）	5
	礼貌称呼，交代检查内容和目的	5
	关心体贴病人，沟通及时有效	5
操作指标（50分）	暴露充分	5
	被检者体位正确	5
	训练被检者腹式呼吸	5
	触诊手法：双手滑动触诊法	5
	右叶自右髂窝沿右锁骨中线	5
	呼气时下压腹壁	6
	吸气时手被动抬起，手指向前迎触下移的肝脏边缘	8
	向肋缘的方向滑行移动触诊	6
	左叶：沿前正中线脐部至腹上角顶端	5
整体要求（35分）	洗手、保持温暖	10
	操作熟练，动作与呼吸配合协调	5
	结果描述：判断结果有无异常	10
	回答问题正确（至少2个问题）	10
总分		100

十九、浅反射评估

内容	项目		分值
态度指标（15分）	着装整齐（头发、指甲、站位）		5
	礼貌称呼，交代检查内容和目的		5
	关心体贴病人，沟通及时有效		5
操作指标（50分）	角膜反射	备好棉花纤维	5
		触及角膜外缘	5×2
	腹壁反射	充分暴露	4
		放松腹部	5
		由外向内	2
		上、中、下3个部位，左右对比	3×3
	跖反射	固定踝部	5
		足底外侧至小趾跟部转内侧，左右对比	5×2
整体要求（35分）	洗手，备物齐全		10
	操作熟练，手法正确		5
	结果描述：判断结果有无异常		10
	回答问题正确（至少2个问题）		10
总分			100

二十、上肢深反射评估

内容	项目		分值
态度指标（15分）	着装整齐（头发、指甲、站位）		5
	礼貌称呼，交代检查内容和目的		5
	关心体贴病人，沟通及时有效		5
操作指标（50分）	肱二头肌反射	叩诊锤的使用	5
		自然放松（肘部屈曲），拇指位于肱二头肌肌腱上	5
		叩击拇指甲，左右对比	5×2
	肱三头肌反射	自然放松（肘部屈曲）	5
		叩击鹰嘴上方1.5～2.0cm，左右对比	5×2
	桡反射	托腕部，使腕关节自然下垂	5
		叩击桡骨茎突上方或桡骨茎突上4～5cm	5×2
整体要求（35分）	洗手，备物齐全		10
	操作熟练，手法正确		5
	结果描述：判断结果有无异常		10
	回答问题正确（至少2个问题）		10
总分			100

二十一、病理反射评估

内容	项目		分值
态度指标（15分）	着装整齐（头发、指甲、站位）		5
	礼貌称呼，交代检查内容和目的		5
	关心体贴病人，沟通及时有效		5
操作指标（50分）	Babinski 征	固定踝部	2
		足底外侧至小趾跟部转内侧	4
		左右对比	2×2
	Oppenheim 征	拇指和示指沿胫前自上而下	6
		左右对比	2×2
	Gordon 征	适度力量挤压腓肠肌	6
		左右对比	2×2
	Chaddock 征	竹签由外踝下方划至足背外侧	6
		左右对比	2×2
	Hoffmann 征	左手握住被检者腕关节处，右手示指和中指夹住被检者中指	2
		稍向上提	2
		急速弹刮被检者中指甲，左右对比	3×2
整体要求（35分）	洗手，备物齐全		10
	操作熟练，手法正确		5
	结果描述：判断结果有无异常		10
	回答问题正确（至少2个问题）		10
总分			100

二十二、脑膜刺激征评估

内容	项目		分值
态度指标（15分）	着装整齐（头发、指甲、站位）		5
	礼貌称呼，交代检查内容和目的		5
	关心体贴病人，沟通及时有效		5
操作指标（50分）	平卧位，去枕		5
	颈强直	嘱被检者下肢自然伸直，颈部放松	2
		评估者左手托住被检者枕部	2
		被动做屈颈动作、或左右转头	4
	Brudzinski 征	双下肢自然伸直	4
		评估者一手托被检者枕部，一手置于胸前，使头屈曲	3×3
		观察双膝关节与髋关节	4
	Kernig 征	双下肢自然伸直	4
		将被检者一侧髋关节和膝关节屈成直角	4×2
		用手抬高小腿伸膝，速度不可过快	4
		询问或观察被检者有无疼痛	4
整体要求（35分）	洗手		5
	操作熟练，手法正确		10
	结果描述：判断结果有无异常		10
	回答问题正确（至少2个问题）		10
总分			100

附2 各部分评估作业

一般状态、皮肤、淋巴结、头颈部评估

一般状态 体温 ℃ 脉搏 次/分 呼吸 次/分 血压 /mmHg(kPa)

发育:正常 不良 **营养**:良好 中等 不良 恶病质

面容:无病容 急性 慢性病容 其他:

表情:自如 痛苦 忧虑 恐惧 淡漠 其他:

体位:自主 半卧位 其他( ) **步态**:正常 不正常( )

意识:清楚 嗜睡 模糊 昏睡 昏迷 谵妄 配合评估:合作 不合作

皮肤黏膜

颜色:正常 潮红 苍白 发绀 黄染 色素沉着

皮疹:无 有 (类型及分布)

皮下出血:无 有 (类型及分布)

毛发分布:正常 多毛 稀疏 脱落 (部位)

温度与湿度:正常 冷 干 湿 **弹性**:正常 减退

水肿:无 有 (部位及程度)**肝掌**:无 有

蜘蛛痣:无 有 (部位 数目)其他:

淋巴结 全身浅表淋巴结:无肿大 肿大 (部位及特征)

头部

头颅 头围: cm 正常 畸形:无 有(尖颅 方颅)

其他异常:压痛 包块 (部位)

眼 眼睑:正常 水肿 下垂 倒睫 结膜:正常 苍白 充血 出血

眼球:正常 突出 下陷 震颤 运动 障碍(左 右)

巩膜:黄染:无 有 角膜:正常 异常(左 右)

瞳孔:等圆 等大 左 mm,右 mm 不等: 左 mm,右 mm

对光反射 正常 迟钝(左 右)消失(左 右)

耳

耳廓:正常 畸形 其他: (左 右)

外耳道分泌物:无 有 (左 右 性质)乳突压痛:无 有 (左 右)

听力粗试障碍:无 有 (左 右)

鼻

外形:正常 异常( )其他异常:无 有 (鼻翼扇动 鼻塞分泌物)

鼻旁窦压痛 无 有 (部位:)

口唇:

红润 发绀 苍白 疱疹 皲裂

黏膜:正常 异常 (苍白出血点)

腮腺导管开口：正常　异常　（肿胀　脓性分泌物　　）
舌：正常　异常　（舌苔　伸舌震颤　向左　右偏斜　　）
齿龈：正常　肿胀　溢脓　出血　色素沉着　铅线
齿列：齐　缺牙─┼─　龋齿─┼─　义牙─┼─
扁桃体：正常　肿大　度　咽：正常　异常（充血、水肿、分泌物）声音：正常　嘶哑

颈部

强直：无　有　颈静脉：正常　充盈　怒张　气管：正中　偏移　（向左　向右）

甲状腺：

正常　肿大　度　对称　侧为主：弥漫性　结节性：质软　质硬
其他异常：无　有　（压痛　震颤　血管杂音）

胸部评估

胸廓： 正常　桶状胸　扁平胸　鸡胸　漏斗胸
膨隆或凹陷（左　右　）　胸壁压痛　无　有（部位　　）

乳房： 正常　对称　异常：左　右（男乳女化　包块　压痛　乳头分泌物）

肺

视诊： 呼吸运动　正常　异常：　左　右（增强　减弱　）呼吸频率　次/分
呼吸类型：腹式　胸式　　肋间隙　正常　增宽　变窄（部位：　）

触诊： 语颤　正常　异常：左　右（增强　减弱）胸膜摩擦感　无　有（部位　　）
胸廓扩张度：正常　异常：左　右（增强　减弱）
皮下捻发感　无　有（部位：　　）

叩诊： 正常清音　异常叩诊音　浊音　实音　过清音　鼓音
肺下界　移动度：右　cm，左　cm

听诊： 呼吸　规整　不规整
呼吸音　正常　异常（性质、部位描写：　　）
啰音　无　有　干性：鼾音　哨笛音　湿性：大　中　小水泡音
捻发音（部位　　）
语音共振　正常　异常：减弱　增强（部位：　　）
胸膜摩擦音　无　有（部位：　）

心脏评估

视诊： 心前区隆起　无　有　心尖搏动　正常　未见　增强
心尖搏动位置　正常　移位　（距左锁骨中线内　外　cm）
其他部位搏动　无　有（部位：　　）

触诊： 心尖搏动　正常　增强　抬举感　触不清
震颤　无　有（部位　　时期　　）

心包摩擦感　无　有

叩诊：相对浊音界：正常　缩小　扩大

右（cm）	肋间	左（cm）
	Ⅱ	
	Ⅲ	
	Ⅳ	
	Ⅴ	

左锁骨中线距前正中线　（cm）

心音　S_1正常　增强　减弱　分裂

S_2正常　增强　减弱　分裂

S_3无　有

额外心音　无　奔马律（舒张期　收缩期前　重叠）开瓣音　其他

杂音　无　有（具体描述　）

心包摩擦音　有　无

周围血管　无异常血管征　大血管枪击音　Duroziez双重杂音　水冲脉

毛细血管搏动　脉搏短绌　奇脉　交替脉　其他

腹部评估

视诊：

外形　正常　膨隆　蛙腹（腹围　cm）舟状　尖腹　胃型　肠型　蠕动波

腹式呼吸　存在　消失　脐　正常　凸出　分泌物

其他异常：无　有（腹壁静脉曲张　腹纹　手术瘢痕　疝）

触诊：

柔软　腹肌紧张　部位　压痛　无　有　反跳痛　无　有

液波震颤　无　有　振水声　无　有

腹部包块　无　有（部位　大小　特征描述：　）

肝：未触及　可触及：大小　cm　剑突下　cm

特征描述：

胆囊：未触及　可触及：大小　cm　压痛　无　有　Murphy征

脾：未触及　可触及：肋下　cm　特征描述：

输尿管压痛点　无　有（部位：　）

叩诊：肝浊音界（存在　缩小　消失）肝上界位于右锁骨中线　肋间

移动性浊音　无　有　肾区叩痛　无　有（左　右　）

听诊：肠鸣音　正常　亢进　减弱　消失

血管杂音　无　有（部位：　）

脊柱、四肢和神经系统的评估

脊柱四肢

脊柱：正常　畸形（侧　前　后凸）　棘突：压痛　叩痛　部位：

活动度　正常　受限

四肢：正常　异常　畸形　关节红肿　关节强直　肌肉压痛　肌肉萎缩

下肢静脉　曲张　部位及特征：　杵状指趾

神经系统

腹壁反射（正常　↓　0　↑）　肌张力（正常　↑　↓　）

肌力（　级）　肢体瘫痪　无　有（左　右　上　下）

肱二头肌反射　左（正常　↓　0　↑）　右（正常　↓　0　↑）

膝腱反射　左（正常　↓　0　↑）右（正常　↓　0　↑）

跟腱反射　左（正常　↓　0　↑）右（正常　↓　0　↑）

（符号：↑表示亢进　0表示消失　↓表示减弱）

Hoffmann征（左　右　）　Babinski征（左　右　）

Kernig征（左　右　）　其他：

（符号："+"表示阳性　"-"表示阴性）

附录 拓展学习站

1. 南方消化病网 http：//www．xhbnet．com
2. 长征消化网 http://www.czxiaohua.cn
3. 国家卫生和计划生育委员会网站 http://www.chinapop.gov.cn/zhuzhan/
4. 中国血压测量指南．中华高血压杂志，2011，19（12）:1101-1115.
5. 健康评估专题学习网站 http://jxzy.smu.edu.cn/151/PrjFile/huli/
6. 国家精品课程资源网 http://www.jingpinke.com/my/point/introduction
7. 美国心肺血研究所（NHLBI）公布的高血压预防、检测、评价和治疗全国委员会第 8 次报告 http://www.nhlbi.nih.gov/guidelines/hypertension/jnc8/index.htm
8. 欧洲压疮顾问小组 http://www.epuap.org/
9. 美国国家压疮顾问小组 http://www.npuap.org/
10. 丁香园医学、药学、生命科学专业网站 http://www.dxy.cn/
11. 临终关怀网 http://www.lzgh.org
12. 中国癌症网 http://www.cncancer.net
13. 华夏长寿网 http://www.hxcsw.cn
14. 中国老年保健协会网 http://www.cehca.com
15. 中华儿童健康网 http://www.zh61.com
16. 中国儿童健康网 http://www.shouersun.cn
17. 中国助产士网 http://www.cnzcs.com
18. 中国妇产科网 http://www.china-obgyn.net
19. 第一学习网 http://www.xxw001.com
20. 大众口才网 http://www.dzkoucai.com
21. 北美国际护理诊断协会 http://www.nanda.org/
22. 美国心脏协会 http://www.heart.org/

中英文名词对照索引

G

Z

参考文献

1. 张立力. 健康评估. 北京：科学出版社，2008.
2. 吕探云，孙玉梅. 健康评估. 第3版. 北京：人民卫生出版社，2012.
3. 张雅丽，王瑞莉. 健康评估. 北京：人民卫生出版社，2012.
4. 王建中. 实验诊断学. 第2版. 北京：北京大学医学出版社，2010.
5. 余丽君，姜亚芳. 健康评估. 第2版. 北京：中国协和医科大学出版社，2012.
6. 刘成玉，罗春丽. 临床检验基础. 第5版. 北京：人民卫生出版社，2012.
7. 陆再英，钟南山. 内科学. 第7版. 北京：人民卫生出版社，2007.
8. 卢人玉. 健康评估. 北京：人民卫生出版社，2003.
9. 刘纯燕. 健康评估. 北京：人民卫生出版社，2007.
10. 薛宏伟. 健康评估. 第2版. 北京：人民卫生出版社，2011.
11. 姜安丽. 新编护理学基础. 北京：人民卫生出版社，2006.
12. 刘成玉. 健康评估. 第2版. 北京：人民卫生出版社，2006.
13. 马秀芬. 健康评估. 北京：人民卫生出版社，2006.
14. 吕探云. 健康评估. 第2版. 北京：人民卫生出版社，2006.
15. 李小妹. 护理学导论. 第3版. 北京：人民卫生出版社，2012.
16. 张进辅. 青年性心理概论. 北京：高等教育出版社，2005.
17. 刘建军. 认同感：如何让员工从认同到忠诚. 北京：中国经济出版社，2010.
18. 胡文仲. 跨文化交际概论. 北京：外语教学与研究出版社，1999.
19. 张娅琴，杨槐. 性别角色特点及其与人格、心理健康的关系. 四川教育学院学报，2012，28(8)：96-98.
20. 戴晓阳. 常用心理评估量表手册. 北京：人民军医出版社，2010.
21. 张作记. 行为医学量表手册. 北京：中华医学电子音像出版社. 2005.
22. 郑修霞. 妇产科护理学. 第5版. 北京：人民卫生出版社，2012.
23. 崔焱. 儿科护理学. 第5版. 北京：人民卫生出版社，2012.
24. 化前珍. 老年护理学. 第3版. 北京：人民卫生出版社，2012.
25. 余晓齐. 老年护理学. 郑州：河南科学技术出版社，2011.
26. 陈文彬，潘祥林. 诊断学. 第7版. 北京：人民卫生出版社，2008.
27. 张淑爱. 健康评估. 北京：人民卫生出版社，2008.
28. 林曙光，心脏病学进展2012. 北京：人民卫生出版社，2012.
29. 邹恂. 现代护理诊断手册. 第3版. 北京：北京大学医学出版社，2003.
30. 刘燕燕，何利. 健康评估. 北京：人民军医出版社，2005.

31. 郭明贤，张立力. 健康评估. 北京：人民军医出版社，2007.
32. 孟宝珍. 医院护理管理规范及质量考核标准. 北京：化学工业出版社，2008.
33. 刘惠莲. 健康评估. 北京：人民卫生出版社，2010.
34. 徐新娥，董红艳. 健康评估. 武汉：华中科技大学出版社，2011.
35. 杨泽刚，詹华祖，余薇. 健康评估. 武汉：华中科技大学出版社，2011.
36. 陈云华. 健康评估. 北京：科学技术出版社，2011.
37. 邓瑞，岳新荣，姚本丽. 健康评估. 北京：北京大学医学出版社，2011.
38. 沈小平，王木生，王俊. 健康评估. 武汉：华中科技大学出版社，2012.
39. 曹伟新. 外科护理学. 北京：人民卫生出版社，2002.